中医眼科

优势病种诊治精要

主编 金明

副主编 韩梦雨 苑维 邓辉

全国百佳图书出版单位

中国中医药出版社

·北京·

图书在版编目（CIP）数据

中医眼科优势病种诊治精要 / 金明主编 . —北京：
中国中医药出版社，2022.6
ISBN 978 – 7 – 5132 – 7615 – 3

Ⅰ.①中…　Ⅱ.①金…　Ⅲ.①中医五官科学 – 眼科学
Ⅳ.① R276.7

中国版本图书馆 CIP 数据核字（2022）第 078538 号

中国中医药出版社出版

北京经济技术开发区科创十三街 31 号院二区 8 号楼
邮政编码　100176
传真　010-64405721
三河市同力彩印有限公司印刷
各地新华书店经销

开本 787 × 1092　1/16　印张 20　彩插 3.5　字数 520 千字
2022 年 6 月第 1 版　2022 年 6 月第 1 次印刷
书号　ISBN 978 – 7 – 5132 – 7615 – 3

定价　105.00 元
网址　www.cptcm.com

服 务 热 线　010-64405510
购 书 热 线　010-89535836
维 权 打 假　010-64405753

微信服务号　zgzyycbs
微商城网址　https://kdt.im/LIdUGr
官 方 微 博　http://e.weibo.com/cptcm
天猫旗舰店网址　https://zgzyycbs.tmall.com

如有印装质量问题请与本社出版部联系（010-64405510）

序

    中医眼科学是传统医学文化遗产的一部分，是我国劳动人民在长期与眼病做斗争中不断总结、不断发展、不断完善而形成的一门临床学科。中医眼科学的著作很多，数不胜数。《中医眼科优势病种诊治精要》一书是作者从医 40 余年对中医眼科优势病种理法方药的总结、学术思想的凝练和科学研究的展示。

    本书共分上、下两篇。上篇将中医眼科学的基础理论知识融会贯通，是以阴阳五行学说为指导，以脏腑经络学说为核心，以阐明眼的生理病理为基础，以指导临床诊断与治疗为目的。下篇介绍眼科中医优势病种的防治为主，包括了眼表炎性疾病、免疫性眼病、黄斑病变、血管性眼底病、视神经病变、眼外肌麻痹等 30 余个病种和 50 个经验方，这是金明教授 40 余年临证实践的总结和临床经验的荟萃，也是其学术思想和科学研究的凝聚和分享。各章以介绍病因病机、临床表现、眼科检查、辨证论治为主线，融入作者的临证思考和用药经验；特别是介绍每个病种时均附有 2~3 个典型病例，图文并茂，诊治过程和疗效一目了然；附有现代研究，为临床用药提供了客观依据。本书主编及其团队在临床实践中既有传承又有特色，在动态培育过程中不断自主创新，在诊治、评估、鉴定方面以量化指标为依据，彰显出中医药特色和优势。这是一部值得中医、西医、中西医结合眼科医生阅读的佳作。

廖之一

2022 年 2 月

编写说明

《中医眼科优势病种诊治精要》历经 3 年，终于成书。近 10 余年本人在主持中医眼科优势病种各种《指南》《共识》等标准文件的撰写过程中，对中医眼科优势病种有了更深刻的认识。中医眼科优势病种是从古至今在临床实践中既有传承又有特色，并在动态培育过程中不断自主创新，在诊治、评估、鉴定方面以量化指标为依据，彰显出中医药特色和优势的病种。本人从医已经 40 余年，确实应该将自己在医、教、研方面积累的资料和经验进行梳理和总结，编写一部既有中医基础理论支撑、有临床实践验证，又有基础研究提供客观依据的中医眼科优势病种专著。于是我们以"金明名老中医工作室"为根基，由硕士、博士和徒弟组成了编委会，经过对以往资料的汇集、梳理、总结和凝聚，完成了本书的编写。

《中医眼科优势病种诊治精要》是一部突出中医药与传统疗法优势和特色的中医眼科专著，全书共分上、下两篇。

上篇以介绍中医眼科的基础理论为主，以阴阳五行学说为指导，以脏腑经络学说为核心，以五轮学说为主线，以阐明眼的生理病理为特色，以指导临床诊治为优势。介绍了沿用至今保持中医独有特色的眼科诊法，结合现代眼科仪器检查的精准补充，四诊合参。概括了眼科常用的 11 项内治法、7 项外治法，并专门介绍了眼部针灸和穴位按摩等疗法，便于临证时查找其操作方法和注意事项。

下篇主要介绍中医眼科优势病种的临床诊疗经验，包括了眼表炎性疾病、免疫性眼病、黄斑病变、血管性眼底病、视神经病变、眼外肌麻痹等的临证体会和临床经验，同时将学术思想进行了梳理，也将科学研究成果进行了展示。每个病种，均以介绍病因病机、临床表现、眼科检查、辨证论治为主线，并通过典型验案（相关彩图附于全书最后）展示诊治过程和临床疗效。后附团队成员主持和参加的优势病种临床观察项目和实验研究，为临床实践提供现代科学依据。

总之，这是一部有基础理论、有临床经验、有学术研究的眼科专著，值得中医、西医、中西医结合医生阅读。

金　明

2022 年 1 月

目　录

上篇　中医眼科诊治概要

第一章　中医眼科诊疗模式 ……………………………………………………… 002

第二章　中医眼科诊断概要 ……………………………………………………… 005

　　第一节　中医眼科诊法 ……………………………………………………… 005

　　第二节　眼科检查 …………………………………………………………… 010

　　第三节　内、外障辨证 ……………………………………………………… 022

第三章　中医眼科常用治法及眼病预防 ………………………………………… 030

　　第一节　中医眼科常用内治法 ……………………………………………… 030

　　第二节　中医眼科常用外治法 ……………………………………………… 041

　　第三节　中医眼科针灸疗法 ………………………………………………… 047

　　第四节　眼病的预防 ………………………………………………………… 053

下篇　中医眼科优势病种诊疗经验

第四章　眼表疾病 ………………………………………………………………… 056

　　第一节　睑缘炎 ……………………………………………………………… 056

　　第二节　细菌性结膜炎 ……………………………………………………… 061

　　第三节　病毒性结膜炎 ……………………………………………………… 066

　　第四节　过敏性结膜炎 ……………………………………………………… 071

　　第五节　角膜炎 ……………………………………………………………… 078

　　第六节　干眼 ………………………………………………………………… 085

　　第七节　巩膜炎 ……………………………………………………………… 094

第五章　葡萄膜炎 ·· 103

　　第一节　虹膜睫状体炎 ··· 103

　　第二节　Vogt- 小柳原田综合征 ··· 112

　　第三节　白塞病 ··· 117

第六章　黄斑疾病 ·· 122

　　第一节　年龄相关性黄斑变性 ·· 122

　　第二节　中心性浆液性脉络膜视网膜病变 ··· 138

　　第三节　中心性渗出性脉络膜视网膜病变 ··· 144

　　第四节　黄斑视网膜前膜 ··· 151

　　第五节　黄斑裂孔 ·· 155

　　第六节　高度近视性黄斑变性 ·· 161

　　第七节　Stargardt 黄斑病变 ··· 169

第七章　血管性疾病 ··· 176

　　第一节　高血压性视网膜病变 ·· 176

　　第二节　视网膜静脉阻塞 ··· 183

　　第三节　视网膜动脉阻塞 ··· 191

　　第四节　糖尿病性视网膜病变 ·· 200

　　第五节　视网膜血管炎 ··· 209

　　第六节　低灌注性视网膜病变 ·· 218

第八章　视神经病变 ··· 224

　　第一节　多发性硬化 ··· 224

　　第二节　视神经脊髓炎 ··· 233

　　第三节　视网膜色素变性 ··· 251

　　第四节　Leber 遗传性视神经病变 ··· 262

　　第五节　缺血性视神经病变 ·· 265

第九章　眼眶与眼外肌病 ··· 276

　　第一节　眼外肌麻痹 ··· 276

　　第二节　甲状腺相关眼病 ··· 284

　　第三节　梅杰综合征（Meige 综合征） ·· 290

参考文献 ··· 296

附　录　验案举例相关彩图 ·· 311

上篇

中医眼科诊治概要

第一章　中医眼科诊疗模式

一、辨病与辨证相结合的诊治思路

辨证是指辨病因、病位、病性、病机和病势，病和证不可分割，又各有所指。"病"是指对疾病全过程的特点与规律所做的病理概括，"证"是指对疾病某阶段机体整体反应状态所做的病理概括。但由于中医病名诊断不规范，在对疾病本质的反映上证候比病名更清晰、更具体，所以临床上采用中西医双重诊断，即包含西医疾病诊断的同时要有中医病名和证型的诊断。西医诊断的应用可以弥补中医病名的不足，能起到以病统证的作用。辨证和辨病相结合表现为西医明确疾病诊断、分期或分型，在此基础上遵循中医理论进行中医辨证，辨疾病的基本病机和不同阶段的主要病机，治疗上中西医结合，优势互补。

治疗对象的同一性和临床疗效是开展病证结合的基础。中西医临床思维方法不同，诊疗技术及方法也各有所长，但其均以维护健康、治病救人为最终目的，是一个异途同归的过程，临床疗效说明两者对疾病内在规律的认识存在共同的趋向。病证结合在中西医病理和病机之间架起了沟通的桥梁。以眼底病为例，眼底病属中医学"内障眼病"范畴。中医学认为眼底组织与五脏六腑相关，眼底之病理变化反映脏腑功能失调，这些眼底变化可通过眼底检查，结合西医的病理学，并运用中医理论加以分析，找出其中的规律性。举例如下：

（1）充血：主要表现为视盘充血、视网膜血管充盈。多为炎症的早期征象，因肝气郁结、气血失和或血瘀阻滞，血行障碍，或肝气上逆、气血郁闭所引起。

（2）水肿：主要表现为视盘水肿、视网膜水肿。多见于炎症期或由颅内压增高所致，多为水湿停留，瘀滞结聚，多与肺、脾、肾三脏功能失调，气化障碍有关。

（3）渗出物：主要表现为视网膜上或下具有黄白色团块状渗出物，玻璃体尘状或团絮状混浊。多因脏腑功能失调，体液运化、排泄功能发生障碍而产生痰、湿等病理产物。

（4）出血：主要表现为视盘出血、视网膜出血或脉络膜出血，甚则玻璃体积血。根据病情长短及出血颜色，可分为早期、中期、晚期三个阶段。其病因多为热邪所犯，血受热迫，溢于络外，与心、肝、脾三脏有关。

（5）循环障碍：主要表现为眼底血管的痉挛或阻塞以及血管管径改变。由于血液循环于血管之中，循环障碍皆与气血失和、气滞血瘀有关。肝主疏泄，条达气机，如肝失疏泄，气机不畅，则可导致脉络瘀阻，此与肝脏有关。

（6）增生：主要表现为玻璃体增殖及视网膜机化物形成、网膜上或下新生血管、色素增生等。凡出血性眼底所致增生者，多属气血瘀滞，久郁成结；凡炎症所致增生者，属痰湿蕴结，日久不消；新生血管形成者皆为气血瘀滞，或正虚邪留，虚实夹杂所致。

（7）变性、萎缩：主要表现为视网膜退行性变或视神经萎缩、视网膜脉络膜萎缩，多见于病变后期，久病体虚，气血不足，不能上荣于目，目不得滋养而出现变性萎缩，也可由于先天禀赋不足所致。

临证时运用现代科学技术检测分析病因，结合病变部位的组织形态和功能代谢的改变，同时通过对患者表象（证象、脉象、舌象）的采集，取象比类运用阴阳、五行、脏腑、气血等理论对患者整体状态进行概括、阐述病机、辨明证候，从而调整机体异常反应状态，纠正病理改变，使患者恢复健康。

二、辨病与辨证相结合的诊治方法

（一）明确西医诊断

以临床表现和流行病学资料为依据，选择必要的辅助检查，如视野、超声、FFA、ICGA、OCT、眼电生理和其他影像学、实验室检查等。积极寻找病因明确疾病诊断及临床分期，整体把握疾病的病因和基本病理改变及在不同发病阶段（分期）中的特异性症状、体征的病理基础。如根据病程长短，炎症分为急性、亚急性、慢性三种；根据病变特征，分为变性、渗出、增生三种病变过程，其中，炎症早期以变性及渗出为主、后期以增生为主，三者密切关联。一般急性炎症常表现为变性及渗出，慢性炎症以增生为主。

（二）完善中医辨证

在明确疾病诊断的基础上，进行辨证。将四诊（望、闻、问、切）所收集到的资料分析归纳，判断现阶段病位的深浅、疾病的性质（寒、热）、邪正之盛衰（虚、实），以及病变的趋势。并将眼底出血、渗出、水肿、色素改变和血管病变以及FFA、ICGA、OCT等检查结果纳入望诊的范畴。以中医理论为指导，将局部和整体相结合辨析病象，概括具体证候。

（三）病证鉴别

在明确西医疾病诊断的同时即已完成了疾病的鉴别诊断。证的鉴别主要为类证、变证和兼证的鉴别。类证是指主症相近，病机相互关联的一类证候，临床表现为有比较突出的共有主症，但总体上证候又有差别。如症见白睛红肿、眵多流泪，源于风热外袭这一基本病机，但由于风、热的偏重不同，又可分为风重于热（赤肿刺痒、眵多而稀）、热重于风（白睛赤痛、眵多胶结）、风热并重（白睛赤肿疼痛、泪热眵稠）等同中有异的类似证候，临证之时应注意鉴别，施以不同的方药。变证是指随着疾病病程的发展，主症变了，主证也随之改变。当多种病证在某种疾病中同时出现时，应按发病先后、主次和相互关系，从整体分析病机。临床中根据病情的发生、发展过程确认哪种病机起主导作用，从而确定主证。

（四）辨证论治

临床辨证完成后，根据病机和证候，确立相应的治法、治则并施以用药处方。辨证施治是以中医理论为基础的临证思辨过程，需从整体出发，随病情的演变，调整理、法、方、药并保持一致，才能取得较好的临床效果，体现出中医的特色和优势。

（五）中西医结合诊疗方案

中医眼科偏重内治，手术疗法非其所长，但眼科有许多疾病必须用手术治疗。随着科学技术水平的提高，西医眼科手术疗效得到了大幅度的提升，但围手术期的治疗也是影响手术效果的重要因素。中医可以在围手术期治疗中发挥辨证论治的特色优势，补充西医治疗的不足，与西医相结合形成一个科学的治疗方案，使患者得到最合理、最优质的治疗。

中西医结合诊疗应取中、西医之长，优势互补。在疾病的不同阶段、不同治疗环节和药物作用靶点上，从实际出发选择中西医治疗同用、以中医治疗为主或以西医治疗为主，形成最合理的诊断和治疗方案，使患者得到最理想的治疗。如白塞病，西医免疫抑制剂的应用和中医针对全身证候的辨证论治对促进机体康复无疑是最佳组合。免疫抑制剂疗效肯定，但不良反应多，可能造成多系统的损伤，中药可针对其产生的多系统不良反应进行治疗，减轻损伤，协助其完成既定疗程。

第二章　中医眼科诊断概要

第一节　中医眼科诊法

一、中医眼科诊法溯源

眼科诊法学说历史悠久、源远流长，自从有了文字，就有了眼科史料的最早记载。成书于战国末期的《黄帝内经》，收载与眼科有关的医论238条之多，将眼局部组织按与脏腑相应的关系进行论述；东汉张仲景所著《伤寒杂病论》，以六经论伤寒、脏腑论杂病，首创了理、法、方、药和辨证论治的临证法则；晋代王叔和所著《脉经》，最早论述了眼病脉诊及眼病的证候诊断。书中载有"察目色以辨病之生死"的专论，《黄帝内经》把目诊发扬光大，对眼科望诊体系的形成有一定的影响；隋代巢元方所著《诸病源候论》，是我国现存第一部论述病因、病理和证候学的专著，首次较全面地论述了眼病的病因病机，对眼病症状的描述亦超过前人，为眼科临床证候诊断打下了良好基础；唐代孙思邈所著《备急千金要方》，总结了唐以前的医学成就，首次系统地总结了眼病病因；北宋初期的《太平圣惠方》首次论述了五轮与机体的生理病理关系，推动五轮学说的形成；北宋元丰年间开始设立眼科，并有了眼科专科教育，《银海精微》的成书标志着中医眼科诊法基本框架的形成。托名孙思邈的《银海精微》运用病因、脏腑、五轮等辨证方法，首次比较全面而系统地介绍了目病诊察的方法；元末明初倪维德所著《原机启微》将眼内、外各部病证按病因分为"风热不制之病""为物所伤之病"等18类。这种眼病分类法，有利于临床辨证论治；明代王肯堂所著《证治准绳》在"七窍门"的眼科专篇中，汇集眼部病证170余种，凡肉眼所能见到的症状几乎都做了描述，是集中医眼科病名诊断的大成之作，在中医眼病诊断方面的成就是空前的，对中医眼科诊法学说的发展具有深远的影响；明末傅仁宇所著《审视瑶函》系搜集前人及家传经验，结合作者的临证体会而成，是一本颇具实用价值，对望诊在中医眼科的发展有较大影响的眼科专著；清代黄庭镜所著《目经大成》，在诊法方面亦强调局部辨识诊察对眼病证治的重要性；清代顾养吾所著《银海指南》在整体与局部诊察方面，完善和发展了眼科诊法的辨证理论和内容，详列各种眼病症状及治法。在诊察方法上，补偏救弊，重视眼睛局部症状的辨识，更有专篇介绍辨脉法、辨舌法，把舌脉等全身症状的辨识作为眼科诊法的重要内容。

二、中医眼科诊法的特色

中医眼科诊法包括望、闻、问、切四部分，以重视眼部病证为眼科诊法的特色，在整体辨证时亦不能忽视舌诊和脉诊。

（一）望诊

传统的望诊是用肉眼观察眼部病变，《灵枢·本脏》说："视其外应，以知其内藏，则知所病矣。"现代应用裂隙灯显微镜、检眼镜、眼底照相机等科学仪器，扩大和丰富了望诊的内容。但传统中医望诊具有独特的理念，包含着丰富的临床经验，如《审视瑶函》谓："夫有诸中然后形诸外，病既发者，必有形色部位之可验，始知何脏何腑，某经某络，所患虚实轻重，然后对症医治，则综理清而攻守当矣。"非仪器检查所能替代的，故传统与现代结合，更有利于病证的诊断。

1. 察眼神

望眼神是眼科望诊的特色，是诊断的第一步。《审视瑶函》谓："凡观人目而无光华神色者，定是昏朦。"眼神是眼表的形象且兼具意象的内涵，通过取象比类能够反映出人体气血盛衰和脏腑功能。若见上睑上举乏力，常欲闭目，白睛浮肿，眼球呆滞，外观漠然；或眼睑频眨，白睛黑睛干燥无光泽；或白睛赤脉色污，黑睛翳膜，黑白对比不鲜明，眼位偏斜目不专注，这些都给人以眼神无精彩的感觉，预测人体有气血不足或脏腑阴阳偏胜的存在。眼睛是心灵的窗口，人的精神情绪和性格也可以从眼神中反映出来：怒则目扬，双目睁大，炯炯逼人；忧思则瞑目，闭目沉思，呆若木鸡；惊恐则目呆，神乱视惑，瞳神散大。眼神反映七情刺激引起脏腑气血逆乱，神散预示应及时调整情绪、调理身体。

2. 望胞睑

望胞睑包括望上、下睑的形态及病灶的表现。

观察胞睑是否开闭自如，两眼胞睑是否对称。若上睑下垂，额纹抬起，上睑仍不能提起者为上胞下垂（相当于上睑下垂），多属脾气弱，清阳不升。若小儿胞睑频频眨动不能控制，为目劄（相当于频繁瞬目），属脾虚肝旺，气血不和，肝风内动。若胞睑不自主地牵拽跳动，不能随意控制，心烦不宁，遇劳加剧，为胞轮振跳（相当于眼轮匝肌抽搐引起的眼睑痉挛跳动），属血虚生风。若胞睑抽动，不欲睁眼，常欲垂闭，或伴面部抽动，属中气不足。

观察睑弦有无内翻或外翻，睫毛排列是否整齐、有无脱落现象，睫毛根部有无红赤、鳞屑、脓痂、溃疡与缺损。若胞睑边缘红赤、溃烂、痒痛，为睑弦赤烂（相当于睑缘炎），多属风热邪客于胞睑与湿热相搏，或伤津化燥。若胞睑内翻，睫毛倒入，为倒睫拳毛（相当于睑内翻倒睫），多由脾肺液损，胞睑筋肉拘挛内翻，使睫毛倒入损伤黑睛。

观察胞睑皮肤有无水疱、脓疱、红肿、水肿等，及其部位、范围和程度。若胞睑局部红肿，或生于胞睑边缘形如麦粒，为针眼（相当于睑腺炎），多属风热邪毒客于胞睑。若胞睑红赤溃烂，若遍布于胞睑表面者，为风赤疮痍（相当于眼睑湿疹、睑皮炎），属脾胃湿热，风火上攻。若胞睑肿胀，不红不痛，皮色光亮，按之松软，胞虚如球，属气湿泛溢，停聚胞睑。若胞睑皮肤瘙痒，肿起骤然，皮色微红，属卫气不固，外感风邪。

观察胞睑内面脉络是否清晰，表面是否光滑，有无颗粒、瘢痕、结石以及异物存留等。若胞睑内生硬结，皮色如常，为胞生痰核（相当于睑板腺囊肿），属痰湿凝结，阻塞脉络。若胞睑内面颗粒丛生，色黄而软，形如粟米，为粟疮（相当于滤泡性结膜炎），多因脾胃湿热所致。若胞睑内面细小粒丛生，色红而坚，形如花椒之皮，为椒疮（相当于沙眼），多为内外合邪上壅胞睑。

3. 望两眦

望白睛包括对白睛色泽、形态、血络多少和分泌物的辨识。

观察两眦皮肤有无红赤糜烂，两眦有无红肿及瘘管；泪窍是否存在，有无外倾或内卷及分泌物溢出。两眦内应于心，泪窍开口于内眦。大眦附近赤肿高起如枣核，继之破溃出脓，为漏睛疮（相当于急性泪囊炎），是心火上燔，积久而成。多泪者（相当于溢泪症）有"热泪"和"冷泪"之分，"热泪"者泪出汪汪有热感，为肝经蕴热、复感风邪；"冷泪"者无时泪下，或泪液清稀无热感，为脏腑精血不足，约束无权，或复感外邪，邪引泪出。

4. 望白睛

观察白睛是否红赤，红赤的程度及范围（结膜充血、混合充血、睫状充血）。若白睛骤然红赤，眵多热痛者，为暴风客热（类似于急性细菌性结膜炎），属风热相抟，客于肺经。广泛流行者，为天行赤眼（相当于流行性出血性结膜炎），时气毒邪上犯。

观察白睛表面是否光滑，有无结节或疱疹，注意其形态、部位、大小及血络情况。若白睛内生结节隆起，颜色紫红，为火疳（相当于前巩膜炎），是火热毒邪蕴积肺经，血络瘀阻。若白睛浅层小泡凸起形若玉粒，名曰金疳（相当于滤泡性结膜炎），多由肺阴不足，燥热上炎所致。

观察白睛有无膜状物，并注意膜状物的进展方向及赤脉的粗细、多少。若胬肉侵睛（相当于翼状胬肉），内生赤丝虬脉，为心肺积热，风热外乘，热郁血滞。

观察白睛颜色有无黄染、青蓝等。若白睛色黄，为肝胆湿热熏蒸。若白睛现青蓝色（如巩膜炎后期），是肝火上逼，血脉阻滞。

观察白睛浅层下有无出血，出血的部位与范围。若白睛色似胭脂，是血溢脉外（相当于结膜下出血）。

5. 望黑睛

望黑睛主要是针对黑睛翳障的辨识。

观察黑睛大小与透明度。重点观察有无翳障及其部位（浅层、深层）与形态（星点状、片状、树枝状、地图状、圆盘状、凝脂状或蚕食状）。若黑睛生翳，色灰白或微黄，状如凝脂，且多伴有黄液上冲，属凝脂翳（相当于化脓性角膜溃疡），为风热邪毒壅盛，肥、浮、脆嫩者，善变速长，预后凶险。若黑睛生翳溃陷，四周略高起，边缘不整齐，形如花瓣，或似碎米、鱼鳞状，为花翳白陷（相当于角膜溃疡），多为肝肺积热，攻冲风轮。若黑睛生翳，呈细小聚生之状，或连缀成树枝状，或团聚成片，为聚星障（类似于单纯疱疹病毒性角膜炎、浅层点状角膜炎等），为风热毒邪侵犯黑睛。若黑睛有白色翳障，厚薄不一、部位不定、表面光滑、边缘清楚，且眼无赤痛，属黑睛宿翳，均为邪热所伤，气阴亏虚，血凝不散。

观察黑睛有无异物及其性质和部位，有无穿透伤及穿透伤口的大小，有无黄仁脱出等。若黑睛突起，黄仁脱出，形如旋螺，为旋螺突起（类似于角膜葡萄肿），是肝热过甚。若黑睛穿破形成漏孔（相当于角膜瘘），多属肝胆火炽。

对黑睛翳障的预后判断，《审视瑶函·识病辨症详明金玉赋》谓："与其薄而沉损，不若厚而浮嫩，红者畏紫筋爬住，白者怕光滑如磁，故沉涩光滑者，医必难愈，轻浮嫩者，治必易除。"实系黑睛翳障望诊中一大要点。

6. 望瞳神

望瞳神包括瞳孔以及眼内其他组织的形态。

观察瞳神的大小、形态、位置与对光反应，双眼是否对称。若瞳神散大（瞳孔直径大于 5mm，或比对侧大）可见于青盲（相当于视神经萎缩）等病，若病变时间较短，又伴有眼珠胀硬，则多为风火痰气上壅，恐有五风之变（五风内障，相当于青光眼）。若瞳神紧小，甚者小如粟米，或如针孔，或有瞳神干缺、瞳神欹侧，类似于虹膜睫状体炎，为肝胆火盛，为《原机启微》"强阳抟实阴之病"。

观察瞳神颜色是否正常。若瞳神发白，阴看则大，阳看则小，为圆翳内障（相当于老年性白内障），是高年精血亏之病。瞳神映红色或黄仁前有积血，系血溢络外，血灌瞳神（前房积血或玻璃体积血）。若瞳神不大不小，外观无明显异常，仅有视物障碍，属于内障眼病，应用检眼镜等仪器检查。

7. 望眼珠

眼部望诊还包括望眼珠的位置、运动、大小、突出和震颤情况等。若眼珠偏离正位，失去常态，运动受限，为目偏视（相当于斜视），多为禀赋不足，脾虚或风邪入中。若眼珠逐渐突起，眼睑闭合不全，眼珠红赤肿胀，凝定如鹘鸟之眼，为鹘眼凝睛（相当于眼眶假瘤、甲状腺相关眼病等），多属邪热亢盛，阴亏血瘀。若眼珠红肿疼痛突起，甚至高出眼眶，发病较急，病势汹涌，为突起睛高（相当于炎症性突眼），多由风热火毒上攻所致。若眼珠不自主运动不息，向左右或上下不停地有节奏地往返颤动或旋转，称为辘轳转关（相当于眼球震颤），多因肝风内动，风邪搏击，致筋脉振惕，双眼运动不定。

（二）闻诊

闻诊包括听声音与嗅气味。听声音主要是通过听患者的语言、呻吟、咳嗽等声音，取得信息，判断体质的强弱和病性的寒热。如语音洪亮表示中气充沛。目系病变伴语言蹇涩，甚则失语，与肾经亏虚，髓海不足有关。语音嘶哑，口干舌燥，属肺阴不足，气阴耗伤。色似胭脂而有剧烈咳嗽者为肺热伤络，血溢络外。药后呃逆属胃气上逆，其声有力，可能系方药过于寒凉或辛热，寒邪或热邪客于胃腑所致。嗅气味是指嗅病室、病体等的异常气味。口气重者多与口腔不洁、龋齿和消化不良有关。如小儿口气酸臭，食欲不振，脘腹胀满，便秘多食积不化。鼻塞、头痛、脓涕腥臭，可能有副鼻窦炎。口腔、鼻窦的病灶都可直接或间接成为眼病的病因，引起感染性或免疫性眼病。

（三）问诊

问诊是通过询问以了解眼病的发生、发展、治疗经过、现在症状和其他与眼病有关的情况以诊察眼病的方法。问诊在眼科四诊中占有重要的地位，必须按辨证要求，有目的有次序地进行，既要突出重点，又要全面了解。临床上首先要询问患者眼部的自觉症状，有关眼病的病史，如发病时间、起病情况及治疗经过等，再问全身的自觉症状。

1. 主诉

主诉是指患者对最主要的症状和（或）体征的描述。包括患者自我感觉最主要的症状或最明显的体征及其性质、持续时间与部位等。

2. 问病史

（1）询问发病时间与起病情况，是单眼还是双眼、是初发还是复发、有无时间性或季节性，起病及病情变化发展的快慢，主要症状的性质和变化情况，以及伴随症状等。

（2）了解可能引起疾病发生的诱因，如有无发热、外伤、情绪波动、饮食不节、工作压力、目力使用情况或戴镜情况，是否接触过红眼病患者，有无过敏药物及食物等。

（3）了解是否经过治疗，曾使用过的药物及使用时间，疗效如何，目前是否还在继续使用等。

（4）询问患者既往的眼病史、健康情况以及家族有无类似眼病史等。

3. 问眼部自觉症状

眼部自觉症状是眼科辨证论治的重要依据，也是问诊的重点内容之一。

（1）视觉症状：是急性起病还是缓慢发病；视力下降，是远视力下降还是近视力下降，或远近视力均下降；视物不清是白昼如常而入暮目暗，还是与此相反；结合是否伴黑睛生翳，是否戴过眼镜等情况，可了解此病属于外障或内障、近视或远视，以及是否为高风内障等，亦可作为辨虚证、实证之参考。视野缺损情况；眼前黑影的形状及方位，是固定还是飘动的。视灯光虹视现象，出现的情况；视物变形、变色、视一为二，单眼还是双眼存在；眼前闪光感，闪光的程度、时间。可结合内眼检查，四诊合参，测知病在何位，在气或在血。

（2）感觉症状：①眼痛：了解眼痛的性质、部位、持续时间以及有关兼症，如胀痛、灼痛、转动痛，疼痛持续不缓解或时发时止，是否伴有恶心呕吐等；眼痛的诱发和缓解因素，如休息后缓解，阅读后加重，疼痛喜按或拒按；是否有牵涉痛。以初步了解是外障或内障眼病，其证属虚或属实。②眼痒：眼痒的性质和程度，与季节、环境、饮食、睡眠的关系，以及与使用化妆品有无关联。以了解是否具有时复的特点，目痒属风、属火，还是属血虚。③流泪：了解流泪的性质，如热泪如汤、冷泪常流、羞明流泪、迎风流泪或眵泪混杂等；流泪是否眼痛或目昏；是否少泪而干涩，是否伴口鼻干燥。以初步考察是否属外感眼病，或是因肝虚不能敛泪、生泪所致。④眼眵：了解眼眵性质及量的多少，如黏稠似脓、稀如黏水，或干结，或呈丝状；色黄、色白还是微绿色；眼眵是骤起还是常有。以了解肺热之实，是否兼夹湿邪等。

4. 问全身症状

（1）头面部情况：①有无头痛：头痛的原因甚多，眼病也可伴有头痛。了解头痛发生的先后、持续时间、部位、性质、诱因及缓解因素等，是否伴有恶心呕吐等。结合检查，以初步了解是否为黑睛疾患、瞳神紧小症、绿风内障或其他内障眼病引起，是属外感还是内伤，是否兼有经络病变等。②有无口干口渴，及其饮水的性质，是否兼有口苦、口腻等；有无耳鸣、耳胀、耳聋，是否有鼻塞流涕、口疮、咽部疼痛等。以了解其证属热、属湿，还是阴血少。

（2）饮食与二便：了解患者平素饮食习惯及嗜好，近日食欲及食量有无增减。有无大便干结或溏泄；小便清长还是黄赤等。以了解脾胃的虚实，及是否有心经实热、阳明腑实、肾阳不足等。

（3）妇女经带胎产：了解月经期变化，经量、颜色情况，是否有瘀块，是否有经前胁胀或经来腹痛；白带的量和性质，是否黏稠腥臭；是否处于妊娠期、哺乳期或为新产之后；分娩时是否有出血过多等现象。以了解有无气滞血瘀。

（四）切诊

切诊包括眼部触诊和脉诊两部分，是望诊和问诊的重要补充。眼部触诊主要包括触按胞睑有无肿块、硬结及压痛，肿块的软硬、大小、部位、边界是否清楚。胞睑、眶内生脓肿，触诊是否有波动感可判断病灶的成脓情况。用两手食指触按眼珠的软硬，以估计眼压情况。如眼部外伤，触按眶骨有无骨折、皮下有无气肿等。若眼珠突出，触查眶压是否增高，触诊眶内有无肿块，注意肿块的部位、质地、大小和边界是否清楚、表面是否光滑以及肿块活动度等。一般良性肿瘤边界清楚，表面光滑，无压痛，可推动，反之可能为炎性假瘤或恶性肿瘤。按压内眦睛明穴处，观察泪窍有无脓液或黏液溢出。

脉诊是中医诊病的重要诊法之一，外障眼病，其脉多见浮、数、滑、实等；内障眼病，其脉多见沉、细、微、弱、弦等。

第二节　眼科检查

一、视功能检查

视功能检查即对视觉基本功能如形觉、光觉、色觉、立体视、视野及视神经传导功能进行检查，可分为视觉心理物理学检查（视力、视野、色觉、暗适应、立体视觉、对比敏感度）及视觉电生理检查两大类。

（一）视力

视力（visual acuity）又称视锐度，用于检测形觉功能，中心视力是形觉的主要标志，分为远、近视力。是测量分辨二维物体形状和位置的能力，代表黄斑中心凹处的视觉敏锐度。

检查视力须两眼分别进行，一般先右后左，测量时可用手掌或小板遮盖对侧眼，遮盖时避免压迫眼球。世界卫生组织规定矫正视力低于 0.05 为盲。

（二）视野

视野（visual field）是指眼向前方固视某一点时所看见的空间范围。与只占视野上约 5°范围的"中心视力"相比而言，视野又称为"周边视力"，是非常重要的视功能之一。正常视野有两个含义：①视野的绝对边界达到一定的范围；②全视野范围内各部分光敏感度正常，除生理盲点外，正常视野内不应有光敏感度下降区或暗点。距中心注视点30°以内的范围称为中心视野，30°以外的范围称为周边视野。世界卫生组织规定视野小于10°者，即使中心视力正常也属于盲。

1. 视野检查方法

视野检查包括动态、静态视野检查和超阈值静点检查。

（1）动态视野检查：用同一刺激强度的视标从视野周边部不可见区向中心可见区移动，探测不可见与可见区的分界点，这一分界点即为该视标的阈值，所有同一阈值相邻点的连线即为该视标的等视线和暗点范围。暗点等视线包围的区域为视标看不见范围，一般等视线包围的区域为视标可看见范围。

（2）静态视野检查：视标不动，通过逐渐增加视标刺激强度测量受检眼视野中某一点从不可见到可见光的阈值。在视野中某一点静态呈现一系列不同刺激强度的视标，在可见率为100%和可见率为0的视标之间，有一可见机会为50%的视标，该视标的刺激强度即为该检查点的阈值。

（3）超阈值静点检查：在某一视野范围内，如某一等视线内，用超阈值视标静态呈现来探查暗点。若在一等视线范围内某处看不见理应看见的超阈值视标，提示该处可能存在暗点。

2. 正常视野

正常动态视野的平均值为上方56°，下方74°，鼻侧65°，颞侧91°。生理盲点的中心在注视点颞侧15.5°，水平中线下1.5°，其垂直径为7.5°，横径为5.5°。生理盲点的大小及位置因人而稍有差异。在生理盲点的上、下缘均可见到有狭窄的弱视区，为视盘附近大血管的投影。

3. 病理性视野

病理性视野可因疾病不同而有多种表现。

（1）向心性视野缩小：常见于视网膜色素变性、青光眼等疾病。

（2）偏盲：以注视点为界，视野的半边缺损称偏盲。同侧偏盲多为视交叉以后的病变所致。有部分性、完全性、象限性3类，而以部分同侧偏盲多见。颞侧偏盲常从轻度颞上方视野缺损到双颞侧全盲，为视交叉病变所致。

（3）视野缺损：①扇形缺损：尖端位于生理盲点，常见于缺血性视神经病变等；尖端位于中心注视点，为视路疾患。②象限形缺损：为视放射的前部损伤。③鼻侧阶梯形缺损：为青光眼的早期视野缺损。

（4）暗点：在正常视野范围内，除生理盲点外，出现的其他任何暗点均为病理性暗点。①中心暗点或旁中心暗点：常见于黄斑病变、球后视神经炎等。②弓形暗点：常见于青光眼、缺血性视神经病变等。③环形暗点：常见于视网膜色素变性、周边部视网膜脉络膜病变等。

（5）生理性盲点扩大：见于视盘水肿、高度近视等。

（三）色觉

视网膜锥体细胞辨别颜色的能力称色觉（color vision）。色觉异常可分为先天性和后天性。先天性色觉异常是一种性连锁隐性遗传病，患者出生时已具有，并向后代遗传。后天性色觉异常又称获得性色觉异常，为某些眼病、颅脑病变、全身疾病及中毒所致，一般不遗传。色觉障碍按其轻重可分为色盲和色弱，对颜色完全丧失辨别能力的称色盲，对颜色辨别能力减弱的称色弱。色盲中以红绿色盲最常见。

（四）暗适应

当人从明处进入暗处时，起初对周围物体无法辨认，以后渐能看清暗处的物体；这种对光的敏感度逐渐增加，最终达到最佳状态的过程称为暗适应（dark adaptation）。测定眼对光的感受性随照明强度的变化可以得到暗适应曲线。正常人最初 5 分钟对光敏感度提高很快，以后渐慢，8~15 分钟提高又加快，15 分钟后又减慢，直到 50~60 分钟达到稳定的最高程度。在 5~8 分钟曲线有一个转折点，为视锥细胞暗适应过程结束，此后是视杆细胞的暗适应过程。暗适应检查可以对夜盲这一主观症状进行比较客观和量化的评定，可用于诊断和观察各种可以引起夜盲的疾病，如视网膜色素变性、维生素 A 缺乏症、先天性遗传性夜盲症等，以及一些对视网膜光化学变化发生间接或直接影响的视网膜和全身疾患。暗适应的检查方法包括对比检查法和暗适应计检查法。

（五）立体视觉

立体视觉（Stereoscopic vision）又称深度觉，是在三维视觉空间、基于双眼视网膜的相关信息去感知深度的能力，一般是以双眼单视为基础。立体视锐度的正常值 ≤ 60 弧秒。立体视觉检查可采用同视机、立体视觉检查图谱等。

（六）对比敏感度

对比敏感度（contrast sensitivity function，CS）是视觉功能的重要指标之一，是指人眼在不同空间明亮对比下分辨物像的能力。还表现为对各种点线与空白间明暗程度差别（即对比度）的分辨能力。将不同的空间频率作为横坐标，对比敏感度函数作为纵坐标，可绘制出一条对比敏感度函数曲线。正常人的 CS 曲线为一倒 "U" 形，即对中空间频率的正弦波条栅的 CS 高，对低、高空间频率的正弦波条栅的 CS 较低。临床上可用于多发性硬化、视神经损伤、视神经炎、青光眼、黄斑部病变、弱视以及眼外伤等的视觉功能评价；了解先天性白内障及白内障术后无晶体眼的视功能，预测术后视功能的恢复情况；科学地评测角膜屈光手术的疗效等。

（七）视觉电生理

视觉电生理检查是利用视器的生物电活动了解视觉功能，包括眼电图（electro-oculogram，EOG）、视网膜电图（electroretinogram，ERG）和视觉诱发电位（visual evoked potential，VEP）。视觉电生理检查是一种无创性客观视功能检查方法，可以分层定位从视网膜至视皮层的病变部位；可以在屈光间质混浊时了解眼底有无严重病变；选用不同的刺激与记录条件，还可将视网膜的局部病变、视杆细胞和视锥细胞的功能状况进行分别测定。

1. 眼电图

因眼球前极到后极存在电位差，故不加额外光刺激时也有静息电位。EOG 是使眼球依一定的角度转动，导致静息电位发生变化，在明适应和暗适应下记录静息电位的变化，测定变化中的谷值与峰值并进行对比。EOG 主要反映视网膜色素上皮和光感受器复合体的功能，也用于测定眼球位置及眼球运动的生理变化。主要适用于视网膜色素上皮病、视网膜疾病、脉络膜疾病、中毒性视网膜疾病、视网膜血管疾病等的检查。

2. 视网膜电图

ERG 是指光刺激视网膜时从角膜电极记录到的视网膜电反应的总和。主要反映感光细胞到双极细胞及神经节细胞的功能。通过改变背景光、刺激光及记录条件，分析 ERG 不同的波，可辅助诊断各种视网膜疾病。根据刺激视网膜条件的不同，ERG 又可分为闪光视网膜电图（flash-ERG）、图形视网膜电图（pattern-ERG）、闪辉视网膜电图（flicker ERG）和多焦视网膜电图（multifocal ERG，mERG）。

（1）闪光 ERG（F-ERG）：主要反映视网膜神经节细胞以前的视网膜功能。由一个负相的 a 波和一个正相的 b 波组成，叠加在 b 波上的一组小波为振荡电位（oscillatory potentials，OPs）。各波改变的临床意义主要有：① a 波和 b 波均下降：提示视网膜内层和外层均有损害；② b 波下降、a 波正常：反映视网膜内层功能受损；③ OPs 波下降或熄灭：提示视网膜血液循环障碍。

（2）图形 ERG（P-ERG）：主要反映视网膜神经节细胞层的功能。正常图形 ERG 由小的负波、较大的正波和随后负的后电位组成，目前多以 a 波、b 波和负后电位来表示。它的起源与神经节细胞的活动密切相关，其正相波有视网膜其他结构的活动参与。主要用于开角型青光眼、黄斑病变等眼病的检查。

（3）多焦 ERG（mERG）：主要反映了后极部的视网膜功能。在同一时间内对视网膜多个部位进行高频刺激，由体表电极记录反应信号，再经计算机特定的程序处理、分析，可得到对应于每一被刺激区域的局部反应波形，并可用立体三维图像直观地反映视网膜的功能。通过分析 mERG 的时间和空间非线性成分，可了解视网膜不同层次的功能，定量分析病变部位和病变程度。主要用于诊断及判断手术后视网膜功能。

3. 视觉诱发电位

VEP 是指视网膜受闪光或图形刺激后，经视路传递，在视皮层枕叶诱发出的生物电活动。其反映视网膜神经节细胞以上视通路的功能状况。根据刺激视网膜条件的不同，又分为闪光 VEP（F-VEP）与图形 VEP（P-VEP）两种。P-VEP 是最常见的检查方法，因为视皮层对图形刺激非常敏感，可用于黄斑病变，视神经病变和青光眼的诊断及客观视力测定。临床应用：①视神经和视路疾病，多表现为 P-100 波的振幅下降和峰时延长；②继发于脱髓鞘疾病的视神经炎，多表现为 P-100 波的振幅正常而峰时延长；③检测弱视的治疗效果；④判断婴幼儿和无语言能力儿童的视力；⑤鉴别伪盲；⑥预测屈光间质混浊的患者术后视功能。P-VEP 的检测结果比 F-VEP 的结果更可靠，但视力低于 0.3 时，则需用 F-VEP 检查。

二、眼部检查

眼部检查包括外眼检查、眼前节检查和眼后节检查。检查应在良好照明下系统地进行，以免遗漏重要体征。首先应审视受检者全身状况，如体质衰弱或健壮、有无贫血，以及其表情、头部姿势等；其次，检查顺序为由右眼到左眼，先健眼后患眼，由外向内，动作轻柔，必要时检查可在表面麻醉下进行。

（一）外眼检查

外眼检查包括眼睑、泪器、结膜、眼球位置和运动以及眼眶等。

1. 眼睑

观察眼睑的形态和功能。眼睑开合是否自如，位置是否对称，有无内翻、外翻及上睑下垂等；两侧睑裂是否对称；眼睑皮肤有无红、肿、瘀血、皮下气肿、压痛、瘢痕或肿物；睑弦有无充血、鳞屑、脓痂或溃疡；睫毛方向是否正常，排列是否齐，有无变色或脱失。

2. 泪器

泪器包括泪腺、泪道两部分。

（1）泪腺：观察泪腺区有无红肿、压痛及肿块；上下泪点有无外翻或闭塞，压迫泪囊处上、下泪点有无分泌物溢出。泪液分泌减少或成分异常可引起干眼症。可用下列方法检查。

①泪液分泌试验（Schirmer test）：用一条 5mm×35mm 的滤纸，将一端折弯 5mm 并置于下睑内侧 1/3 的结膜囊内，其余部分垂于眼睑皮肤表面，轻闭双眼，5 分钟后测量滤纸被泪水浸湿的长度。若短于 5mm 则为分泌不足。

②泪膜破裂时间（breaking up time，BUT）：通过裂隙灯钴蓝滤光片观察。在球结膜颞下方滴 2% 荧光素钠 1 滴，嘱受检者眨眼数次，使荧光素均匀分布于角膜表面后，睁眼注视前方不再眨眼，检查者从受检者睁眼时起立即持续观察受检者角膜并同时开始计时，直到角膜上出现第一个黑斑（泪膜缺损）时为止，如短于 10 秒，表明泪膜不稳定。

（2）泪道：观察上下泪点有无外翻或闭塞，泪囊区有无红肿、压痛或瘘管，压迫泪囊处上、下泪点有无分泌物溢出。常用检查泪道阻塞的方法如下。

①荧光素钠试验：将 1%～2% 荧光素钠液滴入结膜囊内，2 分钟后检查同侧鼻孔内有无颜色，若有颜色，表示泪道通畅。

②冲洗泪道：用 5mL 注射器套上 6 号钝性针头，向下泪点注入生理盐水，如顺利流入鼻、咽部，表示泪道通畅。

③X 线碘油造影或超声检查：可进一步了解泪道阻塞的部位及泪囊大小。

3. 结膜

检查时应顺次进行，检查睑结膜、穹隆结膜、球结膜和半月皱襞。翻转上下眼睑依次检查睑结膜及穹隆部结膜，注意有无充血、水肿、乳头肥大、滤泡增生、溃疡、瘢痕、异物、分泌物潴留和睑球粘连。用拇指和示指将上下睑分开，嘱受检者向各方向转动眼球，观察球结膜和半月皱襞有无充血，有无疱疹、出血、异物、新生物、色素沉着等。半月皱襞内的泪阜，正常时亦可见数个乳头隆起或有细毛。检查结膜时还应关注如下内容。

（1）结膜充血：注意结膜充血的性质和范围，区分结膜充血与睫状充血，还应注意是否有伴随症状、分泌物的多少及性状、疼痛及视力变化。

（2）结膜下出血：注意出血的部位、颜色及范围。尤其眼外伤时球结膜四周大量暗红出血者，应考虑眼眶深部或颅底部出血向眼球四周蔓延的可能。

（3）结膜水肿：注意水肿的程度与性质。注意区分水肿的性质是炎症性或非炎症性的，后者常与过敏性因素有关。

4. 眼球位置及运动

观察双侧眼球大小及位置是否正常，双侧是否对称，两眼直视时角膜位置有无内外、上下斜，有无眼球震颤。眼球有无突出或内陷，有无搏动。观察眼球运动有无障碍，嘱受检者向左右、上下及右上、右下、左上、左下各方注视，以了解眼外肌的功能。

眼球突出度可用 Henel 突眼计测量，将突眼计的两端卡在受检者两侧眶外缘，嘱其向前平视，从突眼计反光镜中读出两眼角膜顶点投影在标尺上的毫米数。我国人民眼球突出度正常平均值为 12~14mm，两眼差不超过 2mm。如右眼球突出度为 14mm，左眼 13mm，眶距 98mm，记录时按如下方式表示：14>-98-<13mm。

5. 眼眶

观察双侧眼眶是否对称，眶缘触诊有无缺损、压痛或肿物。

（二）眼前节检查

眼前节亦称眼前段，是指位于晶状体以前的部位，包括角膜、巩膜、前房、虹膜、瞳孔和晶状体。检查眼前节常用的有两种方法，一种是不采用仪器的简易方法，即一手持聚光手电筒，从眼侧方距眼约 2cm 处斜照于检查部位，另一手可持 13D 放大镜于眼前，聚焦于眼前节各检查部位。另一种是采用裂隙灯显微镜及一些附件进行眼球前段的检查。

1. 角膜

观察角膜大小、形状、弧度、透明度、有无异物、混浊（炎症、瘢痕）、新生血管；角膜感觉及角膜后沉着物（keratic precipitates，KP）等。常用检查方法包括角膜荧光素染色、角膜弧度检查、角膜感觉检查。

2. 巩膜

观察巩膜有无黄染、充血、结节、葡萄肿和压痛。

3. 前房

观察前房的深浅度、内容物和前房角情况。

（1）前房深浅度检查：正常前房中央深度约 3mm。用裂隙灯在颞侧角膜缘作光学切面，估计周边前房与周边角膜厚度（corneal thickness，CT）之比，如虹膜根部与最周边角膜后壁之间的距离相当于一个角膜厚度，为 1CT；如相当于 1/2 角膜厚度为 1/2CT，以此类推；周边前房 1/3CT 为浅前房；前房极窄可能关闭者，应进一步做房角镜或 UBM（超声生物显微镜）。

（2）前房内容物：前房内的填充物为房水，正常为无色透明。观察房水有无混浊、积血、积脓。在急性虹膜睫状体炎时，房水混浊出现闪辉，称为 Tyndall 征（＋）。当大量纤维素性渗出及浮游细胞沉积于前房下部，或可见混浊的液平面，称为前房积脓。当眼球钝挫伤时，可出现前房积血，应注意观察出血量与颜色。

4. 虹膜

观察虹膜的颜色、纹理、有无前粘连（与角膜粘连）和后粘连（与晶状体粘连）；

有无色素脱落、萎缩、结节和新生血管；有无虹膜根部离断和缺损，有无虹膜震颤。

（1）虹膜充血：充血时虹膜色调暗红、增厚，表面纹理不清。

（2）虹膜粘连：观察粘连的部位及范围。前粘连可能是角膜穿通性外伤后的指征；后粘连是急性炎症的重要表现，严重者可致瞳孔变形及虹膜膨隆。

（3）虹膜结节：常见于瞳孔缘部，或见于虹膜表面，呈小球状，由纤维素渗出凝集而成，或由炎症细胞堆积所致，多见于肉芽肿性葡萄膜炎。

（4）新生血管：虹膜表面新生血管多由长时间缺氧所致。血管在虹膜表面呈放射状排列，多发生在虹膜根部或瞳孔缘，严重的虹膜新生血管称为"虹膜红变"，可导致眼压升高。

5. 瞳孔

观察双侧瞳孔是否等大、圆形、位置是否居中，边缘是否整齐。正常成人瞳孔在自然光线下直径为 2.5~4mm，双眼之差不超过 2mm，新生儿及老年人稍小。瞳孔检查可以明确病眼的视功能损伤程度，也可对颅神经病变的定位诊断提供依据。检查瞳孔对光反射对于诊断视器及全身病变有重要意义，常用方法如下。

（1）直接对光反射：在暗光照明环境中，用手电筒直接照射受检眼瞳孔，该瞳孔迅速缩小。该反射由该瞳孔反射传入和传出神经通路共同参与。

（2）间接对光反射：在暗光照明环境中，用手遮盖一侧眼，使该眼不受手电筒照射，但能被检查者窥视，用手电筒照射对侧眼时，遮盖侧眼瞳孔缩小。该反射由对侧眼瞳孔反射传出神经通路参与。

（3）集合反射（近反射、辐辏反射）：嘱受检者注视一远距离目标，然后嘱其立即注视眼前 15cm 近距离物体时，双眼瞳孔立即缩小，再次嘱其注视远处时，双眼瞳孔立即放大。

（4）Argyll-Robertson 瞳孔：直接对光反射消失而集合反射存在。多见于神经性梅毒。

（5）Marcus-Gunn 瞳孔：先分别记录双眼瞳孔大小，然后检查者以手轮流遮盖受检者一侧瞳孔，数秒后观察未遮盖眼瞳孔大小，比较两瞳孔的变化。若两侧瞳孔大小不等，为 Marcus-Gunn 征阳性，瞳孔大的一侧为患侧，称为相对性传入瞳孔阻滞，有助于诊断单眼的球后视神经炎。

6. 晶状体

观察晶状体的位置及表面情况，有无混浊，若瞳孔区晶状体混浊，应散大瞳孔做全面检查，以了解混浊的部位、色泽、面积和形态，以及有无异物、形态异常和位置改变、有无脱位等。

（三）眼后节检查

眼后节是指眼球内位于晶状体以后的部位，包括玻璃体和眼底检查。眼底检查应尽量在暗室内进行，必要时可借助药物散大瞳孔。

1. 玻璃体

观察玻璃体的透明度，有无液化、积血、异物或脱离等。眼部急性炎症时可累及玻璃体，见点状或丝状混浊，附着于玻璃体支架组织上。玻璃体少量出血时用裂隙灯显微镜可观察到悬浮在玻璃体中的血细胞；严重出血时，玻璃体可仅见红光反射或看不见光反射。

2. 眼底

眼底检查需采用直接检眼镜、双目间接检眼镜或在裂隙灯下用前置镜或三面镜观察。基本检查顺序为视盘、视网膜血管、视网膜及黄部。

（1）视盘：观察视盘的颜色、大小、形状、边界是否清楚，视盘表面有无新生血管，生理凹陷有无加深、扩大，以及杯盘比值的改变。有无出血、水肿、渗出、充血。视盘动脉有无搏动，血管有无屈膝等。判诊是否有视盘水肿、视神经萎缩等病变。

（2）视网膜血管：观察视网膜血管粗细、比例、走行、弯曲度、管壁反光及血管壁白鞘，动静脉有无交叉压迫或拱桥现象。血管有无异常搏动、闭塞及新生血管形成等。

（3）视网膜：观察视网膜有无出血、水肿、渗出、坏死或色素沉着，有无机化物、新生血管及肿瘤、有无裂孔及脱离等。

（4）黄斑部：观察黄斑中心凹反光是否存在，有无水肿、出血、渗出、色素紊乱及黄斑囊样变性或裂孔等。

①黄斑水肿：中心凹反光消失，色灰暗，多由急性炎症或外伤引起。如视网膜中央动脉阻塞引起的黄斑水肿，可见典型的"樱桃红点"。

②黄斑出血：观察出血的颜色与形态。浅层出血色鲜红，圆形或片状，多见于高度近视黄斑出血；深层出血色暗红，多为圆盘状，多见于年龄相关性黄斑变性或息肉样脉络膜病变。

③黄斑裂孔：呈红色圆点或椭圆形，可伴有黄斑区浅层视网膜脱离，多见于眼外伤或高度近视。应注意与黄斑囊样变性相鉴别。

三、眼科特殊检查

（一）裂隙灯显微镜检查

裂隙灯检查一般在暗室进行。检查时，一般使光线自颞侧射入，与显微镜成45°左右；在检查深部组织如晶状体或玻璃体前部时，角度以30°或30°以内为宜；检查玻璃体后部和眼底时，角度以5°～10°为宜。常用检查方法有弥散光线照明法、角膜缘分光照明法、直接焦点照明法、后部反光照明法及间接照明法5种，应根据检查目的及部位不同而选择不同的检查法。直接焦点照明法，即灯光焦点与显微镜焦点合一，将光线投射在结巩膜或虹膜上，可见一境界清楚的照亮区，以便细微地观察该区的病变。若将光线照在透明的角膜或晶状体上，则呈现一种乳白色的光学切面，借此可观察其弯曲度、厚度、有无异物或混浊，角膜后沉着物，浸润、溃疡等病变层次和形态，以及前1/3玻璃体内的病变。

（二）前房角镜检查

前房的各种结构须利用前房角镜（gonioscope）通过光线折射（直接房角镜）或反射（间接房角境）观察。如前房角的色素、异物及新生物等。观察前房角的宽窄和开闭对青光眼的诊断、分类、治疗及预防具有重要意义。中华眼科学会推荐用 Scheie 房角宽窄分类法，将房角分为宽、窄两型。

1. 宽房角（W）

眼球处于原位（静态）时，能看清房角全部结构。

2. 窄房角（N）

眼球处于原位（静态）时，不能看清房角全部结构，又进一步分为4级。

窄 I（N_I）静态下只能看到部分睫状体带。

窄 II（N_{II}）静态下只能看见巩膜突。

窄 III（N_{III}）静态下只能看到前部小梁。

窄 IV（N_{IV}）静态下只能看到 Schwalbe 线。

（三）三面镜检查

常用的为 Coldmann 三面镜，外观为锥形，中央为一平凹面镜，圆锥形内含三个反射镜，斜度分别为 75°、67°和 59°。中央凹面镜用于观察后极部眼底，75°、67°和 59°斜面镜分别观察赤道部、周边部眼底、锯齿缘、睫状体以及前房角部位。中央凹面镜所见为正像，三面镜所见的是对侧眼底反射像，但其上下、左右的关系不变。

（四）前置镜检查

前置镜一般有 +60D、+78D、+90D 等，需与裂隙灯配合使用，其所见眼底范围大，立体感强，图像为倒像。检查前充分散瞳，将前置镜放在受检者眼前 10cm 处，前后移动裂隙灯，使焦点顺次后移，观察后部玻璃体和眼底病变。

（五）角膜地形图

角膜地形图是记录和分析角膜表面形貌和屈光力的检查方法。将 Placido 盘在角膜前表面的像用数字记录，将 7000 个数据点采入分析系统计算角膜前表面曲率，折算成屈光度，以彩色编码地形图（color coded map）形式，用 10 余种不同色级表明不同屈光度的分布，了解角膜不同区域的曲率分布。

临床应用：①充分而准确地评价角膜曲率；②监测各种类型的眼部手术后角膜发生的变化；③指导角膜屈光手术的有效开展；④评估角膜接触镜的配戴效果；⑤定量分析角膜散光、圆锥角膜等。

（六）角膜共焦显微镜

角膜共焦显微镜是在活体条件下对角膜组织进行无损伤的光学断层扫描成像，可以清楚地观察到角膜各层结构和各种细胞成分。具有高分辨率、高放大倍数、无创伤等优点。目前已广泛应用于各种角膜病的早期诊断及病理学研究，如感染性角膜炎、准分子激光术后及角膜移植术后免疫排斥反应等。

（七）角膜内皮显微镜

用于观察角膜内皮细胞的形态、数量和面积，以估计内皮层的功能状态，评价内眼手术可能造成角膜内皮功能失代偿的风险，有助于 Fuchs 角膜营养不良的确诊。临床目前使用的角膜内皮显微镜有非接触型与接触型两种。非接触型应用裂隙灯，加上非接触镜面反光显微镜，当调整好角膜内皮镜面反光后，可将该区内皮细胞拍摄下来，并用相连的计算机显示平均细胞面积、细胞密度、最大和最小区域数等，并可观察内皮细胞的形状。接触型角膜内皮镜，使用前先滴表面麻醉剂，用圆锥形接触镜头与角膜接触，其对角膜无损伤，成像清晰，且图像放大，便于观察，但由于要用麻醉剂，所以目前临床上非接触型角膜内皮镜使用较多。正常角膜内皮细胞呈六角型，镶嵌连接成蜂巢状。随年龄增加细胞形态趋向变性，密度逐渐降低，面积逐渐增大。正常人在 30 岁前，平均细胞密度为 3000~4000 个 /mm²，50 岁左右为 2600~2800 个 /mm²，大于 69 岁为 2150~2400 个 /mm²。

（八）眼压检查

眼压又称眼内压（intraocular pressure，IOP），是眼内容物对眼球壁的压力。检查方法包括指测法和眼压计测量法。

1. 指测法

检查时嘱受检者双眼尽量向下注视，检查者双手食指尖置于受检者一眼上睑皮肤面，两指尖交替轻压眼球，检查波动感，借指尖的感觉估计眼球的硬度。记录法：眼压正常为"Tn"，眼压轻度升高为"T+1"，眼压中度升高为"T+2"，眼球坚硬如石为"T+3"；反之，"T–1""T–2""T–3"分别表示眼压稍低、减低和极低。

2. 眼压计测量法

（1）Schiotz 眼压计：取一定量的砝码通过放在角膜上的压针压陷角膜中央，根据角膜被压陷的深度计算眼压。检查方法：受检者取低枕仰卧位，用表面麻醉剂滴眼，待角膜刺激症状消失、双眼能自然睁开时开始测量。先在试板上检验眼压计指针是否指零，再用 75% 酒精棉球擦拭眼压计底板待干。嘱受检者注视正上方一指定目标，使角膜保持水平正中位。检查者用左手拇指和食指分开受检者上下眼睑并固定于上下眶缘，避免对眼球施加任何压力，右手持眼压计垂直放在角膜中央，先用 5.5g 砝码，当读数小于 3 时，应依次更换 7.5g、10g、15g 砝码测量。由刻度读数查表得出眼压的实际数字。测量结束后结膜囊内滴抗生素眼药水。该眼压计测出的数值受眼球壁硬度的影响。若球壁硬度偏低，眼压测量值比实际眼压值低；若球壁硬度偏高，眼压测量值比实际眼压值高。

（2）Goldmann 眼压计：该眼压计附装在裂隙灯显微镜上，用显微镜观察，坐位测量。此法是以可变的重量压平一定面积的角膜，根据所需的重量来测量眼压。其优点是基本不受眼球壁硬度和角膜弯曲度的影响，是目前国际通用的最准确的眼压计。手持式眼压计的优点是不需裂隙灯显微镜，受检者坐卧位均可测量。

（3）非接触眼压计：是利用可控的空气脉冲，将角膜中央部恒定面积（3.6mm）压平，借助仪器上的微电脑感受角膜表面反射的光线和压平此面积所需的时间，将所得的数据换算成眼压值。其优点是避免了通过眼压计接触引起的交叉感染，可应用于对表面麻醉剂过敏的患者。但眼压的准确性在 <8mmHg 或 >40mmHg 者误差较大。

（九）眼超声及超声生物显微镜

1. 眼超声波扫描

（1）A 型超声：以波峰形式，并按回声返回到探头的时间顺序依次排列在基线上，构成与探测方向一致的一维图像。波峰的高度表示回声的强度。常用于眼球生物测量（眼部活体结构及眼部病变的探测）。

（2）B型超声：是通过扇形或线阵扫描，将界面反射回声信号转变为大小不等、亮度不同的光点。光点的明暗代表回声的强弱，回声形成的众多光点构成一幅局部组织的二维切面图像。目前广泛应用于眼及眼眶疾病的诊断。

（3）彩色超声多普勒：利用多普勒原理，将血流特征以彩色形式叠加于B型灰阶图上，红色表示血流流向探头（常为动脉），蓝色表示血流背向探头（常为静脉）。目前多用于眼和眶部血流动力学的研究及眼内、眶内肿瘤研究。

2. 超声生物显微镜

超声生物显微镜（ultrasound biomicroscopy，UBM）是利用超高频超声技术，观察眼前节断面图像的一种影像学检查，属于B型超声的一种。可以在非侵入条件下，获得任意子午线的眼前段结构的二维图像，突破了以往眼前段结构在活体状态下的限制，弥补了其他眼科检查方法如裂隙灯显微镜、前房角镜以及普通超声波检查的不足。适用于角膜、房角、后房、睫状体及视网膜脉络膜前部疾病的检查。

（十）检眼镜检查

检眼镜检查一般在暗室进行，有直接检眼镜和双目间接检眼镜两种，检眼镜检查不仅可观察眼底，还可以观察角膜、晶状体、玻璃体有无混浊。

1. 直接检眼镜检查

所看到的眼底像是放大16倍的正像。受检者采取坐位或卧位。检查右眼时，检查者站在受检者的右侧，右手持镜，以右眼观察；检查左眼时则相反。握镜时，以食指贴紧转盘的边缘，以便转动转盘，更换转盘上的镜片，使眼底所见清晰，拇指及其余三指则握住镜柄。先用彻照法观察眼的屈光介质有无混浊，（将转盘拨到 +8D~+10D）距受检眼前 10~15cm，将检眼镜灯光射入瞳孔。可用 +12D~+20D 观察角膜与晶状体，用 +8D、+10D 观察玻璃体。正常瞳孔区呈现红色反光，如红色反光中出现黑影，嘱受检者转动眼球，如黑影移动的方向与眼球一致，则表明混浊位于角膜上，如相反则位于玻璃体内，如不动则在晶状体上。然后逐渐减少检眼镜转盘度数，将观察焦点逐渐移后，直至看清视盘为止。再沿血管方向依次检查颞上、颞下、鼻下、鼻上眼底。检查周边部时，可嘱受检者向相应方向转动眼球。检查黄斑部时，嘱患者注视检眼镜灯光。

2. 双目间接检眼镜检查

所看到的眼底像为放大4倍的倒像。受检者取坐位或卧位，充分散大受检眼瞳孔。检查者站在受检者头侧，相距约 0.5m。调节瞳孔距离与反射镜的位置，先用弱光照射受检眼，观察瞳孔区红光背景下的角膜、晶状体、玻璃体有无混浊。然后检查者用左手拇指与食指持物镜，以无名指牵开眼睑并固定于眶缘，将物镜表面弧度小的一面面向被检眼，置于被检眼前 5cm 处，并需随时保持检查者的视线与目镜、物镜与受检眼的瞳孔和检查部在一条直线。先将光线照进眼底的上方，检查周边部，然后检查赤道部，最后检查黄斑部。由于双目间接检眼镜照明光线强并可调；可视范围大，辅以巩膜压迫器可看到锯齿缘；可在较远距离检查眼底，从而使视网膜裂孔的检查与封闭操作可在直视下进行。

（十一）眼底血管造影

眼底血管造影是将造影剂从肘静脉注入，利用眼底照相机和特定的滤光片，拍摄眼底血管及其灌注过程的一种检查方法。分为荧光素眼底血管造影（fluorescein fundus angiography，FFA）和吲哚菁绿血管造影（indocyanine green angiography，ICGA）两种。前者以荧光素钠为造影剂，主要观察眼底视网膜血管循环情况；后者以吲哚菁绿为造影剂，观察脉络膜血管动态循环情况，有助于黄斑病变、脉络膜疾病等眼病的诊断与鉴别诊断。

1. 正常眼底荧光

（1）分期：①臂－视网膜循环时间：指荧光素从肘静脉注入后随血流到达视网膜循环的时间，为10~15秒。臂－视网膜循环时间，为14.74+4.52秒。②脉络膜循环期或视网膜动脉前期：自肘前静脉注入荧光素后，从视盘荧光至动脉层流出，一般10秒内就可见睫状后短动脉的充盈，比视网膜中央动脉提前0.5~1.5秒。荧光特征可见眼底出现斑块状脉络膜荧光，可联合成大片或地图状，视盘呈淡的朦胧荧光。③视网膜动脉期：从荧光素进入中央动脉开始至视网膜动脉全部充满荧光，为1~1.5秒。④动静脉期：视网膜动脉充盈，静脉开始出现层流。⑤静脉期：从静脉层流开始，至静脉内全部充盈荧光，视网膜动脉荧光基本排空。静脉荧光强度高于动脉荧光强度。⑥静脉后期：视网膜血管内及视盘上荧光基本消退，仅见视盘周边有朦胧荧光环或有病变的视网膜内留有异常强荧光。

（2）不同部位荧光特点：①黄斑拱环：正常黄斑区背景荧光淡弱，愈近中央愈暗。暗淡的脉络膜荧光衬托出单层毛细血管网，最近中心的毛细血管形成一个环，环绕中心凹无血管区，称为黄斑拱环。在青年人屈光间质清晰的眼中，静脉注入荧光素后18~24秒，可显示黄斑拱环。②视盘荧光：在动脉前期出现深层朦胧荧光和浅层葡萄状荧光，在动脉期出现表层放射状荧光，后期沿视盘边缘呈环形晕状着色。③脉络膜荧光构成背景荧光：为在动脉前期脉络膜毛细血管很快充盈并融合形成的弥漫性荧光。④巩膜荧光：脉络膜毛细血管可渗漏荧光素于血管周围巩膜，后期染色，常见于视盘弧形斑、巩膜暴露处及脉络膜缺损巩膜暴露区。

2. 常见的异常血管造影表现

（1）高荧光或强荧光：①透见荧光：又称窗样缺损。造影早期出现，在造影过程中其大小形态不变，亮度随背景荧光的增强而增强、消退而消退。常见于各种原因引起的色素上皮萎缩、先天性色素上皮的色素减少。②荧光素渗漏包括组织着染或染料积存：当视网膜内屏障或外屏障受损害时则产生荧光素渗漏。见于视网膜囊样水肿、神经上皮层脱离、色素上皮层脱离等。③新生血管：可发生于视网膜、视盘上、视网膜下，并可伸入玻璃体内，越新鲜的新生血管荧光素渗漏越强。④异常血管及其吻合：反映视网膜缺血缺氧。常见的有微动脉瘤、侧支循环、血管迂曲扩张等。微动脉瘤绝大多数呈现为荧光亮点，造影后期其周围出现荧光晕。⑤视盘及背景荧光增强。

（2）低荧光或弱荧光：①荧光遮蔽：由于色素、出血、渗出物等的存在，其下在正常情况时应显示荧光的部位荧光明显减低或消失。②充盈缺损：由于血管阻塞，血管内无荧光充盈所致的弱荧光。若毛细血管闭塞则可形成大片无荧光的暗区，称为无灌注区。③背景荧光减弱。

（3）循环动态异常：指视网膜及脉络膜血管狭窄或闭塞，导致血流缓慢或中断。包括充盈迟缓、缺损、倒置、逆行充盈等。

3. 自发荧光和假荧光

（1）自发荧光：眼底有些物质可以产生荧光，如视盘的玻璃疣、脂质沉着物或机化膜等。

（2）假荧光：在造影后期，玻璃体、房水中荧光素含量增多，组合滤光片有重叠区，易出现假荧光。

（十二）光学相干断层扫描

光学相干断层扫描仪（optical coherence tomography，OCT）是一种新型光学诊断技术，可对眼透光组织做断层成像。具有分辨率高、成像速度快、非接触性的特点。根据光学原理以光扫描形式获得的信息，经计算机处理，再以图形或数字形式显示，提供量化诊断指标。可以精确地测量眼部组织的厚度，可对某些疾病进行准确的诊断，可对患者进行反复的无创性的追踪观察，还可对手术效果进行客观评价。主要用于黄斑疾病如水肿、裂孔等检查及青光眼视网膜神经纤维层（RNFL）的厚度测量。

（十三）眼部疾病的 X 线、CT、MRI 诊断

X 线主要用于眼眶肿瘤、眼部外伤、眼内及眼眶金属异物等的诊断与鉴别诊断，尤其是用于眼内金属异物及其他高密度异物的定位。CT 主要用于眼球突出、眼及眶内肿瘤、眼肌肥大、眼外伤、骨及软组织损伤等的检查，临床不能解释的神经眼科症状，如视力、视野改变、眼肌麻痹等。MRI 适用于眼黑色素瘤、眶颅沟通瘤、眶尖病变、炎性假瘤、各段视神经以及与眼相关的颅神经病变等的检查。磁性异物不能进行 MRI 检查。

（十四）共焦激光眼底断层扫描仪

利用共焦激光对视神经纤维层面进行扫描，以三维图像描绘视盘表面地形，自动检测视盘、视杯、盘沿有关参数。临床主要用于青光眼早期诊断及视神经疾病的监测。

第三节　内、外障辨证

中医学以眼病的病变部位和证候特点为依据，将眼病分为内、外障两大类。《医宗金鉴·眼科心法要诀》谓："障，遮蔽也。内障者，从内而蔽也；外障者，从外而蔽也。"即将表现于外未被遮挡，肉眼可视的眼部病证归为外障，包括胞睑、两眦、白睛、黑睛的眼病。反之，将眼外观端好却有视觉改变的眼部病证归为内障，包括瞳神及其后一切眼内组织。

内、外障的名称，最早见于南宋陈言《三因极一病证方论》，并与五轮、八廓一起成为三足鼎立的眼科传统专用理论。内、外障辨证作为眼科辨证的第一步，受到历代医家的重视。《审视瑶函》曰："如目病必视其目为内障、为外障。内障有内障之症，外障有外障之症，必辨其为何症，所中所伤之浅深，果在何轮何廓，辨之明而后治之当。"

《秘传眼科龙木论》以内外障为纲，分为 72 证，其中内障 23 证，外障 49 证。同

时分析了各证的病因、病机和证候，列举各证的具体治法和方药。内障外障不仅发病部位、临床表现不同，其病因、病机、证候、治法亦有很大差异。《一草亭目科全书》将内外障病因、病机和治法，概括为"外障者，风凝热积血滞也，法当除风、散热、活血明目……内障者，血少神劳，肾虚也，法当养血补阴、安神明目"。外障多属六淫邪毒外侵，或由食滞、湿热、痰火或外伤等引起。局部症状明显，如红赤肿胀、翳膜胬肉、湿烂生眵、脓泪交流、眼痛焮热、沙涩发痒、羞明难睁等。单眼发病或双眼同时发病，病情发展较快，多属邪实有余之证。内障多由七情内伤或耗精劳神等导致脏腑经络失调所引起。眼睛表面无特殊证候，可有瞳神变色或变形，或自感视觉昏蒙，有如薄纱笼罩，行在雾中，或眼前飘荡着黑花、红花、蛛丝等。多先单眼发病，继而两眼俱损，病情发展缓慢，多属内虚不足之证。但临证之时应将局部与全身证候相结合，进行归纳分析，不可拘泥于外障为实、内障为虚，须探本求源，分清虚实，才能审证正确，不致混淆。

在眼底检查仪器发明以前，无从查看眼底病变的详细病情，故内障辨证比较局限，主要以局部自觉症状结合全身证候推断。随着现代眼科检查技术的发展，先进的诊断仪器和方法不断应用于临床，提供了客观、量化的资料，使得西医诊断依据更充分，诊断更为明确。中医眼科充分利用裂隙灯、检眼镜所观察到的眼底病体征，以及荧光素眼底血管造影、光学相干断层扫描、视觉电生理等现代检查技术资料，作为四诊的延伸，经过长期的实践、经验的积累以及反复验证其与四诊的关系，并在中医病机学说指导下将其应用于辨证，丰富了眼科辨证内容，改变了传统眼底病辨证的思维方式。摆脱了中医眼科内障"外不见症"的无奈，开创了"有症可见"的新局面，在保持中医辨证论治特色优势的基础上，推动了中医眼科的发展。

基于中医基础理论，内、外障辨证方法包括八纲辨证、脏腑辨证、气血津液辨证、五轮辨证、六经辨证等，其中八纲辨证是总纲，其余各辨证方法均从不同角度辨识证候，相对独立、自成体系，亦有交叉重叠。目前临床以中西医双重诊断为主，临证时必然联想到西医诊断。西医的"病"是指致病因素使机体发生功能、代谢和形态的改变而出现的症状和体征。中医的"病"指在病因作用下邪正斗争，引起人体阴阳失调，脏腑经络、气血津液功能紊乱，出现一些特定的脉证和各阶段相应的证候。将中医的"证"与西医的"病"相结合，搜集相对有规律的症状、体征和全身反应状态，综合脉证分析主症、次症，辨识证候，是辨证的第一步，如何结合是关键。

首先抓主症，主症是指最能反映病和证本质的临床表现。西医：主症是疾病特征性的表现，是诊断的线索，根据主症选择必要的理化检查和其他辅助检查，做出诊断和鉴别诊断。中医：主症是分析病机的主要依据。疾病的不同阶段会表现不同的症状和体征，症的变迁反映疾病不同阶段的病机改变。同时结合其他症状，综合分析，得出证候的初步诊断。在疾病的不同阶段，证候变了，主症也随之改变。

其次辨病位和病性，定证名。病位一般指主症所在的部位，与辨证方法有关。如五轮辨证，病位有风轮、血轮、肉轮、气轮、水轮；脏腑辨证，病位有肝、心、脾、肺、肾、小肠、胃、大肠、膀胱等。病性是指病变的性质，包括虚、实、寒、热。在辨证方法的引导下，结合病位和病性，确定证名，如肝胆实热证、心脾两虚证等。

一、外障眼病辨证方法

（一）抓主症

1. 眼干涩

主要表现为双眼干燥不润，涩滞不爽，重者有烧灼感、异物感，常见于干眼症、慢性结膜炎、点状角膜炎等疾病，相当于中医学的"白涩症""神水将枯""干涩昏花"等病证。"诸涩枯涸，干劲皲揭，皆属于燥"，目干涩是阴虚津少的主症，属燥的征象。

目干涩伴口干、咽燥、视物昏花为阴虚津亏。

目干涩、目赤伴烧灼感、畏光羞明为郁热伤津。

2. 眼痒

主要表现为目珠、睑缘、目眦发痒，甚则痒极难忍，常见于过敏性结膜炎、慢性结膜炎、沙眼、睑缘炎等，相当于中医学"痒如虫行""时复症"等病证。目痒有因风、因火、因湿与因血虚等不同，但临床上以风邪引起者居多，辨证须从目痒的程度以及兼证、季节性，或因某些食物或药物引起等方面进行综合分析。

眼痒难忍，痒如虫行，春夏加重，秋冬缓解，为风、湿、热三邪蕴结，郁滞脉络所致。

眼痒而皮肤湿烂，红赤疼痛，为脾胃湿热兼夹风邪。

眼痒而干涩，皮肤粗糙，为血虚生风。眼局部用药后作痒，皮肤生疹起疱，为药物过敏。

外障眼病，症状日渐减轻，兼轻度作痒，为正气未复，气血渐复，病将痊愈之兆。

3. 眼痛

主要表现为眼部刺痛、涩痛或灼热痛，可伴有畏光、流泪、眼睑痉挛等刺激症状。多见于角膜炎、角膜溃疡、睑缘炎、结膜炎等，相当于中医学"凝脂翳""花翳白陷""聚星障""天行赤眼""暴翳"等病证。痛则不通，通则不痛。热邪、寒邪或瘀滞均可导致气血流通不畅而引起眼部疼痛。

目痛以刺痛、磨痛、灼热痛或胀痛为主者，若疼痛突然发生，痛势急重，持续不断，喜冷拒按，冷之痛减，按之痛甚，为热证实证。多因外感六淫或内生火热，肝胆实热，肝火上炎，壅滞经络，气血运行不畅所致。

目痛以涩痛、隐痛为主者，若病势较缓，时作时止，喜温喜按，温之痛减，按之则舒，为寒证虚证。多因阳气不足，阴寒内生，气血运行不畅或邪热伤阴，肝血不足，津亏络涩所致。

4. 畏日羞明

眼部主要表现为明亮处眼不能睁，可伴疼痛、流泪。多见于角膜炎、角膜上皮剥脱、结膜炎、虹膜睫状体炎等。《审视瑶函》曰："怕日羞明症，实虚两境施，目疼并赤肿，络滞气行迟，火炽兼脾燥，心肝脾辨之……不疼不赤肿，单为血家虚。"羞明是目中络脉不通利，不能运精以敌阳光的主要表现。

畏日羞明严重，红赤疼痛，为肝胆风热、肝胆火盛或外感六淫，阻滞络脉。

若羞明较轻，红赤不显，为阴虚火旺，灼伤津液；羞明而毫无红赤疼痛，伴白睛干燥、黑睛混浊，为脾虚肝旺，气血亏虚，络脉失养。

5. 目赤

眼部主要表现为白睛众脉充盈，赤脉密布，常见于结膜炎、角膜炎、虹膜睫状体炎、巩膜炎等。按充血部位可分为结膜充血、睫状充血和混合充血，相当于中医学"赤丝虬脉""赤脉贯睛""抱轮红""赤痛如邪"等病证。红赤病因多以热为主。

结膜充血：白睛红赤，越近穹隆部越明显，颜色鲜红，其血管位于表浅，推之可移动，乃外感风热或肺火上炎所致。

睫状充血：抱轮红赤（环抱角膜充血），颜色紫暗，其血管位于深层，推之不能移动，乃肝火上承兼有瘀滞。

混合充血：结膜充血与睫状充血同时存在，为肺肝热盛夹有瘀滞。

球结膜慢性充血，时轻时重，为热郁脉络或阴虚火旺所致。

球结膜下出血，色如胭脂，为肺热郁络或肝肾阴虚或外伤引起。

6. 目泪

泪液流出眼内统称目泪，又有流泪和泪溢之分，前者指泪液分泌过多而泪液导流正常，常和局部病变刺激或精神因素有关。后者指泪液分泌正常而导流排出障碍，主要原因有睑缘位置异常、泪道狭窄或阻塞和泪道功能不全等。《审视瑶函》将目泪分为迎风冷泪、迎风热泪、无时冷泪、无时热泪四种。

泪下无时，泪无热感，迎风加重，为冷泪，多因泪道阻塞引起。

冷泪时流，泪道冲洗通畅，为外感寒邪或肝气虚弱不能制约泪液所致。

冷泪长流，多属肝肾不足，虚窍不密或泪道阻塞所致。

泪下有热感，甚至热泪如汤，为热泪，多因肝经风热或肝胆实热所致。

热泪频流，兼夹血液，为血泪。多因外感风热或心肺热盛所致。

泪下无时，挤压大眦部可见黏液或脓液自泪窍溢出，是为心经蕴热。

7. 黑睛生翳

眼部主要表现为黑睛混浊，可呈点状、树枝状、地图状或虫蚀状等。根据混浊的形态、色泽、深浅程度不同，翳可分为很多种。翳的辨证首先区分新翳和宿翳，然后再结合伴随症状进行辨证。

新翳：混浊呈灰白色，表面粗糙，边界模糊，具有发展趋势，伴有不同程度的目赤疼痛、畏光流泪等，常见于角膜炎、角膜溃疡，相当于中医学"凝脂翳""花翳白陷""聚星障"等病证。多由外感六淫，六气化火，或内生火邪，上攻于目所致。"翳犹疮也""热极生翳""诸痛痒疮皆属于心"，心五行属火，故新翳是热毒炽盛，或肝胆火炽等证的主症。星翳初起，稀疏色淡，浮于风轮，抱轮微赤者，属轻症，其邪可从表而解；若病情进一步发展，星翳连缀成片，翳色黄白，多见溃疡，白睛混赤，属邪盛正实，外邪易入里化热，及时治之，其邪可从气分而解，但须防止病变继续扩大，或向纵深发展。若星翳发展迅速，翳满风轮，状如凝脂，为感受邪毒，热毒炽盛，此为重症，若见大便燥结、头疼珠痛为极重急症，若不及时抢救，极易导致黑睛溃破。若翳生日久，不见进退者，为正虚邪衰之象。因此，临床上对于新翳，必须辨别表里虚实，要重视局部形态和全身状况，严密观察其发展变化，不能掉以轻心。新翳轻者可消散，重者则转为宿翳。

宿翳：新翳治愈后遗下的瘢痕，表面光滑，边缘清晰，无发展趋势，不伴赤痛流泪。按厚薄形态不同，中医分为冰瑕翳、云翳、薄翳、斑脂翳等，宿翳多为邪热伤阴、气血虚弱或气血凝滞所致。若能早治，尚能使翳部分消退，或大部分祛除，若日久邪气已定，则药物难以奏效。

翳色灰白，形如秤星，散在为云雾状，或排列为树枝状，或为地图状，或向深聚为圆盘状，多为肺肝风热。

翳色灰黄，如凝脂样肥厚脆嫩，迅速发展，黄液上冲，混合充血，甚则球结膜壅肿，溲黄便结，为肝胆实热兼阳明腑实。

翳色淡绿，黑暗迅速溃烂，黄液量多，遮掩瞳神，混合充血，球结膜壅肿，头目剧痛，为三焦热毒炽盛。

翳色白浊，表面如豆腐渣堆积，域边缘糜烂如虫蚀，眵泪黏腻，混合充血，为湿重于热，湿热蕴结。

翳陷不起，久不愈复，眼痛眼红等症较轻，为气虚邪留。

（二）辨病位

确定疾病发生的部位：以疾病主症出现的部位为主，五轮定位、脏腑定位、六经定位等。轮属标，脏属本，轮之有病，多由脏腑功能失调所致。脏腑有病，可现于轮。六经统率五轮，将局部与全身紧密地结合起来。

1. 发生部位

结膜、角膜、巩膜、睑缘、胞睑等。

2. 五轮定位

黑睛属风轮、白睛属气轮、两眦属血轮、胞睑属肉轮、瞳神属水轮。

3. 脏腑定位

风轮属肝、气轮属肺、血轮属心、肉轮属脾、水轮属肾。

4. 六经定位

三阳目病多见于外障。目上方、内侧归太阳经所属；目外侧归少阳经所属；目下方归阳明经所属。

（三）辨病性

即辨证候的性质，是综合临床表现后对其属性的分析。

1. 寒热

寒热是辨别阴阳盛衰的关键，是临床用药的依据。

寒证通常指机体阳气不足或感受寒邪所致的证候。眼部临床表现可见涕泪交流、迎风冷泪、冷泪长流等。全身表现可兼见头痛项强、鼻塞、肢冷畏寒、小便清长、舌淡白等。

热证通常指机体感受热邪或脏腑积热所引起的证候。眼部临床可表现为胞睑红肿、白睛红赤、黑睛星翳初起、畏光流泪眵多、黄液上冲等。可伴有口干、便秘、舌红苔黄等热证。

外感六淫中，风、热、暑为阳邪，寒、湿为阴邪，燥分温燥、凉燥，六气皆可化为火；脏腑失调，火从内生；七情内伤，五志化火，故外障眼病热证居多，所谓"目不因火则不病"。

2. 虚实

虚实是辨别病邪与人体正气盛衰的两个纲领。"邪气盛实，精气夺则虚"。实是指邪气过盛所表现的证候，虚是指正气虚所表现的证候。

外障眼病实证的特点是发病急、症状明显、变化快。临床表现为眼痛眵黏，热泪如汤，视力骤降，胞睑红肿赤痛或赤烂而痒，白睛红肿，抱轮红赤，或白睛混赤，黑睛生翳或凝脂，全身症状可见面红气粗，口渴便秘，口苦咽干，胸闷烦躁，舌红苔黄，脉洪数有力等。

外障眼病虚证的特点是发病缓慢，或反复发作。临床表现为眼干涩隐痛，睑举无力，或冷泪长流，胞睑虚肿如球，上胞下垂，黑睛花翳白陷难愈等。全身症状可见神疲乏力，面色萎黄或苍白，心悸气短，自汗盗汗，腰膝酸软，头晕耳鸣，四肢不温，舌淡质胖，脉细弱等。

二、内障眼病辨证方法

（一）抓主症

1. 眼底水肿

主要表现为视盘水肿、视网膜水肿，多见于炎症期或颅内压增高。多为水湿停留，瘀滞结聚，正如《诸病源候论》所谓"经络痞涩，水气停滞"。又如《血证论》谓："瘀血化水，亦发为肿。"即血不利则为水。与肺、脾、肾三脏功能失调，气化障碍有关。多因肺失清肃，不能通调水道，下输膀胱，以致水湿潴留为患；或因脾失健运，不能升清降浊，水湿停留，上泛于目；或因肾阳不振，肾水上泛等引起。

视盘水肿（排除内占位性病变）：多为气郁血阻，或痰湿郁遏，气机不利，或肾阳不足，命门火衰，水湿积滞于目系所致。

视网膜水肿：炎症所致水肿，多为水湿积聚或湿滞成痰。血液循环障碍所致水肿，多为气郁血阻。若出现后极部弥漫性水肿，初起多属肝热所致（热胜则肿），若病程较长，水肿经久不消，多为肾阳不足，命门火衰，气化功能失职所致，即所谓"寒胜则浮"。

黄斑区水肿：多为脾失健运，水湿停滞，或湿热熏蒸，化火上炎，或脾虚复感风邪所致。若水肿经久不消，多属脾肾不足，气化失司，水湿停滞所致。

2. 眼底渗出

主要表现为视网膜上或下具有黄白色团块状渗出物，玻璃体尘状或团絮状混浊。多为脏腑功能失调，水液代谢发生障碍，从而产生水、湿、痰等病理产物（清稀者为饮，浓浊者为痰），积于眼内。或因循环障碍，造成瘀滞或积聚等病理改变。

新鲜渗出或软性渗出，色呈淡黄，如点如片者，多属肝热所致。或为脾运不畅，或肾水上泛引起痰湿蕴聚，或肝气郁结，气滞血瘀所致。

弥漫性渗出，多属脾肾阳虚，升降失司，浊气上泛所致。

渗出物边界清楚，色白晶亮，病变日久者（陈旧性硬性渗出物），多为瘀滞结聚不化，或痰湿蕴结。

脉络膜渗出，呈弥漫性灰白色混浊，或边界不清的灰黄色病灶，位于视网膜血管下方，稍隆起者，多为血瘀痰阻所致。

3. 眼底出血

主要表现为视盘出血、视网膜出血或脉络膜出血，甚则玻璃体积血。常见于糖尿病性视网膜病变、视网膜静脉阻塞、视网膜静脉周围炎、Coats 病等。相当于中医学暴盲、视瞻昏渺等病证。多系热邪犯血，血受热迫，溢于络外，或脉络受损所致。与心、肝、脾三脏关系最大。因心主血脉，若心火亢盛，熏灼脉络，血受热迫，破络而出；若肝不藏血，血液外溢，或肝失疏泄，气行逆乱，或肝郁化火，火性炎上，血随气上，迫血妄行或脾虚气弱，不能统摄血液，血不循经，溢于络外。因精血同源，若肝肾阴亏，虚火上炎，亦可引起出血。或瘀血阻滞脉络引起。

黄斑区出血，多属脾虚不能摄血，或血热所致。

脉络膜出血，颜色棕黑，稍隆起，多为血热成瘀所致。

视网膜出血，早期片状出血，呈火焰状，位于浅层，或视网膜前出血。多属火热灼络，迫血妄行，血溢络外所致。视网膜上少量的反复出血者，以阴虚不足，虚火上炎居多。视网膜出血，颜色暗红，呈小片状或圆点状，位于深层者，多属瘀热在里，灼伤脉络所致。视网膜新、旧血混杂，反复出血者，常伴有视网膜静脉极度充盈、迂曲怒张呈紫红色，多因血瘀所致。或因脾气虚弱，统摄失职。或阴虚火旺，虚火上炎。或气血两虚，血不循经。或过用寒凉之品，寒凝血滞所致。视网膜出血日久，颜色暗红，或呈白色机化斑者，多为气机失利，气滞血瘀，血凝不行，郁结不散，郁而成积所致。

4. 眼底萎缩、变性

主要表现为视网膜退行性变或视神经萎缩、视网膜脉络膜萎缩，多见于病变后期，久病体虚，气血不足，不能上荣于目，目不得滋养而出现变性萎缩。或因肝肾亏损所致；也可由于先天禀赋不足所致，如原发性视网膜色素变性。

5. 眼底增生

主要表现为玻璃体增殖及视网膜机化物形成、视网膜和脉络膜新生血管、色素增生等。是机体的一种修复功能，属有形之物，多属瘀滞所致。常见于年龄相关性黄斑变性、病理性近视、眼底血管样条纹、Best 病等。凡出血性眼底所致增生者，多属气血瘀滞，久郁成结；凡炎症所致增生者，属痰湿蕴结，日久不消，新生血管形成多为气血瘀滞，或正虚邪留，虚实夹杂所致。视网膜色素增生，多为血瘀湿滞，或肝肾不足。

6. 视物变形

变见形状失真。常见于黄斑病变，如中心性浆液性脉络膜视网膜病变、年龄相关性黄斑变性、黄斑前膜、黄斑囊样变性等。若视直为曲、视大为小，多属痰湿内阻，肝气郁结或肝肾不足。视一为二者，多属风痰阻络，或阴虚血少，筋脉失于濡养。

7. 瞳神紧小

瞳孔失去正常的展缩功能，紧缩变小，失治或误治，与晶状体发生黏着，瞳孔失去正圆。常见于西医学的虹膜睫状体炎、虹膜后粘连，中医学称"瞳神紧小"，后粘连称"瞳神干缺"。历代认为"瞳神紧小"是实证、火证。《原机启微》曰："强阳抟实阴之病。"属肝胆火炽，火邪燔灼黄仁；脾胃湿热，或感受风湿之邪，郁久化热，上蒸于目；或因劳累太过或病久伤阴，肝肾阴亏，虚火上炎等。

8.色觉异常

分辨颜色的能力降低，或不能辨认某些颜色。类似于西医学的色觉障碍。相当于中医学"视物易色"。多由先天遗传因素所致，也可由视网膜疾病（主要是黄斑病变）、视神经疾病及某些眼底疾病引起，如前房出血、无晶状体、玻璃体积血、视神经炎以及中心性浆液性脉络膜视网膜病变等。肝受血则目能视，肝血的运行除肝脏本身功能外，还有赖于气的升降出入。《灵枢·脉度》谓："肝气通于目，肝和则目能辨五色矣。"可见色觉异常多因先天禀赋不足，精血虚少，肝气不和所致；或因后天肾精不充，髓海不满，脑和目系受损所致。

（二）辨病位

内障眼病根据临床表现、全身症状的多寡，可以分为两大类：一类是由全身性疾病引起的眼部并发症，如糖尿病性视网膜病变、眼型 Behcet 病等，这类眼病全身症状明显，是脏腑功能失调、气血津液升降失司引起的眼底病变；另一类是以眼部体征和症状为主，全身症状较少，即眼部本身的病变，如原发性视网膜色素变性，是先天精气不足、脉络失养所致。

视觉的产生与脏腑经络有密切关系。据《黄帝内经》等医籍所载，五脏六腑之精气皆上注于目，则目能明视万物，明辨五色，眼底病变也就是脏腑功能失调的反映。

内障眼病的脏腑经络定位：视神经、视网膜、虹膜、睫状体以及睫状小带，属足厥阴肝经；视网膜黄斑区，属足太阴脾经，同时应兼顾整个视网膜所属的肝经；脉络膜属手少阴心经；玻璃体属手太阴肺经；房水属足少阳胆经；眼中一切色素属足少阴肾经。

（三）辨病性

内障眼病的病理机制为精、气、血、津液之功能失调。精、气、血、津液是维持正常视功能的物质基础，故"目得血而能视""肝气通于目，肝和则目能辨五色"。精、气、血、津液是脏腑生理活动的产物，而脏腑又赖精、气、血、津液的濡养，所以精、气、血、津液和脏腑关系密切，精、气、血、津液失调是不同脏腑功能失调的反映。

精为生命之本，禀于先天，受于水谷，藏于肾。血为人之精华，濡润目络，滋养眼底，荣莹神光，与心、肝、脾三脏有缘。津液在眼部有清浊之分，清有泪液及神水，浊者藏于神膏。其生成代谢与肺、脾、肾、三焦气化关系密切。气可推动精、血、津液运行于目络，对眼部有温煦、防御、固摄、视明之功用。气机失调，精、血、津液不能上运于目，故目疾丛生。所以，精、气、血、津液的盛衰和循行状态能反映脏腑功能，亦决定了眼部脉络的盈亏和是否通调，是眼病虚实、寒热病情的重要标志，是疾病定性的主线，当分别辨之。

精、气、血、津液失调的证候主要表现：阴精不足、阴虚火旺、阴虚阳亢、虚风内动、肾气不足、精虚郁滞；气虚、气陷、气逆、气滞；血热、血瘀与血虚；津液不足、水液停滞等。

第三章　中医眼科常用治法及眼病预防

治法是根据辨证结果制定的治疗方案，也是组方用药的章法，是辨证论治的重要环节，辨证的核心是分析病机，论治的关键是确定治法。目前眼病的中医治法有内治、外治、针灸、手术等多种方法，临证时可根据病情进行选择。

第一节　中医眼科常用内治法

内治法是通过内服药物以祛除病邪，调理脏腑气血阴阳达到消除眼病目的的方法。眼病的病因、病位、病性等均不尽相同，故其治法也是多种多样的。临证之时应四诊合参，运用脏腑辨证、八纲辨证、气血津液辨证等方法，分析眼病发生的病因病机，遵循整体辨证与局部辨证相结合的原则拟定治法。

一、祛风法

风为百病之长，并常与其他外邪兼夹为患。祛风法在眼科内治法中，为群法之冠，临床运用极为广泛。凡风热、风寒、风湿、风痰等所致的各种眼病，症见红肿、疼痛、流泪、湿烂、瘙痒、痉挛、麻痹、翳膜，或伴有恶寒、发热、头痛、身痛、脉浮弦、舌苔薄白者均可选用。是病毒感染性眼病、变态反应性眼病、痉挛麻痹性眼病、各种疼痛性眼病的首选方法，也是配伍选用治疗细菌感染性眼病、各种外伤性眼病的常用方法。

（一）辛凉解表法

1. 适用证候

用于治疗风热为患的眼病。外感风热眼部症状表现为发病突然、胞睑红肿、刺痒疼痛、羞明流泪、眵泪胶黏、白睛红赤（结膜充血），或黑睛星翳、瞳神紧小等。全身症状可见发热恶风、头痛、口渴，舌质红，苔薄白或薄黄，脉浮数等。也可用于撞击伤目、真睛破损等辨证为风热外袭的眼病。

2. 常用方药

本法由辛散轻扬与寒凉清热药组成。风性善行而数变，风热为患有风重于热或热重于风的区别，临床主症也有所侧重，针对不同的证候类型，临床用药组方也要有所选择。风热眼病的通用药：桑叶、菊花、薄荷、浮萍；兼有喉痛者可选用桔梗、牛蒡子、马勃、僵蚕；蝉蜕、木贼、白蒺藜、谷精草，为退翳要药，是风热目翳的首选药；

柴胡、葛根、蔓荆、升麻为引经升散要药。常用方剂：银翘散、金液汤、驱风散热饮、新制柴连汤等。

驱风散热饮应用举例：

组成：羌活、防风、薄荷、连翘、牛蒡子、大黄、栀子、赤芍、当归尾、川芎、甘草。

功效：祛风清热。

主治：风热外障，眼睑红肿，目赤似火，翳膜骤生，眵泪俱多，羞明怕日。

方解：方中羌活、防风、薄荷祛风散邪、清利头目；连翘、牛蒡子清热解毒、祛邪外达；大黄、栀子清热泻火、凉心解毒；赤芍、当归尾、川芎凉血活血、退红消肿；甘草协调诸药。合之为清热为主、祛风为辅之方。

应用：本方乃《审视瑶函》为天行赤眼症而设的主方，凡风热外侵，热重于风的外障眼病均可用之。当今临床常用于急性卡他性结膜炎、角膜炎、翼状胬肉进行期等风热眼病。

（二）辛温解表法

1. 适用证候

用于治疗风寒为患的眼病。外感风寒眼部症状表现为起病急骤、黑睛生翳、眼睑红赤不显、眼痛流泪、畏光、泪液稀薄等。全身症状可见恶寒重发热轻，鼻塞流涕，舌质淡红、苔薄白，脉浮紧等。

2. 常用方药

本法应用辛温解表药组方，发挥祛风散寒作用。荆芥、防风、羌活、紫苏为治疗风寒风湿眼病的通用药；白芷、藁本、独活、秦艽为祛风止痛要药，眼病兼有头痛身痛者不可少，如风湿所致的前头痛用白芷，风寒所致的头顶痛用藁本，风寒风湿所致的头身痛用独活，风寒风湿所致的肢节痛用秦艽；苍耳、辛夷、藿香、葱白用于风寒眼病兼有鼻塞流涕者；麻黄、桂枝、细辛、吴茱萸为治疗风寒眼病的燥烈药，常在风寒风湿比较重或用其他药不效时选用。常用方剂有桂枝汤、四味大发汤、除风汤、羌活胜风汤等。

羌活胜风汤应用举例：

组成：羌活、独活、柴胡、白芷、防风、桔梗、前胡、荆芥穗、薄荷、川芎、黄芩、白术、枳壳、甘草。

功效：祛风，升发退翳。

主治：风邪偏盛外障，头痛鼻塞，眉骨酸痛，眵多，紧涩羞明，赤脉贯睛，黑睛生翳。

方解：方中羌活祛太阳之风，独活祛少阴之风，柴胡祛少阳之风，白芷祛阳明之风，防风祛一切外风；桔梗、前胡、荆芥穗、薄荷辛热祛风、清利头目；上述辛散之品，还有升发退翳除膜的作用。川芎祛风，达巅顶，止头痛；黄芩苦寒清热；白术、枳壳调和胃气；甘草协调诸药。合之为祛风为主、清热为辅之方。

应用：本方乃《原机启微》为风热不制之病而设的主方，凡风邪入侵之外障眼病均可用之。当今临床常用于流行性结膜角膜炎，单纯疱疹病毒性角膜炎等风重者。

二、泻火法

火为五行之一，具有炎上之性，而目为窍之至高，最易受火热之邪为害，故泻火法在眼病中运用极为广泛。是主治眼内外各种化脓性和非化脓性炎症的首选方法。也是各种热性、过敏性或出血性眼病，各种眼外伤感染或急性闭角型青光眼等眼病的常用方法。因外感六淫、六气化火、五志过极、气郁化火以及脏腑功能失调，邪郁化火，皆为本证常见病因，故临证时，其治疗方法也有不同，常见方法：清热解毒法、清热凉血法、清心火法、清肺火法、清肝火法、泻下法等。

1. 适用证候

本法以寒凉清热降火解毒药物为主。眼部症状可见热极睛突、眼睑红肿焮热、热泪如汤、翳如凝脂、抱轮红赤、瞳神紧小、黄液上冲、血灌瞳神、视网膜渗出水肿、视盘充血水肿等。全身症状可见头痛欲裂、口渴便结、尿黄、舌质红苔黄、脉数等。

2. 常用方药

（1）清热解毒法：适用于治疗火热毒邪所致的实热证眼病，尤其是眼部的化脓性炎症或眼外伤、眼部手术后合并的感染性眼病等。眼部症状可见胞睑红肿焮热、头目剧痛、热泪眵稠呈黄绿色、白睛结节高突、畏光、角膜溃疡、前房积脓、瞳神紧小。全身症状可见口干口苦、烦热、口渴喜冷饮、便结溲黄、舌红苔黄、脉数等实热之证。常用方剂：五味消毒饮、黄连解毒汤、四清凉饮子、四妙勇安汤等。

五味消毒饮应用举例：

组成：金银花、野菊花、蒲公英、紫花地丁、紫背天葵子。

功效：清热解毒。

主治：热毒结聚，眼睑疮疖肿毒，黑睛凝脂，黄液上冲，红肿热痛。

方解：方中五味药物皆能清热解毒，为疮疡肿毒通用药，合用则清热解毒力增强，能退红消肿、解毒疗疮，故治一切疮疡肿毒。

应用：本方为各科清热解毒通用之方。眼科常用于急性睑腺炎、眼睑蜂窝组织炎、眼眶蜂窝组织炎、细菌性角膜溃疡、眼内炎等化脓性疾患。

（2）清热凉血法：适用于火热炽盛，热入营血所致的结膜下出血，眼内出血。常用凉血药：生地黄、牡丹皮、赤芍、红藤。常用方剂：犀角地黄汤等。

（3）清心火法：适用于心经火热所致的眦部充血，小便黄赤灼热，或急性泪囊炎、翼状胬肉等眼病。常用泻心火药：黄连、竹叶、灯心草。常用方剂：导赤散、泻心汤、洗心散、竹叶泻经汤等。

（4）清肺火法：适用于肺热壅盛所致的白睛充血、眵多泪热，或热结所致巩膜炎、泡性结膜炎等眼病。常用泻肺火药：黄芩、桑皮、瓜蒌、葶苈子、地骨皮。常用方剂：治金煎、泻肺饮、桑白皮汤、泻肺散等。

（5）清肝火法：适用于肝胆火热所致的目赤红肿、口苦、咽干、便秘，或黑睛障、云雾移睛、绿风内障等眼病。常用泻肝火药：龙胆、青黛、芦荟、秦皮、夏枯草。常用方剂：龙胆泻肝汤、洗肝散、泻肝散、泻肝汤、凉肝丸、当归散等。

（6）泻下法：适用于胃肠实热瘀毒较甚的眼病，眼部症状可见目赤肿痛、眵多黄稠，或睑缘、黑睛溃疡等。全身症状可见口渴喜饮、大便秘结、腹胀痛满、舌红苔黄、脉数等。常用泻下药：大黄、玄明粉、番泻叶。常用方剂：泻脾汤、通脾泻胃汤、除风清脾饮、防风通圣散等。

三、祛湿法

祛湿法是促进水液代谢，消除眼内外水肿的方法。凡症见眼睑浮肿、皮肤湿疹、睑缘湿烂、时流冷泪、状如鱼胞、绿风内障、云雾移睛、视物变形者均可使用。本法是主治眼睑皮肤病、泪道病、结膜角膜水肿、玻璃体混浊、视网膜、视盘水肿的首选方法，也是治疗青光眼、眼外伤、视网膜疾病兼有内科水湿杂病的常用方法。祛湿法可在一定程度上消除致病因子，促进水液排泄，使过多的水液和血中病理代谢产物迅速排出体外。

1. 适用证候

本法适用于湿邪外侵或湿浊内生所引起的眼病，眼部症状表现为睑肤糜烂渗水，睑重难睁，睑内粟疮丛生，白睛黄浊，翳如腐渣，泪水黏腻，病情缠绵，视物变形，或视网膜见渗出、水肿等。全身症状表现为头重肢困、口不渴或渴不欲饮、腹胀便溏，苔腻或滑，脉濡或滑等。

2. 常用方药

本法由芳香化湿、苦温燥湿、利水渗湿，或祛风除湿等药物组成。湿为阴邪，其性重浊黏腻，有外湿和内湿之分，皆可随经络上犯于目而发病。外湿可由外感而致，并多与风、寒、火、暑之气同时感受，基本治则：风湿宜散，寒湿宜温，湿热、湿温宜清利。而内湿的产生，多由脏腑功能失调，水液停滞所致。基本治则：温补、渗利、调理（调气理血）、攻逐。内湿不化可聚而为痰，湿浊久郁可化热、化火，其临床症状各异，选方用药也各有所偏重。

暑湿伤胃或寒湿困脾，症见眼胀视蒙、胸腹胀痛、呕吐泄泻者，宜用芳香化湿法，常用药：藿香、佩兰、肉豆蔻、草豆蔻、砂仁、石菖蒲。常用方剂有三仁汤、藿香正气散、夏藿平胃散、藿朴夏苓汤等。内湿泛滥，症见眼胀视蒙、全身浮肿、小便不利者，宜用甘淡渗湿法，常用药：茯苓、茯苓皮、通草、猪苓、泽泻、车前子、滑石、海金沙、赤小豆、玉米须、白茅根，性味平和，渗湿力强，内湿各种证型均可施用。常用方剂有猪苓汤、四苓散、五苓散等。湿热互结或湿从热化，症见眼红痛或刺痛流热泪，昏蒙伴有尿痛尿黄者，宜用清热利湿法，常用药：茵陈、瞿麦、车前草、鱼腥草、半边莲、冬瓜仁、冬葵子、金钱草、白花蛇舌草。常用方剂：茵陈蒿汤、抑阳酒连散、猪苓散、龙胆泻肝汤、加味八正散、除湿汤等。风与湿结，症见眼红痛、流泪、湿烂瘙痒，伴有关节疼痛者，宜用祛风除湿法，常用药：防己、浮萍、生薏苡仁、萆薢、海桐皮、五加皮、地肤子。常用方剂：除湿汤、茯苓燥湿汤、升阳除湿汤等。胸腹积水所致的眼病，可用攻下逐水法，但逐水泄下药力峻猛，眼科临床少用。

除湿汤应用举例：

组成：茯苓、滑石、车前子、木通、黄芩、黄连、陈皮、枳壳、荆芥、防风、甘草。

功效：利湿清热，祛风止痒。

主治：湿热外障，眼睑湿疹，糜烂渗水，或睑边赤烂，刺痒。

方解：方中茯苓、车前子、滑石、木通通利小便、利湿清热；黄连、黄芩清热解毒，又能燥湿；陈皮苦温化湿；枳壳理气和中；荆芥、防风祛风止痒；甘草调和诸药。

应用：本方利湿、清热、祛风，常用于湿热型眼睑湿疹、睑缘炎以及药物过敏性眼睑皮肤炎等疾患。

四、化痰软坚法

1. 适用证候

用于治疗痰湿互结、气血凝滞而成有形之物的眼病。眼部症状可见胞睑肿核、囊肿，云雾移睛，白睛结节隆起，眼前黑花飞舞，眼内陈旧性渗出及机化物形成或肿瘤等。全身症状可见头胸闷，食少口苦，口渴不欲饮，苔黄腻，脉濡等。

2. 常用方药

本法由化痰软坚药组成。恣食肥甘厚味，湿邪结聚，郁久化热，炼液为痰，积于局部，血行失畅，瘀血阻滞，痰浊瘀血互结而成有形之物。可见痰是一种病理产物，引起生痰的原因是多方面的，故其治法常与他法同用，单独使用本法者较少。如为气血凝聚者，必须与理气活血药物同用；痰湿互结者，则应配合祛湿化痰药；阳气虚弱，津液不运而结聚者，则配合温阳补气药；痰凝阻络，痰核结节，需配伍清热散结药。常用药有昆布、海藻、白芥子、牡蛎、浮海石、海蛤壳等。常用方剂有二陈汤、温胆汤、化坚二陈汤等。

化坚二陈汤应用举例：

组成：陈皮、姜半夏、茯苓、炙甘草、白僵蚕（炒）、川黄连、荷叶。

功效：化痰散结。

主治：痰湿互结，胞生痰核。

方解：方中陈皮、半夏、茯苓、甘草为二陈汤，乃燥湿化痰、理气和中之基本方剂；白僵蚕以助化痰散结，川黄连、荷叶以清热燥湿，痰清湿除，则痰核可消。

加减：本方为眼科化痰散结之代表方，常用于睑板腺囊肿。亦可用于眶内炎性假瘤而属于痰湿互结者。

五、疏肝理气法

1. 适用证候

适用于肝郁气滞或郁久化热所致的各种眼病。眼部症状可见眼胀痛、干涩，瞳神散大色呈淡青，翳膜遮睛，眼前黑影飘动或视物昏渺，青盲，暴盲等。全身症状可见精神抑郁或急躁、头晕目眩、胸胁胀闷、乳房胀痛、嗳气、月经不调，舌红苔微黄，脉弦等。

2.常用方药

本法由疏肝解郁药组成。肝开窍于目，肝气不舒，情志郁结，气血失调，玄府郁滞，可致气血津液升降出入失调，产生多种眼病。治疗上应遵循"木郁达之"原则，开其郁遏之气，使肝气得舒，则目之玄府通利而目明。常用药物有柴胡、白芍、香附、郁金、川楝子等。眼病日久，气血不畅，脉不和顺亦可致肝郁，故治疗慢性眼病过程中，也不可忽视调理气机，疏肝解郁。常用方剂有柴胡疏肝散、逍遥散、柴胡参术汤、柴芎汤等。

加味逍遥散应用举例：

组成：当归、白芍、柴胡、白术、茯神、甘草、牡丹皮、炒栀子。

功效：疏肝气，清郁火。

主治：肝气郁结，郁久化火，青盲，暴盲，眼胀头痛。

方解：方中柴胡疏肝解郁、条达肝气；当归、白芍补养肝血，目得血而能视；肝郁不达，乘克脾土，故用白术培土健脾以御木侮；因郁久化火，火热上炎，熏蒸目窍，故用牡丹皮、栀子清郁火；不用茯苓而用茯神者，《审视瑶函》认为，木实则火燥，火燥则神不宁，故用茯神以宁其心也。

应用：在古代医籍里，加味逍遥散至少有7首之多，均以柴胡、白芍、当归、薄荷等作为基本方，随症加减。加香附、青皮以行气止痛；加黄连、吴茱萸以清热止呕；加菊花、木贼以祛风清热；加生地黄、玄参以凉血滋阴；加羚羊角以凉肝息风；加猪蹄甲、穿山甲以消障退翳。常用于视神经萎缩、球后视神经炎、中心性浆液性视网膜脉络膜病变、开角型青光眼等。

六、止血法

止血法用于眼科血证，凡胞睑瘀紫、白睛溢血、黑睛血翳（角膜血染）、瘀血灌睛、血灌瞳神、目衄暴盲等眼病均可应用。是眼外伤出血、眼内眼外各种炎性出血、变性疾患和血管阻塞引起的眼底出血、玻璃体积血的首选方法。止血法在一定程度上可以消除炎性刺激，缩短出血时间，降低血管脆性，增强凝血机制。

1.适用证候

本法由凉血、滋阴、益气以及收涩等多种止血药物组成，用于治疗眼部出血，如眼底出血、前房积血、球结膜下出血及外伤所致出血等。本法属急则治标之法，仅用于出血阶段，应用时要注意针对出血的病机。如外伤出血早期应以凉血止血为主，中期应以活血化瘀为主，后期应以调补为主。眼内血管因炎性刺激，血里的成分破壁而出，属"血热妄行"。初期以凉血止血为主，佐以清热泻火之品，出血停止再酌情调治。眼内组织因变性疾患使血管脆性增加，凝血机制不良而出血，属"气不摄血"或"脾不统血"。一般以补气摄血或补血止血为主。眼内血管阻塞，血流无法通过，破壁外溢，应以活血化瘀为主。

2.常用方药

（1）凉血止血法：用于炎性出血或眼部出血而兼见热象者。常用药物有大蓟、小蓟、槐花、藕节、茅根、地榆、仙鹤草、珍珠母、紫草等。常用方剂有生蒲黄汤、大黄当归散、十灰散、宁血汤、泻心汤、犀角地黄汤等。

（2）滋阴止血法：用于阴虚火旺之眼部出血。常用药物有炒知母、炒黄柏、女贞子、旱莲草等。治疗肝肾阴虚，虚火上炎，迫血妄行而致出血。其病证特点是病势较缓，病程较长，反复发作，血色暗红。常用方剂有三子地黄丸、滋阴降火汤、玉女煎等。

（3）益气止血法：适用于脾虚气不摄血所致的前房积血、玻璃体积血、眼底出血等。常用药物有黄芪、人参、白术等，治疗气不摄血的眼部出血，其特点是血色较淡，日久不愈，或反复发作，量或多或少。常用方剂有归脾汤、补中益气汤等。

（4）活血止血法：用于外伤、血管阻塞出血或瘀血停积于眼内的各种目衄。如外伤所致的前房积血、玻璃体积血或视网膜中央动静脉阻塞等。常用药物有丹参、牡丹皮、茜草、三七、蒲黄、益母草、五灵脂、王不留行、血竭等。常用方剂有失笑散、复元活血汤、通窍活血汤等。

（5）收敛止血法：用于各种原因引起的眼部出血，常与其他止血法配合使用。常用药物有乌贼骨、花蕊石、伏龙肝、百草霜等。

大黄当归散应用举例：

组成：黄芩、栀子、大黄、当归、红花、苏木、菊花、木贼。

功效：清热化瘀。

主治：血分郁热，血灌瞳神。

方解：方中黄芩、栀子清热凉血；大黄清热逐瘀；当归、红花、苏木活血破瘀；菊花、木贼清利头目。

应用：本方既可清热凉血，又可活血化瘀。临床常用于血热所致的眼底出血，也用于外伤性前房积血。

七、活血法

活血法即活血化瘀法。凡血瘀气滞所致的各种眼病，症见急慢性充血、组织内积血、血管阻塞、局部肿胀疼痛、陈旧性渗出和出血机化均可用活血法。是治疗机械性眼外伤、视网膜血管病变、玻璃体混浊或积血、急性闭角型青光眼的首选方法，也是配伍选用治疗慢性结膜炎、角膜血管翳、浅层巩膜炎、急慢性虹膜睫状体炎、中心性视网膜脉络膜病变以及眼肿瘤的常用方法。

1. 适用证候

临床表现为头目刺痛、胀痛，眼组织损伤，眼内陈旧性积血，局部肿硬瘀滞，睑内颗粒累累，赤脉纵横密集，眼底血管阻塞，组织增生或瘢痕形成，舌可见瘀斑，脉涩等。

2. 常用方药

本法由行气、活血、化瘀药组成。血是营养人体的重要物质，血行脉中，环行不息，任何原因引起的血行不畅、瘀血内积所导致的眼红肿胀疼痛、视蒙外伤引起的眼病瘀血初期以活血为主，中期以活血散瘀为主，后期主要根据体质强弱、疗效好坏，可在活血散瘀的基础上加益气血、补肝肾的药以调理善后，促进视功能恢复。瘀血所致的出血性疾患，早期出血未止者，可配用止血药以防瘀塞；后期体虚者可辅以补血之品。血瘀气滞所致的增殖性眼病，寒凝肿胀者，可加用温通之品，促其消散；热极壅肿者，可辅以凉血清热之品，祛其邪热。常用活血化瘀药物有桃仁、苏木、泽兰、马鞭草、三棱、莪术、血竭、牛膝等。常用方剂有桃红四物汤、血府逐瘀汤、补阳还五汤、归芍红花散、祛瘀汤、大黄当归散等。临证时，应根据病因病机，寒热虚实不同，选用不同的方剂。如桃红四物汤、血府逐瘀汤常用于瘀血阻塞血络而致的眼部出血瘀滞不消，补阳还五汤常用于气虚血瘀者，归芍红花散常用于血瘀热壅者，祛瘀汤常用于外伤所致血灌瞳神者，大黄当归散常用于血分郁热所致血灌瞳神者。

血府逐瘀汤应用举例：

组成：桃仁、红花、赤芍、牛膝、川芎、枳壳、柴胡、当归、生地黄、桔梗、甘草。

功效：活血化瘀，行气解郁。

主治：眼内瘀血，或眼底血管阻塞。

方解：眼内瘀血形成，用桃仁、红花、赤芍、牛膝破血行瘀；气行则血行，气滞则血滞，用川芎、枳壳行气化瘀；气滞多有肝郁，用柴胡疏肝解郁；肝主藏血，恐破血药耗肝血、伤肝阴，用当归、生地黄养肝血、滋肝阴；病在眼窍，居高位，用桔梗载药上行，直达病所；甘草调和诸药。

应用：本方为《医林改错》治疗胸中瘀血之方，既活血化瘀，又行气解郁，活血可以行气，行气可以化瘀，符合气血相依理论，主要用于视网膜静脉阻塞、眼底出血，或玻璃体积血等。

八、益气血法

主要适用于眼目昏花、头晕目眩、眼睑下垂、视疲劳、能近怯远、疳积上目、年老流泪、青盲、夜盲、色盲等眼病，可兼有乏力、心悸失眠、面色无华、动则气促、自汗、纳呆便溏，脉细弱无力，舌淡苔薄者。是治疗气血亏虚型眼病首选方法，也是治疗眼部慢性炎症、急性炎症恢复期及眼外伤恢复期的常用方法。

1. 适用证候

治疗气血不足所致眼病，多为慢性内外障眼病，而兼有气血不足的全身症状。眼部症状可见眼睑无力、视物昏暗、视力缓降、眼目干涩、翳陷不平复，或见眼底退行性病变、眼底出血、视神经炎、视神经萎缩、慢性葡萄膜炎等。全身症状可见精神萎靡、四肢倦怠、少气懒言、面色苍白或萎黄、惊悸健忘、爪甲淡白，舌淡、苔薄白，脉细弱等。

2. 常用方药

气为血之帅，血为气之母，气虚不能生血，则血行无权，血虚气无所附。故血的生成和运行都离不开气，血虚又常与气虚有关，而且在一定条件下，气虚亦可导致血虚。临证时应根据不同的病因、不同的证型，施用不同的补法，即有补血为主、补气为主，或气血双补等。若睁眼乏力、常欲闭垂、舌淡脉虚者，偏于气虚，应以益气为主，常用补气药有黄芪、党参、太子参、黄精、白术、怀山药、莲子肉、炙甘草、大枣。若失血或久病，头晕眼花，不耐久视，眉棱骨痛，心悸失眠，多梦易醒，舌淡脉细者，偏于血虚，应以养血为先，常用补血药有熟地黄、当归、白芍、何首乌、阿胶、鹿角胶、龙眼肉、鹿茸、紫河车等。常用方剂有四君子汤、四物汤、补中益气汤、八珍汤、十全大补汤、人参养荣汤、归脾汤等。

补中益气汤应用举例：

组成：人参、黄芪、白术、当归、升麻、柴胡、陈皮、甘草。

功效：补脾益胃，升清举陷。

主治：脾胃气虚，眼睑下垂，眼睫无力，青盲，夜盲。

方解：《审视瑶函》谓："是方人参、黄芪、甘草甘温之品，甘者中之味，温者中之气，气味皆中，故足以补中气；白术甘而微燥，故能健脾；当归质润辛温，故能泽土，术以燥之，归以润之，不刚不柔而土气和矣。复用升麻、柴胡升清阳之气于地道也。"补药多滞，故用少量陈皮行气以防滞。

应用：本方为补脾升清的通用方，主要用于重症肌无力之眼睑下垂、原发性视网膜色素变性、视神经萎缩及视疲劳等病症。

九、补肝肾法

主要适用于视瞻昏渺、瞳神干缺、视物昏花、云雾移睛、视物变形、视野缩小、翳膜遮睛、时流冷泪、能近怯远、能远怯近、青盲、暴盲、夜盲、色盲，伴有头昏耳鸣、腰痛遗精、失眠多梦、舌红、脉弦细或沉细者。是治疗变性类眼部疾患和视功能减退的首选方法，也是治疗眼底炎症性疾病、早期老年性白内障、玻璃体混浊、慢性虹膜睫状体炎、角膜炎恢复期、单纯性开角型青光眼、视疲劳、屈光不正、先天性眼病及体质弱引起的其他眼病的常用方法，是眼科最常用的补法。

1. 适用证候

用于治疗肝肾不足的眼病。眼部症状可见眼目干涩不舒，无泪或冷泪长流，白睛微赤，黑睛边缘陷翳或星点云翳时隐时现，视物昏蒙或入暮无所见。全身症状可见头晕耳鸣、健忘、腰膝酸软、夜间口干、男子遗精、女子月经不调，舌红或淡、苔少，脉细无力等。

2. 常用方药

本法由补益肝肾药组成。肝藏血，肾藏精，精血互生。肝肾不足，精血不足，不能上濡眼目而发病。菟丝子、肉苁蓉、蒺藜、覆盆子、楮实子、杜仲等，均属平补类药物，既补肝又补肾，性味平和，不腻不燥，可施用于肝肾不足的各种证型。但临证用药应以正确的识病辨证为基础，如肝虚为主还是肾虚为主、阴虚还是阳虚，以及虚损程度等，均应参合眼部证候配用相应的药物。同时要注意追踪观察，根据病情的变化，随时调整组方选药的轻重主次。常用方剂有驻景丸、六味地黄丸、杞菊地黄丸、石斛夜光丸、左归丸等。若肝肾阴虚而成阴虚火旺，又宜在滋阴的同时泻火，即采用滋阴泻火法，常用方如知柏地黄丸等。

驻景丸应用举例：

组成：菟丝子、熟地黄、当归、五味子、楮实子、茺蔚子、枸杞子、车前子、木瓜、寒水石、紫河车粉、川椒。

功效：补益肝肾，精明目。

主治：肝肾不足引发的多种眼病，如视瞻昏渺、青盲、高风雀目、云雾移睛等。

方解：方中熟地黄、当归补肾养精、养肝补血；楮实子、车前子、五味子、枸杞子、菟丝子补肾滋阴、养肝明目；川椒既可补肝，又可防滞。诸药配伍，共奏补肝血、养肾精，补而不滞之功。

应用：本方主治肝肾亏虚之内障，如视神经萎缩、中心性浆液性视网膜脉络膜病变恢复期、老年性白内障等。

十、潜阳法

潜阳法是治疗阴虚而肝阳上亢的方法。主要用于虚性亢进性眼病。临床症见头目晕眩，眉眼胀痛，胞轮振跳，白睛涩痛，痛如针刺，羞明怕日，神水将枯，视瞻昏渺，云雾移睛，视定为动，神光自现等，伴有失眠、心悸、烦闷、面赤、痉挛、麻痹、脉弦、舌红少苔者均可选用。是治疗心脑血管和神经系统病变，以及内分泌功能紊乱所致眼病的首选方法。也是治疗中心性视网膜脉络膜病变，慢性虹膜睫状体炎、慢性开角型青光眼、慢性结膜炎、视疲劳等眼病的常用方法。

1. 适用证候

用于治疗阴虚，肝阳上亢所致的眼病。眼部症状可见眼胀痛、眼前黑花缭乱、视物昏蒙或突然视物不见、白睛溢血或眼内出血、瞳神散大、目珠偏视，视网膜动脉硬化，或静脉阻塞等。全身症状可见面红耳赤、头目眩晕、耳鸣耳聋、心悸失眠、烦躁易怒、口咽干燥，舌红绛、苔少或无苔，脉弦细数等。

2. 常用方药

本法由滋阴潜阳药组成。阴阳是相对而存在，且互相调节从而保持相对平衡的。脏腑之内又有阴阳，一脏之阴不足，可以引起一脏或多脏之阳偏亢。肝为刚脏，阴本易亏，主要依靠肾水来涵养，肾阴不足是肝阳上亢的病理基础。《素问·至真要大论》言："诸风掉眩，皆属于肝。"阴虚肝阳上亢又是产生内风的病理基础。阴虚易阳亢、火旺、动内风，三者同源异流，滋阴可以抵制阳亢，降泻火旺，平息内风，各种潜阳法都离不开滋阴药。常用药物有天冬、麦冬、石斛、知母、生地黄、玄参、女贞子、墨旱莲、龟甲、鳖甲等。常用方剂有知柏地黄丸、滋阴降火汤、羚角钩藤汤、石决明散等。

羚角钩藤汤应用举例：

组成：羚羊角、钩藤、桑叶、菊花、生地黄、白芍、川贝母、竹茹、茯神、甘草。

功效：平肝息风。

主治：肝风上扰，头痛眼胀，视物昏花。

方解：方中羚羊角、钩藤、桑叶、菊花平肝清热息风；生地黄、白芍滋养肝阴；川贝母、竹茹化痰通络；茯神养心安神；甘草调和诸药。

应用：本方为平肝息风之剂。临证常用于高血压眼底改变，或开角型青光眼而头痛眼胀者。

十一、退翳明目法

退翳明目法为眼科独特治法，对治疗角膜疾病具有重要的临床意义，凡角膜浸润、溃疡、水肿、瘢痕，以及各种原因引起的混浊均可选用。是感染性角膜炎、角膜溃疡、沙眼性角膜血管翳、瘢痕性角膜混浊，以及角膜结膜变性的首选方法，也是治疗各种角膜外伤的常用方法。角膜质地透明，是光线进入眼内的第一道窗口，翳是角膜混浊的总称，退翳的目的在于促使角膜混浊吸收，使之恢复透明。

1. 适用证候

本法多用祛风、清热、补托、养阴、活血等药物组方。主要适用于黑睛生翳者，特别是角膜炎修复阶段，可以缩小或减薄瘢痕。翳按病因可分为感染翳和非感染翳两类，阶段有别，故退翳的方法也不是单一的。临证时应详细辨别翳的老嫩、动静、部位、颜色、形态（如浸润、水肿、溃疡、云翳、斑翳等）、伴有证候及其邪热来源、疾病所处阶段，选用相应的药物和方剂内服，配合外点退翳的眼药，才能收到理想的效果。

2. 常用方药

黑睛疾病的初期，星翳点点，红赤流泪，宜用祛风退翳法，通过发散使目翳消退。祛风退翳药多用于风湿、风寒、风热所致目翳，常用药物有蝉蜕、蛇蜕、木贼、防风、羌活、荆芥穗等，为一般目翳的首选药，也可作为辅助药配入其他退翳方起佐使作用。常用方剂有消翳汤、救睛丸、聚星决明散、拔云退翳丸等。风热、风火热毒所致的感染性目翳，应以清泻、抗感染为主，控制目翳的发生发展。常用药物有秦皮、青葙子、决明子、石决明、菊花、谷精草、千里光等。常用方剂有蒙花散、连翘散、芩连退翳汤、明目退翳汤、菊花决明散等。黑睛生翳后期，风热渐退，以退翳为主，体虚者根据不同情况选用扶正药物。常用药物有沙蒺藜、白蒺藜、生地黄、麦冬、蕤仁、枸杞子、密蒙花、珍珠粉等。常用方剂有四物退翳汤、滋阴退翳汤等。翳病位在风轮，风轮属肝，因此清肝、平肝、疏肝、补肝的药亦有退翳作用，可配伍应用。

消翳汤应用举例：

组成：荆芥、防风、柴胡、蔓荆子、木贼草、密蒙花、归尾、赤芍、枳壳、生地黄、甘草。

功效：升发退翳。

主治：黑睛生翳、新翳、宿翳。

方解：方中荆芥、防风、柴胡升发退翳；蔓荆子、木贼草、密蒙花明目退翳；归尾、赤芍、枳壳活血退翳；生地黄凉血养阴，又防辛散耗阴；甘草调和诸药。

应用：原著谓本方主治黑睛白翳而无火者。临证主要用于角膜炎恢复期，红赤基本消退而遗留瘢痕翳障者。

第二节　中医眼科常用外治法

一、药物外治法

药物外治法是指药物的外用方法，有滴眼、涂眼、点眼、浸眼、熏眼、敷眼等，可使药物直接作用于局部或病灶处，在一定程度上可发挥"五退五止"的功效，即退红、退热、退肿、退翳、退膜和止痛、止痒、止泪、止血、止烂，从而提高疗效，缩短病程，是治疗外障眼病的常用方法。临证根据病情可以单独使用，也可多法合用。与内治法相比，药物外治疗法具有药物无须经由体内代谢、安全无损、疗效持久、简便易行的特点，临床常与内治法密切配合，可谓珠联璧合，相得益彰。

（一）点眼药法

本法是将药物直接点于眼部，多用以消红肿、去眵泪、止痛痒、除翳膜、散大或缩小瞳孔。适用于外眼红肿疼痛、流泪多眵、翳膜遮睛等多种眼病。常用药物剂型有水剂、粉剂与膏剂三种。

1. 滴眼法

滴眼法使用的剂型是水剂。主要用于白睛、黑睛、瞳神等病变表面有赤热者。

方法：滴眼时患者眼睛向上视，头微后仰，用拇指与食指或棉签拉开上下眼睑，将药液滴于下穹隆部结膜处，然后轻提上睑盖住眼球，闭目片刻即可。滴药次数视病情而定。

注意事项：勿将眼药直接滴在角膜上，以免引起角膜反射性闭眼，将药液挤出；滴眼前要细心查对眼药瓶上的药名标签与所滴的眼别，药瓶头部勿触及胞睑的皮肤与睫毛，以免污染药液；对于有毒药物，如阿托品等，滴后须压迫泪囊区5分钟左右，以免流入鼻腔而引起中毒。

2. 点眼法

点眼法使用的剂型是粉剂。主要用于两眦、白睛疾病以及黑睛翳障修复期。

方法：用时以消毒过的玻璃棒挑取药粉少许，轻轻撑开上下眼睑，将药物置于大眦处，嘱患者闭眼片刻使药粉溶化，并嘱患者以手按鱼尾穴数次，以助气血运行。点药的次数视病情而定。

注意事项：一次点药不可过多，玻璃棒头部要完整光滑，不可触及角膜。

3. 涂眼法

涂眼法使用的剂型是膏剂，眼内保留时间较长，浓度较高，效果较好。主要用于两眦、白眼、黑眼等处的外障眼病。

方法：将药膏涂于下穹隆部结膜处，方法同滴法。如用玻璃棒上眼膏，则将眼膏挤于玻璃棒一侧，平行于睑裂，轻轻涂于下穹隆部，然后嘱患者合眼睑，将玻璃棒从颞侧轻轻抽出，注意切勿伤及角膜。膏剂由于药效时效较长，涂眼次数应每日3~4次，或仅于晚上睡前涂药。

注意事项：当抽出玻璃棒时，切勿于黑睛表面擦过，以防擦伤黑睛。

（二）熏眼法

熏眼法是利用煎剂蒸腾的热气以熏眼部的方法。主要用于黑睛、黄仁等病变。

方法：先将煎药罐离开火炉，再用厚纸筒一端罩住药，另一端对准眼部，热气自筒内上熏眼部。每日1~3次，每次15分钟左右。

注意事项：注意蒸汽温度应适中，避免烫伤。

（三）洗眼法

洗眼法是用洗眼剂淋洗患眼的治法。洗眼剂主要有两种剂型：一种是用生药煎水外洗或溶化外洗；一种先制成散剂或膏剂，临用时泡水外洗。用于外眼红肿疼痛、湿烂眵泪胶结者，以及黑睛翳障等。

方法：选择适当的药液或用内服药渣煎水，纱布过滤，用消毒纱布或球，浸渍药水轻轻擦洗眼部。或者将事先按照无菌操作制备的药液盛在消毒过的洗眼杯中，俯首，使眼球浅层组织浸泡在药液中，并频频瞬目进行眼浴。每日1~2次，每次5~10分钟。也可根据病情选择先熏后洗。

注意事项：注意煎水洗剂必须过滤，以免药渣入眼。应用本法时一切器皿、纱布、棉球及手指必须消毒，尤其是黑睛有陷翳者，用洗法时更需慎重。眼部有新鲜出血或患有恶疮者，忌用本法。

（四）敷眼法

敷眼法分热敷、冷敷、药物敷三种。适用于外眼炎症，红肿疼痛难忍或眼外伤肿痛者。

1. 热敷

热敷具有疏通经络、宣通气血、散瘀消肿止痛之功，适用于眼睑疮疖初期、黑睛翳、火疳、瞳神紧小等病症。

方法：热敷可用热水袋或玻璃瓶盛热水，外以毛巾包裹敷眼部；或以药物煎水，以毛巾或纱布浸湿拧干敷眼部。

注意事项：不可太热，以免烫伤皮肤。脓成已局限的病灶和新出血的眼病，忌用此法。

2. 冷敷

冷敷具有散热凉血、止血定痛之功。适用于出血初期、胞睑外伤后48小时内的皮下出血肿胀，眼部赤肿痛甚以及电光性眼炎等。

方法：可用毛巾在冷开水中浸湿拧干或冰块装袋敷眼部。

3. 药物敷

药物敷具有清热解毒、凉血止血、活血止痛、化痰软坚、收敛除湿、祛风止痒等功效。适用于针眼、眼丹、胞生痰核、眼外伤等。

方法：先将药物研成细末，根据需要，选用水或茶水、醋、蛋清、姜汁等，将药末调成糊状（如为新鲜药物可直接捣烂），用纱布隔垫，敷于胞睑之上，或敷于太阳穴、额部等处。根据病情也可将药物加热或置冷。

注意事项：药物要清洁干净，无变质、无刺激、无毒副作用，敷眼时切勿将药物掉入眼内。

（五）眼部注射法

本法是将药物注射于眼局部的治疗方法。用于眼部红肿、退变、出血性眼病以及眼科手术麻醉。临床中，眼前段病变多采用球结膜下注射法，眼后节及视神经病变采用球后、球旁注射法。

1. 球结膜下注射法

本法是指将药物注入结膜下的方法。它多用来治疗白睛、黑睛深层病变和眼内病变，以及结膜浸润麻醉。

方法：患者取坐位或卧位，冲洗结膜囊，表面麻醉。注射时，患者的头应固定不动，注射者用一手拇指或食指向下拉开下睑，充分暴露下方球结膜，嘱患者向上注视，另一手持注射器，注射针头针孔向上，针头与角膜缘平行在角膜缘外 4~5mm 处，避开血管，约呈 45°角刺入球结膜下，勿刺伤巩膜（若为散大瞳孔药物，应尽量靠近角膜缘进针），注入药液 0.5~1mL。注射后闭目 2~3 分钟，再涂眼药膏，加纱布封盖。

注意事项：结膜下注射可多次反复进行，但注射部位需经常更换，以免造成粘连。患眼有较多分泌物者，不用此法。

2. 球后注射法

本法是将药物注入眼球后部的方法。多用来治疗眼底病变及球后麻醉。

方法：患者取坐位或卧位，局部皮肤消毒。嘱患者眼球尽量向鼻上方注视，在眶下缘外、中 1/3 交界处，将注射器（口腔科 5 号针头，长 3.5~4cm）垂直刺入皮肤 1~1.5cm，然后将针尖倾斜向鼻上方，指向眶尖部，缓缓推进，深达 2.5~3cm，回抽无血后（针尖恰好在肌锥内睫状神经节与球壁之间，针进入肌锥时，有轻微抵触感），缓缓注入药液。缓慢出针后，用棉球轻压进针部位数分钟，以防球后出血并促进药液迅速扩散。如有出血，即用绷带加压包扎。

注意事项：注射后若出现眼球突出、转动受限，则为球后出血，应迅速闭眼压迫眶部止血，并用绷带加压包扎 1~2 天，同时给予止血药。

3. 球旁注射法

本法是将药物注入眼球周边部的方法。多用于治疗眼眶及眼底疾病，或内眼手术后抗感染治疗，以及不适宜应用球后注射者。

方法：同球后注射，只是进针深约 2cm，抽吸无回血时即可注入。

（六）超声雾化疗法

本法是在熏洗法的基础上，利用超声波雾化仪，将药物超声雾化成微小的雾粒，经软橡胶管导入眼部，使结膜、角膜以及眼周皮肤直接接触吸收药液雾粒，从而达到治疗目的的方法。适用于睑缘炎、干眼、结膜炎性疾病等。

方法：使用前将雾化量开关调至最小。取下雾化罐，在水槽中注入冷开水约 250mL 至水位线，使浮标浮起。将雾化罐放回原位，注入 20~30mL 中药液。连接雾化管和喷嘴，调定时器至 15 分钟，打开电源，调整出雾量。嘱患者一手握雾化管，喷嘴口置眼睑前 10cm，使雾汽能徐徐吹至眼球表面为宜。雾化过程中嘱患者睁眼看向上、下、左、右不同方位，另一手可拿无菌纱布或纸巾，随时擦拭脸颊雾露。双眼均需要雾化时，每1~2分钟左右交换雾化眼。根据需要随时调节雾化量，病情较重眼雾化量应小，雾化时间适当延长。结束后清洁、消毒雾化器及其部件。

注意事项：眼外伤，角膜裂伤或溃疡者禁用，有哮喘病史者慎用。调整合适雾化量和时间，避免因雾量过大或时间过长造成角膜水肿。喷嘴与眼睑距离不宜过近，避免误伤角膜。雾化过程中如有胸闷或有眼部严重辣痛等不适，及时调整雾量或暂停治疗。每次雾化结束后，均应进行雾化设备消毒。

（七）离子导入疗法

本法是利用直流电将药物离子经完整眼部皮肤导入体内，并使导入体内的药物保持原有药理性质的一种物理治疗技术。该方法可使药物直接作用于眼局部，利用率高，疗效持久，且不需经过肝、肾代谢，因此副作用相对低。适用于浅层巩膜炎、干眼、单纯疱疹病毒性角膜炎、葡萄膜炎、视网膜脉络膜疾病、眶上神经痛等。

方法：患者取坐位或仰卧位，轻闭双眼，将浸有药物的无菌纱布放置于患眼眼睑上（如单眼治疗，健眼纱布用生理盐水浸湿），戴上电极板眼罩；用浸有生理盐水的纱布放置左或右手的合谷穴上，固定电极板。调节电流大小，患者感到有微弱针刺感（有部分患者可没感觉）即可，持续约15分钟，导入结束。然后调整脉冲大小，患者感到手部穴位处有微刺感即可，持续约5分钟，脉冲结束。取下纱布，擦净皮肤。

注意事项：传染性结膜炎、角膜炎，角膜溃疡，双眼睑皮肤湿疹患者、严重心功能不全者、治疗部位有金属异物或戴有心脏起搏器者禁用；青光眼眼压异常时慎用。如患眼部皮肤有破损，应用油布或薄膜覆盖，并注意除去头部所带的金属物品。电极片不可直接接触皮肤，且药液要完全渗透纱布，以防电极片灼伤皮肤。了解药物的化学成分，明确有效电极性。治疗过程中，如患者感到眼部针刺感严重难忍，或有胸闷等不适时，应调小电流量，或暂停治疗。

（八）足浴法

足浴法是中药外洗疗法的一种。生物全息理论认为，人体各器官均在脚部有特定的反射区。利用水的温热作用，借助药物蒸汽和药液熏洗，刺激足部穴位，可以促进气血运行、畅通经络。适用于气滞血瘀、气虚血瘀及阳虚寒凝所致的各种眼病。

方法：将适量药液倒入熏洗盆内，温度60℃左右为宜，盆内放置木架，高出水面10~15cm，将双足置于木架上，盖浴巾，进行熏蒸，时间控制在30分钟以内。然后水温调至38~45℃，将双足浸入药液中泡洗20~30分钟。头颈微汗出即可。治疗过程中可给予适当的物理刺激，如按摩、搓脚。

注意事项：温度觉障碍者禁用，足部有炎症、皮肤病、外伤或皮肤烫伤者慎用此法。饭前、饭后30分钟内不宜足浴。药液需要保持恒定的适宜温度。治疗过程中若出现头晕等不适，应及时暂停治疗。治疗过程中及结束后注意保暖以免受凉。

二、穴位按摩疗法

按摩疗法是古老的中医技法，是以经络、脏腑及气血学说为理论依据，在体表适当的穴位或经络线上，运用手掌或手指进行点、按、推、括、击、揉等不同手法刺激，以疏通人体十二经脉及任、督二脉气血，舒理阻滞经脉，消散瘀滞，恢复经络及脏腑功能的一种外治疗法。经常按摩眼部，能促进眼部血液循环，增强眼部肌肉的弹性，改善视神经的营养，可以预防近视、远视及过早老花等。同时对近视、远视、视神经萎缩、早期白内障、头痛、面神经麻痹、小儿惊风、外感发热、前额痛、目赤、视物不清等也有较好的治疗作用。

（一）操作方法

（1）患者取坐位或卧位。

（2）根据取穴的不同选用不同的手法。眼病常用手法有疏通推拿法、拨经法、点法、按法、揉法、捏拿法等。

（3）小儿和初次接受按摩者手法宜轻，并随患者的适应能力逐渐加大力度，做到深透，按摩过程用力由弱渐强再由强而弱，反复用力，随时调整手法，按摩部位酸胀麻为正常反应，有瘀阻结节处可适当延长按摩时间。每穴每次按摩30秒至1分钟，所有穴位按摩完毕后开始下一轮按摩，每次推按20~30分钟。

（二）注意事项

（1）进行腰腹部按摩时，需先排空膀胱。

（2）按摩过程中注意保暖。

（3）根据脏腑辨证、经络辨证选择相应的经络进行治疗，手法和刺激强度因人而异。

（4）治疗过程中观察或询问患者感受，若有不适，应及时调整手法或停止操作。

三、刮痧疗法

刮痧疗法是在中医经络理论指导下，利用水牛角刮板和活血剂或润滑剂，在人体实施循经走穴刮拭，从而达到内病外治的一种中医疗法。眼病刮痧疗法包括全身十四经脉刮痧和双眼局部刮痧。双眼局部刮痧是在眼部周围刮痧，可解除眼周经络的紧张、痉挛及瘀阻，改善局部缺血缺氧状态，从而促进眼局部功能的恢复。

（一）操作方法

（1）患者取坐位或卧位。

（2）嘱患者闭眼，将眼用凝胶适量滴在眼睑皮肤上，医者左手绷紧眼部皮肤，右手持刮痧板，轻揉地由内往外刮痧，不需起痧，每部位刮40~50下。

（3）刮痧完毕后，清洁局部皮肤。

（二）注意事项

（1）对初次接受眼部刮痧的患者，做好解释工作，消除患者的紧张心理。

（2）治疗过程中，观察患者的一般情况，及时调节手法及力度，发现异常，立即停止操作，并采取相应的处理。

（3）需再次刮痧者，待痧退后方可在原部位再次刮痧。

四、其他外治法

（一）冲洗法

1. 结膜囊冲洗

本法是指用生理盐水或药液直接冲洗眼部，用以除去结膜囊内的眼眵、异物或化学物质等的方法。用于外眼病出现红赤疼痛眵泪俱多者、结膜囊异物，或用于手术前准备及眼化学伤的急救措施等。

方法：患者取坐位（头稍向后仰）或卧位，嘱患者将受水器紧贴患侧颊部，医生以左手撑开眼睑，右手持洗眼用生理盐水等冲洗睑结膜及球结膜，令患者左右转动眼球以充分清洗，洗后用棉球擦去皮肤上的水滴，然后取下受水器，根据病情上药水或药膏。如为酸碱烧伤，则须大量冲洗。

注意事项：取卧位冲洗时，受水器一定要紧贴耳前皮肤，以免水液流入耳内，或预先于耳内塞一小棉球亦可。如一眼为传染性眼病，应先冲洗健眼，后冲洗患眼，并注意防止污染之冲洗液溅入健眼。

2. 泪道冲洗

本法是指用具有治疗或清洗作用的药液冲洗泪道的方法。用于探测泪道是否畅通及清除泪囊中积存的分泌物，适用于冷泪症及漏睛症患者，或作为眼内手术前的常规准备。

方法：患者取坐位或仰卧位，用 0.5％丁卡因溶液点眼 2 次以表面麻醉，2~3 分钟后，令患者头向后仰，自持受水器，冲洗者以左手食指将下睑往下拉，固定于眼眶缘部，暴露下泪点（若泪点过小，可先用泪点扩张器扩张）。右手持装有冲洗液的注射器，套上 6 号钝性针头，垂直插入下泪点约 1.5mm，沿泪小管呈水平方向缓慢向鼻侧推进 3~5mm，缓缓注入冲洗液。若遇阻力，不可用力强行通过。如泪道通畅，冲洗液可从泪道流入鼻腔或咽部；如鼻泪管狭窄，冲洗时有一定阻力，部分冲洗液可从上、下泪点返流，仅少量冲洗液通过；如鼻泪管阻塞，则冲洗时阻力很大，鼻咽部无冲洗液，冲洗液主要从上、下泪点返流；若泪点返流出黏液脓性分泌物，则为漏睛症；如鼻咽部无冲洗液，冲洗液自原泪点或上泪点流出，或觉有坚韧的抵抗感，进水阻力很大，则可能为泪小管阻塞。

（二）海螵蛸棒摩擦法

适用于椒疮睑内面颗粒累累者。

方法：将去壳后的海螵蛸磨成棒状，一端削成鸭嘴形，浸泡于消毒液中，取出待干备用。清洁受术眼结膜囊并表面麻醉后，以左手翻开上眼睑，充分暴露穹隆部，右手持海螵蛸棒，以轻快的手法用鸭嘴端紧贴病变颗粒处左右来回多次摩擦，以擦破颗粒为度。然后即用生理盐水冲洗并涂眼药膏。

注意事项：勿使海螵蛸残粒留置于结膜囊内。

（三）滤泡挤压术

适用于粟疮、椒疮颗粒多者。

方法：患眼表面麻醉后，分别翻转上下眼睑，充分暴露穹隆部，用针头将较大的滤泡挑破，再用滤泡压榨器夹住有滤泡的结膜，挤出内容物，直到滤泡压平为止。最后冲洗结膜囊，压迫止血，涂眼药膏。

注意事项：术后需坚持药物治疗直至痊愈。急慢性炎性眼病者忌用此法。

（四）手术法

临床运用的一般规律：凡眼部红肿疼痛、湿烂羞明流泪、针眼脓漏、椒疮、粟疮、鱼子石榴、鸡冠蚬肉、赤丝虬脉、翼状胬肉、翳膜遮睛、瞳神缩小、圆翳内障、绿风内障、云雾移睛、视瞻昏渺、能近怯远、风牵偏视、头风损目等均选用合适的手术进行治疗，可单独使用或联合使用，或与药物治疗配合，相辅相成，有利于病变的恢复。

1. 剧洗摩擦术

古称"剧洗"，现改进为药物摩擦。主泄热和祛瘀，用于椒疮、粟疮等睑内脾经湿热病变。

2. 翳膜割烙术

此为中医眼科的联合手术。主退翳和消膜，用于翼状胬肉、黑睛宿翳、鸡冠蚬肉的眼病，可收退翳膜、祛云障、愈疮瘘、止出血之功。

3. 内障针拨术

古称金针拨障术。多用于圆翳内障成熟期，因年老体弱或患严重器质性病变不宜做晶状体摘除术者。

第三节　中医眼科针灸疗法

针灸疗法历史悠久，是一类内容丰富、术式多样、应用广泛、疗效确切的非药物疗法。其主要是通过刺激穴位，调整经络脏腑气血功能治疗眼病。针灸治疗的主要理论基础是经络学说，根据临床表现，辨明寒热虚实进行辨证选穴。凡眼睑、泪器、结膜、角膜、巩膜、虹膜、晶状体、视网膜、视神经等部位的病变均可单独使用或配合使用，特别是眼部的各类炎症和痛证。此外，对视神经萎缩、视网膜色素变性等，也能收到一定的疗效，具有很大的临床实用价值。

针灸手法要根据病情虚实寒热、轻重缓急和患者体质强弱，以及施术部位而定。

总体而言，眼科针法要注意以下几点：补泻手法常选捻转补泻、提插补泻和迎随补泻。眼区穴位针刺时要注意深度和角度，以免刺伤眼球，避开血管以防出血，不宜用力捻转和提插，出针时按压针孔防止渗血。面部穴位不宜用灸法，眼周穴位禁止直接灸法。

一、针刺疗法

常用的针刺疗法包括体针、头针、手针、梅花针等。其中体针是针灸疗法中最常用的针刺疗法，其临床特点为：针刺穴位遍及全身，不限于某一区域；适应证广泛，适用于临床各科；不论循经选穴、随证选穴，多实行远近配合，有利于激发和提高机体的抗病能力。

（一）取穴方法

可分为局部取穴、远道取穴、对证取穴 3 种。

局部取穴以眼区取穴为主，除对局部病变有效外，对深部组织的病变亦有效。如目痛取睛明，青盲取球后、睛明等。

远道取穴是在四肢肘膝以下及躯干部取穴，虽然远离眼部，但由于经络的联系而具有治疗眼病的作用。如目痛取合谷，青盲取足三里等。

对证取穴是从整体辨证出发取穴。如对体虚气弱的眼病患者，除在眼局部和循经远道取穴外，还可取关元、足三里等强壮穴；治肝虚雀目，除局部取睛明及循经远道取行间外，还可取肝俞、三阴交以补肝血（表 3-1）。

表 3-1　眼区常用腧穴

穴位	定位	主治
承泣	眼球与眶下缘之间	目赤肿痛、流泪、夜盲、口眼歪斜、目眴
睛明	目内眦头上方 1 分	迎风流泪、目赤肿痛、目生翳障、夜盲、小儿雀目、视物不清
攒竹	眉头内侧	眉棱骨痛，胞睑振跳、胞睑下垂、迎风流泪、白睛红赤、视物模糊
鱼腰	眉毛中心，下对瞳孔	眉棱骨痛、眼睑瞤动、上睑下垂、目珠偏斜、目赤肿痛、黑睛星翳
球后	眶下缘处 1/4 与 3/4 交界	高风内障、青盲、视瞻昏渺
阳白	眉毛中点上 1 寸	胞睑振跳、上睑开启无力、目闭不开、目外眦痛、多眵、雀目
丝竹空	眉梢处	眼睑动、倒睫、目眩头痛、视物昏眩
四白	瞳孔直下一寸，当眶下孔	目赤痒痛、流泪、黑睛生翳、口眼歪斜；目眴、头痛目眩
瞳子髎	目外眦旁 0.5 寸，眶骨外缘	目赤、目痛、目痒、迎风流泪、泪出多眵、目生翳膜、视物不清
印堂	两眉头连线的中点	上睑下垂、斜视、目赤肿痛
太阳	眉梢与目外眦连线中点处旁开 1 寸	风牵斜视、口眼歪斜、目赤肿痛、目眩目涩
颧髎	目外眦直下，颧骨下缘	口眼歪斜、胞睑振跳、面赤目黄

（二）操作方法

1.进针穴位

用 75% 的酒精棉球消毒，医者用左手拇指端切按在穴位旁，右手拇、食、中三指夹持针柄，使针靠近指甲面，运用指力使针尖快速刺透皮肤，再捻转向深处进针。

2.进针角度

一般深刺多用直刺法，针体与皮肤呈直角，垂直刺入；浅刺多用斜刺法，针体与皮肤表面呈 45°角，倾斜刺入；或用平刺（横刺）法，针体与皮肤呈 15°角刺入。眼病多用头面部及眼周围穴位，这些穴位大多因皮肉浅薄或靠近眼、脑等重要器官而不宜深刺，故多用斜刺、平刺。少数头眼部穴位即便能直刺，进针的深度也很有限。

3. 手法

针刺得气后，根据证的虚实，采用相应的补泻手法。一般得气后，捻转幅度小、速度慢，或提插时，重插慢提为补法；相反，在得气后捻转幅度大、速度快，或提插时，轻插重提为泻法。进针后均匀地提插捻转，得气后即出针为平补平泻法。临证时，补泻依病之虚实而定，而平补平泻法最为常用。眼周穴位一般不需提插。

4. 留针

留针可以加强和延续针感。一般眼病，只要得到针感，可不留针，或留针 10~20 分钟。但对慢性或疼痛性眼病，可适当延长留针时间，并在留针过程中间断行针，以增强效果。

5. 出针

一手用消毒干棉球压迫穴位附近皮肤，另一手持针轻轻捻转提针渐退至皮下，然后将针迅速拔出，并用干棉球按压针孔，防止出血。头面部及眼周穴位需按压时间稍长，特别是在使用活血化瘀药物时，按压应比平常多一倍的时间，以免引起"熊猫眼"。

（三）注意事项

（1）过劳、过饥或精神过于紧张者不宜用本法。

（2）小儿不宜留针，用针时宜采用速针法，囟门未闭者，不宜刺头顶部穴位。

（3）体质虚弱者，针刺激不宜过强，并尽量采用卧位。

（4）有自发性出血倾向或因损伤后出血不止的患者，不宜针刺。

（5）局部有感染、肿瘤、瘢痕的穴位不宜针刺。

（6）进针时有触电感、疼痛明显或针尖触及坚硬组织时，应退针而不宜继续进针，以免发生滞针、弯针或断针。

（7）针刺眼区穴位，要掌握一定的角度与深度，不宜大幅度提插、捻转以及长时间留针，以免刺伤眼球和引起出血。

（8）行针时若发现头晕、心慌、恶心、面白、冷汗出、脉微弱等晕针现象时，应立即全部出针，使患者平卧，放低头部，注意保暖，并指掐水沟、内关等穴。严重者，还应配合其他急救措施。

（9）电针疗法注意事项：①熟悉所用电针治疗仪的性能和各项输出参数，辨认出电针仪输出端的正负极（刺激强者为负极，刺激弱者为正极）。②治疗前各旋钮位置应全部置于"0"位，治疗开始时再将输出电位由"0"位逐渐调高输出电流量至所需程度，严禁突然骤增电量，导致患者因强烈刺激而恐慌或痛苦。③眼周诸穴靠近眼球，且眼眶内有较多血管及神经组织，如电针时针尖摆动易损伤上述组织器官，故不宜采用电针。④对患有严重心脏病或近期有脑血管意外的患者以及妊娠妇女、极度衰弱或严重晕针反应者均应慎用或不用。

二、放血疗法

"放血"是中医古老而有效的"去火"方法，即用三棱针或眼科手术刀在穴位上或静脉处进行穿刺或切割放血，适用于眼科实证，可收到疏通经络、祛瘀生新、镇静泄热、泻火止痛的作用。放血疗法可分为穴位放血法、浅层静脉放血法和病灶局部放血法三种，其中穴位放血法最常用。放血疗法通过对血络的刺激，可直接作用于经络系统，以达"通其经络，调其气血"，来疏通经络中壅滞的气血，从而使机体恢复正常的功能。

（一）操作方法

1. 点刺放血

暴露操作部位，用75%酒精或复合碘皮肤消毒液消毒皮肤，用无菌三棱针迅速刺入放血穴位皮肤0.1~0.3cm，立即出针，如出血量不足，用手指轻轻挤压点刺穴位周围皮肤，挤出血液，或在点刺部位拔火罐。急性眼病可连续治疗1~2次，慢性眼病首次放血后，需隔1周再放血1次。放血完毕，局部消毒，用无菌纱布覆盖，胶布固定，以防感染。

2. 梅花针放血

一般选择背部穴位，消毒皮肤后，用右手握针柄尾部，针尖对准叩刺部位，用腕力将针尖垂直叩打在皮肤上，并立即提起，反复进行。叩打时针尖要垂直，避免勾挑。每个穴位可以叩打10~15次，用棉球清洁消毒皮肤。

（二）注意事项

（1）放血治疗前应正确选择适应证。

（2）操作前做好宣传解释工作，解除患者的思想顾虑。

（3）根据放血部位取合适体位，操作过程注意保暖。

（4）放血操作要严格消毒，防止感染。

（5）熟悉解剖部位，避开动脉血管。

（6）操作过程中应注意询问患者的感觉，观察患者一般情况，如有头晕、心慌、胸闷等不适症状，立即停止操作，及时对症处理。

（7）操作过程中若局部发生血肿，可先用冷敷止血，半天后再用热敷促其消散，如误伤动脉导致出血，可用消毒棉球局部加压止血。

（8）行放血疗法后，注意保持放血部位皮肤的清洁，8小时后方可用温水洗澡，以免造成皮肤感染，并注意保暖。

三、穴位施灸疗法

穴位施灸是在穴位和病灶处选用艾绒、艾条、灯心草等燃烧造成局部烫伤，激发机体产生免疫反应，并能改善血液循环，降低神经系统兴奋性，有利于代谢和细胞修复，增强机体细胞与体液的免疫功能，从而提高抗病能力。对眼部寒证、虚证比较适合，能起到针刺不能达到的特殊作用。

（一）操作方法

1. 手法棒式悬灸

手持艾条，对施灸部位实行相应的灸法。包括温和灸、雀啄灸、回旋灸等。

2. 灸盒施灸法

将艾条分成约 5cm 长的小段，将每段艾条点燃一端，分别置于灸盒中，将灸盒固定于施灸部位，盖上浴巾保暖，灸眼部不需盖浴巾。每处灸 20~30 分钟。

3. 隔物灸法

隔物灸法包括隔姜灸、隔盐灸。①隔姜灸：将鲜生姜切成直径 2~3cm、厚 0.2~0.3cm 的薄片，中间用针刺数孔，然后将姜片置于应灸腧穴部位或患处，再将艾绒放在姜片上点燃。一般灸 3~5 壮，以局部皮肤潮红不起疱为度。②隔盐灸：用纯净的食盐填放于脐部，或盐上再置一片生姜，姜上置艾绒，一般灸 3~7 壮。

（二）注意事项

（1）隔姜灸材料要新鲜，姜片的厚薄要均匀。

（2）施灸的顺序：如有上下前后配穴，应先上后下，先头顶、胸背部，后腹部、四肢，依次进行。

（3）施灸过程中如有头晕、心慌、胸闷等不适症状，应立即停止操作，及时对症处理。

（4）施灸后局部皮肤出现水疱，若较大、疼痛剧烈时，立即用 95% 酒精湿敷，待疼痛减轻，用无菌注射器抽去疱内液体，外涂湿润烫伤膏，覆盖消毒纱布，保持干燥，防止感染；如皮肤不慎破损，可用重组牛碱性成纤维细胞生长因子眼用凝胶外涂以促进创面修复。

四、耳穴疗法

耳穴表面贴敷压丸（王不留行籽），安全无痛，副作用少，可以不定期地在贴敷处按压，能起到持续刺激作用，达到预防及调治疾病的目的。临床对耳穴压丸应用较为广泛，治疗屈光不正、视疲劳以及眼底病均有一定的疗效。

（一）操作方法

（1）用 75% 酒精由内向外、由上至下消毒耳郭皮肤，待干。

（2）一手固定穴位或耳郭，一手用镊子夹取粘有王不留行籽的耳豆贴对准穴位贴紧。稍用力按揉耳豆至耳部微红，患者感到按压部位热、麻、胀、痛即可。

（3）每周 1~2 次，10 次为 1 个疗程，嘱患者每天自行按摩压丸处 3 次，以加强刺激量，每次每穴 1~2 分钟。必要时可继续第二疗程。可按病情酌情增减或更换穴位。

（二）注意事项

（1）耳郭皮肤有炎性病变者不宜采用本法。

（2）一些患者可能对胶布过敏，压丸局部皮肤出现红色粟粒样丘疹并伴有瘙痒，不宜再贴。

（3）侧卧时，压丸处受压疼痛较著时，一般仅需局部稍放松一下胶布或移动一下位置即可缓解。

（4）对年老体弱、有严重器质性疾病及高血压患者，治疗时手法要轻柔，刺激量不宜过大，以防发生意外。如果患者有失眠症状，睡前 1 小时不宜按压。

（5）防止胶布潮湿或污染，以免引起皮肤炎症。

五、水针疗法

水针兼有针刺和药物注射的双重治疗作用，而且注入穴位的药物，又能增强和延长针感，所以又叫穴位注射疗法。该疗法除了针刺的即时效应外，还有治疗药物在穴位内发挥生物化学作用的慢效应，以及患者自身调节的后效应。内、外障眼病均可使用，尤适用于内障眼病，对中心性脉络膜视网膜病变、视神经萎缩等有良效。

（一）操作方法

（1）常规皮肤消毒，消毒范围直径 5cm 以上。

（2）左手绷紧注射穴位的皮肤，右手持注射器，对准穴位将针头刺入皮下或皮内，上下提插，询问患者，得酸胀感后将针芯回抽，如无回血，则可缓慢地推注药液，按组织松弛情况酌量注入，每个耳穴 0.1~0.5mL，头面部穴位，每穴注射药量以 0.5mL 左右为宜，四肢部穴位药量酌加。

（3）注射完毕后，针眼处可能稍有渗血或药液外溢，嘱患者轻压注射部位 5~10 分钟，不宜重压和按摩，让药液自然吸收即可。

（4）每日或隔日 1 次，一般 5~10 次为 1 个疗程，疗程间可休息 3~5 日。慢性病 1 个疗程结束后，休息 1 周，必要时则可继续治疗。

（二）注意事项

（1）局部皮肤有感染、瘢痕或有出血倾向及高度水肿者禁用此法。

（2）疲乏、饥饿、精神高度紧张时慎操作，患者因精神因素不能配合治疗的禁止注射。

（3）孕妇的下腹部、腰骶部及合谷、三阴交等穴不宜进行穴位注射，以防流产。

（4）凡能引起过敏反应的药物（青霉素、普鲁卡因），应先做皮肤过敏试验，阴性者方可应用。

（5）首次治疗或年老体弱者，注射部位不宜过多，药量也应酌情减少。每次应适当调整穴位。

六、穴位埋线疗法

穴位埋线疗法是传统中医穴位埋针法的改进，该法是将医用可降解的羊肠线埋入穴位，使之持续刺激穴位并兼有组织疗法的作用。利用肠线作为异性蛋白埋入穴位可提高机体应激、抗炎能力。尤其适宜于慢性、顽固性眼病的治疗。

（一）操作方法

（1）选好埋线穴位，并进行常规消毒。将消毒过的羊肠线放置在穿刺针管内的前段。

（2）对穿刺穴位进行局部浸润麻醉，铺上孔巾。

（3）进针及注线：左手拇、食指绷紧或捏起进针部位的皮肤，右手持针对准穴位迅速刺入皮下，将针送进所需的深度，上下提插，出现酸麻胀感后注入羊肠线，注入过程逐渐退出针身。

（4）退出针身后按压针口片刻，检查针口并消毒，盖上无菌纱布。

（5）2次为1个疗程，症状控制后可再埋1个疗程，以巩固疗效。两次埋线间隔时间一般为半个月。

（二）注意事项

（1）肺结核活动期、严重心脏病以及妊娠期禁用。

（2）埋线深度以置于皮下组织与肌肉之间为宜，羊肠线头不能暴露在皮肤外面，防止感染。

（3）埋线后3~4日，可能出现局部疼痛、全身疲乏、低热等反应，一般不经处理便会自行消失。

（4）严格执行无菌操作，预防感染。

第四节　眼病的预防

预防是防止致病因素侵袭和伤害机体，即预防疾病的发生。《内经》谓"圣人不治已病治未病"，也说明预防是中医治疗眼病必不可少的一部分。眼病的预防包括"未病先防"与"既病防变"两个方面。

一、未病先防

未病先防，就是在疾病发生之前，做好各种预防工作，以防止眼病的发生。对于眼病的预防，必须从调养身体、避免不良嗜好、提高机体正气、增强抗邪能力、防止病邪的侵害等方面着手。

（一）顺应四时，防止外邪侵袭

一年中有四季气候的变化，人体生理状态也随之变化。眼居高位，显露于外，易受外邪。如外感风热之邪伤目，可致胞睑红赤肿痛、白睛红赤、黑睛生翳、瞳神干缺等；疠气致病，发病急、变化快、传染性强，亦易伤目，并造成流行，如天行赤眼。说明人类生活于自然界，与自然界是一个不可分割的整体，眼病的生理、病理无不与自然环境的影响有关。只有遵从自然规律，使精神思想、生活起居、形体状况适应外在环境变化，才能预防疾病。

（二）调和七情，避免脏腑功能失调

七情是人的精神意识对外界事物的正常反应，一般情况下不会致病。在受到特定情志刺激条件下，可造成人体气机紊乱，脏腑阴阳气血失调，七情转变为致病因素，导致眼病的发生。如过度愤怒，可使肝的疏泄功能失常，肝气横逆，上冲于目，可致瞳孔散大，发生绿风内障、暴盲等。所以切勿过度喜怒，保持七情和畅，才能使百脉通畅，脏腑调和，预防眼病发生。

（三）饮食有节，起居有常

饮食有规律，起居有常度，是增强体质、提高抗病能力的重要措施。

1. 饮食有节

过饥则摄取不足，致气血生化之源缺乏，目失气血滋养而为病。过饱可使脾胃运化失司，食物不能及时腐熟，气血津液减少，眼目失养，亦会导致眼病。所以饮食须适量、有节制。

2. 不偏食、嗜食

日常生活中如择食、偏嗜、好吃零食，可致机体营养失衡，导致脏腑功能失调，产生眼病。如偏嗜辛热油腻者，使脾胃湿热内蕴，上蒸于睑，易发生胞睑疮疡性疾病，还可致眼病复发。因此，必须综合饮食，保持各种重要营养成分的综合均衡，才有利于眼病的预防。

3. 起居有常

起居有常是指生活起居、工作学习、文娱活动等都要适当安排且有规律。如生活起居失常，酒色娱乐过度，可耗血伤精，导致眼病的发生。保持正常的生活规律，可使身心愉悦、精力充沛，从而提高抗病能力。

二、既病防变

既病防变即指已经发生了某种眼病，防止这种眼病发生其他变症（并发症、继发症及后遗症）。病既已成，应及早发现并进行治疗，以防疾病的发展和传变，是中医"治未病"预防思想的另一重要内容。如《素问·八正神明论》云："上工救其萌芽……下工救其已成，救其已败。"有些疾病发展并非必然，如在治疗过程中，预防卡他性结膜炎引起的角膜病变，前葡萄膜炎引起的虹膜粘连，眼部化脓性病变引起的颅内感染等。因此，及时控制病情变化，以防疾病传变尤其重要。正如《难经·七十七难》云："治未病者，见肝之病，则知肝当传之与脾，故先实其脾气，无令得受肝之邪。"《审视瑶函》说："目之害者起于微，睛之损者由于渐。"

下篇

中医眼科优势病种诊疗经验

第四章　眼表疾病

第一节　睑缘炎

睑缘炎（blepharitis ciliaris）是睑缘皮肤、睫毛毛囊及其腺体的亚急性或慢性炎症，为眼科常见病。睑缘为皮肤与结膜移行处，富有腺体组织和脂性分泌物，暴露于外界易于沾染尘垢和病菌而发生感染。根据临床特点可分为三型：鳞屑性睑缘炎、溃疡性睑缘炎、眦部睑缘炎。

睑弦赤烂是以睑弦红赤、溃烂、刺痒为特征的眼病。又名风弦赤眼、沿眶赤烂、风沿烂眼、迎风赤烂等，俗称烂眼边。病变发生在眦部者，称眦帷赤烂；婴幼儿患此病者，称胎风赤烂。该病名最早见于《银海精微》。《诸病源候论·目病诸候·目赤烂眦候》认为："此由冒触风日，风热之气伤于目。"

【病因病理】

（一）中医病因病机

（1）脾胃蕴热，复受风邪，风热合邪触染睑缘，耗津化燥。

（2）脾胃湿热，外感风邪，风湿热三邪相搏，循经上攻睑缘而发病。

（3）心火内盛，风邪犯眦，引动心火，风火上炎，灼伤睑眦。

（二）西医病理改变

1. 鳞屑性睑缘炎

鳞屑性睑缘炎是由于眼睑皮肤皮脂腺及睑板腺分泌亢进，加上轻度感染所致，其他如物理、化学性刺激，睡眠不足，屈光不正及不注意眼部卫生都可促使其发生。

2. 溃疡性睑缘炎

溃疡性睑缘炎是由葡萄球菌感染，附加致病因素同鳞屑性睑缘炎。

3. 眦部睑缘炎

眦部睑缘炎是由莫－阿双杆菌感染所致，体质原因为维生素 B_2 缺乏或营养不良。

【临床表现】

（一）症状

1. 鳞屑性睑缘炎

（1）自觉症状轻微，或有睑缘轻度发痒。

（2）睑缘充血，在睫毛处皮肤表面有头皮屑样的鳞片，由于皮脂的溢出可与鳞屑相混形成黄痂，取去黄痂后露出充血、水肿的睑缘，没有溃疡，睫毛可脱落，但可再生。

（3）病变迁延者留有永久性的水肿、肥厚，丧失锐利的内唇而变得钝圆，下睑可外翻露出下泪小点，引起泪溢及下睑皮肤湿疹。

2. 溃疡性睑缘炎

（1）炎症与病情均较鳞屑性睑缘炎重，系睫毛毛囊、Zeis 和 Moll 腺化脓性炎症，开始睑缘毛囊根部充血，形成小脓包，继之炎症扩展进入周围结缔组织，皮脂溢出增多，与破溃脓疱的脓性物混合形成黄痂，睫毛胶黏成束状，拭之可出血。

（2）移去黄痂，睑缘高度充血，有小溃疡，睫毛可脱落，形成瘢痕。在睑缘有脓疱、溃疡和瘢痕同时存在。愈来愈多的睫毛破坏，形成睫毛秃。个别残留的睫毛由于瘢痕收缩，形成倒睫可触及角膜，引起角膜上皮脱落，甚至发生溃疡，脱落的睫毛不再生长。

（3）睑缘肥厚、水肿、长期不愈留有永久性眼睑变形，上下睑变短不能闭合，形成"兔眼"及暴露性角膜炎，甚至失明。下睑外翻导致泪溢、眼睑湿疹。

3. 眦部睑缘炎

（1）眦部发痒、刺痛。

（2）眦部皮肤发红、糜烂，常伴有近眦部的球结膜炎症性充血，也常同时伴有口角发炎。

（二）眼部检查

病变的程度、部位不同，临床可有不同表现。如可见睑缘潮红，睫毛根部及睫毛间附有细小糠皮样鳞屑，除去鳞屑后可见睑缘红赤，睫毛易脱落，但可再生；或见睑缘红赤糜烂、结痂，除去痂皮可见睫毛根部出脓、出血，睫毛胶黏成束，乱生或脱落，睫毛脱落后不能再生，日久则睫毛稀疏或成秃睫；或红赤糜烂等症表现在两眦部。

【治疗】

（一）治疗原则

去除诱因和避免刺激因素，如矫正屈光异常，治疗全身慢性病，保持生活规律，减少烟酒刺激，此外应注意加强营养和锻炼，增加机体抵抗力。本病辨证论治以祛风清热除湿为主，内治、外治相结合。

（二）辨证论治

1. 风热偏盛证

主症：睑弦赤痒，灼热疼痛，睫毛根部有糠皮样鳞屑；舌红苔薄，脉浮数。

治法：祛风止痒，凉血清热。

主方：银翘散加减。

常用药：金银花、连翘、竹叶、荆芥、牛蒡子、薄荷、淡豆豉、甘草、桔梗、芦根。

临证思考：风盛则痒，风热客于睑弦不散，则灼热刺痒；风热耗伤津液，故睑弦红赤，干燥而起皮屑。可加赤芍以增清热凉血之功；加蝉蜕、薏仁、乌梢蛇等以祛风止痒；加天花粉生津润燥。

2. 湿热偏盛证

主症：患眼痛痒并作，睑弦红赤溃烂，出脓出血，秽浊结痂，眵泪胶黏，睫毛稀疏，或倒睫，或秃睫；舌淡红，苔黄腻，脉濡数。

治法：清热除湿，祛风止痒。

主方：除湿汤加减。

常用药：连翘、滑石、车前子、枳壳、黄芩、黄连、木通、甘草、陈皮、茯苓、荆芥、防风。

临证思考：风湿热邪上攻睑弦，内热盛则红赤痒痛；湿热盛则赤痛溃烂，眵泪黏睫，则睫毛成束；睑弦溃烂，睑皮损伤，故倒睫或秃睫。如热甚，加金银花清热解毒；如湿甚，可加茵陈、萆薢清热利湿；如痒甚，加苦参、蛇床子、白鲜皮等除湿止痒。

3. 心火上炎证

主症：眦部睑弦红赤，灼热刺痒，甚或睑弦赤烂、出脓出血；舌尖红，苔薄，脉数。

治法：清心泻火，佐以祛风。

主方：导赤散合黄连解毒汤加减。

常用药：生地黄、木通、甘草梢、竹叶、黄连、黄柏、栀子、黄芩。

临证思考：心火素盛，复受风邪引动，风火上炎，灼伤睑眦，故眦部红赤，灼热糜烂。若风火炽盛，津液受灼，则眦部皮肤破裂出血。若红赤较甚者，可加赤芍、牡丹皮以凉血退赤；痒极难忍者，酌加刺蒺藜、防风、蝉蜕等以祛风止痒。

（三）外治

1. 熏洗

可选用白鲜皮、苦参、野菊花、蒲公英、蛇床子等药煎水熏洗，每日2~3次。熏洗前，应拭去鳞屑、脓痂。

2. 点眼

可选用清热类滴眼液或抗生素类滴眼液及眼膏。

（四）中成药及中药制剂

1. 阴虚血瘀证

（1）复方血栓通胶囊：口服，每次3粒，每日3次。

（2）脉络宁注射液：静脉注射，20mg，每日1次。

2. 肝气郁结证

龙胆泻肝丸：口服，每次3~6g，每日2次。

【验案举例】

案一：赵某，女，44岁。首诊时间：2018年3月14日。

主诉：双眼睑皮肤发红、痒，反复发作 2 年。

现病史：2 年前开始出现双眼睑皮肤发红、痒，间断应用狼毒抑菌软膏、曲安奈德益康唑乳膏、糠酸莫米松乳膏、皮白金草本乳膏等 1 年余，但是治疗效果不佳，症状反复。刻下症：平素怕热，自觉手脚发热，无汗，饮食喜辛辣并且不规律，口不渴，不欲饮水，入睡困难，焦虑，脾气急躁，大便不畅，小便及月经正常，舌质淡暗苔薄，舌体瘦，脉濡。

既往史：既往健康。

专科检查：视力：右眼 1.0，左眼 1.0；眼压：右眼 16.5mmHg，左眼 17.2mmHg，双眼睑皮肤发红、发痒、脱皮、增厚，内眦部周围严重（图 4-1）。双眼底大致正常。

诊断：西医诊断：双眼睑神经性皮炎。

中医诊断：风赤疮痍。

辨证：脾胃湿热证。

西医治则：抗炎，如局部使用皮质类固醇，局部或全身使用抗组胺药物。

中医治则：健脾祛湿清热。

处方：防风 10g，苦参 10g，夏枯草 10g，白鲜皮 12g，土茯苓 30g，蔓荆子 30g，生黄芪 20g，玄参 15g，生地黄 30g，枳壳 10g，木香 10g，川芎 10g，牛膝 10g，黄芩 10g，生甘草 6g。14 剂，水煎，取汁 300mL，以热蒸汽熏蒸 30 分钟，每日 2 次，待药液冷却后早晚分服。

复诊（2018 年 3 月 28 日）：共服药 2 周，自述 1 周后眼睑皮肤较前明显好转，服药 2 周后自觉大便通畅、眼睑微红、轻度瘙痒。效不更方。

复诊（2018 年 5 月 15 日）：停药 1 个月后复诊，现眼睑红肿基本消退，已经不痒，脱皮减少，眼睑皮肤肿胀消退（图 4-2），饮食尚可，睡眠较前好转，精神状态明显好转，小便及月经正常，舌质淡苔薄，脉濡。尚未痊愈，再次调方。

处方：白鲜皮 15g，防风 15g，苦参 15g，黄连 15g，玄参 20g，生地黄 30g，蔓荆子 30g，土茯苓 30g，柴胡 6g，枳壳 10g，赤芍 12g，白芍 12g，川芎 10g，当归 15g，生甘草 6g。14 剂，服用方法、医嘱同前。

按语：在本病例中，该患者长期西药外用治疗，病情反复，遂求助于中医治疗，依据中医眼科理论"五轮学说"，如《银海精微·五轮八廓总论》所述："肝属木，曰风轮，在眼为乌睛；心属火，曰血轮，在眼为二眦；脾属土，曰肉轮，在眼为上下胞睑；肺属金，曰气轮，在眼为白仁；肾属水，曰水轮，在眼为瞳人。"将眼局部分为五部分，即胞睑、两眦、白睛、黑睛和瞳神，又称肉轮、血轮、气轮、风轮与水轮，分别与肝、心、脾、肺、肾五脏相对应。又根据患者刻下症状及舌脉，辨证属脾胃湿热证，应用健脾祛湿清热法治疗，选取生黄芪、木香、枳壳健脾理气；生地黄、玄参、土茯苓祛湿滋阴凉血；苦参、黄芩、夏枯草清热燥湿泻火；防风、白鲜皮、蔓荆子祛湿止痒；川芎、牛膝活血，甘草调和诸药，共奏健脾祛湿清热之功。在全身辨证施治的同时，配合中医传统熏洗外治法，用药汁趁热在局部熏蒸，使眼睑腺管扩张，血液循环改善，改变睑板腺脂质状态。促进导管内的睑脂的分泌排出，清洁睑缘和分泌物，通过一药二用，内外结合，全身治疗与局部治疗相结合，患者症状和体征均得以减轻。

案二：仇某，女，52 岁。首诊时间：2018 年 5 月 22 日。

主诉：左眼睑红、肿 6 个月。

现病史：6 个月前无明显诱因突然出现左眼发红、肿胀，于当地医院就诊，诊断为"眼睑炎"，给予典必殊眼膏、普拉洛芬滴眼液治疗，使用后自觉症状有所缓解，但停药后病情反复。3 个月前左眼开始流泪，伴有少量分泌物，于当地医院就诊，给予富马酸依美斯汀滴眼液、普拉洛芬滴眼液、盐酸左氧氟沙星眼用凝胶、氟米龙滴眼液治疗，用药后有所缓解，但近一周自觉左眼肿胀加重，伴右眼睑周围皮肤瘙痒肿胀，为求进一步诊疗，于我院门诊就诊。刻下症：身体其他部位未见异常，平素饮食正常，口不渴，无发热、汗出、怕冷等，二便正常，舌质淡，苔薄，脉缓。

既往史：既往体健。

专科检查：视力：右眼 1.0，左眼 1.0；眼压：右眼 19.2mmHg，左眼 24.9mmHg，患者左眼上、下睑缘皮肤红肿、粗糙，结膜充血（++），乳头（++），滤泡（++），右眼睑皮肤瘙痒略肿胀（图 4-3）。

诊断：西医诊断：睑缘炎（左眼）。

中医诊断：眼弦赤烂。

辨证：湿毒浸淫证。

西医治则：清洁睑缘，去除诱因和避免刺激因素，局部抗炎。

中医治则：清热解毒除湿。

处方：苦参 12g，白鲜皮 15g，黄芩 10g，玄参 20g，土茯苓 30g，蔓荆子 30g，防风 10g，金银花 15g，陈皮 10g，夏枯草 10g，山药 10g，苍术 10g，白术 10g，生黄芪 15g。14 剂，水煎服，取汁 300mL，早晚分服，在内服之前先加热，运用加热中药产生的蒸汽外熏眼睑，待药液变常温后内服。

复诊（2018 年 6 月 4 日）：自述服用中药 2 周后左眼眼睑红肿明显减轻，右眼痒感减轻（图 4-4），余无不适，舌质淡，苔薄，脉缓。原方去玄参 20g，陈皮 10g，夏枯草 10g，山药 10g，加当归 10g，龙胆草 10g，枳壳 10g，柴胡 10g，泽泻 10g。

处方：苦参 20g，生黄芪 20g，白鲜皮 20g，黄芩 20g，土茯苓 30g，蔓荆子 30g，防风 10g，当归 10g，龙胆草 10g，枳壳 10g，柴胡 10g，泽泻 10g，金银花 15g，苍术 10g，白术 10g。14 剂，服用方法、医嘱同前。

复诊（2018 年 6 月 21 日）：自述服用中药半月余，左眼眼睑红肿较前明显改善（图 4-5），左眼睑皮肤颜色恢复正常，红肿消失，右眼已经不痒，余无不适，舌质淡红，苔薄，脉缓。效不更方，继服 2 周。

按语：在本病例中，该患者在起病初期应用眼膏、滴眼液外用治疗，效果反复，遂求助于中医治疗，根据中医眼科理论，辨证属湿毒浸淫之证，予以清热解毒除湿之法，选取苦参、白鲜皮、黄芩、土茯苓、金银花清热解毒止痒，夏枯草、防风、苍术、白术祛风解毒除湿，蔓荆子清利头目，山药顾护脾胃，并且根据症状变化调整药方。此外，在本病的治疗过程中，嘱咐患者在服药之前利用加热药物产生的蒸汽外熏眼睑皮肤，使得药物治疗直接作用于患处，并配合内服加强治疗效果，为本病治疗的一大特点。该患者应用中药内服和外熏治疗后，睑缘炎得到有效的控制，并且随访并未复发。由此可见，通过中医眼科理论辨证论治，治疗睑缘炎取得了令人满意的效果，为临床上治疗本病拓宽了思路。

【现代研究】

孙旭光等对 2009 年 1 月至 2012 年 7 月间在北京市同仁医院眼科门诊临床诊断为睑缘炎的 438 例患者的一般情况、眼部症状和体征进行分析，总结睑缘炎患者的临床特征。对患者进行临床程度分级，给予相应的治疗，并分析其疗效。主要指标包括睑缘情况、相关结膜及角膜病变及泪液质量。对不同程度睑缘炎的患者分布、并发角结膜病变的患者分布及并发干眼的患者分布进行卡方检验。结论：睑缘炎主要发生于成年人，常会引起干眼及相关性角结膜病变。临床医师须对其重视，并根据临床体征进行诊断和分级并给予治疗。其中，对睑缘局部症状的治疗是关键。

郭承伟等采用中药熏洗配合睑缘局部外洗治疗睑缘炎，取得较好疗效。方法：白菊花 15g，苦参 9g，五倍子 10g，黄连 10g，薏仁 10g，荆芥 10g，防风 10g，铜绿 1.5g，鹅不食草 10g，艾叶 10g，川椒 6g，川芎 10g，水煎外洗。每日 3 次，每次 10~15 分钟。外加睑缘清洁、热敷、按摩，以解除睑板腺开口阻塞状态；同时应用复方妥布霉素眼膏外涂。对病情特别严重者，配合使用复方甘草酸单铵注射液静脉给药，每日 1 次。治疗后，睑缘状态明显改善，栓塞解除，充血减轻，自觉症状消除或减轻。另外在治疗期间注意饮食调理，避免辛辣饮食及饮酒。

【述评与体会】

睑缘炎属于中医学"睑弦赤烂"范畴，是由于风湿热邪蕴结引起，以胞睑边缘赤肿溃烂、刺痒灼痛为主要表现的眼病。《审视瑶函》中说："风木克乎脾络，故迎风即作赤烂，血虚……故无风常作烂赤。"《诸病源候论》中说："此由冒触风日，风热之气伤于目，而眦睑皆赤烂，见风弥甚。"可见本病与脾胃蕴热、外感风邪有关。有研究表明，根据中医辨证论治，中药内服和外用熏洗可以治疗睑缘炎，可以取得较好的效果。

第二节　细菌性结膜炎

正常情况下结膜囊内可存在细菌，大约 90% 的人结膜囊内可分离出细菌，其中 35% 的人更可分离出一种以上的细菌，这些正常菌群主要是表皮葡萄球菌（>60%）、类白喉杆菌（35%）和厌氧的痤疮丙酸杆菌。这些细菌可通过释放抗生素样物质和代谢产物，减少其他致病菌的侵袭。当致病菌的侵害强于宿主的防御功能或宿主的防御功能受到破坏时，如干眼症，长期使用类固醇皮质激素等，即可发生感染。患者眼部有荚膜炎症和脓性渗出物时，应怀疑细菌性结膜炎。按发病快慢可分为超急性（24 小时内）、急性或亚急性（几小时至几天）、慢性（数天至数周）。按病情的严重情况可分为轻、中、重度。急性结膜炎患者均有不同程度的结膜充血和结膜囊脓性、黏液性或黏脓性分泌物。急性结膜炎通常有自限性，病程在 2 周左右，局部有效治疗可以减少发病率和疾病持续时间，给予敏感抗生素治疗后，在几天内痊愈。慢性结膜炎无自限性，治疗较棘手。

结膜炎归属于中医学"暴风客热"范畴。暴风客热是指猝然感受风热之邪，而致白睛暴发以红赤肿胀、灼热痒痛为主要特征的眼病。该病名首载于《银海精微·卷之上》，又名暴风客热外障、暴疾风热外障，俗称暴发火眼。《秘传眼科龙木论·暴风客热外障》对本病症状记载较详细，书中说："此眼初患之时，忽然白睛胀起，郁覆乌睛和瞳人，或痒或痛，泪出难开。"关于该病病因，《秘传眼科龙木论·暴风客热外障》认为："此是暴风兼客热，来侵肺脏不安宁。"本病多发于盛夏或春秋之季，可散发，也可通过毛巾、水、手等为传播媒介而流行于学校、幼儿园、家庭等集体场所。本病发病迅速，多为双眼先后或同时罹患，一般在发病后 3~4 天症状最重，1~2 周痊愈，预后良好。若失于调治，则病情迁延，可演变成慢性，或发生黑睛星翳。该病类似于西医学的急性细菌性结膜炎。

【病因病理】

（一）中医病因病机

风热之邪侵袭，客于内热阳盛之体，内外合邪，风热相搏，客留肺经，上犯白睛，猝然发病。

（二）西医病理改变

超急性结膜炎常见病原菌为淋病奈瑟菌、脑膜炎奈瑟菌，急性或亚急性结膜炎常见病原菌为流感嗜血杆菌、肺炎链球菌、Koch-Week 杆菌、金黄色葡萄球菌，慢性结膜炎常见病原菌为金黄色葡萄球菌、Morax-Axenfeld 双杆菌、变形杆菌、大肠埃希菌、假单胞菌属。其他较少见的细菌有结核分枝杆菌、白喉杆菌等。慢性结膜炎可由急性结膜炎治疗不当演变而成，也可能是 Morax-Axenfeld 双杆菌、链球菌或其他毒力不强的菌类感染后一开始就呈慢性炎症过程，发病无季节性。还可由不良环境刺激如粉尘或化学烟雾等，眼部长期应用有刺激性的药物、屈光不正、烟酒过度、睡眠不足等引起。很多患者同时存在睑内翻倒睫，以及慢性泪囊炎、慢性鼻炎等周围组织炎症。

【临床表现】

（一）症状

患眼猝感刺痒交作，碜涩疼痛，灼热流泪。全身可见恶寒发热，头痛鼻塞，便秘溲赤等。急性乳头状结膜炎伴有卡他性或黏脓性渗出物者是多数细菌性结膜炎的特征性表现。起先单眼发病，通过手接触传播后波及双眼。患者眼部有刺激感和充血，晨间醒来睑缘有分泌物，起初分泌物呈较稀的浆液性，随病情进展变成黏液性及脓性。偶有眼睑水肿，视力一般不受影响，角膜受累后形成斑点状上皮混浊可引起视力下降。细菌性结膜炎乳头增生和滤泡形成的严重程度取决于细菌毒力（包括侵袭力）。白喉杆菌和溶血性链球菌可引起睑结膜面膜或伪膜形成。

（二）眼部检查

胞睑红肿，白睛臃赤，甚者状如鱼鳔，眵多黏稠。严重者可附有灰白色伪膜，拭之又生。

【治疗】

（一）治疗原则

去除病因，抗感染治疗，在等待实验室结果时，医生应开始局部使用广谱抗生素，确定致病菌属后给予敏感抗生素。根据病情轻重等因素，可选择结膜囊冲洗、局部用药、全身用药或联合用药。切勿包扎患眼，但可戴太阳镜以减少光线的刺激。超急性细菌性结膜炎治疗应在诊断性标本收集后立即进行，以减少潜在的角膜及全身感染的发生，局部治疗和全身用药并重。成人急性或亚急性细菌性结膜炎一般选择滴眼液。儿童宜选择眼膏，避免哭泣时滴眼液随眼泪排出，而且其作用时间更长。慢性细菌性结膜炎治疗基本原则与急性结膜炎相似，需长期治疗，疗效取决于患者对治疗方案的依从性。各类结膜炎波及角膜时应按角膜炎治疗原则处理。内治以祛风清热为基本治则，应根据本病的特点，局部结合整体，详辨风重与热重，或风热并重之不同；外治可用清热解毒中药点眼或熏洗，或抗生素滴眼液点眼。

（二）辨证论治

1. 风重于热证

主症：痒涩刺痛，畏光流泪，眵多黏稠，胞睑肿胀，白睛红赤；可伴有头痛鼻塞，恶风发热；舌质红，苔薄白或微黄，脉浮数。

治法：疏风解表，兼以清热。

主方：银翘散加减。

常用药：金银花、连翘、竹叶、荆芥、牛蒡子、薄荷、淡豆豉、甘草、桔梗、芦根。

临证思考：病变初起，风热之邪上犯白睛，风邪作祟，内热不重，故辨证以胞睑肿胀、白睛红赤、痒痛多眵等眼症及全身症状为要点。若白睛红赤明显，可加野菊花、牡丹皮、紫草以清热解毒、凉血退赤；目痒多泪明显，可加桑叶、白蒺藜、蔓荆子等疏风清热止泪。

2. 热重于风证

主症：目痛灼热，怕热畏光，热泪如汤，眵多黄稠，胞睑红肿，白睛红赤浮肿，甚至高于黑睛；全身兼见口渴烦躁，溲赤便秘；舌质红，苔黄，脉数。

治法：清热泻火，兼以祛风。

主方：泻肺饮加减。

常用药：石膏、赤芍、黄芩、桑白皮、枳壳、川木通、连翘、荆芥、防风、栀子、白芷、羌活、甘草。

临证思考：内有积热，外感风热，内外合邪，邪热为甚，上犯于目，故辨证以白睛红赤臃肿、目痛灼热、眵多黄稠等眼症，以及全身实热症状和舌脉为要点。白睛赤肿浮臃者，重用桑白皮，酌加葶苈子、桔梗以泻肺利水消肿；白睛红赤明显，可加牡丹皮、生地黄以清热解毒、凉血退赤；大便秘结者，加生大黄、芒硝以通腑泄热。

3. 风热并重证

主症：患眼灼热疼痛，刺痒较重，恶热畏光，泪热眵结，白睛红赤肿胀；兼见头痛鼻塞，恶寒发热，口渴思饮，便秘溲赤；舌红苔黄，脉数。

治法：祛风清热，表里双解。

主方：防风通圣散加减。

常用药：防风、川芎、大黄、白芍、连翘、麻黄、芒硝、薄荷、当归、滑石、甘草、黑山栀、桔梗、石膏、荆芥、黄芩、生姜、白术。

临证思考：患者平素内热较重，复感风热之邪，表里交攻，故辨证以患眼灼热疼痛、刺痒交作、白睛赤肿等眼症与全身风热并重之症为要点。根据恶寒发热的轻重和便秘溲赤等程度加减化裁。若热毒偏盛，去麻黄、川芎辛热之品，加金银花、蒲公英、野菊花以清热解毒；若刺痒较重，加蝉蜕、白蒺藜、蔓荆子以祛风止痒。

（三）外治

1. 点眼

清热解毒类眼药、抗生素滴眼液或眼膏点眼。

2. 熏洗

可选用蒲公英、紫花地丁、野菊花、黄连、黄芩、连翘等清热解毒之品，煎水熏洗患眼，每日 2~3 次。

（四）其他治法

1. 中成药

根据证型，热重于风者可选用黄连上清丸口服。

2. 针刺疗法

（1）体针疗法：以泻法为主，可取合谷、曲池、攒竹、丝竹空、睛明、风池、太阳、外关、少商，每次选 3~4 穴，每日针 1 次。

（2）放血疗法：点刺眉弓、眉尖、太阳穴、耳尖，放血 2~3 滴以泄热消肿，每日 1 次。

（3）耳针疗法：选眼、肝、目 2、肺穴，留针 20~30 分钟，可间歇捻转，每日 1 次。

【验案举例】

何某，男，75 岁。首诊时间：2016 年 3 月 9 日。

主诉：左眼眼红，分泌物多 2 日。

现病史：患者 2 日前突发左眼眼红、疼痛，眼眵多，在当地药房自行购用消炎滴眼液（具体不详），效果不明显，为求诊治来我院。刻下症：除眼部症状，还伴口渴、小便黄、大便秘结、心烦急躁。

既往史：既往体健。

专科检查：视力：双眼 0.8；眼压：右眼 11.3mmHg，左眼 12.5mmHg。左眼结膜充血（+++），结膜囊可见黄色黏稠状分泌物，角膜清，KP（-），Tyn（-），前房中深，瞳孔圆，晶体透明。眼底（原瞳）未见异常（图 4-6）。

诊断：西医诊断：急性细菌性结膜炎（双眼）。

　　　中医诊断：暴风客热。

　　　辨证：风热客肺证。

西医治则：去除病因、抗感染。

中医治则：清热泻肺。

处方：（1）中药口服：生石膏 15g，金银花 15g，蒲公英 15g，黄芩 10g，桑白皮 10g，栀子 10g，羌活 10g，荆芥 10g，防风 10g，白芷 10g，连翘 10g，赤芍 10g，木通 10g，枳壳 10g，甘草 6g。7 剂，水煎，每日 1 剂，分 2 次温服。

（2）外治：外眼方熏蒸 3 次。药物组成：黄芩 4g，黄连 4g，鱼腥草 4g，金银花 4g，薄荷 4g，冰片 1g。

（3）左氧氟沙星滴眼液 1 支，双眼，每 2 小时 1 次。鱼腥草滴眼液 1 支，双眼，每日 3 次。

医嘱：①严格注意个人卫生和集体卫生。②急性期患者需隔离，以避免传染，防止流行。③禁辛辣炙煿之品。

复诊（2016 年 3 月 16 日）：用药 1 周后，左眼结膜充血减轻，眵泪量少，舌质红，苔微黄，脉浮数（图 4-7）。继服原方 3 剂。左氧氟沙星滴眼液改为每日 3 次。

按语： 风热之邪侵扰于上，兼心肺素有积热，故患者双眼与全身症状均以实热之证为主；胞睑及白睛红肿，畏光羞明，口渴溺黄，大便秘结，烦躁不安，舌苔黄，脉浮数等，皆是热重之象。治宜清热泻肺。生石膏、黄芩、桑白皮、栀子清泻肺胃火邪；金银花、蒲公英清热解毒；羌活、荆芥、防风、白芷、连翘祛风散结消肿；赤芍活血消滞；木通清降通利，导热下行，使热从小便出。前人认为，凡白睛肿胀浮起者，乃肺气逆上而行。故用枳壳理气下气，肺气下降则肿消；甘草调和诸药。诸药合用，使风热毒邪俱去，暴风客热诸症则消。急性细菌性结膜炎一般是双眼同时或先后发病，患者诊治及时，避免了对侧眼发病，减轻痛苦。

【现代研究】

（一）临床研究

金明等以超声雾化器为载体，观察清热明目方治疗急性结膜炎的临床疗效。结论提示：清热明目方经超声雾化法治疗急性结膜炎可以较快地改善症状，缩短疗程，疗效确切；超声雾化法科学有效，用超声雾化法清热明目方治疗急性结膜炎在改善症状眼痒、异物感、烧灼感及结膜刺激征方面效果明显；利用超声雾化法清热明目方治疗急性结膜炎有良好的应用前景，但其具体的作用及机理尚需进一步探讨。

（二）实验研究

金明等研究清热明目方经超声雾化法对结膜炎模型的疗效。建立日本大耳白家兔的结膜炎模型，除正常组 6 只外，随机分为模型组、阳性对照组、清热明目组，每组 6 只。结果显示：利用超声雾化法清热明目方治疗，方中的成分薄荷脑可以通过血－房水屏障；虽然房水浓度检测结果为黄芩苷不能通过血－房水屏障，但因房水中所获得的黄芩苷色谱峰较大，有望通过方法改进或优化进行进一步研究。对家兔结膜炎模型病理组织学观察，在炎症细胞减少的同时减轻了对结膜上皮细胞的刺激，维持了杯状细胞的功能，保护眼表结构的完整性。预后良好。

金明等使用斑蝥酊诱发日本大耳白家兔结膜炎，研究清热明目方超声雾化法对结膜炎模型的疗效作用机制。结果显示：对家兔结膜炎模型的相关炎性因子 IL-1β、IL-6 和 TNF-α 进行免疫组织化学定位，并进行定性分析，表明结膜炎与其有密切的关系。结膜上皮炎性因子的表达可以反映疾病的严重程度。但若要对结膜炎与炎性因子的关系进行更好的解释，尚需进一步的研究。

金明等通过观察 DM 大鼠结膜囊菌群是否有改变，研究 DM 大鼠微环境改变及易感性如何变化。结果显示：DM 大鼠结膜囊菌群数量增多、种类改变，提示大鼠结膜囊微环境发生变化且导致其易感性增加。

【述评与体会】

细菌性结膜炎属于中医学"暴风客热"范畴，是指猝然感受风热之邪的侵袭，而致白睛暴发以红赤肿胀、灼热痒痛为主要特征的眼病。结膜属中医之白睛，白睛为五轮中之气轮，内应于肺，而肺与大肠相表里。故白睛疾患多从肺及大肠论治，白睛暴露于外，易受风、热外邪及温病之气侵袭，加之素有肺火亢盛，湿热内蕴，内外合邪交攻于目而致病。本病最早见于《银海精微》，病因病机多因外感风热邪毒，风热相搏。本病发病急骤，病因主要为外感风热。治疗时应根据局部检查，结合全身脉证，辨证分型施治，并参合病因的不同，而分别采取疏风、清热、解毒、泻火等治疗方法。"邪之所凑，其气必虚"，对本病还应注意病邪与正气的关系。

第三节　病毒性结膜炎

病毒性结膜炎（viral conjunctivitis）是一种常见的由病毒引起的结膜炎症，病变程度因个体免疫状况、病毒毒力大小不同而存在差异，通常有自限性。腺病毒感染性结膜炎症是一种重要的病毒性结膜炎，主要表现为急性滤泡性结膜炎，常合并有角膜病变。本病传染性强，可散在或流行性发病。腺病毒是一种脱氧核糖核酸病毒，不同型别的腺病毒引起的病毒性结膜炎可有不同的临床表现，同样的临床表现也可由几种不同血清型的腺病毒所引起。流行性角结膜炎是一种强传染性的接触性传染病，由腺病毒 8、19、29 和 37 型（人腺病毒 D 亚组）引起；流行性出血性结膜炎是由 70 型肠道病毒（偶由 A24 型柯萨奇病毒）引起的一种暴发流行的自限性眼部传染病。

根据中医证候特点，流行性角结膜炎可归属于中医学"天行赤眼暴翳"（《古今医统大全·眼科》）范畴，又名"大患后生翳"（《银海精微》）；流行性出血性结膜炎属中医学"天行赤眼"（《银海精微》）范畴，又称"天行后赤眼外障"（《秘传眼科龙木论》）、"天行赤目"（《世医得效方》）、"天行气运"（《目经大成》）、"天行赤热证"（《证治准绳》）。

【病因病理】

（一）中医病因病机

本病多因猝感疫疠之气，上犯白睛，或肺胃蕴热，兼感疫毒，内外合邪，上攻于目，疫热伤络，故而突发白睛红赤，且相互传染。

（二）西医病理改变

病原体为微小型核糖核酸（RNA）病毒中的 70 型肠道病毒。偶由 A24 柯萨奇病毒引起。

【临床表现】

（一）症状

自觉症状明显，有明显眼红、畏光、流泪、异物感、分泌物和剧烈眼痛等。

（二）眼部检查

眼睑及结膜充血水肿，球结膜点状或片状出血，睑结膜有滤泡。耳前淋巴结肿大。角膜上皮有一过性、细小点状的上皮型角膜炎。

（三）辅助检查

眼分泌物涂片或结膜刮片镜检见单核白细胞增多。

（四）诊断、分型与鉴别诊断

1. 诊断

发病迅速，双眼先后发病，常有相关接触史；自觉碜涩疼痛，畏光流泪，泪多眵稀，耳前多伴有肿核，按之疼痛；白睛红赤浮肿，黑睛出现星点翳障，多位于黑睛中部。

2. 分型

临床上按病程分为急性和慢性两组，以前者多见，包括流行性角结膜炎、流行性出血性结膜炎、咽结膜热、单纯疱疹病毒性结膜炎和新城鸡瘟结膜炎等；慢性病毒性结膜炎包括传染性软疣性睑结膜炎、水痘－带状疱疹病毒性睑结膜炎、麻疹性角结膜炎等。

3. 鉴别诊断

本病应与慢性滤泡性结膜炎、急性细菌性结膜炎鉴别。慢性滤泡性结膜炎常见于儿童及青少年，皆为双侧，下穹隆及下睑结膜见大小均匀、排列整齐的滤泡，无融合倾向，结膜充血并有分泌物，但不肥厚，数年后不留痕迹而自愈，无角膜血管翳。急性细菌性结膜炎临床表现为患眼红、烧灼感，或伴有畏光、流泪，结膜充血、中等量黏脓性分泌物，夜晚睡眠后，上下睑睫毛常被分泌物黏合在一起，结膜囊分泌物培养细菌阳性。

【治疗】

（一）治疗原则

必须采取措施减少感染传播。所有接触感染者的器械必须仔细清洗消毒，告知患者避免接触眼睑和泪液，经常洗手。当出现感染时尽可能避免人群之间的接触。治疗无特殊，局部冷敷和使用血管收缩剂可减轻症状，急性期可使用抗病毒药物抑制病毒复制，如干扰素滴眼剂、0.1%碘苷、0.1%利巴韦林、4%吗啉胍等，每小时1次。合并细菌感染时加用抗生素治疗。出现严重的膜或假膜、上皮或上皮下角膜炎引起视力下降时，可考虑使用皮质类固醇眼药水。病情控制后，应减少皮质类固醇眼药水的点眼频度至每天1次或隔天1次。应用中要注意逐渐减药，不要突然停药，以免复发；另外还要注意激素的副作用。肺肝同病为本病的特点，故治疗时不能因白睛红赤肿痛消退就放松黑睛星翳的治疗，否则会造成黑睛星翳迁延难愈。

（二）辨证论治

1. 初感疠气证

主症：目痒碜痛，羞明流泪，眼眵清稀，胞睑微肿，白睛红赤浮肿，黑睛星翳稀疏；兼见头痛发热、鼻塞流涕；舌红，苔薄白，脉浮数。

治法：疏风清热，退翳明目。

主方：菊花决明散加减。

常用药：决明子、石决明、木贼草、防风、羌活、蔓荆子、甘菊花、炙甘草、川芎、石膏、黄芩。

临证思考：疠气初感肺金，引动肝火，上犯白睛、黑睛，故辨证以白睛红赤浮肿、黑睛星翳稀疏之眼症及全身症状为要点。宜去方中之羌活，常于方中加蝉蜕、白蒺藜以祛风退翳；若白睛红赤浮肿明显者，加桑白皮、金银花以清热泻肺。

2. 肝火偏盛证

主症：患眼碜涩刺痛，畏光流泪，视物模糊，黑睛星翳簇生，抱轮红赤；兼见口苦咽干，便秘溲赤；舌红，苔黄，脉弦数。

治法：清肝泻火，退翳明目。

主方：龙胆泻肝汤加减。

常用药：龙胆草、黄芩、栀子、泽泻、木通、车前子、当归、生地黄、柴胡、甘草。

临证思考：素体内热较盛，外邪引动肝火，内外合邪，上犯于目，故辨证以抱轮红赤、黑睛星翳簇生、口苦咽干及舌脉等全身症状为要点。常于方中加蝉蜕、密蒙花、谷精草以增疏风清热退翳之功。

3. 余邪未清证

主症：目珠干涩，白睛红赤渐退，但黑睛星翳未尽；舌红少津，脉细数。

治法：养阴祛邪，退翳明目。

主方：消翳汤加减。

常用药：木贼草、密蒙花、当归、生地黄、蔓荆子、枳壳、川芎、柴胡、甘草、荆芥、防风。

临证思考：热邪伤津，余邪未尽，故辨证以目珠干涩，尚有黑睛星翳及舌脉等症状为要点。常于方中加沙参、麦冬、天冬以助养阴生津；黑睛有翳、羞明者，宜加石决明、谷精草、乌贼骨以清肝明目退翳。

（三）外治

1. 点眼

0.2%鱼腥草眼药水，每日6次，症状严重者可1小时2次。亦可选抗病毒眼药水，配合抗生素眼药水滴眼。若黑睛星翳簇生，可配用促进黑睛表层愈合的眼药。

2. 熏洗

选用大青叶20g，金银花15g，蒲公英30g，决明子20g，野菊花15g等清热解毒之品，煎汤熏洗患眼，每日2~3次。

【验案举例】

康某，女，41岁。首诊时间：2016年6月2日。

主诉：双眼发红、疼痛20余天，加重1天。

现病史：患者20余天前出现双眼发红、疼痛，于附近医院就诊，诊为病毒性结膜炎，予抗病毒滴眼液（阿昔洛韦滴眼液），症状好转后停药。1天前再次出现眼红、疼痛，偶有眼干，为求进一步诊治来我处。刻下症：两目红赤，涩而不利，疼痛，眵泪多，舌质红，苔薄，脉细数。

既往史：既往体健。

专科检查：视力：双眼1.0；眼压：右眼17.2mmHg，左眼15.1mmHg。双眼结膜充血（+++），滤泡（++），结膜囊可见水样较清稀分泌物，角膜清，KP（-），Tyn（-），前房中深，瞳孔圆，晶体透明。眼底（原瞳）未见异常。

诊断：西医诊断：病毒性结膜炎。

　　　　中医诊断：天行赤眼。

　　　　辨证：余邪未清证。

西医治则：去除病因，抗病毒治疗。

中医治则：养阴祛邪，退翳明目。

处方：（1）中药口服：木贼草15g，密蒙花15g，当归20g，生地黄20g，蔓荆子15g，枳壳10g，川芎10g，柴胡15g，甘草6g，荆芥10g，防风15g。3剂，水煎，每日1剂，分2次温服。

（2）外治：外眼方熏蒸 3 次。药物组成：黄芩 4g，黄连 4g，鱼腥草 4g，金银花 4g，薄荷 4g，冰片 1g。

（3）更昔洛韦眼用凝胶 1 支，双眼，每日 4 次。鱼腥草滴眼液 1 支，双眼，每日 3 次。

医嘱：①注意个人卫生，不用脏手、脏毛巾揉擦眼部。②毛巾等生活用品应注意消毒，防止传染。③禁辛辣炙煿之品。

复诊（2016 年 6 月 6 日）：用药 3 天后，两目红赤减轻，干涩、疼痛止，自觉偶有异物感，继服原方 3 剂。

复诊（2016 年 6 月 9 日）：两目偶有赤痛，但不耐久视，且视物欠清，舌质暗红，苔薄，脉细。提示肝阴未复，故治疗当滋肝阴。

处方：生地黄 15g，白芍 10g，枸杞子 10g，菊花 10g，桑椹 15g，玄参 15g，谷精草 10g，密蒙花 10g，甘草 6g。5 剂，水煎，每日 1 剂，分 2 次温服。同时携外眼方 3 剂于家中治疗，不适随诊。

按语： 眼科有风热之说，凡见火证，无论有风、无风，无不称为风热，多从肝治。肝开窍于目，目疾总不离乎肝；遵从热邪伤阴，顾护肝阴理念；后期重在养肝阴。方中荆芥、防风、柴胡升发退翳；蔓荆子、密蒙花明目退翳；川芎、当归、枳壳活血退翳；生地黄益血养阴，又防辛散耗阴；甘草协调诸药。临证中常于方中加沙参 10g，麦冬 10g，以助养阴生津；白睛红赤未尽者，加菊花 10g，黄芩 10g，蝉蜕 5g，以清解余邪；黑睛有翳，羞明者，加石决明 10g，谷精草 10g，乌贼骨 10g，以清肝明目退翳；大便干燥者，加火麻仁 10g，以润肠通便。

【现代研究】

彭媛等观察分析综合疗法治疗病毒性结膜炎的疗效，综合疗法包括中药银翘散加减内服、耳尖放血和更昔洛韦眼用凝胶联合左氧氟沙星滴眼液点眼，并对比用西药更昔洛韦眼用凝胶联合左氧氟沙星滴眼液点眼。观察组在治愈率、总有效率和缩短病程方面都优于对照组；在治疗病毒性结膜炎方面，观察组和对照组都有明显的作用，且观察组优于对照组。相比用西药更昔洛韦眼用凝胶联合左氧氟沙星滴眼液点眼，综合疗法在治疗病毒性结膜炎方面有更加明显的优势，值得进一步推广使用。

夏承志等观察中医药内外治结合治疗病毒性结膜炎的疗法。采用随机分组对照将 68 例 96 眼病毒性结膜炎患者随机分成 2 组，对照组 34 例 47 眼运用纯西医疗法予 0.1% 阿昔洛韦眼液、α 干扰素眼液、迪可罗眼膏等，观察组 34 例 49 眼运用中医辨证内服中药加眼部中药液熏蒸治疗。病情稳定后，随诊观察 4~8 周，比较两组疗效。结论：中医药内外治结合治疗病毒性结膜炎疗效确切，能迅速改善患者的刺激症状。

【述评与体会】

病毒性结膜炎来势急，流行迅速，多为实证、热证。属白睛疾病，为气轮，内应于肺。中医学认为，本病多因猝感时气疫疠邪毒所致，或肺经积热，累犯肝经，肝胆实火上炎，内外合邪，交攻于目而发病。疫疠之气、肺热、肝火循经上扰清窍，伤及血络，迫血妄行，溢于白睛，内外胶结相煽，故现白睛红赤、珠肿、流泪畏光、沙涩疼痛、眵多胶黏诸证。治疗以疏风清热、清肝泻火为原则。

病毒性结膜炎通过接触可传染，虽然不会影响视力及引发严重并发症，但由于其发病速度极快，传染性较强，波及范围较广，且呼吸道会出现一系列感染症状，所以在其流行期间会对患者的生活造成极大不便和严重影响，有些患者的病程会较长，这样就会增大传播的可能性，故临床上治疗此病，如何能缩短病程，提高治疗效果，减少复发，是控制本疾病流行的关键所在。

对于病毒性结膜炎的治疗，仅通过目前采用的局部抗病毒眼药水滴眼治疗起效慢，且治疗时间长，无法达到预期疗效。与此同时，抗病毒眼药水的长期且反复使用极易产生耐药性，降低临床治疗效果。对于部分患者，其角膜上皮下浸润能够形成角膜瘢痕，进而降低患者的视力，严重影响患者生活质量。因此，寻找更为合理的治疗方案是目前临床需要解决的重要问题，而中西医结合综合治疗是临床中的优选方案。

第四节　过敏性结膜炎

过敏性结膜炎（allergic conjunctivitis）又称为变态反应性结膜炎，是结膜对外界变应原产生的一种超敏反应。主要包括Ⅰ型变态反应及Ⅳ型变态反应，其中以Ⅰ型变态反应所致的过敏性结膜炎最常见。Ⅰ型变态反应所致的过敏性结膜炎呈速发型，主要指过敏性结膜炎，包括季节性过敏性结膜炎、常年性过敏性结膜炎、巨乳头性结膜炎、春季角结膜炎、异位性角结膜炎等；Ⅳ型变态反应所致的过敏性结膜炎呈迟发型，主要有泡性结膜炎。

过敏性结膜炎当属与时令有关的目痒病，中医学称为"时复症"，又称"时复之病"，正如《审视瑶函》云："若言时复症，岁岁至期来。"

【病因病理】

（一）中医病因病机

本病因风邪侵袭，经络受阻，或脾胃湿热内蕴，外感风邪，风湿热相搏，上壅于目，或肝血亏虚，血虚生风所致。过敏性结膜炎与风邪关系最为密切，风邪致病范围广、途径多。按中医眼科五轮学说，白睛属肺，肺为华盖，亦为娇脏，易受外邪侵袭，风为百病之长，又为阳邪，易袭阳脏；肺为阳脏，故风邪易侵袭于肺，邪气郁而化热，风盛、热盛皆能致肿、致痒，故致胞睑红肿，白睛红赤，目痒难忍，若加之感邪之人禀赋不足，卫表不固，风又有善行数变的特点，极易再感邪复发。在本病致病因素中，肺脾湿热内滞为本，风邪外侵为标。

（二）西医病理改变

季节性和常年性变应原都可触发变应性免疫反应。季节性变应原包括：树的花粉、草类、杂草花粉和室外真菌。常年变应原有尘螨、室内真菌和动物皮屑（多为猫和狗）等。

【临床表现】

（一）症状

过敏性结膜炎最常见的症状是眼痒，几乎所有的过敏性结膜炎患者均可出现，其中春季角结膜炎表现最为明显。其他症状有流泪、灼热感、畏光及分泌物增加等。分泌物多为黏液性。一些较严重的过敏性结膜炎，如春季角结膜炎及异位性角结膜炎有时可以出现视力下降。

（二）眼部检查

过敏性结膜炎最常见的体征为结膜充血。结膜乳头增生是另一个常见的体征，乳头多出现于上睑结膜。巨乳头性结膜炎及春季角结膜炎增生的乳头有其特异的形态特征。异位性角结膜炎常出现结膜纤维化（瘢痕）改变。季节性过敏性结膜炎发作时还可出现结膜水肿，在儿童尤为多见。角膜损害以春季角结膜炎及异位性角结膜炎最常见。

（三）辅助检查

1. 结膜分泌物涂片及结膜刮片检查

约半数的季节性过敏性结膜炎、常年性过敏性结膜炎及春季角结膜炎患者可发现变性的上皮细胞及嗜酸性粒细胞，而巨乳头性结膜炎及异位性角结膜炎阳性率则很低。

2. 泪液中 IgE 定量分析

通过醋酸硝酸纤维膜滤纸从下穹隆中吸取泪液进行 IgE 定量分析，是一种半定量方法。该方法操作简单，但其敏感性及特异性均不高。泪液中 IgE 的存在，在一定程度上支持过敏性结膜炎的诊断，但是 IgE 缺乏也不能排除诊断。

3. 皮肤试验及结膜变应原激发试验

可用于过敏性疾病的诊断、变应原的寻找、观察变应原引起的临床表现以及评价抗过敏治疗的效果，在进行脱敏治疗之前常采用此试验明确变应原。此试验多用于季节性及常年性过敏性结膜炎，但阳性率不高，且应注意假阳性的发生。

4. 印迹细胞学检查

这是一种无创伤性检查。过敏性结膜炎患者常可发现变性的上皮细胞及嗜酸性粒细胞的增加。

5. 结膜活检

结膜活检仅在其他方法不能确诊的情况下才采用，主要用于怀疑异位性角膜炎（AKC）患者的诊断。

6. 结膜刮片

在过敏性结膜炎中嗜酸性粒细胞在结膜刮片中的出现率为 20%~80%。刮片试验嗜酸性粒细胞阴性并不能排除过敏性结膜炎的诊断。

7. 皮肤试验

皮肤试验对于确诊是否对某一可疑变应原发生反应具有一定的诊断价值。可以在皮肤表层进行试验，必要时也可进行皮内试验。通常所要检测的变应原包括树草、花粉、尘螨和动物皮屑。

8. 放射性变应原吸附试验（RAST）

RAST 是体外测定针对某一特定变应原特异 IgE 水平的体外方法之一。RAST 的敏感性低于皮肤试验，且较昂贵，所以仅当不能进行皮肤试验时才应用此方法或其他体外试验法，例如存在严重皮疹和不能停用抗组胺的患者。

9. 类胰蛋白酶的检测

该检测使用敏感的免疫检测法，过敏性结膜炎患者可检测到泪液类胰蛋白酶水平的增高。因为类胰蛋白酶释放自肥大细胞，所以升高仅限于早期反应。测定类胰蛋白酶水平对于评估肥大细胞稳定剂的治疗效果具有一定的价值。

10. 组织学检测

（四）诊断

许多过敏性结膜炎缺乏特征性的症状与体征。诊断时需要仔细询问病史，如家族及个人过敏史、用药史、接触镜配戴史、发病的季节、发病的时间与快慢，病程的长短等，同时密切结合其临床表现，必要时需辅以实验室检查。

季节性结膜炎有其特殊的病史及临床表现，诊断并不困难。对一些不典型的病例可做结膜的病理活检或结膜刮片做细胞学检查。大多数病例发作期常见较多嗜酸性粒细胞，或由于嗜酸性粒细胞变性崩解核消失而遗留成堆的嗜酸性颗粒，同样有诊断意义。此外可做血清或泪液的 IgE 含量测定，不但可协助诊断，还可做预测病程的指标。

【治疗】

（一）治疗原则

治疗的目的是为了减轻临床症状及避免后遗症发生，同时应注意避免医源性并发症的产生。一般治疗包括脱离变应原是最为理想有效的治疗手段。应尽量避免与可能的变应原接触。如清除房间的破布及毛毯，注意床上卫生，使用杀虫剂消灭房间的虫螨，在花粉传播季节避免接触草地、树林、花丛等，停戴或更换优质的接触镜与护理液。眼睑冷敷可以暂时缓解症状；药物治疗包括抗组胺药、肥大细胞稳定剂、非甾体消炎药、血管收缩剂、糖皮质激素、免疫抑制剂；接受脱敏治疗、冷冻疗法、心理疗法。疏风清肺、胜湿止痒的治疗方法已经在临床上取得良效。在缓解过敏性结膜炎症状、预防反复发作方面发挥重要作用。

（二）辨证论治

1. 初感风邪证

主症：眼睑内多有卵石状颗粒和白睛污红，眼痒难忍。

治法：疏风散邪。

主方：驱风一字散（《世医得效方》）加减。

常用药：川乌、羌活、防风、川芎、薄荷、荆芥。

临证思考：防风辛温轻散，祛风解表，温而不燥，能使邪从毛窍出，善治疗内外风邪，配伍其他药物既可疏散风寒，又可疏散风热；荆芥辛温，有祛风解表之功，方中防风、荆芥、羌活祛风解表，味辛易散，性缓不烈；薄荷清凉疏散风热，质地轻扬易上浮，直达头目之病所，因此药性易挥发，故煎煮时应后下；川芎祛风活血行气，为气中之血药，头面之风此药不可缺；川乌多炒制用，祛风除湿，擅长散因内伤而外感之风邪；诸药并用合收祛风散邪止痒之功。本方对治疗风邪侵袭型过敏性结膜炎，不管内服还是外敷，都能取得不错疗效。

2. 血虚生风证

主症：目痒干涩，时轻时重。

治法：养血除风。

主方：四物汤加减。

常用药：熟地黄、当归、川芎、白芍。

临证思考：四物汤是《太平惠民和剂局方》的名方，方中熟地黄、当归、川芎、白芍补血养肝；白芷、防风既可祛内风招引之外风，又有止痒之力。加僵蚕、蒺藜、蜈蚣意在养血息风止痒。

3. 火热壅目证

主症：眼痒难忍，白睛微红，头晕目眩，口干咽燥。

治法：清肝泻火止痒。

主方：泻青丸（《小儿药证直诀》）加减。

常用药：生地黄、麦冬、山药、枸杞子、龙骨、牡蛎、丹参、牛膝、赤芍、知母、黄柏。

临证思考：龙胆草大苦大寒，归经于肝，直泻肝火，用为君药。大黄、栀子助龙胆草泻肝胆实火，导热下行，从二便分消，用为臣药。肝火郁结，木失条达，羌活、防风取其辛散，符合《素问·脏气法时论》"肝欲散，急食辛以散之"之意，且羌、防能祛风邪、散肝火，能畅遂肝木条达上升之性，乃"火郁发之"之意；竹叶清热除烦，引热从小便而出，当归、川芎养肝血以防火热伤及肝血，使泻肝而不致伤肝，诸药合用，共奏清肝泻火止痒之效。

4. 湿热夹风证

主症：患眼奇痒无比，如虫行，有黏稠丝状的眼屎，白睛红赤，黑白交界处有胶样结节隆起。

治法：清热除湿，疏风止痒。

主方：除湿汤加减。

常用药：地肤子、车前子、黄芩、黄连、荆芥、防风、连翘、桑白皮、杏仁、赤芍、枳壳、甘草。

临证思考：本病乃因外感风热时邪，内蕴脾肺湿热，风、湿、热相搏，上犯于目，客留白睛、胞睑所致。白睛属肺，胞睑属脾，肺脾风湿热邪搏结，瘀滞于胞睑白睛。风胜则痒，湿胜则病情缠绵难愈、白睛秽浊污黄，热胜则白睛红赤，眵如黏丝，风湿热郁滞脉络、湿热无所宣泄则见胶状结节、扁平乳头。故治宜除湿清热，祛风止痒，宣肺退赤。除湿汤加减方以地肤子、车前子利湿清热；黄芩、黄连清热燥湿解毒；

荆芥、防风、连翘祛风清热、散邪止痒；桑白皮、杏仁宣肺散邪通络；赤芍凉血退赤；枳壳、甘草和胃理气以化湿。诸药合用，具有祛风散邪、除湿清热、解毒止痒之功。

（三）其他治法

1. 中药超声雾化

中药煎成汤剂后过滤，将药液盛入雾化器内，患者取坐位，手持螺纹管末端，喷雾口对准患眼，距离 5~10cm，雾化双眼。

2. 针刺、放血疗法

针刺董氏上白穴，该穴位于手背面，食指与中指叉骨之间，距指骨与掌骨结合处下五分，取双侧太阳、耳尖及耳穴眼区依次放血。

【验案举例】

案一：高某，男，9 岁。首诊时间：2016 年 1 月 12 日。

主诉：双眼痒、发红 1 年，加重 2 个月。

现病史：患者 1 年前开始出现眼睛痒、红，常揉眼睛，就诊于当地医院，诊断为"结膜炎、干眼"，予夫西地酸滴眼液、重组人干扰素 α-2b 滴眼液、妥布霉素滴眼液等，用药后症状稍有好转，但停药后复发。近 2 个月自觉双眼痒感加重，眼睑皮肤红肿，使用妥布霉素滴眼液，未见好转。为求进一步治疗来我处。

既往史：既往体健。

专科检查：查视力（矫正）：双眼 1.0；眼压：右眼 12mmHg，左眼 11mmHg。双眼睑皮肤发红，有鳞屑、脱皮，双结膜充血（++），乳头（+），角膜清，KP（-），Tyn（-），前房中深，瞳孔圆，晶体透明。眼底（原瞳）未见异常（图 4-8）。

诊断：西医诊断：过敏性结膜炎、睑皮炎（双眼）。

中医诊断：时复目痒。

辨证：风邪外袭证。

西医治则：脱离过敏原、抗过敏治疗。

中医治则：祛风清热解毒。

处方：（1）考虑患儿不便服用汤药，予中药外熏剂超声雾化治疗。药物组成：黄连 4g，防风 4g，薄荷 2g，苦参 4g，秦皮 4g，赤芍 4g，黄芩 4g，冰片 1g。

（2）氟米龙滴眼液 1 支，双眼，每日 2 次。鱼腥草滴眼液 1 支，双眼，每日 2 次。同时嘱患儿饮食宜清淡；保持皮肤清洁，切忌搔抓。

复诊（2016 年 1 月 18 日）：患者于我处行中药超声雾化治疗 5 天，眼睑皮肤红肿消退，痒感明显减轻，建议患者携带外熏剂回家继续治疗，1 个月后复诊（图 4-9）。

复诊（2016 年 2 月 18 日）：患儿用药 1 个月后复查，眼痒消失，眼睑皮肤正常（图 4-10）。

按语：风盛则痒，风邪客于胞睑及头面部，则红赤痒痛。中药超声雾化具有物理熏蒸效应及药物直达病所治疗的双重作用，使中药辨证方剂发挥的作用最大化，小颗粒雾状分子全面、连续、直接作用于患儿眼睑皮肤与结膜，避免药物分子在短时间内被泪液稀释排出，提高药物有效利用率。同时雾化温度基本等同于体温，不会给患儿眼睛造成严重的刺激，治疗舒适感较好，而且患者局部角膜、结膜拥有相对较高的药物浓度，可以促进药效发挥，提高患者眼睛的局部免疫力以及抵抗力，有利于患者恢复，降低病情复发的可能性。

案二： 司某，男，54 岁。首诊时间：2016 年 3 月 3 日。

主诉： 双眼痒、发红 1 周。

现病史： 患者 1 周前开始出现眼睛发红、奇痒难忍，现症目内眦痒甚，白睛红赤，流泪，灼热感，畏光，分泌物增加。刻下症：近来眠差，饮水偏少，口干口苦。恶风，舌红瘦，苔薄微黄，脉弦细。

既往史： 过敏性鼻炎病史 10 余年。

专科检查： 视力：双眼 0.8；眼压：右眼 13mmHg，左眼 10mmHg。双眼结膜充血（++），乳头（++），结膜囊可见少量分泌物，状如黏丝，角膜清，KP（－），Tyn（－），前房中深，瞳孔圆，晶体透明。眼底（原瞳）大致正常。结膜印迹细胞学检查可见大量分叶状嗜酸性粒细胞（图 4-11、图 4-12）。

诊断： 西医诊断：过敏性结膜炎（双眼）。

中医诊断：时复症。

辨证：肝肾阴虚，风阳上扰型。

西医治则：脱敏治疗。

中医治则：疏风清肝，明目止痒。

处方：（1）中药口服：防风 10g，蝉蜕 10g，谷精草 15g，木贼 15g，决明子 15g，夏枯草 10g，泽泻 15g，女贞子 15g，枸杞子 10g，黄芩 10g，苦参 10g，白僵蚕 10g，杭菊 6g。7 剂，水煎服，每日 1 剂，每日 2 次。

（2）滴眼液：吡嘧司特钾滴眼液 1 支，每日 2 次。

（3）中药Ⅲ号超声雾化 3 次。药物组成：黄连 4g，防风 4g，薄荷 2g，苦参 4g，秦皮 4g，赤芍 4g，黄芩 4g，冰片 1g。

复诊（2016 年 3 月 10 日）：患者目痒有所减轻，口苦不甚，白睛红丝略少，减黄芩，余药继服 7 剂。

复诊（2016 年 3 月 17 日）：目痒减轻，流泪频次减少，便溏，去决明子，余药继服 7 剂，结膜乳头基本消失，印迹细胞学检查未见嗜酸性粒细胞（图 4-13、图 4-14）。

按语： 此患者眼痒难忍，口干口苦，风盛又兼热相，重用杭菊辛散苦泄，既能疏散外袭内生之风，又能清泄肝经夹风之热，为治疗肝经风热、目赤目痒之要药，为君。谷精草、木贼善疏风热以明目，决明子、夏枯草善清肝热以平肝，再以女贞子、枸杞子与泽泻相配滋肝肾之阴而泄虚火，口苦加黄芩、白僵蚕、苦参祛风止痒。全方标本兼顾，上下同调，共奏疏风清肝、明目止痒之功。

【现代研究】

金明等将 86 例 172 只眼确诊为季节性过敏性结膜炎的患者随机分为 2 组，经统计学检验，两组总体具有可比性。治疗组 49 例 98 只眼，对照组 37 例 74 只眼。对照组用吡嘧司特钾滴眼液滴眼，每日 3 次；治疗组在对照组基础上，加中药Ⅲ号方超声雾化法熏眼，每日 1 次，每次 20 分钟。治疗 7 天和 14 天，对患者症状、体征进行疗效评定。结论：中药Ⅲ号方经超声雾化法治疗季节性过敏性结膜炎可以较快地改善症状，疗效确切。超声雾化法科学有效，用超声雾化法中药Ⅲ号方治疗季节性过敏性结膜炎在改善症状方面效果明显。

宋剑涛等对川椒方治疗过敏性结膜炎进行临床观察。结果：川椒方治疗 7 天眼痒改善率 75.8%（25/33），14 天改善率 93.8%（30/33），治疗 7 天结膜充血改善率 27.3%（9/33），14 天改善率 59.4%（19/33），与对照组比较，眼痒改善较结膜充血更显著，差异有统计学意义。

刘婷等以自制中药洗眼药治疗 90 例过敏性结膜炎患者，处方组成：黄连、野菊花、大青盐、煅甘石、冰片。将前 4 味药用纱布包后水煎至 100℃，文火再煎 5 分钟，关火，弃渣，随后将冰片置药液中，将药液 1/2 转移至洁净敞口容器，待温度降至 30℃左右（手感稍凉），用洁净纱布或清洁的手撩水洗眼（睁眼洗）5 分钟，剩余药液放冰箱保存，再次使用前将药液加热至 100℃后静置至温凉洗眼，方法同前，每日 2 次，每天 1 剂。结果显效 22 例，有效 20 例，无效 3 例。

【述评与体会】

结膜组织属于暴露器官，易与空气中的致敏原（花粉、尘埃、动物羽毛等）接触，也容易遭受细菌或其他微生物感染。通常在气候温暖、草长莺飞的季节，过敏性结膜炎患者的症状会加重，过敏体质者短暂的户外活动也可诱发本病，总之气候变化及患者的活动是发病的重要因素。理论上来讲，过敏性结膜炎的治疗关键在于确定过敏原并与之隔离，例如花粉过敏患者，在花粉多的季节尽量足不出户，室内也要避免摆放可能引起过敏的绿植、花卉等，或出门时带上护目镜，以减少过敏原进入眼睛。临床实际工作中，由于过敏原种类复杂，很难一一查出，大多数过敏性结膜炎患者过敏原检测为阴性，这也是导致过敏性结膜炎反复发作，不易彻底治愈的重要原因。

在整体观念、辨证论治的中医基础理论指导下，结合眼科五轮辨证理论，集中药熏洗和西医学超声雾化方法优势为一体，开展中药Ⅲ号方经超声雾化法治疗过敏性结膜炎，不仅加强了西药局部治疗效果，而且具有方法简便、实用性强等特点。既能调节机体内环境，改善过敏体质，增强机体抵抗力，又可抗菌消炎，标本兼治。根据中医眼科五轮辨证学说，白睛内应于肺，肺主气，故而称为气轮。又肺与大肠相表里，所以气轮的生理病理与肺、大肠有关。胞睑属脾，脾主肌肉，故而称为肉轮。又脾与胃相表里，所以肉轮的生理病理与脾、胃相关。季节性过敏性结膜炎属白睛疾病，风为百病之长，致病广泛，变化多端，肺为阳脏主卫表，易受风邪，风邪郁而化热，风热上壅于目而为病，眼症可见痒极难耐、灼热畏光。

超声雾化疗法作为物理与化学相结合的治疗方法，基本原理是通过超声波产生的超声能，破坏雾化药液的表面张力和惯性，击散液体，形成直径 5μm 以下的雾滴颗粒分子，能较好地渗透到眼表局部组织中，避免了全身用药的肝脏首过消除效应，提高了局部用药的药物浓度。超声雾化法的实验研究、临床观察已得到广泛开展，临床应用也涉及多系统、多领域，如呼吸系统疾病、骨科相关疾病、五官科疾病，皮肤局部用药、外伤创面用药等。中药超声雾化是传统中药熏蒸疗法与超声雾化结合的产物，属于中医外治法中熏眼法的一种，是中医外治的重要组成部分。现存最早的临床医学文献《五十二病方》中已记载此疗法；现存最早的眼科专著《秘传眼科龙木论》中论述"熏洗"之法；清代吴尚先的外治法专著《理瀹骈文》曰："外治之理即内治之理，外治之药，亦即内治之药。"中药超声雾化通过辨证选方，经蒸馏、提取、浓缩、灭菌等程序制成无颗粒的药液，具有物理熏蒸效应及药物直达病所治疗的双重作用，弥补了内服药物的不足，使中药辨证方剂发挥的作用最大化，小颗粒雾状分子全面、连续、直接作用于患者角膜与结膜，避免药物分子在短时间内被泪液稀释排出，提高药物有效利用率。同时雾化气溶液温度基本等同于体温，不会给患者眼睛造成严重的刺激，患者治疗舒适感较好，而且患者局部角膜、结膜拥有相对较高的药物浓度，可以促进药效发挥，提高患者眼睛的局部免疫力以及抵抗力，有利于患者恢复，降低病情复发的可能性。

中药超声雾化法治疗优势明显：超声能将液态的水分子结构击散形成微细雾滴，使中药液表面张力降低，这些气雾可以更加直接地作用于眼部，从而提高了结膜囊内药物的利用率，增强疗效；这种外治方法，避免了使用常规滴眼液中防腐剂的副作用，熏蒸治疗的同时能够根据患者的症状、感受调整机器的雾量，由于雾化气溶液的温度接近于体温，治疗过程安全、温和，对角膜、结膜的刺激小；与传统熏洗治疗相比，中药超声雾化法具有使用简便、治疗持久的优点；超声雾化法能疏通经络，调整眼周气血、阴阳平衡，从而发挥治疗作用。

中药Ⅲ号方超声雾化联合研立双滴眼液治疗季节性过敏性结膜炎较之单纯使用研立双滴眼液能有效增强止痒和抗过敏的作用，减轻症状和缩短病程，有效率得到提高，患者满意度高。但由于目前中药液提取技术尚未完全成熟，提取的药液往往纯度不够，有效成分遭到流失，而且加工起来费用较高，故临床中抗过敏的中药滴眼液较少。此种外治方法，具有简、便、廉、验的优势，值得在临床中进一步推广应用。

第五节　角膜炎

角膜炎（keratitis）是外源性或内源性致病因素引起的角膜炎症，可出现眼睛疼痛、怕光、流泪、眼睑痉挛等不适。治疗应减轻炎症反应，促进溃疡愈合并减少瘢痕形成，如果不及时治疗，可导致视力永久性损害。

角膜炎为西医学病名，是角膜病中最常见的一类疾病，临床表现为角膜混浊，属中医学"黑睛翳"范畴。中医学源远流长，古今文献对黑睛疾病有大量记载，主要据其临床体征、自觉症状、病因病机等命名。因历代医家对疾病认知程度及侧重点不同，在历代文献中有诸多不同称谓，载有"眼生花翳""花翳白陷外障""气翳""风热不制之病""聚星障""凝脂翳"等病名。

【病因病理】

（一）中医病因病机

1. 外感病因

外感病因包括风热外侵、风寒外袭、湿热侵袭。

2. 内伤病因

内伤病因包括七情内伤尤其情志因素与角膜炎的发病密切相关，饮食失宜和劳倦内伤。

3. 病理产物

病理产物有瘀血内阻、痰湿内停。

病机以标实为主，或见虚实夹杂。黑睛内应于肝胆，故角膜炎病变脏腑以肝胆为主，亦涉及肾、脾、肺、胃等脏腑功能失调。

（二）西医病理改变

当角膜的防御能力减弱时，外界病原体或自身疾病等因素均能引起角膜炎症反应。

1. 感染性角膜炎

感染性角膜炎包括细菌性角膜炎、真菌性角膜炎、病毒性角膜炎（如单纯疱疹病毒、带状疱疹病毒感染）、棘阿米巴角膜炎等。

2. 非感染性角膜炎

非感染性角膜炎包括神经麻痹性角膜炎、暴露性角膜炎、丝状角膜炎、免疫性角膜炎等。

【临床表现】

（一）症状

除麻痹性角膜炎外，多数患者有较强的眼部刺激症状，如眼痛、畏光、流泪和眼睑痉挛。角膜炎患者不但有睫状充血，也有虹膜充血。严重患者的球结膜甚至眼睑都会发生水肿。不同病因引起的角膜炎症状也不同，细菌性角膜炎起病最急，症状最重，分泌物增多且黏稠；病毒性角膜炎次之，分泌物不多，为水样或黏液状；真菌性角膜炎最轻，有时角膜病变已经很重，但患者感觉却不明显。单纯疱疹病毒性角膜炎患者角膜知觉可减退。角膜炎症必然使视力或多或少地受到影响，尤以炎症侵犯瞳孔区域者更为严重。溃疡愈合后形成的角膜瘢痕不但阻碍光线进入眼内，而且能使角膜表面弯曲度和屈光折射力发生改变，使物体不能在视网膜上聚焦形成清晰物像，因而视力降低。视力的受累程度完全取决于瘢痕所在的位置，如果位于角膜正中，纵然瘢痕很小，但对视力的影响却很大。

（二）眼部检查

1. 裂隙灯检查

用裂隙灯显微镜可清楚地观察眼睑、角膜、结膜、巩膜、虹膜、前房等眼前段组织的病变情况。角膜炎典型的表现为睫状充血、角膜浸润及角膜溃疡形成。

2. 角膜共焦显微镜

该检查是通过共聚焦激光诊断真菌性角膜炎和棘阿米巴角膜炎的有效手段。

3. 角膜病灶刮片检查

该检查包括涂片染色镜检和病原微生物培养及药敏试验，可确定病原菌并指导治疗。

4. 角膜组织活检

对角膜病变区组织活检可提高微生物检出的阳性率，适用于进展性角膜溃疡反复培养阴性时。

【治疗】

（一）治疗原则

角膜炎的基本治疗原则是采取一切有效措施迅速控制感染，争取早日治愈，将角膜炎的后遗症减少到最低程度。由于大多数溃疡性角膜炎为外因所致，因此，除去致病外因，消灭致病微生物极为重要。与全身疾病有关的角膜病变除眼部治疗外，还应积极治疗原发病。

（二）辨证论治

1. 风热犯目证

主症：黑睛生翳如点状、黑芒状或连缀成片，视物模糊，白睛赤脉，畏光流泪，涩痛难睁，舌苔薄黄，脉浮数等。

治法：祛风清热。

主方：银翘散加减。

常用药：金银花、连翘、竹叶、荆芥、牛蒡子、薄荷、淡豆豉、甘草、桔梗、芦根。

临证思考：风盛则痒，风热客于角膜，则发红、眼痒；风热袭表则出现怕光、流泪，除眼部症状外，患者往往伴有鼻塞、头痛等全身症状，临证时可酌情加用桑叶、菊花、栀子、柴胡之类。

2. 肝胆火炽证

主症：黑睛星点密集，成树枝状或地图状，抱轮红赤较显著，有畏光，流泪，疼痛，头痛，口干，口苦，苔黄，脉弦数。

治法：清泻肝胆实火。

主方：龙胆泻肝汤加减。

常用药：龙胆草、黄芩、栀子、泽泻、木通、车前子、当归、生地黄、柴胡、甘草

临证思考：肝开窍于目，肝藏血，目得血而能视，当血液充盈，无瘀无滞，方能上养目窍。角膜作为一个完全透明的组织，自身没有血管，其营养很大程度上依靠房水、泪膜和角膜缘血管网的补给。而"血养水，水养膏，膏护瞳神"（《审视瑶函》），房水的生成和眼内气血的充盈、运行状态有直接关系。应用养血活血通络药物有利于促进房水及角膜缘血液循环，改善角膜营养状况，增强抵抗力。临证酌加活血通络药，

如当归、赤芍、白芍、三七粉等。

3.湿热蕴结证

主症：黑睛生翳，抱轮红赤，反复发作，羞明，流泪，兼见食欲不振，头重，胸闷，口黏，荧光染色阳性。舌红，苔黄腻，脉滑数。

治法：清热利湿。

主方：三仁汤。

常用药：杏仁、草豆蔻、薏苡仁、厚朴、半夏、滑石、通草、栀子。

临证思考：湿热蕴蒸，邪毒留恋于黑睛而致聚星障。前人尝以"如油入面，难分难解"来形容湿热蕴蒸证候之复杂和顽固性，认为湿邪非燥之不能化，热邪非清之不能解，故治疗当以三仁汤清热化湿。临床中凡感受湿热邪毒蕴积风轮，病程反复，胶着难愈，而见黑睛受腐生出细小星翳，伴神疲身重、口苦便溏、脉滑等症，当以三仁汤化湿清热、通利三焦为主，随证可酌加合欢花、蒺藜、密蒙花清热退翳，枸杞子、蜂房、蝉蜕退翳明目。

4.正虚邪恋证

主症：星翳不敛，抱轮微红或不红，干涩不适，视物模糊，迁延日久，可无其他不适，荧光素染色阳性或弱阳性。舌红少津，脉细数。

治法：滋阴清热，明目退翳。

主方：加减地黄丸加减。

常用药：生地黄、熟地黄、当归、牛膝、羌活、防风、党参、赤芍、蝉蜕、黄芪。

临证思考：久病多虚，日久伤阴，眼局部得不到神水等阴液的充分濡养，则抵抗力下降，诱而发病，即使在病情好转后也容易复发。水能涵木，养阴药的应用有利于神水的生成。对于病情迁延、频频复发者，在应用明目退翳法的同时加入养阴之品以扶助正气，如酌加玄参、天冬、麦冬、玉竹等养阴药。

（三）外治

1.熏洗

可选用金银花、连翘、蒲公英、大青叶、柴胡、黄芩等水煎熏眼。

2.点眼

可局部滴中药眼药水，如鱼腥草滴眼液、熊胆滴眼液，板蓝根滴眼液等；针对不同类型角膜炎选用抗生素、抗真菌、抗病毒药物、糖皮质激素等滴眼液或眼膏。

【验案举例】

案一：张某，女，34岁。首诊时间：2018年5月24日。

主诉：左眼视力下降、畏光1周。

现病史：1周前使用吹风机吹头发时，头发进入左眼数秒，即刻出现酸涩、流泪症状，自行使用左氧氟沙星滴眼液，症状稍有缓解。但仍有磨涩感、发红，近日自觉左眼视力下降，伴畏光、眼红。为求进一步治疗来我处。

既往史：8年前行双眼近视矫正术。

专科检查：视力：右眼 1.0，左眼 0.5；眼压：右眼 12.5mmHg，左眼 11.9mmHg。裂隙灯下可见左眼下方睫状充血（++），角膜下方实质浸润灶，前房中深，KP（-），Tyn（-），瞳孔圆，晶体透明（图 4-15）。

诊断：西医诊断：角膜炎（左眼）。

中医诊断：混睛障。

辨证：风热壅盛证。

西医治则：积极控制感染，减轻炎症反应。

中医治则：祛风清热。

处方：（1）中药口服：柴胡 10g，黄连 10g，黄芩 10g，赤芍 10g，蔓荆子 10g，栀子 10g，龙胆草 10g，木通 10g，甘草 6g，荆芥 10g，防风 10g，蝉蜕 10g。7 剂，水煎服，每日 1 剂，每日 2 次。

（2）唯地息眼用凝胶 1 支，左眼，每日 3 次。氧氟沙星眼膏 1 支，左眼，每晚 1 次。鱼腥草滴眼液 1 支，左眼，每日 3 次。

复诊（2018 年 11 月 29 日）：患者诉视力有提高，偶有磨涩感。视力：右眼 1.0，左眼 0.8；眼压：右眼 13.1mmHg，左眼 12.4mmHg。左眼结膜充血（-），角膜下方浸润灶范围缩小。原方加生黄芪 20g，继服 2 周（图 4-16）。

按语：《眼科纂要》指出本方主治"目暴痒、暴肿、暴红、暴痛，若一二日后，畏风之甚，见风日则痛如针刺，或泪如汤下，此风而兼热也。"方中龙胆草、栀子、黄芩、黄连清肝泄热；荆芥、防风、蔓荆子祛风清热；柴胡既可辛凉祛风，又可引药入肝；赤芍凉血退红；木通利尿清热；甘草调和诸药，合之为清热为主兼以祛风退翳之方。患者为青年女性，角膜因受异物刺激而出现角膜损伤，风热邪毒乘虚入侵，予中西医结合治疗，具有提高视力、减轻症状、缩短病程、减少并发症发生等优势。

案二：顾某，男，74 岁。首诊时间：2013 年 8 月 16 日。

主诉：视力下降 2 年。

现病史：2 年前患者因视物不清，在外院诊断为右眼基质性角膜炎，曾予左氧氟沙星滴眼液、更昔洛韦眼用凝胶等，并长期使用氟米龙滴眼液，症状稍有改善，但减药后仍出现视力下降。右眼视力曾下降至 0.25，治疗过程中出现激素依赖症及皮质类固醇性青光眼（右眼眼压升高至 42.4mmHg）。刻下症：黑睛混浊，畏光流泪，偶有头痛，舌红、苔薄白，脉浮。

既往史：既往高血压病史 20 年，口服缬沙坦，目前血压控制在 130/85mmHg 左右。

专科检查：视力（矫正）：右眼 0.5，左眼 1.0；眼压：右眼 11.4mmHg，左眼 15.5mmHg。右眼结膜充血（++），角膜透明，下方毛刺样改变（图 4-17），KP（-），Tyn（-），双眼前房中深，瞳孔圆，晶体透明，双玻璃体（-），眼底（原瞳）大致正常。

诊断：西医诊断：角膜基质炎（右眼）。

中医诊断：混睛障。

辨证：风热外袭，上扰目珠，侵犯黑睛。

西医治则：抗炎，防治角膜瘢痕形成。

中医治则：疏风清热，补肝益肾。

处方：炙黄芪30g，当归20g，女贞子20g，蛇蜕3g，蝉蜕10g，黄芩10g，炒白术10g，山药10g，枳壳10g，茯苓20g，木香10g，生地黄10g，熟地黄10g，菊花10g。14剂，水煎服，每日1剂，每日2次。

复诊（2013年8月30日）：服药后无不适，但右眼视力未有明显提高，原方继服14剂。

复诊（2013年9月9日）：患者坚持1~2周后复诊，经氟米龙滴眼液、加用唯地息眼用凝胶、配合中药汤剂口服并随证加减，6个月后角膜实质损伤减轻（图4-18），右眼视力提高到0.6。

复诊（2016年8月5日）：氟米龙缓慢减量，3次/天减至目前4次/周维持，病情较少反复，右角膜下方固定浸润灶（图4-19）。右眼视力维持在0.5，眼压正常。

按语：角膜基质炎属于中医学的"混睛障"范畴。本病名见于《审视瑶函》，《秘传眼科龙木论》称为"混睛外障"，《目经大成》称为"气翳"。临床表现为黑睛深层呈现一片灰白翳障，混浊不清，漫掩黑睛，障碍视力。病程经过缓慢，往往进行数月方能逐渐减轻，但多数仍留有瘢痕而妨碍视力。本病因病程长，应坚持治疗，定期随诊。本病初发时，以疏风清热解毒为主，病程日久者，酌加补益肝肾之品，使患者视力得以维持。

案三：闫某，女，45岁。首诊时间：2015年11月3日。

主诉：右眼胀痛4天。

现病史：4天前患者突然出现右眼胀痛，于当地医院测眼压：右眼57mmHg，左眼31mmHg，予甘露醇静滴，诉症状改善不明显，为求进一步治疗来我处。刻下症：右眼眼痛、畏光、流泪、口苦咽干、便秘。舌红、苔薄黄、脉浮数。

既往史：类风湿性关节炎20余年，目前口服强的松，10mg，每日1次。

专科检查：视力（矫正）：右眼0.4，左眼1.0；眼压：右眼23.2mmHg，左眼19.9mmHg。右眼结膜充血（+++），角膜7~11点处蚕食性角膜实质浅层浸润，形成角膜溃疡，KP（-），Tyn（-），前房中深，瞳孔圆，晶体透明（图4-20）。

诊断：西医诊断：蚕食性角膜溃疡（右眼）。

中医诊断：花翳白陷外障。

辨证：肺肝风热证。

西医治则：抗感染，补充维生素，严重者全身应用免疫抑制剂。

中医治则：疏风清热。

处方：（1）中药口服：羌活10g，防风10g，荆芥10g，麻黄6g，菊花10g，木贼10g，刺蒺藜10g，栀子10g，黄芩10g，连翘10g，蝉蜕10g，当归10g，赤芍10g，大黄炭3g，甘草5g。7剂，水煎服，每日1剂，每日2次。

（2）重组牛碱性成纤维细胞生长因子滴眼液1支，右眼，每日3次。氧氟沙星眼膏1支，右眼，每晚1次。妥布霉素滴眼液1支，右眼，每日3次。鱼腥草滴眼液6支，右眼，每日3次（冲洗结膜囊）。

复诊（2015年11月10日）：便通症减；舌质红，苔薄黄，脉浮数。原方去大黄，继服14剂。

复诊（2015年11月10日～2016年9月22日）：右眼疼痛消失。检查视力（矫正）：右眼0.6，左眼1.0。右眼睫状充血（+），角膜溃疡减轻，舌质淡，苔薄黄，脉细数（图4-21～图4-23）。改用退翳明目法。

处方：青葙子10g，石决明20g，防风10g，麦冬10g，知母10g，木贼草10g，蝉蜕10g，蛇蜕3g，山药10g，生黄芪20g，丹参30g，川芎10g，牛膝10g，炒白术10g，黄芩10g，菊花3g。14剂继服。

按语：蚕食性角膜溃疡中医病名为花翳白陷症，是一种慢性、进行性、非感染性、边缘性、疼痛性角膜溃疡，也是一种比较难治的眼病。多见于成年人，常单眼发病，也可双眼先后发病，相隔时间可达数年之久。自觉有剧烈的眼痛，溃疡由周边向中央发展，如果不继发感染，一般不穿孔，但可侵蚀整个角膜表面，最终结成广泛性角膜薄瘢，严重影响视力。《太平圣惠方·治眼生花翳诸方》中谓："此为肝肺积热，脏腑壅实，而生此疾。"患者肺肝风热，肺热及肝，故黑睛周边骤起花翳；风热均盛，故白睛混赤，畏光流泪；风热阻滞脉络，气血运行受阻，故眼痛难忍；肺热移于大肠，津液少则大便秘结；口苦咽干，舌质红，苔薄黄，脉浮数，为热甚的表现。加味修肝散加减方中羌活、麻黄、荆芥、防风辛散外风、消肿止痛；栀子、黄芩、连翘、大黄清热泻火解毒、降火通便；菊花、木贼、蝉蜕、刺蒺藜祛风散热、退翳明目；当归、赤芍活血行滞、退赤消肿；甘草调和诸药。诸药配合，祛风清热、活血退翳明目。患者为中年女性，长期使用激素，角膜溃疡的发生可能是继发性自身免疫性疾病。在中医辨证加减用药的同时配合具有促进角膜修复和再生作用的重组牛碱性成纤维细胞生长因子滴眼液，加用消炎类滴眼液、眼膏，积极治疗，监测眼压、角膜情况，防止角膜穿孔。

【现代研究】

林曦等对单纯疱疹病毒性角膜炎患者采用中医辨证治疗的效果进行分析和讨论。结果：对照组患者临床总有效率为77.5%，显著低于研究组患者临床总有效率97.5%，差异有统计学意义。总之，将中医辨证方法用于单纯疱疹病毒性角膜炎中，不仅可以改善患者的病情，提高治愈率，同时也能够避免并发症的发生。

邹妙然等对中医外治法治疗单纯疱疹病毒性角膜炎的临床疗效进行荟萃分析，共纳入17篇文献，1277例患者，其中治疗组658例799眼，对照组619例774眼，Meta分析结果显示：单纯或联合使用中医外治法治疗单纯疱疹病毒性角膜炎在总有效率、总治愈率、总复发率、疗程方面优于单纯西药治疗组，且差异有统计学意义。中医外治法，尤其是中药熏蒸和超声雾化法治疗单纯疱疹病毒性角膜炎较单纯西医药治疗组疗效突出，且超声雾化法在疗程上更具优势。

【述评与体会】

角膜炎属中医学"黑睛生翳"范畴，临床表现类似"聚星障"，若不及时治疗或治疗不当便可发展为"花翳白陷"，甚至形成"凝脂翳"等。"邪毒内侵"是角膜炎的共同致病机理，当机体遭受风热侵袭，肝胆火旺，湿热蕴蒸，里热炽盛，风、热、火、毒上攻目窍，使气失条达，血失冲和，临床以实证、热证多见，病情多缠绵难愈。外治法以清热解毒、退翳明目为主。因角膜内应于肝，胆与肝相表里，故临床治疗需从肝胆方面入手，采用中医药治疗，可养阴清热、疏散风邪，减轻角膜实质层水肿，效果良好。本病早期多因风邪犯上，中期热邪偏盛，后期正虚邪弱。中医在治疗邪毒较浅，风热为患时，以连翘、金银花为主药，达到清肝明目、退翳明目、疏风解毒、疏肝清热之功效；若未有效散去邪毒，诱发肝火，引起肝胆火炽，则以龙胆、黄芩为主药，适当添加生地黄、当归，以养血滋阴、清泻肝火，由于此方过于苦寒，易伤及脾胃，故不宜长期服用；若邪气长久滞留，导致阴虚火旺，以知柏地黄丸加减为主，并相应添加木贼等药物以清热退翳，促进角膜溃疡愈合，防止瘢痕形成，提高患者视力水平。

总之，中医治疗重视机体自身的整体性和机体内外环境的统一性，重在提高自身免疫能力，正所谓"正气存内，邪不可干"，治疗上多采用辨证论治，早期清热祛风，中期清肝泻火或清热祛湿，后期注意扶助人体正气，整个治疗过程不忘明目退翳。

第六节　干眼

干眼（dry eye）是指任何原因引起的泪液质和量或动力学异常导致的泪膜不稳定，并伴有眼部不适症状，导致眼表组织病变为特征的一类疾病的总称。治疗的关键是针对病因综合治疗。现今各种方法大多是通过促进角膜上皮愈合，重建正常的泪膜，恢复眼表的功能。目前干眼症主要的治疗方法为局部滴用人工泪液，其机理是使含有各种多聚物的滴眼液在角膜上皮表面较长时间地黏附，从而延长泪膜破裂时间，改善主观症状。人工泪液在一定程度上能改善症状，但不能改变患者泪液本身的质和量，加之作用持续时间较短，因此只是治标不治本。且人工泪液也有缺点：一是大多数人工泪液中都含有防腐剂，即使含量很低，长期使用也会导致眼表疾病医源性加重；二是不含防腐剂的人工泪液价格昂贵，需24小时随身携带以备使用，有的还需冷藏保存，引起患者依从性的下降。

此外，临床常用的药物如类固醇皮质激素、环孢霉素及其类似物等，虽然能缓解干眼症状，但同时会对身体产生不良反应。方便易操作的泪小管栓塞术，也有因阻塞器引起的各种风险及永久阻断后出现泪溢等其他不可逆损伤的可能。作为眼科近年来治疗干眼症较成熟的颌下腺移植术因需采用显微外科技术，在全麻下与颌面外科医生合作开展，故很难普及推广。

总之，目前干眼症的病因病机尚未完全探明，发病机理尚无一种动物模型能全面反映，检测方法有待进一步提高，治疗尚缺乏行之有效的手段。因此找到一种安全有效的干眼治疗新方法是当前亟待解决的问题。对眼睛创伤性小或无创伤，并能针对病因促进泪腺主动分泌泪液是治疗干眼的理想方法。干眼症属中医学眼科外障范畴，与古籍描述的"白涩症""干涩昏花症""神水将枯症"类似，白涩症之名首见于《审视瑶函》，中医防治干眼历史悠久，临床上也反复证明中药对干眼症有较好疗效，而中医外治法的特点更为直观，疗效甚佳，总之，中医学治疗方法重视整体调理，治病求本，具有一定优势。

【病因病理】

（一）中医病因病机

干眼的病因病机，涉及脏腑阴阳、气血津液、六淫七情等方面。一旦脏腑功能失调、外邪乘虚内侵，加之七情不舒，均可影响气血津液的生成、输布及功能，从而目窍受累，引发干眼。

其病位在五轮，与气轮（白睛）、肉轮（眼睑）、风轮（角膜）最为相关。白睛（结膜、巩膜）归属肺与大肠、眼睑归属脾胃、角膜归属肝胆，肝肾同源，连及肾与膀胱。

机体内因多从脏腑入手，既离不开寒热虚实，也不可忽视气血阴阳，外因多涉及六淫邪气（风、寒、暑、湿、燥、火）、七情（喜、怒、忧、思、悲、恐、惊）。干眼的核心病机以燥热、肝郁、津亏、气虚、阴虚 5 个证候要素最为常见，内外之邪损伤气血津液，而使阴津耗损，气血亏虚不能上荣于目，因而目失濡养。

（二）西医病理改变

1. 基本病因

泪液分泌不足、泪液蒸发过多、泪液成分异常。

2. 诱发因素

年龄、性别、饮食、共患病，其他如空气污染、滴眼液滥用、看手机电脑时间过长等。

【临床表现】

（一）症状

干眼常见症状：干涩感、异物感、烧灼感、痒感、畏光、眼红、视物模糊、视力波动等。此外有调查发现，71.3% 的干眼患者有视疲劳的症状，表明视疲劳也是干眼常见的症状之一。

（二）眼部检查

1. 泪液分泌试验

检查在安静和暗光环境下进行，把试纸放入被测眼的结膜囊中外 1/3 处，患者轻轻闭眼，5 分钟后取出滤纸，观察滤纸浸湿的长度；湿长≤10mm 但 >5mm 为分泌偏低，湿长≤5mm 可诊断为干眼。

2. 泪膜破裂时间

用蘸有荧光素的滤纸条点一下结膜囊，在裂隙灯下用钴蓝光观察角膜表面，从最后一次眨眼开始计时，到角膜表现绿色的荧光素薄膜出现第一个黑色的斑点破裂为止，为正常泪膜破裂时间，这个时间长于 10 秒是正常的，如果小于 10 秒为泪膜不稳定。

3. 泪液渗透压

干眼症患者泪液渗透压比正常人增加 25mm/L，若渗透压 >312mm/L，可以诊断为干眼症。

4. 泪液溶菌酶含量

正常人均值为 1700μg/mL，若含量 <1200μg/mL，可诊断为干眼。

此外，干眼的检查还包括泪河高度、角膜与结膜的虎红染色、丽丝胺绿染色、荧光素染色、角膜地形图检查等。

（三）诊断与分型

干眼分为五型，分别为蒸发过快型、泪液缺乏型、混合型、黏蛋白缺乏型及泪液动力性异常型，其中前三型较为多见。

1. 蒸发过快型干眼

该型多与急慢性结膜炎、睑缘炎、视屏终端综合征、眼睑缺损等相关，多用局部抗生素、治疗脂溢性皮炎药物、口服多西环素或四环素等。

2. 泪液缺乏型

该型多与 Sjögren 综合征、更年期综合征老年性干眼和风湿病等免疫病相关，根据病变程度选用非甾体激素、糖皮质激素，必要时联合免疫抑制剂维持用药以改善症状。

3. 混合型

根据病变程度及分期加用泪道栓塞或湿房镜、人工泪液、刺激泪液分泌药物、重组人表皮生长因子及维生素 A 棕榈酸酯等。

【治疗】

（一）治疗原则

一般治疗包括去除病因、营养支持、病情监测，药物治疗包括人工泪液或自体血清、促进泪液分泌、减轻眼表炎症、治疗睑缘炎，其他治疗如植入泪小点栓子、治疗性角膜接触镜、自体游离颌下腺移植、疏通睑板腺、光疗等。阴精亏虚是干眼症发病的基础，阴虚内燥、虚火浮越、气不布津是本病发病的主要病机。病位在气轮、风轮与肉轮，在脏与肺、脾、肝、肾关系密切，辨病与辨证相结合是其诊治优势。育阴布津是其治疗原则，育阴涵盖了补阴、养阴、滋阴等；布津包括生津、润燥、增液等。

（二）辨证论治

1. 肺阴不足，燥热伤津证

主症：目珠干燥乏泽，干涩、涩痛，口干鼻燥，大便干，舌红、少津，脉细数。

治法：养阴清肺，生津润燥。

主方：养阴清肺汤加减。

常用药：生地黄、麦冬、天冬、白芍、玄参、蝉蜕、牡丹皮、薄荷、生甘草等。

临证思考：肺朝百脉，主一身之气，气能推动脉中之血布散全身。肺气宣降有度，则眼络通畅，目得濡养而无脉涩窍闭之虞；肺失宣降，肺气不充，则血行不畅，眼周络脉失于濡养，目珠干燥乏泽、干涩，甚者涩痛，兼见全身干燥之症。外感燥邪加防风、芦根；肢体关节疼痛，屈伸不利，皮肤瘙痒，或有红斑者加桂枝、威灵仙、忍冬藤、牛膝。

2. 邪热久恋，燥热伤肺证

主症：眼部主症伴暴风客热、天行赤眼久治不愈，如急性结膜炎久治不愈，或长期佩戴隐形眼镜者致睑板腺功能障碍等。

治法：清热利肺，养阴生津。

主方：桑白皮汤加减。

常用药：桑白皮、玄参、金银花、薄荷、黄芩、菊花、麦冬、桔梗等药。

临证思考：中医学理论认为"肝开窍于目""泪为肝液"，因此治疗应以养肝为主，滋阴益气、生津润燥为基本原则。桑白皮汤方中麦冬养阴润肺，桑白皮泻肺平喘、行水消肿，玄参清热凉血、滋阴降火、解毒散结。诸药合用，可以消除干涩症状。

3. 肝经郁滞，肝阴不足证

主症：眼部主症伴情志抑郁、焦虑易怒等症状。

治法：疏肝解郁，清肝明目。

主方：育阴潜阳通脉汤（《中医眼科临床实践》）加减。

常用药：逍遥散或丹栀逍遥散加减，包括柴胡、当归、白芍、茯苓、白术、薄荷、煨生姜、牡丹皮、栀子等。

临证思考：本证多发生于围绝经期女性，当机体进入围绝经期，气血阴阳由旧的平衡向新的平衡过渡时，因先天之精的虚衰，后天气血的不足，肝的疏泄功能失常首当其冲。同时，这个时期情绪不稳，易为"七情所伤"，致肝气不舒，气失调畅，进而发生气结、气逆、气乱等气机不畅，肝失条达。因此，肝失疏泄是围绝经期发病的主要病理机制，故当采用逍遥散治疗。

4. 肝肾不足，阴精亏损证

主症：目珠干燥乏泽，干涩、畏光，视物模糊，视久疲劳，口干唇燥裂，神疲乏力，失眠，多梦，舌红、少苔或无苔，脉沉细。

治法：滋补肝肾，育阴布津。

主方：杞菊地黄丸加减。

常用药：熟地黄、山萸肉、牡丹皮、茯苓、山药、泽泻、枸杞子、菊花、天冬、麦冬等。

临证思考：肝开窍于目，主泪液，肝阴虚则泪液生成和排泄功能失调，故目珠干涩；肝肾同源，肝阴虚日久则累及肾，致肝肾阴虚，故神疲乏力，失眠，多梦；且肾为水脏，主津液，肾功能失常则津液不能上承于目，则目珠干燥乏泽，视物模糊，视久疲劳。

5. 脾气亏虚，脾不化津证

主症：眼部主症伴脾气亏虚，见四肢乏力、食少便溏等症。脾为津液生化之源，气阴两虚，阴津不化，均可致泪液分泌不足，泪膜稳定性下降，如免疫相关性疾病、糖尿病等代谢病、屈光不正视疲劳、电脑终端综合征等均可引起干眼。

治法：益气养阴，健脾生津。

主方：沙参麦冬汤加减。

常用药：沙参、玉竹、麦冬、生扁豆、天花粉、生甘草、生地黄、桑叶、山药等。

临证思考：因久视或用眼过度导致肺胃气阴两虚，气机衰惫，不能敷布精微，充泽五脏，上荣于目而致目失濡养出现眼珠干涩。治宜润肺益气，使津液敷布正常以润眼目；益气养阴，使津液充泽五脏，润养窍道。故宜通过润肺、健脾、益气养阴的方法来治疗该疾病。

6. 脾胃湿热，脾虚湿困证

主证：目珠干燥、干涩、疼痛、视物模糊，眼眵呈丝状，口黏或口臭，便秘不爽，尿赤而短，舌红或舌边齿印、苔微黄或黄厚腻略干，脉细濡数。

治法：清热利湿明目。

主方：三仁汤加减。

常用药：杏仁、白豆蔻仁、薏苡仁、滑石、通草、半夏、厚朴、防风、甘草。

临证思考：湿为阴邪，重浊黏滞，易阻遏气机。眼部气机升降失调，血行不畅，则气血难以上承，目珠干涩、疼痛；湿邪犯目，眼部多黏滞而不爽，缠绵难愈，则视物模糊，眼眵呈丝状，兼见全身湿热症。外湿久蕴，脾虚受困，运化失司，可致内湿，内湿不化，又加重外湿，上泛于目而病。

（三）中成药及中药制剂

1. 肺阴不足，燥热伤津证

养阴清肺丸（膏），口服，水蜜丸每次 6g，大蜜丸每次 1 丸，每日 2 次。膏剂，每次 10~20mL，每日 2~3 次。

2. 邪热久恋，燥热伤肺证

桑菊饮颗粒，口服，每次 10~20g，每日 3 次。

3. 脾胃湿热，脾虚湿困证

清热祛湿颗粒，口服，每次 10g，每日 2~3 次。

4. 肝肾不足，阴精亏损证

明目地黄丸，口服，大蜜丸每次 1 丸，每日 2 次。杞菊地黄丸，口服，大蜜丸每次 1 丸，每日 2 次。

（四）外治

中医对干眼的认识是重视整体观及眼部生理与病理的依存关系。从防御干眼角度看疗效，中西医外治法在维持泪膜稳定性方面发挥了直接作用与间接作用；中医外治法以循证、经验、实验相结合，力争用客观依据指导临床。特别是体现了"异病同治"与"同病异治"的理念；对于泪液蒸发型或混合型干眼，无论是结膜炎、屈光不正，还是视疲劳等眼病，均可导致睑板腺功能障碍，泪液蒸发过快，表现为干涩感、疲劳感、异物感、畏光感、烧灼感、模糊感、疼痛感、流泪感、眼发红等症，均可采用传统外治法治疗；对于泪液分泌不足或混合型干眼，即使病变部位各异，只要以干涩为主症，包括眼干、口干、鼻干、咽干等，其内治法原则也均大致相同。用药用方基本一致。

中医传统疗法多根据阴阳虚实、寒热温凉、远端近端等原则而选取方法，包括药疗法、针刺法、按摩法等。特别是现代医疗已将很多技术进行了改良，使其在临床上应用范围、临床疗效、便捷廉价等方面都是最合理的。如药熏法、敷贴法、灸疗法都是临床中最常见的方法，介绍如下：

1. 药熏法

（1）雾化机理：以中药为原料制成外熏眼液，以现代医疗仪器—医用超声雾化仪为载体，将中药液放入该仪器的容器中，通过连接超声雾化装置进行雾化给药，通过超声波的作用使药物雾化，形成雾化分子，经软橡胶管导入眼表，低温凉雾冷熏，温度低于眼睑周围空气温度 3~5℃，控制在 8~17℃。此控制范围与幅度均以温度计测试观察统计。也可将药物用 80~100℃的热水溶解，用溶解散发出的蒸汽对眼部进行熏蒸。具有很好的药物雾化效应，其可击散为更小的分子通过血 – 房水屏障而无液体在结膜囊中久置。中药处方经煎熬、提取、静置、过滤、离心等流程制成药物雾化液。

（2）操作方法：患者张开眼睑接受治疗，喷雾口离眼睛 2~3cm，雾化量维持在 2mL/min 以上，每次 20 分钟，每日 1 次，7 次为 1 个疗程，1 个疗程后统计疗效。

2. 灸疗法

灸疗是借助中药芳香走窜气味结合火的威猛熏力，达到无针胜有针的功效。我们曾用改良雷火灸观察干眼患者 100 例，证实了其疗效。同时，也探索了其特点：雷火灸更适合于泪液分泌缺乏性干眼。我们制作 NOD（nonobese diabetic）模型，观察灸疗联合中药对泪腺组织病理学的影响，采用免疫组化等手段，检测灸疗联合中药对模型泪腺炎症因子的影响。研究分为正常组、模型组、灸疗组、中药＋灸疗组，各 10 只，自拟养阴生津方，由红参、黄芪、麦冬、天冬等组成。眼部熏蒸每次 15 分钟、每日 2 次，疗程 2 周。证实雷火灸联合养阴生津方能够改善干眼动物模型的泪腺病变，其机制推测可能通过抑制泪腺和全身的自身免疫炎症反应的通路而实现。具体途径：①调节泪腺中炎症因子的表达水平，如 TNF-α、IL-1、NF-κB；②抑制泪腺细胞凋亡；③调节血中炎症因子的水平，如 IL-6。总之，灸疗对干眼、视疲劳症状具有一定改善作用；对于促进泪腺分泌泪液有一定促进作用。

3. 敷贴法

眼贴属于一种古老的中医贴敷剂范畴，经现代改良，眼贴产品广为流通，产品形式多种多样，深受老百姓的认可，具有眼保健作用，特别是从古人"上医治未病"思维出发，适合于干眼、视疲劳初期并症状较轻的人群。眼贴品种达百种，是否符合眼表生理生化状态，确保产品安全至关重要。

一项好视力眼贴有效性和安全性的实验研究证实了眼部敷贴的作用及机制：

（1）增加泪腺分泌量：用平阳霉素复制干眼模型，贴敷剂分为低、中、高剂量眼贴，每日 1 次，每次 1 小时，连续用 10 天，泪液分泌测定显示中、高剂量组眼眶外敷可增加泪腺分泌量。

（2）抗炎消肿作用：用角叉菜胶注射造成大鼠右后脚足跖部炎症模型，纱布敷在足底，与药液充分接触，贴敷 4 小时，每小时测定肿胀度，结果有抗炎消肿作用。

（3）改善血流量：耳郭近端滴加眼贴药液不同剂量，通过激光多普勒血流仪测定，显示用药前后 5、10、15、20、25 分钟，可改善耳郭组织血流量。

（4）安全性检测：将眼贴原液滴正常家兔单眼，被动闭合 5~10 秒，每日 4 次，连续7天，记录结膜刺激反应，结果显示眼刺激为2A级，与另眼比较，虽具一定刺激性，但 7 日内消失，为轻度刺激性。

4. 其他治法

如穴位按摩、循经刮痧、穴位湿贴、点穴按压等；针刺法：包括眼针、核针、皮针、体针、耳针。临床上可以根据症状与以上方法搭配选用。

【验案举例】

田某，女，27 岁，学生。首诊时间：2016 年 6 月 20 日。

主诉：双眼干涩、异物感 2 周。

现病史：2 周前无明显诱因出现双眼干涩不适，异物感明显，来我院就诊。患者体型偏胖，自述近 2 个月学业繁重，经常熬夜，饮食不规律，常感头重如裹，双眼干涩难耐，偶有眼痛，晨起眼眵多，口黏，大便溏泄，日 2~3 次，小便可，舌暗红，苔黄腻，脉濡。

既往史：既往体健。

专科检查：视力（矫正）：双眼 0.8；眼压：右眼 14mmHg，左眼 12mmHg。双眼结膜充血（＋），角膜清，KP（－），Tyn（－），前房中深，瞳孔圆，晶体透明。眼底（原瞳）大致正常。SIT：右眼 6mm/5min，左眼 8mm/5min。干眼仪检查：泪河高度：右眼 0.16mm（图 4-24），左眼 0.18mm；BUT：右眼 4.52s（图 4-25），左眼 7.33s。

诊断：西医诊断：干眼症（双眼）。

　　　　中医诊断：白涩症。

　　　　辨证：脾胃湿热证。

西医治则：消除病因，泪液成分的替代治疗，促进泪液分泌。

中医治则：清热利湿，宣畅气机。

处方：（1）中药口服：半夏 10g，厚朴 10g，滑石 20g，杏仁 20g，白豆蔻 10g，生薏苡仁 10g，竹叶 10g，苍术 10g，炒白术 10g，牛膝 10g，黄芩 10g。7 剂，水煎服，每日 1 剂，每日 2 次。

（2）玻璃酸钠滴眼液 1 支，双眼，每日 3 次；鱼腥草滴眼液 1 支，双眼，每日 3 次。

（3）中药 Ⅱ 号超声雾化，3 次。药物组成：黄连 4g，防风 4g，薄荷 2g，黄精 4g，天花粉 4g，赤芍 4g，黄芩 4g，冰片 1g。

复诊（2016 年 6 月 27 日）：服药 1 周后，干涩感稍有缓解，无眼痛，眼眵明显减少，大便成形，日 2 次，舌淡红，苔薄黄，脉濡。SIT：右眼 6mm/5min，左眼 7mm/5min。干眼仪检查：泪河高度：右眼 0.18mm（图 4-26），左眼 0.20mm；BUT：右眼 7.66s（图 4-27），左眼 8.32s。原方去黄芩 10g，加黄精 10g，天花粉 10g。

复诊（2016 年 7 月 4 日）：1 周后患者眼部不适症状基本消失，大便成形，日 1 次，全身无其他不适。SIT：右眼 9mm/5min，左眼 10mm/5min。干眼仪检查：泪河高度：右眼 0.34mm（图 4-28），左眼 0.25mm；BUT：右眼 13.66s（图 4-29），左眼 10.11s。嘱其杭菊花 6g，枸杞子 10g，决明子 10g 代茶饮。

按语："饮食自倍，脾胃乃伤"，无节制饮食是伤害脾胃的最多最常见的病因。过饱、过食肥甘厚味及不洁的饮食，无规律饮食均易伤及脾胃，引起食滞、湿阻、气滞等，日久均可化热。诸多饮食不节因素均可成为脾胃湿热证形成的病因，胃虽喜润恶燥，但脾胃湿热的形成与胃也有直接的关系。熬夜日久损伤阴精，亦引发脾胃功能失调而生湿热。中药方中，君：杏仁苦辛，宣利上焦肺气，气化则湿化。白蔻仁芳香化湿、行气调中。生薏苡仁甘淡，渗利下焦湿热、健脾。三仁合用，能宣上、畅中、渗下而具清利湿热、宣畅三焦气机之功。臣：半夏、厚朴辛开苦降、化湿行气、散结消痞。佐以竹叶甘寒淡渗、利湿清热。又如《中医治法与方剂》一书中也说："方中杏仁辛开苦降，开肺气，启上闸；蔻仁芳香化浊，与厚朴、半夏同用，燥湿化浊之力颇强；薏苡仁为甘淡渗湿之品，牛膝引药下行，使湿邪从下而去；用竹叶、黄芩略事清热，苍术燥湿健脾、祛风散寒，数药合用，则辛开肺气于上，甘淡渗湿于下，芳化燥湿于中。"患者用药后所感觉到的周身轻松，上下畅通，视物明亮，正是湿化气亦化、气机升降出入通畅的结果。

【现代研究】

（一）临床研究

1. 干眼症的临床相关因素分析

金明等为能够进一步认识、诊断干眼症提供临床资料，对 100 例确诊为干眼症的患者行眼部症状和相关因素统计。结果显示：眼干涩感、视疲劳、酸胀感和异物感四个症状在干眼症患者中出现频率最高，且没有特异性；女性患者明显多于男性，40~60 岁为发病高峰；62% 的患者从事注意力集中的使用目力工作，且日视工作时间较长。总之，干眼症的症状无特异性，在临床工作中要注意避免误诊、漏诊。干眼症和性别、年龄、职业、日视工作时间、配戴角膜接触镜等因素相关。

2. 雷火灸

金明等观察雷火灸治疗干眼症的临床疗效，对干眼症全身因素、局部因素及中医证型进行归纳分析。结果显示：入组病例总数为 100 例，男性 19 例，女性 81 例，40 岁以上女性占 61%；眼部症状以三大症状居多，干涩感 97%、视疲劳 83%、异物感 78.5%。干眼症患者的主观症状明显缓解，以干涩感、异物感及视疲劳改善最为明显。中医辨证分型包括风热犯肺、肝肾阴虚、气血亏虚、脾胃阳虚，其中以肝肾阴虚居多，占 45%。与治疗前对比，泪液分泌增多，泪膜破碎时间延长，角膜荧光染色点减少，差异有统计学意义。总之，雷火灸对干眼症的治疗有一定的临床疗效；干眼症除眼部症状外，还与全身疾病如高血压、糖尿病等疾病存在一定的相关性；干眼症与视疲劳、屈光不正等因素存在一定的相关性；中医辨证分型以肝肾阴虚型居多。

3. 经络调理法

金明等通过视疲劳症状调查、调节参数和集合参数等检测，观察经络调理法改善视疲劳的临床疗效，并探讨其作用机理，为临床推广经络调理法防治视疲劳提供临床依据。结果显示：经络调理法对低中度近视的中青年视疲劳患者有改善作用；经络调理法通过自身调节与全身调节达到调整阴阳、调和气血、调理肌肉的目的，从而改善视疲劳；经络调理法通过改善血液循环与神经兴奋性，从而改善视疲劳患者眼睛的调节与集合功能。

4. 超声雾化

金明等评估结膜Ⅱ号方联合眼贴对蒸发过强型干眼的临床疗效。结果显示：治疗组总有效率为 89.3%，中药组总有效率为 83.4%，对照组总有效率为 73.7%。三组左眼DI 评分，治疗后较本组治疗前均降低，治疗组、中药组评分较对照组降低明显，治疗前后评分差值与对照组比较差异有统计学意义，治疗组优于中药组，中药组优于对照组。三组 BUT、TMH 评分治疗后较本组治疗前均升高，治疗组、中药组评分较对照组升高明显，治疗前后评分差值与对照组比较差异有统计学意义，治疗组优于中药组，中药组优于对照组。三组在改善泪液方面，治疗后较本组治疗前均增加，差异无统计学意义。总之，结膜Ⅱ号方联合眼贴治疗蒸发过强型干眼，具有操作方便、作用维持时间长等优势，能有效改变眼表情况，提高泪膜稳定性，治疗干眼的效果优于单纯使用眼贴。

（二）实验研究

金明等探讨雷火灸联合养阴生津法对 SS 泪腺病变的影响。结果显示：模型组：泪腺组织可见较多炎细胞浸润，泪腺腺泡柱状细胞变扁，表现为腺泡腔扩张、腔内有较多深棕色团块样的物质；有的腺泡细胞排列紊乱，腺泡分泌细胞内聚集大量分泌颗粒，细胞间界限几乎消失，表现为腺泡腔塌陷或消失；腺体周围结缔组织内散在较多脱颗粒状态的肥大细胞；灸疗组：泪腺中仅见散在炎细胞浸润，泪腺病理形态学改变较模型组有所减轻；灸疗＋中药组：泪腺组织病理改变较模型组明显减轻，仅见单个炎细胞浸润，腺泡腔扩张和塌陷的程度均较轻；唯地息组则较模型组无差别。免疫组化：模型组泪腺中 TNF、IL-1、核转录因子的表达水平较正常组升高；灸疗组、灸疗＋中药组：泪腺中三种因子表达较模型组有不同程度的降低；唯地息组较模型组无差别。凋亡细胞：模型组泪腺中凋亡细胞较正常组增多；灸疗＋中药组较模型组凋亡细胞减少，但无统计学意义；灸疗组、唯地息组较模型组无差别。IL-6：模型组血清中 IL-6较正常组升高；灸疗＋中药组血清中 IL-6 水平较模型组降低；灸疗组和唯地息组较模型组无差别。总之，灸疗、灸疗联合养阴生津方能够改善 SS 动物模型的泪腺病变；NOD 小鼠是比较理想的 SS 泪腺病变的动物模型。

【述评与体会】

干眼中医学称为"白涩症""干涩昏花症""神水将枯""神气枯瘁"等。正如《审视瑶函·白痛》云："不肿不赤，爽快不得，沙涩昏朦，名曰白涩。"明确指出了本病的临床特征。五脏与津液关系密切，《素问·宣明五气》曰："心为汗、肺为涕、肝为泪、脾为涎、肾为唾，是为五液。"肺：为水之上源，《素问·营卫生会》曰："泌糟粕，蒸津液，化其精微上注于肺脉，乃化而为血。"肝：泪为肝之液，巢元方《诸病源候论》曰："夫五脏六腑，皆有津液，通于目者为泪。"脾：脾为津液化生之源，《内经》曰："诸湿肿满皆属于脾。"肾：肾为水之下源，《素问·上古天真论》曰："肾者主水，受五脏六腑之精而藏之。"水液代谢：蒸发作用、调节作用、加工作用、储存作用。

古人的描述固然朴素，但言简意赅地总结了津液与五脏的关系。在内服药治疗的基础上联合中医外治法，能够增效。如热敷、睑板腺按摩、灸疗、眼贴法等，在促进泪膜稳定、改善干眼方面都有很好的疗效。局部滴眼液停留在结膜囊内，作用时间相对较短，难以维持疗效；系统用药的剂量依赖性、手术治疗的副作用等往往不为大多数患者所接受。局部贴敷、灸疗、外熏等，既不入眼，又改善眼部血流速度、调节眼外肌，通过经络效应、理疗效应使干眼患者获得更好的疗效。肝主疏泄，调节泪液，肾主藏精又主收纳，既储存阴津，又下调水液。中医对干眼的认识重视整体观念，中医外治法以循证、经验、实验相结合，中西医外治法能维持泪膜稳定性，贯穿着"异病同治"与"同病异治"的理念。

金明教授认为，泪膜稳定性下降是干眼发病的核心，可以由更年期、中老年口眼干燥综合征、急性结膜炎不愈、MGD等引起。肺阴不足，燥热伤津是干眼的基本病机。具体而言，阴虚燥热伤津；燥热久恋伤阴；阴不足津不布，肾不藏津，肝不守泪，肝肾不足；肝克脾土，气不化津，气阴不足。养阴清肺、生津润燥的代表方养阴清肺汤，清热利肺、养阴生津的代表方桑白皮汤，滋补肝肾、健脾益气的代表方杞菊地黄汤，益气养阴，健脾生津的代表方沙参麦冬汤等，临证加减取得良好效果。进而提出"育阴布津"的治疗大法。

总之，中西医治疗干眼是两个不同体系，西医注重局部与精准，忽视了整体调节；中医提倡整体调节，注重传统外治疗法的应用，虽对症为主而不一定精准对病；但中医、西医的治疗干眼的目标却是一致的，无论采用什么方法，疗效是根本，只要能够解决患者因眼干带来的困苦，都是可行的。因此，中西医协同诊治，通过调理机体改善局部；外治睑外改善睑内，对一些顽固性、难治性干眼可以减毒增效。中医注重治未病，很多干眼并不一定长期眼内点药，贴敷、药熏的应用可以缓解症状，注意防护及锻炼，综合疗法强于单一疗法。

第七节　巩膜炎

巩膜炎由巩膜的炎性反应导致，但也可与多种感染性和非感染性的眼部和系统性疾病相关。巩膜炎的共同点是自觉疼痛、畏光流泪，炎症局部有深红色结节隆起并有压痛，伴结膜充血水肿。广义的巩膜炎包括表层巩膜炎和深层巩膜炎。前者为巩膜表面的薄层血管结缔组织的炎症反应，具有自限性，预后较好。而后者病理特征为细胞浸润、胶原破坏、血管重建的巩膜基质层炎症。它往往伴发可能导致视力下降的眼部并发症和全身的结缔组织或自身免疫疾病，其中一些甚至有潜在的致命危险。临床上以表层巩膜炎相对多见，表现为病灶局部充血、眼球疼痛和病变区压痛明显，伴有紫红色结节隆起，病情此起彼伏，时轻时重。而深层巩膜炎是疼痛较剧烈的炎症，触痛、放射痛波及前额、眉区、腭部、鼻窦；同时有表层眼球筋膜及巩膜组织水肿，表层及深层巩膜血管充血。一般巩膜炎的患病率为0.006%，但在类风湿关节炎患者中患病率为0.2%，Wegner肉芽肿患者中的患病率更高，为6.3%~7%。

中医学称本病为"火疳"，病名最早见于《证治准绳·杂病·七窍门》。书中对本病之病因、症状做了详细的记载。曰："火之实邪在于金部，火克金，鬼贼之邪，故害最急。"可见本病病位在肺、肝、心经，三经火邪，夹风、瘀滞为患，轻者为心肺火郁而滞结；重者肝肺实火上蒸，络脉瘀滞而成。而《目经大成》称本病为"火疡"，提出本病偶有溃而成漏者，即相当于坏死性巩膜炎。

【病因病理】

（一）中医病因病机

对火疳的病因病机，历代大家认知各异，陈达夫先生认为火疳除"风、热、瘀"外，湿邪亦为重要病机之一，初期病多实证，中期多虚实夹杂，后期多正虚邪恋；国医大师廖品正总结曰："火疳主要是肺心肝三经之火邪，夹风瘀滞为患，轻者心肺火郁而滞结，重者肝肺实火上蒸，络脉瘀滞而成。"韦文贵先生则概括为"热""火""瘀""风"，其中以"热""火"为主。

（二）西医病理改变

1. 危险因素

大部分巩膜炎病原不明，总体可分为非感染性及感染性，绝大部分巩膜炎为自身免疫性，感染引起的不足10%。绝大多数患者为非感染性，其中一半左右可查到伴发的系统性疾病，如类风湿关节炎、系统性红斑狼疮、Wegner肉芽肿等，也有相当一部分患者原因不明；感染性巩膜炎仅占巩膜炎患者不足10%，可由细菌、病毒、寄生虫或真菌等眼部感染造成；外伤和手术不当，如翼状胬肉切除、白内障摘除、斜视手术或玻璃体切除术等，也是引起感染的主要原因。全身性炎症是巩膜炎患者的发病因素。

2. 发病机制

巩膜主要由I型胶原和蛋白聚糖组成，还有少量的弹性蛋白及糖蛋白如纤维连接蛋白。巩膜血管和神经少的特点，决定了巩膜的病理改变比较单纯，多为肉芽肿增殖反应。胶原纤维可发生变性、坏死和慢性炎症细胞浸润，形成炎性结节或弥漫性病变。巩膜疾病中以炎症最为常见，容易发生在表层血管相对较多，特别是前睫状血管穿过巩膜处。巩膜的自我修复能力较差，其损伤愈合与恢复过程主要依赖邻近富有血管组织的血液供应。巩膜损伤后在创缘周围即开始出现纤维细胞活跃，成纤维细胞合成胶原，交联沉积又不断被降解和改造，形成结缔组织修复。数周后在新形成的瘢痕中纤维已接近正常，但较密集且排列欠规整。一部分纤维采取子午线方向走行，形成"巩膜胼胝"而异于正常巩膜，并常因与表面的结膜相愈合而产生粘连。巩膜损害程度严重时，葡萄膜的纤维血管组织会进入巩膜从而形成葡萄膜和巩膜间致密的粘连性瘢痕。

病变形成的瘢痕组织抵挡不住眼内压而引起病变区巩膜向外膨出（单纯巩膜）或巩膜葡萄肿（巩膜和脉络膜）。

【临床表现】

（一）症状

（1）巩膜外层炎表现为眼红，可持续 24~72 小时后自然缓解，视力一般不受影响。病变常位于睑裂区即角膜缘至直肌附着线之间的区域内，可在同一部位或其他部位复发。约 1/3 的患者双眼同时或先后发病。少数患者还出现畏光及伴有水样分泌物。临床上将巩膜外层炎分为单纯性和结节性两种类型，单纯性炎症局限，约占 70%，结节性病灶侵及整个表层巩膜，约占 30%。

（2）多数巩膜炎患者会出现明显的眼部不适感或疼痛，夜间疼痛加重而难以入睡。眼痛常常会引起同侧的头痛或面部疼痛。可伴有视力的不同程度下降、眼压轻微升高等。

（3）巩膜炎患者中约有 1/4 为双侧巩膜炎，约 50% 单眼巩膜炎患者会发展成为双侧巩膜炎。

（二）眼部检查

1. 体格检查

触诊，一般巩膜炎患者眼睛出现明显的压痛。

2. 裂隙灯检查

观察巩膜有无水肿、浅表和深层巩膜血管有无扩张的情况。

（三）辅助检查

1. 实验室检查

血常规、血沉、肝功能，血清尿酸测定、梅毒血清学试验、结核菌素皮内试验等。免疫指标：类风湿因子、外周血 T 淋巴细胞亚群、外周血免疫球蛋白、免疫复合物、抗核抗体、补体 C3 等。

2. FFA

有视网膜下渗出液者，荧光血管造影早期可见脉络膜背景荧光呈斑驳状，继而出现多个针尖大小的强荧光区，随后此强荧光区逐渐变大变亮。造影晚期这些病灶的荧光素渗入视网膜下液内。当然，这种荧光造影所见对后巩膜并非特异性的。但这些表现有助于后巩膜炎的诊断。

3. 超声扫描检查

超声扫描是近年诊断后巩膜炎症肥厚不可缺少的方法。B 型超声扫描可见球后部变平，眼球后部各层变厚，以及球后水肿。若球后水肿围绕视神经，则可见"T"形征。这种体征表示沿巩膜扩展的水肿与正常圆形视神经阴影成直角。

4. CT 扫描

可显示巩膜厚度，注射增强剂可使其影像增强。也可见球后水肿。但特发性炎性眶假瘤、急性巩膜周围炎和眶蜂窝织炎病例也可有类似表现。

（四）诊断、分型与鉴别诊断

1.诊断

巩膜外层炎和前巩膜炎的诊断相对简单，有眼睛红症状，裂隙灯检查发现病变部位在巩膜，一般就可以诊断，后巩膜炎 B 超表现为炎性水肿及视神经的 T 形改变，或者通过 CT 和 MRI 也能发现巩膜的水肿和炎症，从而诊断巩膜炎，因为巩膜炎是一种炎性反应，可能会出现血沉加快、白细胞增高以及 C 反应蛋白变化等急性炎症表现。

2.分型

根据炎症侵犯巩膜的部位不同，巩膜外层炎分为单纯性巩膜外层炎和结节性巩膜外层炎；巩膜炎可以分为前巩膜炎和后巩膜炎两种类型。前巩膜炎包括弥漫性前巩膜炎、结节性巩膜炎、炎症坏死性前巩膜炎、穿孔性巩膜软化；后巩膜炎指发生于赤道部以后及视神经周围巩膜的炎症。

3.鉴别诊断

巩膜外层炎应与结膜炎、巩膜炎鉴别。结膜炎无局限性、充血性质为由角膜缘向穹隆部逐渐明显，其睑结膜也受累。泡性结膜炎易与结节性巩膜外层炎混淆，结节性巩膜外层炎的结膜在结节之上滑动，而泡性结膜炎病变则发生于结膜本身，另外，泡性结膜炎可形成浅表溃疡；巩膜外层炎其下巩膜没有炎症和水肿，结节可移动。自然光线下巩膜外层炎为鲜红色充血，而巩膜炎为紫红色充血。局部滴用 10% 去氧肾上腺素可使浅层结膜血管和巩膜浅层毛细血管收缩，但不能收缩巩膜深层血管。如果血管走行迂曲，应怀疑巩膜炎的可能。

前巩膜炎应与角膜炎、睑缘炎、肝炎、前葡萄膜炎等鉴别；后巩膜炎应与眼眶炎性假瘤、脉络膜肿瘤相鉴别。

【治疗】

（一）治疗原则

治疗巩膜炎需要根据其临床类型选择相应的药物，包括非甾体消炎药、糖皮质激素和免疫抑制类药物。对于症状比较严重的患者，如发生巩膜坏死、穿孔，则需要进行手术治疗。

（二）辨证论治

1.肺经风热证

主症：白睛红色结节，色鲜红，疼痛拒按，伴头痛，鼻塞，咽痛，咳嗽，舌淡红，苔薄黄，脉浮数。

治法：祛风清热散结。

主方：泻肺汤加减。

常用药：桑白皮、地骨皮、射干、牛蒡子、连翘、浙贝母、薄荷、红花、防风、白芷、川芎。

临证思考：《证治准绳·火疳》中指出："火疳在气轮为害尤急，盖火之实邪在于金部，火克金……"又认为火疳主要是"肺心肝三经之火邪，夹风瘀滞为患，轻者心肺火郁而滞结，重者肝肺实火上蒸，脉络瘀滞而成"。可见因脏腑功能失调而致心肺肝三脏之火邪或单一或合邪上攻白睛，致白睛脉络郁滞，火邪无从宣泄，煎破血络，导致白睛气血壅滞而成火疳。因此治疗火疳的关键在于清泻肺心肝之火毒，辅以凉血散结、活血通络、宣畅气机。泻肺汤具有清热泻火、凉血解毒之功。

2. 心肺热毒证

主症：病情较急，疼痛明显，羞明流泪，视物不清，白睛结节隆起，周围血脉红赤怒张，或可见口苦咽干、便秘、溲赤，舌红苔黄，脉数有力。

治法：泻火解毒，凉血散结。

主方：黄连解毒汤加减。

常用药：黄连、黄柏、知母、连翘、夏枯草、龙胆草、赤芍、桔梗、防风、苍术、竹叶等。

临证思考：《证治准绳·杂病·七窍门》认为："火之实邪在于金部，火克金，鬼贼之邪，故害最急。"今患者为心肺热毒内蕴，火郁不得宣泄，上逼白睛所致火疳；火热毒邪结聚，目络壅阻，气血瘀滞，故患眼疼痛甚，白睛结节大且高隆，脉络紫赤怒张；口苦咽干，便秘溲赤，舌质红，苔黄，脉数有力为火毒蕴结，血热瘀滞之征。黄连解毒汤中诸药合之，共奏清热、解毒、祛风、活血之功，热去毒解，风除血畅，火疳乃愈。

3. 风湿夹热型

主症：白睛紫红色结节，色暗，周围有赤丝，局部有压痛，眼球胀闷而痛，伴有骨节疼痛，肢节肿胀，胸闷纳减，舌苔黄腻，脉沉滑。

治法：祛风清热，除湿散结。

主方：蠲痹汤（《医学心悟》）加减。

常用药：羌活、独活、黄芩、忍冬藤、秦艽、海风藤、桑枝、当归、川芎、乳香、木香、甘草。

临证思考：风湿内蕴，久而化热，则湿热阻滞脉络，致肺气不宣，风性走窜，上犯白睛，故白睛有紫红色结节样隆起，眼胀，畏光流泪；全身肢节窜痛，身重酸楚，舌质红，苔白腻，脉滑数为风湿之征；舌质红为有热之象。蠲痹汤加减方中独活、羌活、秦艽、海风藤、桑枝祛风除湿；黄芩、忍冬藤清热散结；当归、川芎养血调营；乳香、木香和血止痛；甘草益气补中。诸药合用，共奏祛风除湿、蠲痹止痛的作用。

4. 肝胆火旺证

主症：目涩难睁，羞明流泪，口苦咽干，舌红苔黄，脉弦。

治法：清泻肝胆，散结。

主方：龙胆泻肝汤加减。

常用药：龙胆草、夏枯草、栀子、柴胡、泽泻、生地黄、牡丹皮、茯苓、白芷、香附、当归、赤芍、海藻、昆布。

临证思考：本方为治疗肝胆实火的主要方剂。龙胆草、栀子清泻肝火；柴胡、黄芩清泄胆热；木通、车前子、泽泻清利湿热；当归、生地黄滋养肝血；甘草和中护胃。方中柴胡又有引药入肝胆经之用。临床上常从肝火论治火疳，龙胆泻肝汤为代表方剂。

然而目为肝窍，肝火上炎所引起的病变，不只局限于上述部位，临床上应当结合全身症状进行辨证施治，从而使龙胆泻肝汤的眼科运用范围更为广泛。

5.气虚血瘀证

主症：深部红赤，脉络粗大，隆起明显，伴有气短、乏力，舌质淡红边有瘀点或瘀斑，苔白，脉沉无力。

治法：益气活血散结。

主方：八珍汤加减。

常用药：黄芪、党参、茯苓、白术、白芷、当归、熟地黄、白芍、川芎、香附、郁金、甘草。

临证思考：劳瞻竭视，心血亏虚，目窍失养，则视物模糊，眼痛，眉棱骨酸胀不欲睁目，伴见神疲乏力，五心烦热，失眠健忘，腰酸肢冷，舌淡，脉细，皆为气血亏虚所致。方中党参、白术、茯苓、甘草补脾益气；当归、熟地黄、白芍、川芎补血调肝。全剂配合，气血双补。神疲乏力者，上睑常欲紧闭，可加蔓荆子、升麻以益气升阳；眼痛、眼眶酸胀、复视，加羌活、防风、全蝎祛风、解痉止痛；心悸、失眠健忘者，可加石菖蒲、牛膝以通络开窍。

6.阴虚火旺证

主症：病情反复发作，日久不愈，结节不甚高隆，血络紫暗，四周有轻度肿胀，压痛不甚明显，眼感酸痛，伴口干欲饮，舌红少苔乏津，脉沉细无力。

治法：滋阴降火散结。

主方：明目地黄汤加减。

常用药：生地黄、牡丹皮、桑白皮、石斛、天花粉、麦冬、白茅根、枸杞子、海藻、昆布、赤芍、丹参、郁金。

临证思考：病久邪热伤阴，阴伤火旺，然非实火，故病变反复，眼干涩稍痛，白睛结节高隆不甚，压痛不明显。口咽干燥，潮热颧红，便秘不爽及舌质红，少津，脉细数均为肺阴不足之征。治宜滋阴降火散结。

（三）中成药及中药制剂

雷公藤片可以作为糖皮质激素减量过程中的替代剂，能减少复发，且无耐药性。

（四）其他治法

针刺治疗：针刺攒竹、睛明、丝竹空、承泣、太阳、肺俞、列缺、合谷、曲池、太冲等。

【验案举例】

案一：孙某，女，47岁。首诊时间：2019年9月24日。

主诉：左眼发红2月余。

现病史：患者2个月前无明显诱因出现左眼发红，按压眼眶、眼睑时疼痛，就诊于附近医院，诊断为"巩膜炎"，予百力特滴眼液、溴芬酸钠滴眼液。3周后自觉症状好转，停药后外出。1个月前又因上述症状就诊于附近医院，诊治同前，但未觉明显好转。为求进一步治疗来我处。刻下症：左眼发红，眼眶压痛明显，伴有情绪不佳，易心烦，口苦，舌红苔黄，脉弦。

既往史：体健。

专科检查：矫正视力：右眼 0.6，左眼 0.8；眼压：右眼 18.7mmHg，左眼 17.5mmHg。裂隙灯下可见左眼表层巩膜、球结膜扇形隆起、充血、水肿（图 4-30），角膜透明，KP（-），Tyn（-），双眼底大致正常。

诊断：西医诊断：左眼巩膜外层炎。

中医诊断：火疳。

辨证：肝胆火旺证。

西医治则：抗炎、免疫抑制等。

中医治则：清泻肝胆实火。

处方：（1）中药口服：黄芩 10g，当归 10g，柴胡 6g，赤芍 10g，白芍 10g，玄参 10g，丹参 20g，川芎 10g，香附 10g，鳖甲 10g，鸡内金 10g，土茯苓 20g，蔓荆子 20g，防风 10g，牛膝 10g，女贞子 10g，菊花 3g。14 剂，水煎服，日 1 剂，分 2 次服。

（2）百力特滴眼液 1 支，2 次/天，点左眼。

复诊（2019 年 10 月 9 日）：治疗 2 周左右，左眼颞上病灶逐渐消退，隆起已消退，仅有上方局灶性淡粉色充血（图 4-31）。原方去防风、香附，加炙甘草 6g，茺蔚子 10g。14 剂，水煎服，日 1 剂，分 2 次服。

复诊（2019 年 10 月 23 日）：服药 2 周后，左眼颞上方病灶已消退，无局灶性充血（图 4-32）。调整处方：生黄芪 20g，土茯苓 20g，丹参 20g，蔓荆子 20g，生地黄 20g，熟地黄 20g，女贞子 15g，玄参 15g，黄芩 10g，川芎 10g，牛膝 10g，连翘 10g，车前子 10g（包煎），泽泻 10g，枳壳 10g，菊花 3g。停百力特滴眼液，予氟米龙滴眼液 1 支，3 次/天，点左眼。

复诊（2019 年 11 月 20 日）：用药 1 个月后，患者左眼巩膜炎已愈（图 4-33），中药继服 1 个月稳定病情。

处方：生黄芪 20g，当归 15g，玄参 10g，女贞子 15g，赤芍 10g，白芍 10g，枳壳 10g，黄芩 10g，白蒺藜 10g，鳖甲 10g，防风 10g，丹参 20g，青葙子 10g，菊花 3g，浙贝母 10g，陈皮 10g。氟米龙滴眼液 1 支，1 次/天，点左眼。

按语：患者为中年女性，系大学教授，否认全身疾病史。详细追问病史，此次眼红出现之前工作劳累、频繁出差、情绪控制不佳。四诊合参，辨证该患者为肝胆火旺证，治以平肝泻火，同时顾护津液，加适量滋阴生津之品。同时根据"治风先治血，血行风自灭"的理论，加祛风、活血止痛之品，临证效果甚佳。嘱患者忌辛辣刺激之品，清淡饮食，保持心情舒畅。

案二：王某，女，33 岁。首诊时间：2017 年 9 月 14 日。

主诉：右眼眼红、眼痛、视力下降伴有视物变形 1 周，加重 3 天。

现病史：患者 1 周前无明显诱因出现右眼眼红、眼痛、视力下降伴视物变形，就诊于外院，诊断为巩膜炎，给予芬必得口服，典必殊点眼等治疗，未见明显缓解。3 天前患者自觉视力下降加重伴有视物变形，为求进一步治疗就诊于我科。刻下症：结膜充血水肿，咽痛便秘，舌红苔黄脉数。

既往史：右眼屈光不正 10 余年（-5.0DS）。否认类风湿关节炎、SLE、Reiter 病等既往疾病史。

专科检查：双眼矫正视力：右眼 0.2，左眼 1.2。右眼结膜混合充血，巩膜弥漫性充血水肿累及基质，可见扩张血管（图 4-34），角膜透明，前房闪辉（++），眼底散瞳可见视盘边清色正，黄斑区色素紊乱，中心反光消失，黄斑区神经上皮层脱离、隆起，余未见明显异常。眼科 OCT 提示右眼视网膜黄斑神经上皮层下液性暗腔伴有脱离（图 4-35）；B 超提示眼球后壁回声弥漫增厚，Tennon 囊水肿，可见典型 T 征（图 4-36）。

诊断：西医诊断：右眼后巩膜炎；右眼屈光不正。

中医诊断：右眼火疳。

辨证：肺热壅盛证。

西医治则：抗炎、病因治疗等。

中医治则：清热泻肺。

处方：（1）糖皮质激素口服 60mg，每日 1 次，早餐后服用。

（2）法莫替丁，每次 1 片，每日 2 次；碳酸钙 D_3，每次 1 片，每日 1 次；氯化钾缓释片，每次 1 片，每日 3 次。

（3）中医辨证论治：葶苈子 15g，大枣 12 枚，桑白皮 10g，地骨皮 10g，生甘草 6g，连翘 10g，浙贝母 10g，金银花 10g，大黄 10g。日 1 剂，煎服，早晚服，7 剂。

嘱完善血尿便常规、血沉、抗核抗体谱、类风湿关节炎抗体谱、眼眶 CT、疱疹病毒感染、梅毒螺旋体等检查。

复诊（2017 年 9 月 22 日）：双眼视力：右眼 0.8，左眼 1.2；双眼眼压：右眼 17mmHg，左眼 15mmHg。患者右眼结膜混合水肿消退，巩膜水肿及充血明显减轻（图 4-37），OCT 提示神经上皮层下的积液较前明显吸收（图 4-38），患者诉便秘咽干情况明显好转，原方去大黄，加生地黄 10g，玄参 10g，7 剂。

该患者在随诊后的 1 年中，坚持中西医结合治疗，未见加重及复发。

【现代研究】

（一）临床研究

1. 中药复方

马小丽等观察自拟清火散结汤口服结合药液熏蒸双目治疗表层巩膜炎的效果。结论：自拟清火散结汤口服结合药液熏蒸双目治疗表层巩膜炎，对于结节性表层巩膜炎，治疗有明显优势，对于单纯性巩膜炎，中药或西药治疗均有改善，西医冷敷和非甾体类消炎药对症使用也有一定价值，中药组较对照组有治疗优势，但没有表现出显著统计学差异。

董学梅等探讨加味犀角地黄汤治疗表层巩膜炎的临床疗效，为该病的临床治疗提供参考。结论：对于表层巩膜炎在西医治疗的基础上以加味犀角地黄汤辨证施治，标本同治，见效快，临床疗效明显且复发率低，对于临床治疗表层巩膜炎具有积极的指导意义。

2. 中成药与中药制剂

周云清探讨雷公藤片治疗巩膜炎的临床疗效。结果：观察组眼红眼痛、羞明流泪、眼压升高、玻璃体混浊、压痛等临床症状、体征改善率情况明显低于对照组，观察组临床治疗总有效率明显高于对照组，对照组患者复发率（30%）明显低于观察组复发率（10%），$P<0.05$，差异均有统计学意义。结论：雷公藤片治疗巩膜炎的临床症状改善明显，疗效良好，值得临床推广应用。

（二）实验研究

钱蕾等观察犀角地黄汤联合甲氨蝶呤治疗表层巩膜炎的临床疗效及对房水炎症因子水平的影响。结果：总有效率观察组为92.31%，对照组为73.08%，两组比较，差异有统计学意义。治疗后，两组患者房水 TNF-α、IL-1β 及 IL-6 含量均较治疗前下降，且观察组上述各项指标均明显低于对照组。治疗后，观察组患者眼压明显低于对照组，差异有统计学意义。不良反应发生率观察组为5.77%，对照组为7.69%，两组比较，差异无统计学意义。随访 1 年，复发率观察组为19.23%，对照组为38.46%，两组比较，差异有统计学意义。结论：犀角地黄汤联合甲氨蝶呤治疗表层巩膜炎疗效显著，可显著改善患者房水炎症因子水平，降低复发率。

【述评与体会】

巩膜炎的病位在白睛深层，属于五轮辨证中的气轮，内应于肺，其致病原因多为肺经风热、热毒、湿热内蕴，肝胆火旺，阴虚火旺，气虚血瘀，郁而不得宣泄，上攻白睛滞结为疳。西医学认为，巩膜炎是一个多因素、多诱因的结缔组织病，风湿热、结节病、类风湿性关节炎、红斑狼疮、结核病等均可成为本病诱因。因此，治疗巩膜炎首先应重视病因，在审因的同时进行辨证施治。巩膜炎总的治疗原则为泄肺热、活血散结。临床中可见单一证型出现，也可虚实夹杂，临证时应结合全身症状及舌象以辨虚实。病程短、眼部症状明显以实证为主者，以清热泻肺散结为主；病程较长、反复发作、眼部症状较轻以虚证为主者，以扶正为主。若为虚实夹杂，采用扶正祛邪的方法，同时加以化瘀散结之品，避免闭门留寇之弊而影响治疗效果。

第五章 葡萄膜炎

第一节 虹膜睫状体炎

葡萄膜炎（uveitis）是临床常见的一大类眼部疾患，诊断和治疗十分棘手，易反复发作。葡萄膜炎的发生率和患病率因年龄、炎症过程的解剖位置（前、中、后葡萄膜炎及全葡萄膜炎）、性别、组织病理学（肉芽肿性、非肉芽肿性）、炎症过程类型（急性、慢性、复发）和病因（感染性、非感染性）而异。前葡萄膜炎是葡萄膜炎中最常见的类型，约占患者总数的 50%。根据病程，前葡萄膜炎可分为急性、慢性和复发性 3 种类型。急性前葡萄膜炎的自然病程 <3 个月，慢性前葡萄膜炎的自然病程 >3 个月。非感染性急性前葡萄膜炎临床类型（病因）主要包括：血清阴性椎关节病变伴发的急性前葡萄膜炎；HLA-B27 抗原相关的急性前葡萄膜炎；特发性急性前葡萄膜炎等。血清阴性椎关节病变主要包括 4 种疾病：强直性脊柱炎、炎性反应性肠道疾病（溃疡性结肠炎、Crohn 病）、反应性关节炎和银屑病性关节炎，其中强直性脊柱炎、反应性关节炎伴发的葡萄膜炎 90% 以上为前葡萄膜炎，并且绝大多数为急性前葡萄膜炎。特发性急性前葡萄膜炎则是指在临床上无法归于特定类型，又无法确定病因，又与 HLA-B27 抗原无关的一类急性前葡萄膜炎。按照发病部位，分为虹膜炎、睫状体炎和虹膜睫状体炎，由于虹膜和睫状体的血供皆来自虹膜动脉大环，故虹膜和睫状体常同时发生炎性反应，称为虹膜睫状体炎。临床症状以反复发作的眼痛、畏光流泪、视力下降等为主，体征可见眼红、不同形状和大小的 KP、丁达尔征（＋）、瞳孔改变，但眼底多无可见的视网膜、脉络膜病变。治疗上依据致病原因不同，分为针对感染因素的特异性治疗及针对非感染因素的非特异性治疗。目前，西医学以化学药物治疗为主，但面临诸多问题，如激素副作用问题、疾病复发率问题、激素用量问题等。

虹膜睫状体炎归属于中医学"瞳神紧小""瞳神干缺""视瞻昏渺""狐惑病""云雾移睛"等范畴。本病病因病机复杂，病位主要涉及肝、肾、脾三脏，早期辨证多为实证，常见肝经风热或肝经湿热；后期多为本虚或本虚标实，本虚为肝肾阴虚、阴虚火旺或脾肾阳虚，标实多为痰湿或瘀血阻络。治疗本病以清热利湿为原则，实则泄之，虚则补之。

【病因病理】

（一）中医病因病机

该病外因多为毒邪壅遏，伤及黄仁；内因则多为肝胆火热或湿热内蕴，灼伤、熏蒸黄仁，或热毒、久病伤阴，虚火上炎；久病伤肾，肝肾阴虚乃至脾肾阳虚；或久病耗气伤血，湿热滞留，正虚邪实，以致经络阻隔，气血凝滞；或遏郁化热，痰热互结发而为病。总之，本病病因病机复杂，但不外乎内外虚实；实者因外感热邪或肝郁化火，火邪攻目，或湿热互结，黄仁受灼；虚者为劳伤肝肾，肝肾阴虚，虚火上炎，黄仁失养且受火灼；本虚邪实还可致痰瘀互结或瘀血阻络。

（二）西医病理改变

虹膜睫状体炎病因主要包括感染和非感染，感染包括细菌、病毒、真菌、立克次体等直接侵犯葡萄膜及眼内组织及由此诱发的抗原抗体及补体复合物引发的炎症。非感染因素主要包括外源性和内源性，前者主要指眼球贯通伤、手术创伤及化学物质损伤；后者主要指各种免疫功能失衡引发的炎症，包括 HLA-B27、炎症性肠病等。

【临床表现】

（一）症状

虹膜睫状体炎的常见症状为起病突然，多为单眼发病，出现眼红、眼痛、畏光、流泪症状，但这些症状在不同患者和疾病的不同阶段可有很大差异。患者多有视物模糊症状，尤其伴发反应性黄斑水肿、视盘水肿者，可有明显的视力下降。前房炎性反应严重，眼部检查可见睫状充血（严重者可出现混合充血），角膜通常透明，部分患者可出现角膜内皮皱褶，尘状角膜后沉着物（+~++++），前房闪光（+~+++），前房炎症细胞（++~++++），部分患者前房内可有蛋白质凝聚物、纤维素性渗出物（膜），甚或前房积脓。虹膜可发生后粘连，瞳孔变小、瞳孔变形，眼压通常正常，也可轻度降低，少数患者因纤维素性渗出、炎症细胞碎片堵塞房角，可出现眼压升高。能看到玻璃体者，可发现前玻璃体内有细胞并混浊，虽然偶可出现反应性黄斑水肿、视盘水肿，但眼底多无可见的视网膜、脉络膜病变。

（二）眼部检查

1. 裂隙灯显微镜

可见睫状充血（严重者可出现混合充血），角膜通常透明，部分患者可出现角膜内皮皱褶，尘状角膜后沉着物（+~++++），前房闪光（+~+++），前房炎症细胞（++~++++），部分患者前房内可有蛋白质凝聚物、纤维素性渗出物（膜），甚或前房积脓。虹膜可发生后粘连，瞳孔变小、瞳孔变形。

2. 视力、眼压

视力下降程度因病情而异，眼压通常正常，也可轻度降低，少数患者因纤维素性渗出、炎症细胞碎片堵塞房角，可出现眼压升高。此两项检查可帮助判断患者病情严重程度及鉴别诊断，同时对于临床药物的选择和使用有很大帮助。

3. 光学相干断层扫描

对于某些视力严重下降怀疑一过性黄斑水肿或视盘水肿者，可行此项检查。

（三）辅助检查

（1）对怀疑感染因素引起者，应行相关检查，以确定或排除相应的感染性疾病。

（2）红细胞沉降率、C反应蛋白含量、白细胞计数、HLA-B27抗原测定、类风湿因子等检测，有助于评价是否伴有全身性病变。

（3）若病史提示可能伴有血清阴性椎关节病变、炎性反应性肠道疾病、银屑病性关节炎者，应建议至相关科室检查，以确定伴发的全身性疾病。

（四）诊断与分期

根据典型的畏光流泪、视力下降等症状，结合体征所见的睫状充血或混合充血、角膜后沉着物、房水闪辉、瞳孔改变及虹膜后粘连等即可诊断。起病不足3个月者为急性，反之为慢性，既往有病史痊愈再犯者为复发。

【治疗】

（一）治疗原则

虹膜睫状体炎的治疗遵循"散瞳、抗炎、止痛"三原则。早期迅速及时散瞳，防止虹膜后粘连，减少并发症的发生，这是维持良好预后视力的关键。根据病情局部采用不同方式的糖皮质激素治疗，同时宜寻查病因，预防复发。中医以辨证论治为主，可通过全身调理以减轻激素类药物的副作用，调节机体免疫功能，达到减毒增效、防止复发的目的。

（二）辨证论治

1. 肝经风热证

主症：起病急，眼痛，畏光流泪，视物模糊，睫状充血，不同形状KP，房水闪辉，虹膜纹理不清，瞳孔缩小，舌红苔黄，脉浮数。

治法：祛风清热。

主方：新制柴连汤加减。

常用药：柴胡、黄连、黄芩、赤芍、蔓荆子、栀子、龙胆草、荆芥、防风、白芷、生地黄、车前子、甘草等。

临证思考：本方适用于急性虹膜睫状体炎急性期，还可配合激素类滴眼液。根据临床症状可进行加减，头痛明显加白芷；风热较甚加蒲公英、金银花；见口舌生疮、口干苦可选用龙胆泻肝汤加减；伴黄液上冲加知母、生石膏等。

2. 风湿夹热证

主症：起病急或缓的瞳孔缩小，伴有骨节酸痛，或小便不利，或酸涩灼痛，苔黄腻，脉滑数。

治法：祛风除湿清热。

主方：抑阳酒连散加减。

常用药：生地黄、独活、黄柏、防风、知母、蔓荆子、羌活、黄芩、栀子、薏苡仁等。

临证思考：该方在临床使用时可根据风、湿、热偏盛情况进行加减。反复发作者去黄芩、黄连，加白花蛇舌草；关节肿痛加桑枝、忍冬藤；口舌糜烂加土茯苓、金银花、汉防己等；长期使用该方需根据病情酌情加减用药和剂量。

3. 肝胆火炽证

主症：眼球疼痛剧烈，睫状充血或混合充血，尘状或点状 KP，瞳孔缩小，伴有口苦咽干，小便黄，大便干结，舌红苔黄，脉弦数。

治法：清泻肝胆。

主方：龙胆泻肝汤加减。

常用药：龙胆草、栀子、黄芩、木通、生地黄、车前子、柴胡、当归、甘草等。

临证思考：伴有大便秘结者加大黄、玄明粉；兼有前房积脓者，加知母、生石膏；伴前房出血者，加赤芍、牡丹皮、紫草等。

4. 阴虚火旺证

主症：起病缓的视物模糊等症状，伴有手足心热、心烦、少寐、多梦、盗汗，舌红苔少，脉细数。

治法：滋阴降火。

主方：知柏地黄丸加减。

常用药：知母、黄柏、熟地黄、山药、吴茱萸、茯苓、泽泻、牡丹皮等。

临证思考：本方适用于葡萄膜炎时发时止、反复发作或激素减量后加重者。临证伴有肝肾阴虚者可加枸杞子、女贞子、墨旱莲；心烦者加栀子、黄连。

（三）中成药及中药制剂

1. 肝经风热证

龙胆泻肝丸：口服。水丸每次 5g，水蜜丸每次 6g，小蜜丸每次 9g，大蜜丸每次 1 丸，每日 2 次。

2. 风湿夹热证

防风通圣丸（颗粒），丸剂。规格 1：大蜜丸，口服，1 次 1 丸，每日 2 次。规格 2：浓缩丸，口服，1 次 8 丸，每日 2 次。规格 3：水丸，口服，1 次 6g，每日 2 次。颗粒剂：口服，1 次 1 袋，每日 2 次。

3. 阴虚火旺证

知柏地黄丸：口服，水丸每次 5g，水蜜丸每次 6g，小蜜丸每次 9g，大蜜丸每次 1 丸，每日 2 次。石斛明目丸：口服，1 次 6g，每日 2 次。

（四）其他治法

针刺可选择睛明、球后、攒竹、丝竹空、太阳、球后、合谷、外关等；根据病性虚实寒热及脏腑经络所主不同，增减相应穴位。

【验案举例】

案一：崔某，男，31 岁。首诊时间：2016 年 1 月 28 日。

主诉：左眼反复性红疼伴视物模糊 13 年，加重 1 周。

现病史：患者 2003 年突发视物模糊、红疼、畏光等症状，在外院诊断为虹膜睫状体炎，给予激素、散瞳等滴眼液控制病情。之后每 2~3 年复发 1 次，点用典必殊等药物后视力恢复。1 周前患者左眼再次出现红疼伴视物模糊，患者自诉多年来使用西药控制病情，但并不能预防或控制疾病复发，为求进一步中医药治疗就诊于我院门诊。刻下症：双眼视物模糊，口干苦，眠可，二便可，舌质暗红，苔薄黄，脉滑数。

既往史：否认既往疾病史。否认肝炎、结核等病史，否认外伤及手术史，否认药物及食物过敏史。

专科检查：双眼视力：右眼 0.8，左眼 0.6。双眼眼压：右眼 17.4mmHg，左眼 14.0mmHg。左眼混合充血（++），前房细胞及渗出物（++），Tyn（++），可见羊脂状 KP，瞳孔对光反射存在，左眼瞳孔缩小，直径约 1mm，双眼晶体前囊膜下可见陈旧性虹膜色素残留，眼底双眼视盘边清色淡红，视网膜血管大致正常，黄斑反光可见，未见渗出及异常病灶。

诊断：西医诊断：双眼虹膜睫状体炎（左急性期、右陈旧性）。

中医诊断：瞳神紧小。

辨证：肝经风热，湿热壅盛证。

西医治则：散瞳、抗炎、止痛等。

中医治则：祛风清热。

处方：（1）百力特滴眼液，6 次 / 日；美多丽滴眼液，3 次 / 日。均用于左眼。

（2）中药口服：黄芩 10g，黄连 10g，白芷 10g，生地黄 10g，独活 10g，防风 10g，黄柏 10g，知母 10g，蔓荆子 10g，土茯苓 10g，陈皮 10g，茯苓 10g，浙贝母 10g，生甘草 10g。7 剂，水煎服，早晚服。

考虑患者双眼交替性反复发作，建议检查 HLA–B27、ANA 抗体谱、抗血管炎抗体谱、RF、抗 –CCP 等。

复诊（2019 年 2 月 4 日）：患者诉胀痛感消失，视物模糊较前明显好转。双眼视力 0.8。双眼眼压：右眼 15.6mmHg，左眼 13.5mmHg。左眼混合充血（–），前房细胞及渗出物（–），Tyn（–），KP（–），瞳孔对光反射存在，双眼瞳孔直径约 2.5mm，双眼不等大，左眼瞳孔不规则呈梨状，双眼晶体前囊膜下可见陈旧性虹膜色素残留，眼底大致正常。苔薄白微红，舌淡红，脉弦滑。辅助检查：HLA–B27（+）；ANA 抗体谱中抗核抗体 1：320 阳性；抗血管炎抗体谱、RF、抗 –CCP 等阴性。根据检查结果考虑虹膜睫状体炎与免疫系统异常有关，说服患者口服强的松 10 片，顿服，并转免疫科进一步排查系统性红斑狼疮等疾病。

经 3 个月激素递减至停药，在此期间患者一直服中药。方药加太子参、女贞子、玄参，原方去独活、黄柏、生甘草。

复诊（2019 年 4 月 11 日）：前节炎症消退，改为中成药，知柏地黄丸配服石决明散。

复诊：1 年后来诊，始终未发作。

案二： 刘某，男，37 岁。首诊时间：2016 年 1 月 7 日。

主诉： 右眼疼痛、流泪加重 1 周。

现病史： 1 周前患者无明显诱因出现右眼流泪伴疼痛，未就诊于其他医院及进行相关诊疗，为求中西医结合治疗就诊于我院门诊。刻下症：右眼视物模糊，眼痛，流泪，食欲欠佳，睡眠及二便可，舌质暗红，苔薄黄，脉滑数。

既往史： 系统性红斑狼疮病史 10 余年，否认其他既往疾病史。否认肝炎、结核等病史，否认外伤及手术史，否认药物及食物过敏史。

专科检查： 双眼视力：右眼 0.3，左眼 0.8。双眼眼压：右眼 12.4mmHg，左眼 23.8mmHg。右眼结膜下少量出血，前房细胞及渗出物（++），Tyn（++），KP（+），右眼瞳孔缩小且不全粘连（图 5-1），双眼晶体皮质稍混浊，眼底检查见左眼视盘边清色淡红、视网膜血管大致正常、黄斑反光可见。推测患者曾有发作史，未引起重视。

诊断： 西医诊断：右眼急性虹膜睫状体炎。

中医诊断：瞳神干缺。

辨证：风热夹湿证。

西医治则： 散瞳、抗炎、止痛等。

中医治则： 祛风清热。

处方：（1）百力特滴眼液，每日 3 次；美多丽滴眼液，每日 3 次；迪非滴眼液，每日 3 次。

（2）中药口服：黄芩 10g，黄连 10g，白芷 10g，生地黄 10g，独活 10g，防风 10g，黄柏 10g，知母 10g，蔓荆子 10g，土茯苓 10g，陈皮 10g，茯苓 10g，浙贝母 10g，生甘草 10g。7 剂，水煎服，早晚服。

复诊（2016 年 1 月 14 日）：患者诉右眼流泪、疼痛均消失。双眼视力：右眼 0.8，左眼 1.2。双眼眼压：右眼 15mmHg，左眼 18mmHg。右眼结膜出血（-），前房细胞及渗出物（-），Tyn（-），KP（-），瞳孔对光反射存在，双眼瞳孔直径约 2.5mm，双眼不等大，双晶体皮质稍混浊，右眼晶体前囊膜下可见陈旧性虹膜色素残留（图 5-2），眼底视盘边清色淡红，视网膜血管大致正常，黄斑反光可见。

处方：（1）百力特滴眼液，每日 1 次；美多丽滴眼液，每日 3 次；迪非滴眼液，每日 3 次。

（2）患者诉自觉腰酸腿软、倦怠感，于是将苦寒药物调为益气健脾、清热凉血之品，方药如下：党参 20g，炒白术 10g，陈皮 10g，赤芍 10g，白芍 10g，牡丹皮 10g，决明子 10g，木贼 10g，当归 10g，黄芪 20g，丹参 10g，知母 10g。14 剂，水煎服，早晚服。

嘱患者避风寒、慎起居、忌辛辣刺激食物等。风湿免疫科就诊。

复诊： 患者 1 个月后再诊，前节炎症已消退，遗留右瞳孔不全后粘连，嘱患者继服知柏地黄丸 3 个月，减量服药 3 个月。

复诊： 患者 1 年后复诊，一直未复发。

案三： 姚某，男，38 岁。首诊时间：2015 年 12 月 15 日。

主诉： 左眼红、疼痛、畏光、流泪反复发作 18 年，加重 3 周。

现病史：患者诉18年前左眼痛、畏光，就诊于外院，诊断为急性前葡萄膜炎，给予百力特滴眼液、美多丽滴眼液等治疗后症状好转，后反复发作，间隔逐渐缩短，今年发作3次，患者对于病情反复发作感到极其痛苦，每每谈论此事，均表现出很差的精神状态，现为求进一步中西医结合治疗就诊于我院门诊。刻下症：眼红、眼痛，口干，纳可，心烦失眠，二便调，舌红，苔薄黄少津，脉细数。

既往史：强直性脊柱炎20年，否认其他既往疾病史，否认肝炎、结核等病史，否认外伤及手术史，否认药物及食物过敏史。

专科检查：双眼视力：右眼0.8，左眼0.5；双眼眼压：右眼15mmHg，左眼19mmHg。左眼结膜混合充血，KP（-），Tyn（-），前房中深，双晶体前囊膜下可见陈旧性色素沉着，双晶体透亮，眼底大致正常。

诊断：西医诊断：双眼虹膜睫状体炎（左发作期、右陈旧期）；强直性脊柱炎。

中医诊断：视瞻昏渺。

辨证：虚火上炎证。

西医治则：散瞳、抗炎、止痛等。

中医治则：滋阴降火。

处方：（1）百力特滴眼液，每日1次；美多丽滴眼液，每日3次；迪非滴眼液，每日3次。

（2）中药口服：生地黄10g，黄柏10g，赤芍10g，白芍10g，牡丹皮10g，黄芩10g，熟地黄10g，当归10g，枳壳10g，枸杞子10g，知母10g，连翘10g，柴胡10g，山萸肉20g。14剂，水煎服，早晚服。

复诊（2015年12月29日）：患者1个月后再诊，前节炎症消退。视力：右眼0.6，左眼0.8。双眼眼压：右眼14mmHg，左眼18mmHg。双晶体前囊膜下陈旧性色素沉着，余（-）。

处方：（1）生黄芪20g，当归20g，土茯苓30g，蔓荆子30g，赤芍10g，川芎10g，牛膝10g，车前子10g，泽泻10g，柴胡6g，黄芩10g，生地黄20g，玄参15g，炙甘草6g。

（2）停用百力特滴眼液，改用0.1%氟米龙，右眼，每日2次。

复诊（2016年3月10日）：患者3个月后来诊，前症稳定。双眼视力：右眼0.6，左眼0.8；双眼眼压：右眼13mmHg，左眼15mmHg。余同前。

处方：中药调成知柏地黄丸，每次5粒，每日3次，连服6个月。余同前。

四诊：1年后复诊，一直未复发。

案四：王某，男，50岁。首诊时间：2017年10月20日。

主诉：双眼反复性发红30年，红疼加重伴左眼视物不清3天。

现病史：患者双眼交替性红疼伴视物不清近30年，当地医院诊断为"双眼虹膜睫状体炎"，予散瞳及激素治疗，病情可以控制。3天前，患者再次出现左眼红肿、疼痛、视物不清，该患者也是对病情反复发作感到极其痛苦，辗转多家医院就诊，病情未得到有效控制，但该患者从未接受过中药治疗。为求进一步中西医结合治疗就诊于我科。

刻下症：左眼视物模糊，二便可，眠可，口干苦，舌红苔黄，脉弦。

既往史：强直性脊柱炎病史 32 年余。否认其他疾病及过敏史等。

专科检查：视力：右眼 1.2，左眼 0.4。眼压：右眼 13mmHg，左眼 10mmHg。左眼结膜混合充血，角膜上皮粗糙，尘样 KP（++），前房中深，少量积脓，虹膜纹理不清，房闪（+++），前房浮游物（+++），瞳孔药物性散大，晶状体尚清。

诊断：西医诊断：双眼虹膜睫状体炎（左发作期、右陈旧期）；强直性脊柱炎。

中医诊断：瞳神紧小。

辨证：脾虚肝旺，肝胆湿热。

西医治则：散瞳、抗炎、止痛等。

中医治则：健脾利湿，清泻肝胆。

处方：（1）中药口服：土茯苓 20g，蔓荆子 30g，柴胡 10g，黄芩 12g，生地黄 20g，熟地黄 20g，泽泻 10g，栀子 9g，赤芍 15g，白芍 15g，车前子 15g（包），苍术 20g，白术 20g，牡丹皮 15g，川芎 10g，生甘草 6g。14 剂，水煎服，早晚服。

（2）醋酸泼尼松片，60mg，口服，每日 1 次。嘱患者每周减 5mg。

（3）阿托品眼用凝胶散瞳，每晚 1 次，左眼；百力特滴眼液，每日 3 次，左眼。

复诊（2017 年 11 月 18 日）：继续服用上方 1 个月来诊，诸症消失，左眼视力 1.2，前节（-）。

处方：（1）醋酸泼尼松片，45mg，每日 1 次。

（2）中药调整如下：治则为益气养阴、清热利湿。处方：党参 30g，熟地黄 20g，女贞子 20g，淫羊藿 20g，竹叶 15g，玄参 12g，土茯苓 20g，柴胡 10g，黄芩 12g，生地黄 20g，泽泻 10g，白芍 15g，车前子 15g，牡丹皮 15g，川芎 10g，生甘草 6g。14 剂，水煎服，早晚服。

【现代研究】

1. 中药复方

陈义等在西医常规治疗基础上加用新制柴连汤治疗肝经风热型前葡萄膜炎 30 例；对照组 30 例予西医常规治疗。结果：治疗组总有效率（96.7%）高于对照组（83.3%，$P<0.05$）；治疗组无复发，对照组复发率 40.0%。

高英等应用地塞米松磷酸钠注射液离子导入联合抑阳酒连散口服治疗前葡萄膜炎 30 例；对照组 30 例予地塞米松磷酸钠滴眼液滴眼。结果：治疗组有效率（100%）高于对照组（90%，$P<0.05$）；治疗组复发 2 例，对照组复发 10 例。

黄蓉等在西医常规治疗基础上加用龙胆泻肝汤治疗肝胆火炽型前葡萄膜炎 30 例；对照组 30 例予西医常规治疗。结果：治疗组总有效率（93.33%）高于对照组（80.00%，$P<0.05$）；治疗组复发率（13.33%）低于对照组（36.67%，$P<0.05$）。

2. 中药制剂

孔凡女等采用六锐胶囊联合糖皮质激素甲泼尼龙治疗前葡萄膜炎 106 例；对照组 106 例予甲泼尼龙治疗。结果：治疗组总有效率（96.23%）高于对照组（81.13%，

$P<0.05$）；治疗组血清炎症因子水平均低于对照组（$P<0.05$）。

赵俊生应用华蟾素注射液局部注射联合醋酸泼尼松龙滴眼液、复方托吡卡胺滴眼剂治疗急性虹膜睫状体炎 20 例。结果：治愈 18 例，有效 2 例，总有效率 100%。

熊春雷在常规治疗基础上加用清开灵注射液治疗急性虹膜睫状体炎 56 例。对照组 56 例在常规治疗基础上加用地塞米松注射液静脉滴注及醋酸泼尼松片口服。结果：1 年后随访，治疗组复发率（7.14%）低于对照组（19.64%，$P<0.05$）。

3. 其他疗法

徐大梅应用自拟清肝利湿汤口服、热熏患眼治疗虹膜睫状体炎 160 例；对照组 40 例予吲哚美辛肠溶片口服、阿托品滴眼液滴眼治疗。结果提示治疗组总有效率（98.81%）高于对照组（80.95%，$P<0.05$），且初发者疗效优于复发者。

王永德应用针刺配合中药联合西药综合治疗急性虹膜睫状体炎 88 例，中药采用辨证选方，肝经内热型予新制柴连汤加减，肝肾阴虚型予滋阴地黄丸或知柏地黄丸加减；针刺以睛明、承泣、太阳、太冲为主穴，配以合谷、翳明、肝俞；同时局部应用 1% 阿托品溶液滴眼，醋酸地塞米松注射液球结膜下注射；中药（药物组成：生地黄、地榆、红花等）湿热敷。结果：总有效率 93.18%。

【述评与体会】

葡萄膜炎是一类临床常见的致盲性眼病，约 35% 的葡萄膜炎患者存在明显的视力障碍，主要影响青壮年人，中位发病年龄约 36 岁，治疗棘手，易反复发作。葡萄膜血供丰富、血流缓慢，机体血液中有害物质、免疫复合物易在此滞，其生理病理特点决定了其病因较复杂，既可以通过病原体局部感染致病，又可以因其他部位毒素经血液循环进入眼内或邻近器官炎症波及而致，同时也是免疫性疾病容易发生的部位。前葡萄膜炎是临床最常见的葡萄膜炎类型，虹膜睫状体炎又是前葡萄膜炎最多见的疾病类型。

前葡萄膜炎归属于中医学"瞳神紧小""瞳神干缺"等范畴。本病病因病机复杂，包括外感六淫、内伤七情、外伤、饮食、劳倦等多重因素，致眼部及脏腑同时受损，以证候重、可失明、多复发、不易痊愈为特点。依据病程分为前驱期、发作期、恢复期、迁延期。前驱期和发作期多为火强搏水，乃为邪气盛、阴不虚的实证；恢复期或慢性期多为阴虚火旺、气血瘀滞、虚实夹杂之证。临床证型可分为肝经风热证、肝胆火炽证、风湿夹热证、痰瘀互结证、阴虚火旺证、脾肾阳虚证等。但临床实践中并非孤立存在，往往多证共存。治疗本病以清热利湿为原则，实则泄之，虚则补之。若久病正虚邪实，以致气血凝滞，痰热互结，在祛邪同时，兼顾正气，还要重视全身疾病的情况，治疗原发病，必要时应以激素治疗。总之，虹膜睫状体炎属于眼科难治性眼病，各期临床表现为中医辨病论治提供了客观依据；临床证候为辨证论治中急则治标、缓则之本、攻补兼施提供了临证思路；实践中方药合理选用为精准治疗奠定了基础；中药在疾病不同阶段的取舍和增用为葡萄膜炎患者机体相对平衡提供了保障。中西医联合应用是治疗葡萄膜炎的优势和最佳选择。

第二节 Vogt- 小柳原田综合征

沃格特 – 小柳 – 原田综合征（Vogt-Koyanagi-Harada syndrome，VKH 综合征）又称特发性葡萄膜大脑炎，是一种罕见的肉芽肿性炎性疾病，主要影响眼、耳、皮肤、脑膜和头发等色素结构。VKH 综合征目前认为是一种自身免疫性疾病，主要是由 CD4+ Th1 淋巴细胞介导的对黑色素细胞的攻击，发生在具有遗传易感性的个体中，特别是存在 HLA–DRB1*0405 等位基因的个体，故该病易发生于色素较多的人群，亚洲人中新加坡、中国和日本是高发人群。最常见的临床表现包括双眼弥漫性渗出性葡萄膜炎，伴有白癜风、头痛、脱发（斑秃）和听力下降。该疾病的眼部症状的特征是多灶性浆液性视网膜脱离、脉络膜肿胀和急性期视盘充血水肿，具有发病快、进展迅速、反复发作及致盲率高等特点。VKH 综合征在临床上有典型病程，及时诊断和治疗可完全治愈，视力预后较好；但 VKH 综合征常因误诊而耽误治疗，以致病情进展到炎症反复发作阶段从而导致严重视力丧失。

在临床上，VKH 综合征表现以前葡萄膜炎为主者，称作 Vogt- 小柳综合征，属于中医学"瞳神紧小""瞳神干缺"等范畴；若以后葡萄膜炎为主要表现者，为原田综合征，归属于"视瞻昏渺""暴盲""狐惑"等范畴。目前认为该病的发生为风湿热邪上犯清窍所致；或肝胆火炽，上攻于目；或肝肾阴虚，虚火上炎，灼伤眼膜所致。

【病因病理】

（一）中医病因病机

肝开窍于目，目为肝之管也，肝与目窍关系紧密。目前认为该病的发生为风湿热邪上犯清窍所致；或肝胆火炽，上攻于目；或肝肾阴虚，虚火上炎，灼伤眼膜所致。病机不外热、毒、瘀，它们之间互为影响，最终成就疾病早中晚期表现。

（二）西医病理改变

VKH 病的确切分子机制尚不清楚，但有人认为 VKH 病与自身免疫或感染过程有关。最近的概念涉及由自身免疫 T 细胞反应介导的黑素细胞相关抗原（酪氨酸酶家族的成员）的破坏。VKH 的组织病理学特征根据疾病的阶段而不同。然而，VKH 的主要病理特征是葡萄膜的弥漫性增厚（在近脉络膜处更为突出）。在急性期有一个肉芽肿过程。在急性葡萄膜炎阶段，值得注意的是弥漫性淋巴细胞浸润，伴有上皮样细胞和多核巨细胞的局灶性聚集，含色素，无明显脉络膜坏死。脉络膜浸润由 T 淋巴细胞组成，T 淋巴细胞显示辅助细胞（CD4+）和抑制 / 细胞毒性细胞的标记，以及表达 II 类主要组织相容性复合体分子的黑色素细胞。在急性葡萄膜炎阶段，浆液性视网膜脱离的视网膜下液含有嗜酸性蛋白质物质。基本上，作为一种基质脉络膜病变，淋巴细胞、上皮样组织细胞和多核巨细胞弥漫浸润。但是由于一种叫作视网膜色素上皮蛋白的特殊蛋白，视网膜色素上皮和绒毛膜毛细血管在这个阶段得以保留。

位于视网膜色素上皮和 Bruch 膜之间的增生 / 变性视网膜色素上皮、巨噬细胞、上皮样细胞和淋巴细胞的局灶性集合可能形成 Dalen-Fuchs 结节。

在恢复期，有一种非溃疡性炎症，其病理显示轻度至中度非溃疡性炎症细胞浸润，伴有淋巴细胞的局灶性聚集和偶尔的巨噬细胞。脉络膜黑色素细胞中黑色素颗粒的缺失使脉络膜呈现苍白、色素脱失的状态。因此，恢复期的"落日样眼底"现象是免疫介导的脉络膜黑色素细胞损伤的结果。

在慢性复发期，观察到肉芽肿性脉络膜炎伴有脉络膜毛细血管损伤。此外，可以观察到肉芽肿浸润，其扩散性葡萄膜增厚不如急性期明显。脉络膜视网膜粘连伴视网膜色素上皮萎缩和（或）增生是常见的。色素脱失基底中色素沉着过度的病灶区域是视网膜色素上皮增生的结果。这可能伴有视网膜下新生血管和色素沉着病变。免疫组织化学标记 CD3 和 CD20 在 VKH 综合征病例中呈阳性。CD3 阳性的显著性表明 T 细胞参与。

【临床表现】

（一）症状

患者多骤然起病，前驱期有发热、流涕、鼻塞等感冒症状及头晕、头痛、全身不适感等，伴有嗜睡、听力下降、耳鸣等。前驱期后 5~7 天，患者多出现眼部症状如双眼视物模糊。

（二）眼部检查

裂隙灯可见睫状充血或混合充血，角膜后不同大小的羊脂状 KP、Tyndall 征阳性，并可见不同程度的炎性细胞在前房集聚，虹膜可见有不同程度的后粘连，玻璃体尘状或絮状混浊。散瞳查眼底可见眼底炎症此时相对轻。而对于该病患者来说，眼底炎症性表现为其临床特点，可见视盘及其周围不同程度充血水肿，伴有视网膜后极部不同程度的浆液性脱离。

疾病 2~3 个月后多进入慢性恢复期，可见视网膜水肿及脱离消退，但是此时可见该病的典型落日样（晚霞样）眼底及多个黄白色或类圆形的 Dalen-Fuch 结节。若疾病未得到及时诊疗，炎症反复长期存在可出现虹膜肉芽肿样表现，位于瞳孔缘半透明结节为 Koppe 结节，远离瞳孔缘的白色透明或半透明的为 Buscca 结节。有些患者在此期或反复发作过程中出现脱发（斑秃）、白癜风等表现。

（三）辅助检查

1. 荧光素血管造影（FFA）

急性期可见早期脉络膜毛细血管充盈迟缓，视网膜下出现多发针尖样强荧光渗漏点，随后出现墨迹样扩散及彼此融合。晚期可见多湖状大小不一的强荧光积存在神经上皮层下。视盘同样可见早期强荧光，晚期呈现边界模糊的强荧光区。至恢复期，由于脉络膜色素脱失，色素的移行及重新分布，整个视网膜呈现一种斑驳样，色素脱失区可透见脉络膜荧光及大血管，对于色素聚集区则呈现荧光遮蔽的暗荧光。

2. 吲哚菁绿血管造影（ICGA）

早期可见到由于脉络膜血管扩张所致的节段状或串珠样、边缘粗糙的脉络膜管径，后期由于通透性增加可见强荧光呈现斑片状；但同时也可见由于炎症所致的脉络膜充盈延迟、缺损等表现，这多与脉络膜低灌注或灌注不良有关。

3. 眼部 B 超

急性期可见后极部视网膜浆液性脱离或视网膜增厚的表现，有些患者可见到视盘水肿增大的表现。缓解期或迁延期则可见玻璃体混浊或后脱离的表现。

4. 光学相干断层扫描（OCT）

急性期可见视盘水肿及视网膜神经上皮下浆液性物质集聚及视网膜脱离表现，晚期可见视网膜萎缩或色素上皮层与 Bruch 膜之间的高反射表现。

（四）诊断与分型

根据国际命名委员会 2001 年提出的 VKH 综合征改良诊断标准，结合中国患者临床特点，杨培增教授提出以下参考标准：

（1）无眼外伤、无内眼手术史及其他眼病史。

（2）眼外表现（现有或原有下列中一项以上）：感冒样症状、发热、头痛、恶心、呕吐、颈项僵硬、头皮过敏、耳鸣、听力异常、脑脊液中淋巴细胞增多、脱发、毛发变白、白癜风。

（3）眼部表现（下列中至少一项）：①初发：双侧弥漫性脉络膜炎、视盘炎，可有多灶性浆液性视神经上皮脱离或黄斑水肿；FFA 可见多发性点状高荧光渗漏、逐渐融合成片状积存以及视盘着染。②复发：双眼反复发作性肉芽肿性前葡萄膜炎，晚霞状眼底，Sugiura 征（角膜缘周围脱色素），Dalen-Fuchs 结节，眼底色素异常改变，可有初发期脉络膜炎及 FFA 表现，还可有弥漫性视网膜色素上皮损害，"虫蛀样"改变或窗样缺损。

【治疗】

（一）治疗原则

VKH 具有发病快、进展迅速、反复发作及致盲率高等特点，因此早期、及时、长疗程、规范的抗炎治疗方案对于患者预后极其重要，能快速改善炎症状态，提高视力。首选早期糖皮质激素冲击快速控制炎症，改为口服治疗后逐渐减量，对于有使用激素禁忌证或激素治疗不敏感者，可选用免疫抑制剂或者单克隆抗体治疗。慢性和恢复期，则根据患者病情选用不同方式的抗炎方案。中医以辨证论治为主，因本病伴有全身病理性损伤，中西医结合治疗在改善全身症状及减轻激素使用量和毒副作用方面具有很大优势，可起到减少疾病复发、提高患者生活质量的作用。

（二）辨证论治

1. 风湿夹热证

主症：病初起，发热恶风，头痛，视物模糊，睫状体充血，羊脂状 KP，前房闪辉，瞳孔改变或虹膜后粘连，视网膜可见水肿或脱离，伴有黄白色渗出，舌红苔黄腻，脉滑数或脉濡数。

治法：疏风清热化湿。

主方：抑阳酒连散加减。

常用药：生地黄、独活、黄柏、防风、知母、蔓荆子、前胡、羌活、白芷、生甘草、栀子、黄连等。

临证思考：方中黄连、黄柏、栀子、生地黄、知母清热解毒，羌活、独活、白芷、前胡等祛风除湿止痛，若热重于湿，加石膏、金银花、蒲公英；湿重于热者加猪苓、泽泻；目痛较甚者，加牡丹皮、赤芍、茺蔚子等药物。

2. 肝胆火炽证

主症：眼球疼痛剧烈，畏光流泪，睫状充血或混合充血，羊脂状 KP，瞳孔缩小，伴有头痛、头昏、项强、口苦咽干，小便黄，大便干结，舌红苔黄，脉弦数。

治法：清泻肝胆。

主方：龙胆泻肝汤加减。

常用药：龙胆草、栀子、黄芩、木通、生地黄、车前子、柴胡、当归、甘草等。

临证思考：目为肝之外官，肝胆火炽上攻于目，见视物模糊、头目痛。对于伴有大便秘结者加大黄、玄明粉；兼有前房积脓者，加知母、生石膏；伴前房出血者，加赤芍、牡丹皮、紫草等。

3. 阴虚火旺证

主症：起病缓，视物模糊，眼红，眼底可见落日样表现，伴有手足心热、心烦、少寐、多梦、盗汗，舌红苔少，脉细数。

治法：滋阴降火。

主方：知柏地黄丸加减。

常用药：知母、黄柏、熟地黄、山药、吴茱萸、茯苓、泽泻、牡丹皮等。

临证思考：知柏地黄丸是治疗阴虚火旺的代表方，本方适用于葡萄膜炎时发时止、反复发作或激素减量后加重者。临证伴有肝肾阴虚者可加枸杞子、女贞子、墨旱莲；心烦者加栀子、黄连。

（三）中成药及中药制剂

1. 肝胆火炽证

龙胆泻肝丸：口服。水丸每次 5g，水蜜丸每次 6g，小蜜丸每次 9g，大蜜丸每次 1 丸，每日 2 次。

2. 风湿夹热证

防风通圣丸（颗粒），丸剂。规格 1：大蜜丸，口服，1 次 1 丸，每日 2 次。规格 2：浓缩丸，口服，1 次 8 丸，每日 2 次。规格 3：水丸，口服，1 次 6g，每日 2 次。颗粒剂：口服，1 次 1 袋，每日 2 次。

3. 阴虚火旺证

知柏地黄丸：口服。水丸每次 5g，水蜜丸每次 6g，小蜜丸每次 9g，大蜜丸每次 1 丸，每日 2 次。

石斛明目丸，口服，1 次 6g，每日 2 次。

【验案举例】

稽某，男，41 岁。首诊时间：2012 年 9 月 12 日。

主诉：双眼视物不清 2 月余，加重 3 天。

现病史：2个月前出现发热、头疼、耳鸣，5天后出现双眼视物模糊，到当地医院就诊，查双眼角膜后羊脂状KP，前房闪辉（++），瞳孔缩小，诊断为"双葡萄膜炎"，给予百力特滴眼液局部点眼；后逐渐出现脱发、面部、四肢、躯干白癜风，FFA检查提示早期视网膜色素上皮层下的多发点状高荧光，晚期可见视网膜下多湖状荧光素积存，确诊为VKH综合征，予激素口服，症状稍好转。3天前患者自觉双眼视物模糊伴眼部疼痛加重，否认其他症状，现来我院要求中西医联合治疗。刻下症：头顶部脱发，双上肢可见白癜风样表现，眉毛稀少，口干咽燥，口舌生疮，舌红苔黄，脉弦。

专科检查：视力：右眼0.2，左眼0.4。眼压：右眼13mmHg，左眼12mmHg。双眼混合充血，羊脂状KP（+），房闪（+），前房浮游物（+），双晶体透明，玻璃体混浊，视盘充血，黄斑水肿。

诊断：西医诊断：双眼Vogt-小柳原田综合征（复发期）。

中医诊断：瞳仁紧小、视瞻昏渺。

辨证：肝胆火炽证。

西医治则：抗炎、止痛、散瞳等。

中医治则：清泻肝胆，明目止痛。

处方：（1）中药口服：龙胆草10g，栀子10g，黄芩10g，生地黄20g，当归20g，柴胡10g，泽泻10g，车前子10g（包煎），赤芍10g，白芍10g，土茯苓20g，蔓荆子20g，丹参20g，甘草6g。28剂，水煎服，早晚服。

（2）醋酸泼尼松龙片，60mg，每日1次，顿服。

（3）百力特滴眼液，双眼，4次/日。

复诊（2012年10月10日）：双眼视力0.4；眼压：右眼16mmHg，左眼14mmHg，混合充血消退，KP（±），房闪（±），浮游物（±），玻璃体混浊减轻，视盘充血、黄斑水肿好转。全身症状已有改善，但偶觉头晕、口干、易疲劳。

处方调整如下：生黄芪20g，当归20g，土茯苓20g，泽泻10g，生地黄30g，葛根15g，丹参15g，车前子10g（包煎），黄芩10g、柴胡10g，枳壳10g，淫羊藿10g，麦冬10g，玄参15g。14剂，水煎服，早晚服。

复诊（2012年12月5日）：患者视力：右眼0.5，左眼0.6；双眼前节（-），玻璃体透明，双视盘边清，色淡红，视网膜血管大致正常，双黄斑区反射可见。乏力好转，但五心烦热，口干，夜寐欠安，腰膝酸软，舌红苔薄，脉细数。

处方调整如下：炙黄芪20g，炙黄精10g，蔓荆子20g，车前子10g（包煎），泽泻10g，茯苓20g，生地黄20g，白芍10g，山茱萸10g，赤芍10g，熟地黄20g，黄芩10g，知母10g，黄柏10g，枳壳10g，柴胡10g，酸枣仁30g。28剂，水煎服，早晚服。

服药后患者诉五心烦热、口干、腰膝酸软减轻，夜寐尚可，且白斑、脱发、耳鸣等症状好转，故将上方制成丸药，继续服用半年，后改为知柏地黄丸长期服用。随访2年，病情稳定。

【现代研究】

陈浩等探讨中西医结合治疗VKH的临床疗效。结果：治愈60眼，好转4眼，总有效率94%。视力≥1.0者24眼，视力≥0.2者64眼。4眼因白内障视力<0.2。结论：中西医结合治疗VKH可有效控制炎症，并且可以减少糖皮质激素、免疫抑制剂的用量。

【述评与体会】

VKH综合征是能累及多器官、多系统的特异性葡萄膜炎，目前发病原因及病机尚未明确，多认为与机体的免疫反应、遗传、感染等因素相关，具有典型的临床表现和进程，病理改变特征是弥漫性的中、小血管炎性改变为主，引起一系列的脑膜、脑实质及脑脊神经根的损害，而血管损害又以弥漫性小血管损害为主，因此常伴有脑膜刺激症状、皮肤及毛发改变、听力障碍等。临床治疗一般首选糖皮质激素控制炎症，但使用过程中一定要注意足量、规范、长疗程（>8个月）、缓慢减药。对于某些病情出现演变者，如出现眼压升高、剧烈头痛、恶心等症状时，多是由于炎症浸润，睫状体水肿进而痉挛致使悬韧带松弛，晶体前移，出现浅前房的恶性青光眼表现，此时要注意抓住本因，才能有的放矢，一般使用散瞳药物后即可缓解。

中医药在控制该类疾患时，对于急性期炎症的演变、慢性期及恢复期的激素减量及减轻药物产生的毒副作用有一定的优势和价值。辨证论治，临证注意随证加减药物。

第三节 白塞病

1937年，土耳其皮肤科医生Hulusi Behcet（1889—1948）首次将白塞病（Behcet病）描述为"复发性口腔口疮溃疡、生殖器溃疡和'葡萄膜炎性反应不足'"。该病是一种慢性复发性全身性多系统受累的疾病，其临床特征包括口腔和生殖器溃疡、皮肤损伤、眼部葡萄膜炎、胃肠道、神经系统受累和关节炎等。因其在地中海、中亚和远东地区的患病率远远高于欧洲和美国，故也被称为"丝绸之路病"。眼部损伤高居其他器官损伤之首，以眼部表现为主者成为眼型白塞病，占白塞病患者的70%~85%，多双眼发病，好发于20~40岁的青壮年，复发率高，病程长。需要注意的是该病预后较差，多致盲或死亡。

本病从临床表现上归属于中医学"狐惑病"范畴，历代医家对该病均有一定的思考和认识。《千金要方》言："此由湿毒邪气所致。"《金匮释义》云："狐惑病者，亦是湿热蕴毒之病。"元代《金匮玉函经二注》曰："盖因湿热久停，蒸腐气而成瘀浊，于是风化所腐为虫矣。"古人从湿热、虫毒等方面探讨了白塞病的病因病机，多因心脾湿热，熏蒸于目；或肝胆湿热，上攻于目；或肝肾阴虚，虚火上炎所致。

【病因病理】

（一）中医病因病机

中医学将本病归纳为湿热蕴结，侵袭心脾，熏蒸肝胆，上犯于目，或久病入络，内蕴成毒，湿热毒瘀缠绵，弥散三焦，肝肾阴虚，虚火上灼于目，分型多从心脾湿热、肝胆湿热以及阴虚火旺入手。但临证时，往往出现各种变证，应随机应变，根据证候特点遣方用药。

（二）西医病理改变

西医学推测本病可能是由于细菌、疱疹病毒等微生物感染所致，因其与人类自身抗原具有同源性而诱发自身免疫。此外，纤溶系统功能低下引发的高凝状态、中性粒细胞功能异常、微量元素异常、遗传因素都可能与本病有关，主要病理表现为微小血管性炎症（非特异性小动脉毛细血管和小静脉炎症），多表现为血栓性血管炎。可导致血管坏死、破裂或管腔狭窄、血栓形成和动脉瘤样改变，从而表现出视网膜、皮肤黏膜、肺、脑、心血管、泌尿系统、关节、神经等部位受累的临床特征。

【临床表现】

（一）症状

该病典型的临床表现是反复多次发作的多系统多器官损伤，表现为眼部疼痛、畏光、流泪、视物模糊及口腔溃疡、生殖器溃疡、皮肤病变等。全身伴有低热、乏力、食欲不振等，最为常见的表现为眼部葡萄膜炎的临床特征。

（二）眼部检查

检查可见反复发作的非肉芽肿性葡萄膜炎表现，前节主要为尘状 KP、房水闪辉（＋）、前房积脓、虹膜后粘连等；后节表现为玻璃体混浊、视网膜血管炎表现（早期水肿、出血、渗出，晚期新生血管形成，视网膜可见血管白鞘、血管闭塞）。

（三）辅助检查

1. 荧光素钠血管造影（FFA）

早期可见视盘及视网膜通透性增加所见的高荧光素渗漏及血管壁着染表现，晚期可见血管闭塞无灌注及新生血管形成所致的高荧光表现。

2. 眼部 B 超

该检查可了解玻璃体及视盘水肿情况。

3. 光学相干断层扫描（OCT）

该检查可帮助了解黄斑水肿情况及视网膜血管形态。

（四）诊断

主要遵循 1990 年国际白塞病研究小组指定的诊断标准：

（1）复发性口腔溃疡（1 年内至少复发 3 次）。

（2）下列四项中有两项即可确诊：①复发性生殖器溃疡或生殖器瘢痕；②眼部损害（前葡萄膜炎、后葡萄膜炎、玻璃体内细胞或视网膜血管炎）；③皮肤损害（结节性红斑、假毛囊炎或脓丘疹或发育期后的痤疮样结节）；④皮肤过敏反应阳性。

【治疗】

（一）治疗原则

白塞病的眼部治疗重在控制急性炎症、阻止或减少复发，保护中心视力。中医学认为，湿热是该病发病的主要病理因素，后期可致瘀、痰等病理产物产生。注意分期辨证治疗。

（二）辨证论治

1. 肝经湿热证

主症：视力骤降，睫状充血或混合充血，前房积脓，瞳孔缩小，口舌生疮，皮肤溃疡或红斑，大便秘结。舌红苔黄腻，脉弦数。

治法：清利肝胆湿热。

主方：龙胆泻肝汤。

常用药：龙胆草、栀子、黄芩、木通、车前子、柴胡、甘草、当归、生地黄等。

临证思考：疾病早期，湿热邪盛，以清利肝胆湿热为主。肝火偏盛者加石决明、夏枯草、青葙子；湿热偏盛者加用苍术、黄柏、土茯苓等。

2. 心脾湿热证

主症：眼痛，视力下降，睫状充血或混合充血，前房积脓，瞳孔缩小，伴有复发性口腔溃疡，小便赤，舌红苔黄腻，脉濡数。

治法：清心泻脾利湿。

主方：竹叶泻经汤加减。

常用药：柴胡、栀子、羌活、升麻、黄连、大黄、炙甘草、赤芍、决明子、茯苓、泽泻、车前子、黄芩、竹叶。

临证思考：眼部病变兼有反复发作的皮肤、生殖器病变时，多为湿热所扰，加用苦参、地肤子、蛇床子、白鲜皮等；兼有心烦少寐，口舌糜烂，加用木通、连翘、金银花等。

3. 阴虚血热证

主症：患者视物模糊、眼痛等缓解，炎症所致的前房闪辉、视网膜水肿及出血等改变减轻。

治法：凉血清热，滋阴降火。

主方：四妙勇安汤加减。

常用药：玄参、金银花、当归、百合、石斛、牛膝、赤芍、牡丹皮、黄芩、地榆、生白术、枳壳、生甘草等。

临证思考：该方适用于患者在服用激素治疗一段时间后，缓解和复发交替阶段，反复发作多次，久病入络；若兼有五心烦热等症状，加用生地黄、知母；大便秘结，加用大黄。

4. 血瘀络热证

主症：此时多为疾病后期，患者眼部症状多不明显，眼底可见视网膜白线及白鞘形成，视盘可见苍白。

治法：益气养阴，活血通络。

主方：温清饮合升降散加减。

常用药：当归、白芍、生地黄、川芎、黄连、黄芩、黄柏、栀子、僵蚕、蝉蜕等。

临证思考：疾病后期，患者炎症多不活跃或已控制，此时微循环功能极差，眼部可表现为视网膜白线、视盘苍白，此时用当归、生地黄、川芎等改善眼底微循环，提高视功能。久病入络，用僵蚕、蝉蜕等搜络脉中之瘀，散结通络。

（三）中成药及中药制剂

雷公藤多苷片：急性发作或反复发作者，或对激素有依赖或减量至 20mg/d 以下者，可服用该药 20mg，每日 2 次，不超过 3 个月。服药期间，检测肝肾功能、血尿便常规；儿童、老人慎用。

【验案举例】

李某，女，15 岁。首诊时间：2006 年 5 月 2 日。

主诉：双眼反复红、视力下降 2 年。

现病史：2004 年 8 月患者双眼反复红、视力下降，伴有反复发作的口腔溃疡、四肢结节性红斑，经外院 FFA 确诊为白塞病。给予局部及全身激素控制治疗。2005 年 1 月，患者再次出现上述症状，就诊外院后给予同样诊断及治疗。病情缠绵不愈，来诊时口服激素 10mg/d，要求中药治疗。因为长期服用激素，患者出现月经紊乱，伴有月经量多、淋漓不止，血常规提示血红蛋白 54g/L，属重度贫血。患者惧怕西药副作用，故停用西药。刻下症：肢体困倦，少气懒言，面色萎黄，月经量多，崩漏，舌淡苔白，脉弱。

专科检查：视力：右眼 1.0，左眼 0.8。眼压：右眼 15mmHg，左眼 16mmHg。结膜充血（-），角膜透明，右 KP（-），房闪（-）；左陈旧性 KP（+），房闪（+），浮游物（+）。双瞳孔等大等圆，晶状体透明，玻璃体轻度混浊，眼底视盘色略淡，边界不清，后极部网膜色灰，动脉狭窄，呈白线样改变，黄斑部水肿。眼底彩照（图 5-3、图 5-4）和 FFA（图 5-5、图 5-6）。

诊断：西医诊断：白塞病；功能性子宫出血。

中医诊断：狐惑病。

辨证：脾虚湿困证。

西医治则：散瞳、抗炎、止痛等。

中医治则：温阳健脾，淡渗利湿。

处方：黄芪 30g，茯苓 30g，白术 10g，党参 20g，远志 10g，木香 10g，茺蔚子 15g，桂枝 6g，郁金 10g，泽泻 10g，车前子 10g（包煎），防风 10g，五味子 10g。14 剂，水煎服。

复诊（2006 年 6 月 4 日）：患者自觉崩漏症状明显好转，且眼部症状也随之减轻，后以此方为主，汤剂和丸药间断服用 2 年，视力提高。2010 年 7 月 5 日随访时，右眼视力 1.5，左眼 1.0。眼底彩照（图 5-7、图 5-8）和 FFA（图 5-9、图 5-10）。

按语：患者长期服用激素类药物致内分泌系统功能紊乱，出现功能性子宫出血的并发症，此时只得停用西药。患者久病，湿热、血瘀与西药之毒邪缠绵交错，深入脏腑，影响气血运行，故并发正气亏虚、脾不统血，妇女崩漏之变证。此时不应墨守成规，继续关注眼部之炎症，而应从整体出发，系统辨证，且患者正气已虚，此时不可一味攻邪，避免使病症更加恶化。故调整用药，从补益心脾入手，加强其统血摄血之效。归脾汤方义气血双补，既预防出血之反复，又促进出血之吸收，对于久服攻破之剂而正气损伤出血者尤宜，且通过加减，还可温补阳气，淡渗利湿，促进水肿、渗出吸收，亦兼顾葡萄膜炎的病理改变。故此案中，以归脾汤治疗崩漏的同时，眼部之出血和水肿也随之好转，实为一举两得。

【现代研究】

1. 复方研究

张永熙等用狐惑汤治疗白塞病 41 例，通过临床观察此药有明显的效果，有效率达到 85.36%。

杨敏用滋阴补肾、活血通络为治则的补肾活血愈疡汤治疗白塞病 90 例，治疗总有效率 77.8%。

安琦等采用温补脾肾、活血化瘀解毒功效的中药组方治疗脾肾阳虚、毒瘀阻络的白塞病患者；用滋阴清热、活血凉血解毒功效的中药组方治疗阴虚热毒、瘀阻血络的白塞病患者，均痊愈且未复发。

李明等用龙胆泻肝汤加味配合泼尼松等治疗 45 例白塞病患者，发现中西医结合治疗组的总有效率为 91.1%，单纯西药组的总有效率为 64.4%。

2. 中成药及其他制剂

在一项研究雷公藤多苷片（30mg/d 口服，疗程为 3 个月）干预白塞病免疫功能评价的研究中，结果显示，治疗组患者总有效率为 87.5%；治疗组治疗前 IL-4 明显低于对照组，IL-6、IL-8 明显高于对照组，而治疗组治疗后 IL-4 明显高于治疗前，IL-6、IL-8 明显低于治疗前，差异有统计学意义（$P<0.05$）；治疗组患者治疗后血沉、C 反应蛋白明显降低，差异有统计学意义（$P<0.05$）。结果表明，雷公藤多苷治疗白塞病疗效较佳，且可明显改善患者的免疫功能。

【述评与体会】

Behcet 病目前被认为是一种由遗传易感个体的感染和环境因素引发的"自身炎症性疾病"。虽然这种疾病的特点是复发性口腔、生殖器溃疡和眼部受累，但它可以影响多器官系统。对患有复发性口腔和/或生殖器溃疡的患者进行 Behcet 病和相关全身性疾病的评估非常重要。治疗上要早期及时治疗，迅速控制病情，预防并发症，同时注重关注疾病的诱发因素，有针对性地预防。本病类似于中医学的"狐惑病"。如《金匮要略》记载："狐惑之为病，状如伤寒，默默欲眠，目不得闭，卧起不安，蚀于喉为惑，蚀于阴为狐，不欲饮食，恶闻食臭。"《金匮要略论注》也论述了该病的病因病机，即"狐惑大抵皆湿热所为之病"，诊疗中注意病证结合，并时刻关注眼部证候，眼部辨证与全身辨证结合。另外，需要关注的是白塞病的病程均比较长，易引起患者焦虑、紧张等不良情绪，加重病情，因此在诊疗中一定注重情绪精神调控。

第六章　黄斑疾病

第一节　年龄相关性黄斑变性

年龄相关性黄斑变性（aged-related macular degeneration，AMD）属于黄斑的退行性病变，能导致视力进行性下降，也是目前导致全球老年人失明的主要原因之一，发病性别上无显著差异，影响全球大约3000万人。发达国家中大约50%视力下降和失明都能归因于AMD，到2020年，发达国家AMD流行水平也将达到300万人，而流行病学数据显示随着中国人口结构的老龄化，AMD的发病率也在逐年增加。AMD在临床上主要包括两种分型：干性（萎缩型）AMD和湿性（渗出型）AMD。干性AMD患者较多，占所有AMD患者的85%~90%，以视力下降较缓慢或视物变形、眼底黄斑部色素紊乱、光感受器细胞进行性丢失、玻璃膜疣（drusen）生成和地图样萎缩（geographic atrophy，GA）的逐渐加重为主要临床特征，后期10%~20%的患者将进一步发展为湿性AMD；湿性AMD的病理表现多为脉络膜新生血管（choroidal neovascularization，CNV）的形成，伴随出血、渗出、瘢痕形成，是AMD威胁患者视力的主要原因，也严重影响患者生活质量。尽管生活方式的改变和抗血管内皮生长因子（vascular endothelial growth factor，VEGF）治疗已降低西方国家湿性AMD患病率和致盲率，但AMD影响人数却在近20年不断增加。

中医学对AMD早有认识，根据临床症状表现，多将本病归于"视直如曲""视瞻昏渺""视物异形""暴盲"等范畴。本病的发生与脏腑功能失调、气血失和、湿痰瘀形成等有关，属于本虚标实、虚实夹杂之证。

【病因病理】

（一）中医病因病机

AMD的发生因年龄老化，机体精、气、血亏损；脏腑功能渐衰，多与肝、脾、肾的功能失调有关；疾病过程中产生的病理代谢产物多与痰瘀、血滞、郁热有关。中医辨证多为本虚标实证。

干性AMD的病机以虚为主，多体现为阴虚和气虚。机体老化以"阴气自半"为首要表现，干性AMD多见肾精、肝阴及脾气的不足，肝肾精血乏源则目不明，脾气失运，水湿运化失司则易聚湿成痰，导致玻璃膜疣等病理产物在眼底的沉积。湿性AMD

以实证或虚实夹杂证多见，是疾病后期因虚致瘀，虚、痰、瘀三大致病因素搏结于眼底的结果，形成了水肿、新生血管等病理产物，导致局部反复的出血、渗出等。

1. 精、气、血的亏损

《格致余论》曰："男子六十四岁而精绝，女子四十九岁而经断，夫以阴气之成，止供得三十年之视听言动。"说明人体在40岁以后处于体衰、阴精不足的状态。随机体衰老、精血亏虚而目失所养，是老年眼病发生的病理基础，影响着AMD的形成。

2. 痰湿、血瘀、火热的滋生

"脾为生痰之源"，脾失运化，痰湿内生，聚集黄斑，当按痰瘀治之；年龄老化，肝肾亏虚，肝郁日久，阴虚火旺，火灼脉络，黄斑出血，影响视力。

3. 肾、脾和肝的功能失调

（1）肾气亏虚，不化水液：《素问·上古天真论》曰："肾者主水，受五脏六腑之精而藏之。"肾关系到人体的生长壮老已，为人体先天之本。黄斑退行性病变与肾的虚衰关系最为密切，也可解释AMD的遗传病理基础。

（2）脾胃虚弱，浊邪上犯：《素问·通评虚实论》曰："头痛耳鸣，九窍不利，脾胃之所生也。"脾视为后天之本，脾虚不运则浊邪上泛清窍，津液失其常道而有黄斑区域渗出。

（3）肝血亏虚，目窍失养：《灵枢·脉度》曰："肝气通于目，肝和则目能辨五色矣。"肝郁内热，下竭肾阴，上扰目窍，脉络失畅，视直如曲，重者甚至暴盲。《审视瑶函》曰："真血者，即肝中升运于目，轻清之血，乃滋目经络之血也。"表明肝中真血营养目窍，又肝脉连目系，故肝血足、肝气盛，则目明而视；若肝失疏泄，气滞血瘀，神光遮蔽，则视物不清；若肝血虚，目失所养，则视物昏暗。

（二）西医病理改变

1. 危险因素

AMD确切发病原因到目前为止还没有确定，很可能是复杂的多因素交叉反应的结果，与老龄、遗传、种族、营养因素、吸烟、慢性光损伤等均有关。老龄化的加剧使AMD的发病危险增加；分子遗传学研究中显示补体因子HY40211多态性和发生AMD的较高危险间存在着关联。在种族相关性研究中，亚洲人群的早期和晚期AMD患病率存在种族变异，白人和亚洲裔人群的发病危险高于西班牙裔和非洲裔人群。关于饮食，饮食中脂肪也和晚期AMD有关，如食用富含Ω-3长链多不饱和脂肪酸的食物。另外，吸烟也明显增加发生AMD的危险且与所吸烟的包数及年数的增加相关。而长期慢性光损伤，也可能引起黄斑区RPE及光感受器发生变性。

2. 发病机制

随着年龄增长，RPE对视细胞盘膜吞噬消化功能下降，使未被消化的盘膜残余小体潴留于基底部细胞原浆中，并向细胞外排除，形成玻璃膜疣，继而使得Bruch膜对营养物通透性下降，导致RPE、Bruch膜和脉络膜毛细血管萎缩，逐渐发展为干性AMD；若Bruch膜增厚、后弹力层断裂，亦可使脉络膜毛细血管通过Bruch膜的裂隙进入色素上皮下或神经上皮下，形成CNV，进而发展为湿性AMD。

【临床表现】

（一）症状

1. 早期

中心视力轻度减退，但常无明显视力障碍。

2. 中期

中心视力继续缓慢地进行性下降，戴镜矫正视力不提高，可伴有视物变形等症状。

3. 晚期

中心视力严重减退，亦可表现为突然单眼视力下降、视物变性或出现中央暗点，另一眼可能经过一段时间后出现症状。在具有地图样萎缩的患者中，与新生血管性 AMD 的患者相比，严重的视力丧失发生得更少且更缓慢。

（二）眼部检查

1. 干性 AMD

该型最具特征性的表现是玻璃膜疣，还可以表现为黄斑部色素紊乱，色素增生，斑点状及地图状萎缩。地图状萎缩是该型的晚期改变。

2. 湿性 AMD

该型最具特征性的表现是 CNV 的形成。黄斑下可见视网膜下青灰色的隆起病灶，常伴有视网膜神经上皮及/或色素上皮有浆液及/或出血性脱离，视网膜下出血、渗出、沉着。机化瘢痕是该型的晚期改变。

（三）辅助检查

1. 视野

早期：中心视野可检出 5°~10° 中心比较性暗点；中期：视野检查有绝对性中心暗点；晚期：视野检查有绝对性中心暗点。

2. Amsler 检查

当 AMD 病变累及黄斑中心凹时，凝视 Amsler 方格表中心点，可将方格表上直线视为曲线、扭曲或者不连续。

3. 荧光素眼底血管造影（FFA）

早期：可见黄斑区有透见荧光及低荧光，玻璃膜疣着色素呈高荧光。中期：可见玻璃膜疣及色素脱失处造影早期显高荧光，其增强、减弱、消退与背景荧光同步（窗样缺损），后期玻璃膜疣着色也显高荧光。晚期：新生血管性 AMD 早期即可见 CNV 形态，随即荧光素渗漏，致使 CNV 形成一片强荧光，出血病例有遮蔽荧光的低荧光。若渗出和出血逐渐吸收，如形成浅色的瘢痕呈现假荧光，色素增殖处荧光被遮蔽。如瘢痕边缘或瘢痕间有新生血管，则有逐渐扩大的大片高荧光。晚期少数病眼并不是瘢痕后就停止进行，而是在原来瘢痕的边缘上又出现新的新生血管，再经历渗出、出血、吸收、结瘢的过程，使原来的瘢痕进一步扩大。

4. 光学相干断层扫描（OCT）

早期：显示玻璃膜疣为 RPE/ 脉络膜毛细血管层出现几个或多个小的半弧形隆起，其下为均匀的弱反光区，RPE 层厚度可无变化。中晚期：表现为 RPE/ 脉络膜毛细血管层出现较大的半弧形隆起，可有融合，脉络膜视网膜萎缩灶则为萎缩区表层的视网膜变薄，深层脉络膜反射增强。晚期：典型的黄斑区 CNV 表现为 RPE、脉络膜毛细血管层的红色反射光带局限性增厚，出血和渗出表现为浆液性和 / 或出血性视网膜下或 / 和色素上皮脱离。

5. 吲哚菁绿造影（ICGA）

早期：可见少量硬性或软性玻璃膜疣呈弱荧光；若疣体本身的荧光着染，会渐增强。早中期硬性或软性玻璃膜疣因其成分不同，ICGA 过程中荧光表现也不尽相同。若疣体遮蔽脉络膜，即可见边界清晰的弱荧光；若疣体本身的荧光着染，疣体荧光度会渐增强；若疣体有自发荧光，则荧光亮度保持不变。晚期：因 RPE 萎缩、色素脱失使透过的激发光量及荧光量均增强，故病变部位荧光亮度较周围略增强，其间正常脉络膜血管的走行更为清晰。ICGA 因其特殊的理化特性，能够显示 CNV 的形态，对于隐匿性 CNV 的定位、范围、形态以及指导治疗等能提供更为翔实的信息。

（四）诊断、分型与鉴别诊断

1. 诊断

50 岁以上，具有双眼渐进性、无痛性视力下降病史，眼底可见散在玻璃膜疣或脉络膜萎缩病灶；或突然视力严重障碍，后极部深、浅层出血，结合 OCT、FFA 和 ICGA 检查，存在玻璃膜疣，或新生血管，或黄斑区盘状瘢痕，即可诊断。

2. 分型

AMD 晚期根据其临床及眼底表现，分为干性 AMD 和湿性 AMD。其中，干性 AMD 又称萎缩型 AMD，患者视力进行性减退，可伴视物变形，眼底后极部簇样大小不一的玻璃膜疣，也可见黄斑区域色素上皮增生或萎缩呈棕褐或灰白相间的小点片样病灶，进一步病灶扩大出现地图样萎缩；湿性 AMD 又称渗出型 AMD，患者视力减退较为迅速，可有视物变形、复视、视觉异常等，黄斑区新生血管生长可见灰黄色病灶，或病灶区出血、渗出，后期机化形成灰白样瘢痕病灶。

3. 鉴别诊断

干性 AMD 应与中心性浆液性视网膜病变、遗传性中心性视网膜营养不良相鉴别，湿性 AMD 应与中心性渗出性脉络膜视网膜病变、病理性近视黄斑 CNV 出血、特发性息肉状脉络膜血管病变、脉络膜黑色素瘤和外伤性脉络膜视网膜病变相鉴别。

【治疗】

（一）治疗原则

对于干性 AMD，目前尚无确切的治疗方法，补充维生素和微量元素可能成为选择。湿性 AMD 可予以激光疗法、光动力疗法以及玻璃体腔抗 VEGF 药物注射疗法，但这些方法都无法治愈 AMD，病情仍有可能进展或加重。本病辨证早期多为虚证或本虚标实证，后期多为实证或虚实夹杂证，结合局部辨病特点，中医治疗初期以利水消肿、活血通络中药为主。

（二）辨证论治

按病程的早、中、晚期将 AMD 辨证分为肝肾不足证、脾气虚弱证、阴虚血热证及痰瘀互结证四个基本证型。

1. 肝肾不足证

主症：眼外观端好，视物模糊，或眼前固定暗影，眼目干涩。眼底可见后极部簇样大小不一的玻璃膜疣，或黄斑区色素上皮增生或萎缩，或 RPE 地图样萎缩，或神经感觉层或 RPE 的浆液性或 / 和出血性脱离；或黄斑区出血、渗出；或黄斑区瘢痕病灶等。全身伴头晕耳鸣、腰膝酸软、失眠多梦；舌质红、苔少，脉细。

治法：滋补肝肾，养肝明目。

主方：杞菊地黄丸（《医级》）加减。

常用药：枸杞子、菊花、熟地黄、山茱萸、山药、泽泻、茯苓、牡丹皮。

临证思考：中医学认为，衰老与肝肾两脏功能关系密切，年老体衰，肝肾不足以致阴精亏虚、目失濡养而易发此病。肝肾不足证是干性及湿性早期 AMD 中较常见的一个证型，临床表现为视物模糊，全身或伴头晕耳鸣、腰酸腿痛、失眠多梦，舌质红，苔少，脉细等。杞菊地黄丸是治疗肝肾不足证的经典方剂，方中重用熟地黄滋阴补肾、填精益髓，为君药。山茱萸滋养肝肾、秘涩精气；山药健脾补虚、涩精固肾，补后天以充先天，共为臣药。泽泻淡渗泄浊，并防熟地黄之滋腻恋邪；牡丹皮清泻相火，并制山茱萸之温涩；茯苓渗湿健脾，既助泽泻以泻肾浊，又助山药之健运以充养后天；枸杞子平补肝肾，菊花清肝泻火，均为佐药。诸药相合，共奏滋补肝肾、养肝明目之功。可酌加女贞子、旱莲草滋阴补肾。

2. 脾气虚弱证

主症：视物昏蒙，视物变暗，或眼前有暗影，或视物变形，后极部多个大小不一的玻璃膜疣或融合，或后极部色素紊乱，或色素上皮萎缩，或色素上皮或神经上皮脱离，或黄斑区的渗出、水肿，或出血，或形成机化瘢痕、色素沉着。全身伴头昏乏力，神疲倦怠，眼易疲劳，纳呆便溏，舌淡苔白，脉弱。

治法：健脾益气，滋养肝目。

主方：补中益气汤（《脾胃论》）加减。

常用药：黄芪、人参、白术、炙甘草、当归、陈皮、升麻、柴胡、生姜、大枣。

临证思考：AMD 属本虚标实之病，脾气虚弱是本虚的病机关键所在，是干性及湿性早期 AMD 的一个常见证型。补中益气汤是治疗脾气虚弱证的经典方剂，方中黄芪补中益气、升阳固表为君；人参、白术、甘草甘温益气，补益脾胃为臣；陈皮调理气机，当归补血和营为佐；升麻、柴胡协同参、芪升举清阳为使。综合全方，一则补气健脾，使后天生化有源，脾胃气虚诸证自可痊愈；升提中气，恢复中焦升降之功能，使目络得以滋养。诸药相合，共奏健脾益气、滋养肝目之功。若脾虚湿盛者加茯苓、薏苡仁、砂仁；黄斑区出血多者加三七粉冲服。

3. 阴虚血热证

主症：多见于湿性 AMD。突然一眼视力下降或视物变形；眼底黄斑区出血，或伴渗出、水肿，或视网膜内出血，或视网膜下出血，或出血量大引起玻璃体积血。可伴咽干口燥，潮热面赤，五心烦热，盗汗多梦，腰酸膝软。舌质红、苔少，脉数。

治法：滋阴降火，化瘀止血。

主方：生蒲黄汤（《中医眼科六经法要》）加减。

常用药：生蒲黄、旱莲草、生地黄、玄参、女贞子、牡丹皮、荆芥炭、郁金、丹参、茜草、仙鹤草、三七。

临证思考：阴虚血热证是湿性中晚期 AMD 最常见的证型之一，属于虚实夹杂证，患者素体阴虚，或劳思竭虑，损耗阴精，虚火上炎，灼伤目络。生蒲黄汤中，方中生蒲黄、郁金、丹参、川芎活血化瘀，消散离经之血；墨旱莲养阴止血；生地黄、荆芥炭凉血止血；牡丹皮凉血止血，散瘀明目。全方共奏滋阴凉血、化瘀止血之功。若眼底出血多者，加三七粉以助活血化瘀；若出血日久难以吸收者，可加浙贝母、郁金等活血化瘀。

4. 痰瘀互结证

主症：视物昏蒙，或视物变形，或视物眼前暗影，或视物不见。病程日久，眼底可见瘢痕形成及大片色素沉着。眼底视网膜有边界模糊的黄白色渗出，或色素上皮或神经上皮脱离，或黄斑区水肿、出血反复迁延不愈，或瘢痕形成、色素沉着，全身伴胸膈满闷，倦怠乏力，纳呆；舌苔白腻或黄腻，脉沉滑或弦滑。

治法：化痰软坚，活血明目。

主方：化坚二陈汤（《医宗金鉴》）加减。

常用药：法半夏、陈皮、茯苓、僵蚕、黄连、甘草。

临证思考：痰瘀互结是指眼底局部的陈血瘀滞与水湿聚集交织在一起，造成局部缺血及供养失调，该证型也是湿性 AMD 的主要证型之一，属于眼底局部辨病的一个常见证型，痰瘀互结证多以脾气虚弱为基本病机，脾气亏虚，水液运化、聚湿生痰，凝滞气血，生成痰浊、瘀血等病理产物，停于目窍，致黄斑出血、渗出，多见于湿性 AMD 的发病过程。化坚二陈汤中，半夏为君，温扶中阳、温肺化饮，以绝生化之源；温扶卫阳，开发腠理，发散在表之水饮，通调水道，且能降逆和胃，辛开散结，化痰消痞。陈皮为臣，辛行苦泄，理气行滞，燥湿化痰，与法半夏相须为用，气顺则痰消，相辅相成，增强燥湿化痰之功效。茯苓为佐，淡渗甘补，既能渗除脾湿，又能健脾补中，以杜生痰之源；僵蚕咸辛平，入肺，有祛外风、散风邪之功，助肺气宣发，味辛能散，咸能软坚，又有化痰软坚散结之功；黄连苦寒，清热燥湿，泻火解毒，又可制半夏温燥之性。甘草为使，健脾和中，调和诸药。诸药相合，可达化痰散结之功。若瘀滞较重者，可加川芎、牛膝、丹参等活血通络；瘢痕明显者，可加浙贝母、昆布等软坚散结。

（三）中成药及中药制剂

长期反复的探索实践及临床研究表明，除中药汤剂个体化辨证论治外，中成药治疗 AMD 也有相当的疗效，并且还具有性质稳定、便于携带、储藏保管方便等优势。根据《中成药治疗年龄相关性黄斑变性（湿性）临床应用指南（2020 年）》的推荐：止血祛瘀明目片、和血明目片、复方血栓通胶囊等中成药可用于湿性 AMD 的治疗。

三种药物均有不同级别的循证依据，其中止血祛瘀明目片循证医学证据等级较高，专家共识度高，在湿性 AMD 治疗中可单独使用或联合抗 VEGF 疗法使用，推荐级别为强推荐；和血明目片证据等级较低，但专家共识度较高，也是湿性 AMD 的强推荐药物；复方血栓通胶囊为弱推荐药物。

1. 肝肾不足证

（1）六味地黄丸：口服，水丸每次 5g，水蜜丸每次 6g，小蜜丸每次 9g，大蜜丸每次 1 丸，每日 2 次。

（2）杞菊地黄丸：口服，大蜜丸每次 1 丸，小蜜丸每次 9g，水蜜丸每次 6g，每日 2 次；浓缩丸：每次 8 丸，每日 3 次；胶囊剂：每次 5~6 粒，每日 3 次；口服液：每次 10mL，每日 2 次。

（3）明目地黄胶囊（丸）：口服，胶囊每次 3 粒，每日 3 次；浓缩丸每次 8~10 丸，每日 3 次。

2. 脾气虚弱证

（1）补中益气丸（丸、口服液）：口服，大蜜丸，每次 1 丸，每日 2~3 次。浓缩丸，每次 8~10 丸，每日 3 次。水丸，每次 6g，每日 2~3 次。颗粒剂：每次 3g，每日 2~3 次。口服液：每次 1 支，每日 2~3 次。

（2）人参养荣丸：口服，每次 1 丸，每日 1~2 次。

3. 阴虚血热证

（1）止血祛瘀明目片：口服，每次 5 片，每日 3 次；或联合抗 VEGF 治疗使用；或遵医嘱。

（2）和血明目片：口服，每次 5 片，每日 3 次。

（3）复方血栓通胶囊：口服，每次 3 粒，每日 3 次。

4. 痰瘀互结证

（1）二陈丸：口服，每次 9~15g，每日 2 次。

（2）血塞通片（胶囊）：口服。片剂：每次 50~100mg，每日 3 次。胶囊：每次 100mg，每日 3 次，口服。

（四）其他治法

1. 针刺治疗

针对干性 AMD，取太阳透瞳子髎、攒竹透丝竹空、合谷、养老、光明以及太冲，或取睛明、球后、合谷、养老、光明以及太冲。行轻微的提插捻转手法，以穴位有较强烈的酸胀感为度；太冲行提插捻转泻法，留针 20 分钟。

2. 中医外治综合疗法

针对湿性 AMD，取新明 1、丝竹空、瞳子髎、上睛明、承泣、上明、球后、新明 2、太阳、风池、上天柱，留针 30 分钟，并结合电针刺激，通电 30 分钟；针刺后予甲钴胺注射液注射球后穴及复方樟柳碱注射液注射太阳穴或球后穴，梅花针叩刺，取穴为正光 1、正光 2，每穴叩 50~100 下；耳穴贴压，取眼、目 1、目 2、耳中、肝、肾、神门，每穴按压 1 分钟。

【验案举例】

案一： 焦某，女，68 岁。首诊时间：2013 年 11 月 11 日。

主诉：右眼视力下降 1 年余。

现病史：患者 1 年前无明显诱因出现右眼视力下降，6 个月前曾在外院就诊，经检查诊断为右眼湿性年龄相关性黄斑变性，连续服用中药 40 余剂，视力未见明显改善，其他症状亦未见明显改善，十分着急，现来我院就诊。刻下症：右眼视物模糊，口干，烦躁失眠，舌红，苔薄白，脉细。

专科检查：视力：右眼 0.1，矫正无提高；左眼 0.12，矫正 0.4。眼底：右眼黄斑区有出血伴渗出，双视盘边清色淡红，视网膜血管大致正常，双眼前节（－），双晶体皮质及核Ⅰ度混浊。经 FFA 和 OCT 检查均提示右眼黄斑区盘状病灶伴活跃新生血管（图 6-1）。

诊断：西医诊断：右眼湿性年龄相关性黄斑变性，双眼年龄相关性白内障。

中医诊断：视瞻昏渺。

辨证：阴虚火旺证。

中医治则：滋阴清热，凉血散血。

处方：知母 10g，黄柏 10g，生地黄 10g，熟地黄 10g，浙贝母 10g，郁金 10g，山茱萸 10g，茯苓 10g，陈皮 10g。14 剂，水煎服，每日 1 剂，每日 2 次。

复诊（2013 年 12 月 1 日）：服药后，患者自觉右眼视物较前明亮，口干好转，查右眼视力 0.1，OCT 及 FFA 显示稳定的新生血管仍存在。舌红，苔薄白，脉细。辨证与治则同前，原方继服。并给予右眼玻璃体腔注射 0.5mg Lucentis（雷珠单抗）。

复诊（2013 年 12 月 16 日）：上述治疗后，全身诸症减轻，查右眼视力 0.1^{+2}，查 FFA 及 OCT 提示黄斑部新生血管病灶稳定（图 6-2）。原方加强益气养血，加炙黄芪 20g，当归 15g，去知母、黄柏，14 剂，水煎继服，每日 1 剂，每日 2 次。

随访：停药 1 个月后随访，OCT 提示右眼病灶已渐趋瘢痕化（图 6-3）。

按语： 《灵枢·大惑论》曰："五脏六腑之精气皆上注于目而为之精。"瞳神属肾，神光赖肾水滋养，肝开窍于目，目得血而能视。年老体衰，精血不足，肝肾亏虚，神光乏源，故眼内干涩，视物模糊；肾主黑色，肾精亏虚，视衣失养，故眼底后极部色素紊乱，若阴精亏耗，阴虚火旺以灼伤络脉，则可见眼底出血；出血及渗出滞涩神光，而致视力下降，视物模糊。在辨证与辨病结合的基础上，本病例辨以阴虚火旺证，治以知柏地黄汤合益气调血化痰方加减治疗，使病情稳定，视力有所提高。2013 年抗VEGF 药物尚未进入我院，长期应用中药，特别是遵循辨证论治的原则，患者经 1 个月治疗病情稳定，有效控制了 CNV。

案二： 沈某，男，62 岁。首诊时间：2014 年 11 月 1 日。

主诉：右眼视物模糊伴视物变形 1 年余。

现病史：患者于 1 年多前自觉右眼视物模糊，眼前物体略有变形。在某医院诊断为右眼湿性年龄相关性黄斑变性，给予右眼 0.5mg lucentis（雷珠单抗）玻璃体腔注射，视力仍未觉明显改善。近1个月发现眼底黄斑部有少量出血。刻下症：右眼视物模糊，常感头痛，心烦失眠，舌暗红，苔薄，脉沉涩。

既往史：既往体健，否认高血压、糖尿病病史。

专科检查：视力：右眼0.12，左眼0.8^{+2}，矫正右眼无提高，左眼1.0。双眼晶体皮质及核Ⅰ度混浊，双视盘边清色红，视网膜血管大致正常，左黄斑部未见明显异常，右眼黄斑部色素紊乱及少量暗红出血，周边有散在的软性玻璃膜疣。FFA检查提示明显的荧光渗漏，OCT检查提示黄斑部视网膜下新生血管存在（图6-4）。

诊断：西医诊断：右眼湿性年龄相关性黄斑变性，双眼年龄相关性白内障。

中医诊断：视惑症，视直如曲症。

辨证：络伤出血证。

中医治则：化瘀止血，行气消滞。

西医治则：玻璃体腔注射抗VEGF药物。

处方：生蒲黄15g，旱莲草15g，丹参20g，牡丹皮15g，生地黄15g，郁金15g，荆芥炭10g，栀子10g，川芎10g，浙贝母10g，赤芍10g，白芍10g，枳壳10g，柴胡10g。14剂，水煎服，每日1剂，每日2次。同时服用三七粉，每日2次，每次4.5g，用药汁冲服。并给予右眼lucentis（雷珠单抗）玻璃体腔注射0.5mg 1次。

复诊（2014年11月16日）：治疗后，自觉头痛减轻。查右眼视力0.2，矫正视力0.4，舌暗红，苔薄，脉沉涩，辨证和治则同前。原方续服14剂。

复诊（2014年12月2日）：述已无头痛，睡眠可。查视力：右眼0.2，矫正0.4，黄斑部新生血管病灶缩小，但仍有视网膜水肿（图6-5），原方加强利水消肿，加茯苓10g，泽泻10g。

处方：生地黄15g，熟地黄15g，赤芍10g，白芍10g，苍术10g，炒白术10g，山茱萸10g，山药15g，当归15g，夏枯草10g，决明子15g，陈皮10g，郁金10g，茯苓10g，泽泻10g。14剂，水煎服，每日1剂，每日2次。

复诊（2015年1月16日）：查右眼视力0.4，矫正视力0.6，黄斑部病灶缩小，出血吸收，水肿减轻（图6-6），述常有口干、便秘。辨证属脾肾亏虚，精血生化乏源，痰瘀互结。治宜滋阴健脾、化瘀散结。

处方：生地黄15g，熟地黄15g，赤芍10g，白芍10g，苍术10g，炒白术10g，山茱萸10g，山药15g，当归15g，夏枯草10g，决明子15g，陈皮10g，郁金10g。14剂，水煎服，每日1剂，日2次。

末诊（2015年2月2日）：查右眼视力0.4，矫正视力0.6，视物仍有变形，右眼底渗出，出血基本吸收，FFA提示病灶处荧光渗漏减少，OCT提示病灶处新生血管较前显著缩小（图6-7）。久病气血亏虚，在上方基础上加炙黄芪20g，制成蜜丸，每次服6g，每日2次。

按语：内生之火或六气化火，皆可灼伤血络，迫血妄行，血溢脉外，邪热伤津，口干，此证多见于病变的活动期，黄斑区典型的孤立渗出病灶，伴病灶周围出血。病例证属络伤出血，治以化瘀止血、行气消滞，选用生蒲黄汤合益气调血化痰方加减治疗。

案三：林某，男，66 岁。首诊时间：2014 年 10 月 20 日。

主诉：双眼视物模糊 6 个月伴左眼视物黑影遮挡 1 个月。

现病史：半年前患者自觉双眼先后视物渐模糊，未曾就医诊治，直至 1 个月前，突感左眼视物眼前黑影遮挡，无法辨认物体。刻下症：头晕，乏力，纳差，二便调，舌质淡，苔白腻，脉弦。

专科检查：视力：右眼 0.3，左眼 0.04，矫正无提高。检眼镜下可见双眼视盘边清色淡红，右眼黄斑部色素紊乱，中心凹反光消失，伴大量玻璃膜疣，左眼黄斑部大片出血伴渗出。双眼前节（－），瞳孔对光反射良好，双眼晶体皮质及核轻度混浊。OCT 检查提示右眼黄斑部大量黄白色的玻璃膜疣及玻璃膜疣的融合，RPE 反射带紊乱，下方反射增强，左眼可见新生血管渗出、出血引起视网膜下积液，RPE 层丘陵样隆的弱反射区；FFA 检查提示右眼黄斑部透见荧光，左眼黄斑部荧光素渗漏、大片荧光遮蔽（图 6-8）。

诊断：西医诊断：双眼年龄相关性黄斑变性（右眼干性，左眼湿性）。

中医诊断：双视惑症，左视瞻有色。

辨证：脾虚湿困，痰湿阻滞。

中医治则：益气调血，化痰利湿。

处方：党参 20g，茯苓 10g，当归 20g，生蒲黄 20g，郁金 20g，白茅根 20g，浙贝母 10g，陈皮 10g，制半夏 10g，枳壳 10g，黄芩 10g，苍术 10g，炒白术 10g，生地黄 20g，熟地黄 20g。14 剂，水煎服，每日 1 剂，每日 2 次。同时服用三七粉，每日 2 次，每次 4.5g，用药汁冲服。

复诊（2014 年 11 月 7 日）：服上述中药 14 剂后，视力无变化，眼底左眼黄斑出血减少。原方加大黄炭 3g 以加强凉血止血，续服 14 剂。

复诊（2014 年 12 月 3 日）：续服上述中药 14 剂后，自述视物较前清晰，左眼视物眼前黑影遮挡减轻，全身症状减轻，但仍有头晕、乏力，舌淡，脉沉弦。检查右眼视力无变化，左眼视力 0.3^{+2}，矫正无提高，当日 OCT 检查提示右眼黄斑部渗出减少，但 RPE 反射带紊乱仍可见，左眼出血吸收，暗红出血变薄，但仍有视网膜下积液（图 6-9）。原方去白茅根、大黄炭，加肉苁蓉 10g 以温阳益精血。14 剂，水煎服，每日 1 剂，每日 2 次。

复诊（2014 年 12 月 20 日）：自述再服药 14 剂后，视物较前又有好转，检查视力：右眼 0.3^{+3}，左眼 0.5，矫正无提高，右眼眼底大致同前，左眼可见黄斑部出血已基本吸收，辨证与治则同前，中药方续服 14 剂。嗣后，以上方加减，继续治疗 4 个月。2015 年 3 月 23 日查，视力：右眼 0.4，左眼 0.6，矫正无提高；右眼黄白色渗出明显减少，左眼黄斑部可见盘状瘢痕，视网膜下积液减少（图 6-10）。

末诊（2015 年 8 月 6 日）：后继续治疗 3 个月，视力未见继续改善，OCT 检查提示右眼无明显变化，左眼黄斑部 RPE 层放射增强，神经上皮层萎缩，FFA 检查未见渗漏与荧光遮蔽，暂时终止治疗（图 6-11）。

按语：黄斑属脾，脾主运化水谷，为气血生化之源。饮食不节，脾失健运，不能运化水湿，浊气上泛于目，痰湿瘀阻，致玻璃膜疣、渗出、黄斑水肿。脾气虚弱则水谷精微不能上养于目，目失所养则视力下降；气虚血行不畅，脉络瘀阻，或因气不摄血，血溢络外，停积成瘀，在眼底可见出血、渗出，故当化瘀止血。肾为先天之本，脾为后天之本，而"脾胃之能生化者，实有肾中元阳之鼓舞"，故在补脾同时需补肾，以壮脾气。故本例为脾虚湿困，痰湿阻滞，治以益气调血、化痰利湿，因双眼眼底表现不同，方用参苓白术散及凉血止血药加减。

案四：李某，女，72岁，退休。首诊日期：2016年12月8日。

主诉：右眼视力下降1月余。

现病史：患者1个多月前曾因"右眼视物眼前有彩光、黑影"就诊于外院，查视力：右眼0.6，左眼0.8，查右眼底出血，给予云南白药胶囊口服，服药后好转，黑影较前减小。后于外院进一步复查，查视力：右眼0.5，左眼0.8；并行OCT提示右眼CNV，诊断为"右眼AMD"，建议行玻璃体腔内注射抗VEGF药物治疗，患者拒绝，为求中医治疗今来我院就诊。刻下症：右眼视物模糊伴变形，咳嗽有白痰，食少纳呆，眠可，大便不成形，舌红，苔白腻，脉沉滑。

既往史：高血压病史多年，服药控制可。

专科检查：视力：右眼0.5，左眼0.6；散瞳查眼底：双视盘边清色淡红，C/D=0.3，双视网膜血管大致正常，右眼黄斑中心凹反光消失，可见出血、渗出，存在新生血管，左眼黄斑中心凹反光存在。双眼前房中深，角膜透明，双晶体皮质轻度混浊。OCT图像显示右眼黄斑中心凹可见脉络膜新生血管（图6-12）。

诊断：西医诊断：右眼湿性年龄相关性黄斑变性。

中医诊断：视直如曲，视瞻有色。

辨证：络伤出血，痰湿中阻证。

中医治则：凉血止血，化痰平胃。

处方：炙黄芪20g，当归20g，大黄炭3g，郁金30g，生蒲黄20g，浙贝母15g，陈皮10g，半夏10g，山药10g，女贞子20g，苍术10g，白术10g，川芎10g，牛膝20g，木香10g。14剂，水煎服，每日1剂，每日2次。同时服用三七粉，每日2次，每次4.5g，用药汁冲服。

复诊（2017年3月9日）：患者以上述方药持续服用3个月，自述视物模糊症状较前改善，咳嗽日重，咳嗽声低少痰，其余症状未见明显缓解。查视力：右眼0.6，左眼0.6，OCT检查提示：眼底CNV较前有消退（图6-13）。舌红苔薄白，脉沉。治宜凉血止血，补脾利湿，在原方基础上去陈皮、女贞子、牛膝、木香，加生蒲黄20g，薏苡仁10g，茯苓20g，黄芩10g，枳壳10g以增强健脾利湿之效。

处方：炙黄芪30g，当归20g，大黄炭3g，郁金15g，浙贝母12g，薏苡仁10g，法半夏10g，茯苓20g，山药10g，苍术10g，白术10g，黄芩10g，枳壳10g。14剂，水煎服，每日1剂，每日2次。同时服用三七粉，每日2次，每次4.5g，用药汁冲服。

复诊（2017年5月18日）：患者已持续服用汤药5月余。自述视物模糊症状较前明显好转。查视力：右眼1.0，左眼0.8；OCT检查提示：眼底CNV稳定无进展（图

6-14）。辨证与治则同前，嘱患者继续中药服用，不适随诊，定期复查眼底。

按语： 年龄相关性黄斑变性为增龄性改变，中医学认为主要责之于肝、脾、肾三脏，湿性年龄相关性黄斑变性则是由于眼底络脉出血。随着年龄增长，正气渐衰，脏腑功能减弱，可导致机体产生一系列退行性病变。本例患者证属络伤出血，痰湿中阻，主要由于脾气虚弱无力运化水湿，水湿内停，聚而生痰，阻于中焦则出现食少纳呆、脘腹满闷、便不成形之症；而脾土生金，脾气不足可致肺气失宣，因此患者时发咳嗽。治疗宜以凉血止血、化痰平胃为大法，对症治疗，对改善患者视力及临床症状有较好疗效。

案五： 曲某，女，66 岁，退休。首诊日期：2017 年 7 月 13 日。

主诉： 左眼视力下降 1 年余，加重 1 个月。

现病史： 患者 1 年多前曾因"左眼视力下降，颜色变暗"就诊于外院，查视力：右眼 0.6，左眼 0.2，行眼科等相关检查考虑左眼湿性年龄相关性黄斑变性，后每月给予一次抗 VEGF 药物注射，连续 3 个月，视力提升至 0.3，后未再复诊治疗。1 个月前，患者左眼视力再次下降至 0.06，不愿再次接受药物注射治疗，今日为求中医治疗来我科就诊。刻下症：左眼视物模糊，眼前暗影，少言，胃纳不佳，眠一般，偶有便秘，舌淡暗，苔白腻，脉弦细。

既往史： 心血管病史多年，服药控制可。

专科检查： 查视力：右眼 0.6，左眼 0.04；散瞳查眼底：双视盘边清色淡红，C/D=0.2，双视网膜血管大致正常，左眼黄斑中心凹反光消失，可见大片出血、萎缩区，右眼眼底未见明显异常。双眼前房中深，角膜透明，双晶体核轻度混浊。OCT 图像显示左眼黄斑中心凹可见脉络膜新生血管（图 6-15）。

诊断： 西医诊断：左眼湿性年龄相关性黄斑变性。

　　　　中医诊断：视瞻昏渺。

辨证： 络伤出血，瘀阻络脉证。

中医治则： 益气健脾，化瘀止血。

处方： 炙黄芪 20g，当归 20g，三七粉 9g（冲服），大黄炭 3g，郁金 30g，生蒲黄 20g，浙贝母 15g，陈皮 10g，半夏 10g，山药 10g，茯苓 20g，厚朴 10g，白术 10g，白芍 10g，柴胡 10g。14 剂，水煎服，每日 1 剂，每日 2 次。

复诊（2017 年 11 月 23 日）： 患者以上述方药加减持续服用 4 月余，自述视物模糊症状较前改善，心情较舒畅，食量有所增加。查视力：右眼 0.6，左眼 0.1；彩照及 OCT 检查提示：眼底出血已吸收，CNV 有消退（图 6-16）。舌淡红，苔薄白，脉弦细，治宜调和肝脾。

处方： 炙黄芪 30g，当归 20g，郁金 15g，薏苡仁 10g，法半夏 10g，茯苓 30g，山药 10g，柴胡 10g，白术 10g，黄芩 10g，枳壳 10g。14 剂，水煎服，每日 1 剂，每日 2 次。同时服用三七粉，每日 2 次，每次 4.5g，用药汁冲服。

随访（2018 年 5 月 23 日）： 患者已持续服用汤药 5 月余。自述视物模糊症状较前明显好转。查视力：右眼 0.6，左眼 0.12；OCT 检查提示：眼底 CNV 已成瘢痕，较稳定（图 6-17）。嘱患者可暂停中药服用，不适随诊，定期复查眼底。

按语： 年龄相关性黄斑变性为老年退行性病变，病情复杂，症状易反复出现。本病案中患者已经行玻璃体注射抗 VEGF 药物治疗 3 次，症状有缓解，但历时 1 年时间后，症状又有加重，此时已属于疾病的后期，查看眼底，可见陈旧病变与新发出血共存，此时结合患者四诊资料，辨证为络伤出血，痰瘀互结之证。久病脾虚，加之久病情志抑郁，肝气不疏，肝气横逆犯脾，致气血生化乏源、运行不畅，故痰瘀互结，血不循经，络伤出血。治疗宜益气健脾、化瘀止血，逐渐改善患者视力，稳定病情，防止复发。

案六： 杨某，女，78 岁。首诊日期：2020 年 5 月 26 日。

主诉： 双眼渐进性视力下降 2 年余，右眼明显，伴右眼视物变形 2 个月。

现病史： 患者自 2 年前开始无明显诱因出现双眼视物模糊，右眼视力下降明显，未曾就医诊治，约 2 个月前，患者开始自觉右眼轻度视物变形。刻下症：腰膝酸痛，偶尔口干喜饮，平素易怒，纳差，眠可，小便色黄，大便干，舌淡红，苔薄黄，脉弱。

既往史： 既往体健。

专科检查： 视力：右眼 0.5，左眼 0.8，右眼视力矫正不提高。双眼结膜无充血，角膜清亮透明，前房中深，房水清，虹膜纹理清，瞳孔圆，对光反射存在，双眼晶状体皮质轻度混浊。散瞳于检眼镜下可见双眼视盘边清色淡红，C/D=0.3，血管走行大致正常，右眼黄斑区反光消失，左眼黄斑区反光可见，形态大致正常。OCT 检查（图 6-18）提示右眼黄斑区 RPE 反射带紊乱，可见黄斑中心凹下及周边散在玻璃膜疣，左眼底未见明显异常。

诊断： 西医诊断：右眼年龄相关性黄斑变性（干性）。

中医诊断：视直如曲。

辨证：肝肾阴虚证。

中医治则： 滋阴潜阳，养肝益肾。

处方： 鳖甲 15g，生地黄 20g，熟地黄 20g，红景天 30g，决明子 10g，薏苡仁 20g，连翘 20g，白芍 20g，炙甘草 6g。14 剂，水煎服，每日 1 剂，每日 2 次。

复诊（2020 年 9 月 23 日）： 患者间断服用上述中药 3 个月后复诊，自觉视物变形症状减轻，全身症状均有缓解，口渴喜饮、大便干等症状明显改善，小便次数增多，仍有腰膝酸痛、急躁易怒等症状，服药期间无其他明显不适。查视力：右眼 0.6，左眼 0.8；OCT 检查（图 6-19）提示：右眼黄斑区仍可见 RPE 反射带紊乱，散在玻璃膜疣，但黄斑中心凹下较大玻璃膜疣较前略有缩小，左眼未见明显异常。辨证及治则同前，嘱患者原方继服 14 剂，每日 1 剂，每日 2 次。

末诊（2020 年 12 月 11 日）： 患者持续服用中药 3 个月后再次复诊，自觉视物变形症状几乎完全消失，全身症状均有明显改善。查视力：右眼 0.8，左眼 0.8；OCT 检查（图 6-20）提示：右眼黄斑区色素紊乱较前好转，原中心凹下方较大玻璃膜疣已完全吸收，周边仍可见散在小玻璃膜疣。左眼未见明显异常。嘱患者可停服中药，定期随诊。

按语：AMD 为中老年人群中常见的眼底退行性病变，其发病率随年龄增长显著升高。人 50 岁时"肝气始衰""阴气自半""目始不明"，《证治准绳》认为，当人体元气弱、元精亏时，容易出现"昏渺"。目为肝窍，肝肾同源，精血互生，与气血津液的生成密切相关。因此本病产生的内在根本病因病机是肝肾阴虚，目失濡养而神光乏源，令人目暗不明。

肝为刚脏，其气急而动，易亢易逆，故被喻为"将军之官"，肝阴不足则易虚火上炎；肝肾乙癸同源，共同起于先天生殖之精，中老年人脏腑功能逐渐衰弱，肾精渐亏，气血不足，导致无力运化痰湿，使其停滞于目窍，气血不行则瘀阻目络，痰瘀积聚于眼底则生有形之邪。本例患者肝肾阴液不足致虚火上炎，痰瘀等病理产物沉积于眼底而发本病，治疗应标本兼顾，但眼底病变较轻，故治则以滋阴潜阳、养肝益肾为主，辅以清热散结类药物。

【现代研究】

（一）临床研究

1. 中药复方

金明等纳入 70 例 85 只眼湿性 AMD 患者，给予益气调血化痰方（由黄芪、当归、三七、浙贝母等中药组成），每日 1 剂，治疗 3 个月后，视力明显提高，总有效率为68.24%；Amsler 表缺失数明显减少，视物变形及中心暗点好转，总有效率为 63.53%；黄斑区出血面积明显减少，总有效率为 85%；黄斑区荧光渗漏面积明显减少，总有效率为 71.43%；黄斑总容积也有明显减少。研究表明，应用益气调血化痰方治疗湿性AMD 患者 3 个月后，可提高和稳定患者视力，促进黄斑出血吸收，减少湿性 AMD 患者黄斑区荧光渗漏。

金明等纳入干性 AMD 患者 59 例 59 眼，随机分为治疗组（30 例 30 眼）与对照组（29 例 29 眼），治疗组患者给予黄斑 2 号方加减治疗，对照组患者给予维生素 C 片、维生素 E 片口服。观察 6 个月后，治疗组平均 EDTRS 字母数从治疗前的 64.77 ± 9.78 显著提高到 69.07 ± 8.70，对照组变化无差异；黄斑中心凹厚度治疗组在 6 个月治疗后平均下降了 47.9μm，对照组在 3 个月后未见显著差异；治疗组 Amsler 表视物变形症状有效率达 86.66%，对照组仅为 65.52%，差异有统计学意义；治疗组视野有效率（76.67%）显著高于对照组（44.83%）。

2. 中成药

金明等在 144 例 AMD 眼底出血（阴虚肝旺、热伤络脉证）患者的随机、双盲、多中心临床试验中，在患眼按需注射雷珠单抗的基础上，治疗组给予止血祛瘀明目片口服，与服用安慰剂的对照组比较治疗 6 个月后，治疗组在视力、FFA 渗漏面积、黄斑中心凹厚度、眼底出血渗出面积上较对照组可明显提高改善，研究表明相比单用雷珠单抗，雷珠单抗联合止血祛瘀明目片对改善湿性 AMD 视力和治疗安全性具有同等作用。二者联用减少了视网膜病变和雷珠单抗的注射次数，减轻了患者的经济负担。

金明等对纳入的 30 例湿性 AMD 伴发黄斑出血的患者，给予和血明目片口服 3 个月，治疗后最佳矫正视力提高的有效率为 58.33%，眼底出血面积吸收的有效率为 75%。荧光素渗漏面积的有效率为 41.67%，研究表明和血明目片治疗湿性黄斑变性伴黄斑出血具有一定疗效，可以使视力稳定和改善，并促进眼底出血的吸收。

3. 中药制剂

买迪娜对纳入的 15 例（30 只眼）干性 AMD 患者采用复方樟柳碱注射液穴位注射联合维生素 C、维生素 E 口服治疗后，与对照组比较，治疗组总有效率为 93.33%，明显高于对照组的 53.33%，提示综合疗效治疗组优于对照组。治疗组的视力提高比对照组明显，黄斑区病变程度变化也较对照组有改善，差异均有统计学意义，研究结果表明复方樟柳碱注射液穴位注射联合维生素 E、维生素 C 口服治疗萎缩型 ARMD 临床效果优于对照组，且能明显提高患者视力、改善黄斑病变程度。

（二）实验研究

1. 中药复方

金明等通过 532 倍频激光成功建立 BN 大鼠 CNV 动物模型，中药组给予益气调血化痰方，对照组给予贝伐单抗注射，中药组在 21 天前后较另两组视网膜脉络膜荧光渗漏面积有变化。模式生物研究揭示了益气调血化痰方药对 CNV 形态有正性作用趋势，其效果类似于贝伐单抗注射；其作用机制可能是通过抑制 VEGF-A 及 VEGFR-2 的表达，研究数据支持益气调血化痰方作为眼底新生血管疾病的替代治疗。

金明等进一步深入研究益气调血化痰方治疗渗出型 AMD 有效的机制，研究结果发现该方药及其有效成分能从不同程度和不同炎性因子上在 mRNA 和蛋白水平抑制 IL-17A 刺激下 ARPE-19 细胞分泌的炎性相关因子，证实了凉血止血、健脾化痰方药对 IL-17A 炎性通路存在一定的抑制作用，这可能是该方药的有效机制之一。

2. 中成药

邱丹等人研究结果表明，明目地黄丸对氧化损伤模型的急性损伤初期，药物疗效有限，对于 RPE 细胞自噬及凋亡干预效果不明显。当服用明目地黄丸到一定疗程（7 天、14 天）后，其对 RPE 细胞自噬具有促进作用，且能使细胞自噬在一定时间内维持在相对高水平，并对细胞凋亡具有抑制作用。同时明目地黄丸可以通过抑制 mTOR 通路的活性，使 RPE 细胞自噬活性增强，减轻 RPE 细胞的氧化损伤，从而维持细胞内稳态。

唐细兰等通过 532nm 激光诱导脉络膜新生血管小鼠模型，在激光术后 2 周内，FFA 渗漏面积逐渐变小，相比空白组、生理盐水组，黄斑明目浸膏组下降最快，14 天后 IB4 染色面积最小。结论：黄斑明目浸膏能够显著抑制小鼠脉络膜新生血管。

【述评与体会】

AMD 是我国中老年人群中致盲率排名第三的眼病，可造成患者不可逆的中心视力丧失，我国目前有数百万人正经历 AMD 带来的视力损害，西医学发展迅速，已将抗 VEGF 疗法运用至湿性 AMD 的治疗中，但临床仅部分患者可获益。中医学中没有"黄斑变性"这一病名，因其"外不见症，从内弊之"而被归于内障眼病范畴，通过辨证论治与整体调节，对 AMD 患者控制病情、延缓疾病的发展有较为明确的疗效。

干性 AMD 对视力的损害较为缓慢，通常早期以黄斑部色素异常与玻璃膜疣生成为主要表现，而逐步进展至密集或融合的玻璃膜疣乃至晚期 RPE 局灶性萎缩、光感受器丧失，也称为地图样萎缩。金明教授认为干性 AMD 虽仅为眼局部病变，但见微知著，治病必求于本，纠正患者阴阳偏颇的机体状态与改善局部症状同样重要，结合干性 AMD 局部病变特征与中老年人体质特点，金明教授提出"阴虚""气虚""痰阻"是本病的基本病机，据此确立干性 AMD 的治疗应滋阴潜阳、清肝化痰散结，在清泄黄斑区域沉积代谢产物的同时改善眼底微环境，以达到抑制玻璃膜疣的生成、融合，并延缓疾病发展的目的。金明教授治疗干性 AMD 往往重用生地黄等滋阴清热类中药，以其性寒味甘，归心、肝、肾经，甘寒养阴，滋肝肾之阴以清泻虚火，辅以鳖甲滋阴潜阳，退热除蒸，可改善中老年人肝肾阴虚的体质环境；又选用薏苡仁、红景天等药物，借助其能消能散的特性，健脾利湿、益气活血、化痰散结，于局部抑制玻璃膜疣融合、RPE 脱离及盘状萎缩区域缩小；同时配伍连翘、白芍、决明子三药，一散一敛一清三药合用疏三焦之热。诸药共用，共奏滋阴潜阳、化痰散结、清肝明目的功效。

湿性 AMD 患者自觉症状主要是急剧的视力下降及视物变形，在眼底通常表现为出血、渗出、水肿、RPE 改变及 CNV 的形成。金明教授结合多年临床治疗经验，将中医辨证与辨病相结合，认为本病的病机在于"气虚""血瘀""痰阻"，并由此确立治疗湿性 AMD 的原则：益气养血助阳、凉血化瘀止血、化痰软坚散结，并据此拟定益气调血化痰方药，以达到促进黄斑区出血、渗出、水肿的吸收，缩小 CNV 面积的目的。AMD 的形成是一个复杂的病理过程，具体机制未明。目前公认为与 RPE-Bruch's 膜-脉络膜毛细血管复合体的改变有关。脉络膜血流改变，灌注不足，导致 RPE- 脉络膜缺氧，刺激 VEGF 的表达，导致 VEGF 和 PEDF 失衡，使血管内皮细胞分化、增殖形成新生血管。CNV 生成于脉络膜毛细血管，"络之别者为孙"，故从其病位来看，CNV 属于孙络范畴，脉络膜灌注不足，缺血缺氧，中医学将其归为"气血亏虚"一类，气为血之帅，气虚则无力统摄血液，导致血溢络外，引起出血、CNV 形成。方中黄芪、当归为君药，共奏行气活血、益气助阳、升清通络之功效，推动血液运行，改善脉络膜缺血缺氧状态。CNV 构造特殊，血管壁反复破坏，导致黄斑区反复出血，血溢脉外，为离经之血，是 AMD 难治的一大致病因素。《景岳全书·血证》认为出血的成因，一曰"火盛"，一曰"气伤"。AMD 属于火盛，针对其"火盛"的病机，采用能够凉血化瘀止血的三七、生蒲黄等药物，活血的同时兼以凉血，使止血不留瘀，止血的同时促进其吸收，防止因"火过盛"出现黄斑区的再出血，改善患者视力。黄斑区渗出、水肿多为水湿停聚，痰瘀互结所致。痰饮属湿邪，致病有重浊黏滞的特征，故 AMD 病势缠绵，反复发作，是导致本病难以治愈的又一大病理产物。所谓"痰夹瘀血，遂成窠囊"，《血证论》说："血积既久，亦能化为痰水。"说明血瘀日久，也会导致水肿。痰瘀二者相互搏结，积于黄斑，形成水肿、渗出，并造成 RPE 及神经上皮脱离，刺激 CNV 形成。方中浙贝母、陈皮、半夏等药物，清化痰湿、祛瘀消肿，共为佐药，促进黄斑区渗出、水肿的吸收，维护患者视健康。本方诸药相合，有益气养血助阳、凉血化瘀止血、化痰祛瘀消肿之功效，从本研究看，对于提高和稳定患者视力，促进出血的吸收有很大作用；且造价低廉，与光动力疗法及抗 VEGF 药物相比，更能为普通人所接受；同时中药治病着眼于整体，并不拘于眼部病变，同时调理全身气血，平衡脏腑功能，给患者带来更多福音。

第二节　中心性浆液性脉络膜视网膜病变

中心性浆液性脉络膜视网膜病变（central serous chorioretinopathy，CSC）是一种常见病、多发病，以视力障碍、视觉异常改变，视物变小或变形为特征的眼底病变。多见于青年男子，单眼发病多见，少数双眼先后发病，属于自限性疾病。多数病程 3~6 个月，少数病程迁延不愈达 1 年以上，但黄斑部视网膜神经上皮层脱离时间越久，感光细胞外节膜盘与 RPE 细胞顶端绒毛突的正常生理嵌合功能恢复越差。当感光细胞脱离了 RPE 超过 1 个月就迅速地发生不可逆的变性，造成视功能相应的损害，即使患者视力恢复较好，也会出现中心相对暗点、视物变形、对比敏感度下降等视功能障碍，甚至有些患者视力永久性地丧失。且此病也易复发，多次反复后可导致视功能不可逆性损害。对中心性浆液性脉络膜视网膜病变患者早期进行积极有效的干预治疗，恢复最佳视功能有着非常重要的意义。但由于该病的发病机制尚未完全阐明，因此目前还未有针对性的治疗。

中医学将本病归属于"视瞻昏渺""视惑""视瞻有色"范畴。《证治准绳·杂病·七窍门》记载："视瞻有色证，非若萤星、云雾二证之细点长条也，乃目凡视物有大片，甚至通行（有色阴影）……"

【病因病理】

（一）中医病因病机

《证治准绳·杂病·七窍门》中对其病因病机记载，认为："当因其色而别其证以治之。若见青绿蓝碧之色，乃肝肾不足之病，由阴虚血少，精液衰耗，胆汁不足，气弱而散……若见黄赤者，乃火土络有伤也……"劳瞻竭视，熬夜劳倦等导致真阴暗耗，精血不能上荣于目；忧思过度，内伤于脾，脾失健运，清阳不升，浊阴不降，水湿上泛，积滞目络；情志不畅，肝气不舒，郁久化热，湿热上泛清窍；肝肾不足，精血两亏，目失所养。

（二）西医病理改变

1. 危险因素

CSC 可能是多因素作用的结果，其发病与年龄、性别、血型、气候、全身情况、妊娠、精神紧张、情绪异常、过敏、感冒、感染、过度疲劳和烟酒刺激等均有关。常见诱因有睡眠不足、紧张、劳累、情绪波动等。临床上 CSC 好发于年轻男性和更年期女性，以及一些库欣病变和妊娠者，这些都说明内源性或外源性皮质激素失衡可能是 CSC 的一个致病原因。

2. 发病机制

CSC 的发病机制尚不十分清楚，有缺血、感染、炎症、免疫反应及代谢障碍等学说，但都缺乏有力证据。荧光造影显示 CSC 主要是 RPE 细胞失代偿，表现为 RPE 细胞连续性中断，出现染料渗漏，这是 RPE 连接复合体即屏障功能被破坏的结果，并不是 RPE 细胞坏死。这可能仅仅是病变的病理损害之一，尚不是疾病的原因。由于 RPE 细胞屏障功能破坏和输送离子功能出现异常，造成视网膜下积液，形成黄斑区盘状视网膜脱离。而由于某些因素导致脉络膜血管痉挛或闭塞，引起脉络膜血管的灌注异常，周围脉络膜血管代偿性扩张，通透性增高，导致视网膜色素上皮屏障功能受损，液体积聚于视网膜色素上皮和神经上皮之间。

【临床表现】

（一）症状

自觉视物模糊，视野中心有类圆形灰色或淡黄色的固定暗影遮挡，视物变暗。同时视物可有变形、变小、变远。

（二）眼部检查

视力轻度下降，尤以近视力下降为明显，仅见后极部视网膜呈闪烁不定的反光，中心凹光反射略为弥散，重者黄斑区视网膜可见一圆形或椭圆形盘状脱离，其边缘有反光轮，黄斑中心凹光反射减弱或消失；数周后病灶区可见针尖样黄白色渗出物。

（三）辅助检查

1. 荧光素眼底血管造影（FFA）

动脉前期亦可见色素上皮脱离区荧光渗漏，静脉期于病灶区内明显可见 1 个或数个荧光素渗漏点，随时间的推移，渗漏点呈喷射状或墨渍样扩大，其亮度逐渐增强，在十几分钟后渗漏范围可达顶峰，晚期表现为神经上皮脱离区，或伴有色素上皮脱离区的荧光积存。如果脱离区较小，且病程只有很短的几个月，则造影时，其表面呈细小颗粒状。如果脱离区很大，荧光积存则弥漫成轮辐状。

2. 光学相干断层扫描（OCT）

可见神经上皮隆起，其下液体呈无反射信号的液性暗区或者可见点片状或者稍高反射信号。部分患者在神经上皮脱离边缘可以发现小的 RPE 脱离，甚至有 RPE 断裂点，即渗漏点。

（四）诊断与鉴别诊断

1. 诊断

视力轻度下降，眼前灰黄色固定暗影，视物变形，眼底黄斑区视网膜呈局限性盘状浆液性浅脱离，结合荧光素眼底血管造影和光学相干断层扫描检查可以做出诊断。

2. 鉴别诊断

应与中心性渗出性脉络膜病变（中渗）、年龄相关性黄斑变性（AMD）、黄斑囊样水肿相鉴别。中渗眼底检查可见视网膜下出血和新生血管膜样改变。中浆渗漏点出现在静脉期后，中渗渗漏点出现在动脉早期可供鉴别。AMD 眼底检查可见黄斑区玻璃膜疣、出血、水肿、渗出等改变，FFA 检查可见玻璃膜疣或视网膜下新生血管。临床上典型的黄斑囊样水肿呈蜂窝状表现，与 CSC 不易混淆，但若黄斑水肿尚未发生囊样改变，只有荧光造影时才显现蜂窝状染色。

【治疗】

（一）治疗原则

本病有一定自限性，大部分患者不用任何治疗 3~6 个月内可自愈，自愈后中心视力可恢复正常。但有些患者反复多次发作，经久不愈，导致视力下降明显甚至永久性丧失。应给予治疗，并避免诱发本病的诸多因素。

（二）辨证论治

1. 脾虚湿盛证

主症：眼外观端好，视物模糊，眼前出现有色阴影，视物变小或变形，眼底可见视网膜反光晕轮明显，黄斑水肿，中心凹反射减弱或消失；胸闷，纳呆呕恶，大便稀溏；舌苔滑腻，脉濡或滑。

治法：健脾利湿。

主方：参苓白术散（《太平惠民和剂局方》）加减。

常用药：白扁豆、白术、茯苓、甘草、桔梗、莲子、人参、砂仁、山药、薏苡仁。

临证思考：脾虚湿盛证多见于女性患者，忧思竭虑，内伤于脾，患者常有情志不畅，纳呆便溏等脾气虚弱表现。参苓白术散是治疗脾虚湿盛证的经典方剂，方中人参、白术、茯苓益气健脾渗湿为君。配伍山药、莲子肉助君药以健脾益气，兼能止泻；并用白扁豆、薏苡仁助白术、茯苓以健脾渗湿，均为臣药。更用砂仁醒脾和胃，行气化滞，是为佐药。桔梗宣肺利气，通调水道，又能载药上行，培土生金；炒甘草健脾和中，调和诸药，共为佐使。综观全方，补中气，渗湿浊，行气滞，使脾气健运，湿邪得去，则诸症自除。若黄斑区水肿重者加车前子；胆郁痰扰，失眠多梦者可加半夏、竹茹、枳实、陈皮。

2. 肝经郁热证

主症：视物模糊，眼前棕黄色阴影，视物变小或变形，眼底可见黄斑水肿及黄白色渗出；胁肋胀痛，嗳气叹息，小便短赤；舌红苔黄，脉弦数。

治法：疏肝解郁，清热化湿。

主方：丹栀逍遥散（《方剂学》）加减。

常用药：牡丹皮、栀子、当归、白芍、柴胡、白术、茯苓、甘草、薄荷。

临证思考：肝经郁热证多见于肝气不疏，郁久化热，患者常有情志失畅，胁肋胀痛，口苦等肝经郁热表现。方中牡丹皮、栀子清肝热，柴胡疏肝解郁，当归养血和血，芍药养血柔肝，白术、茯苓健脾利湿，薄荷辅佐柴胡条达肝气，甘草调和众药，诸药合用可以起到疏肝解郁、清热化湿的作用。若黄斑区黄白色点状渗出较多者，可加郁金、丹参；小便短赤者可加车前子、黄柏。

3. 肝肾不足证

主症：视物模糊，眼前暗灰色阴影，视物变小或变形，眼底可见黄斑区色素紊乱，黄白色渗出，中心凹光反射减弱；全身伴头晕耳鸣，腰膝酸软；舌红少苔，脉细。

治法：滋补肝肾，活血明目。

主方：六味地黄丸（《小儿药证直诀》）加减。

常用药：熟地黄、山茱萸、山药、泽泻、牡丹皮、茯苓。

临证思考：本病虽多见于中青年患者，但临证亦可见部分患者有肝肾不足的证候表现，可能与现代生活节奏的加快，过于劳累、紧张、失眠等有关，损耗精血，目失濡养。方中主药熟地黄补血滋肾阴、填精补髓；辅以山茱萸滋肝肾涩精，山药补脾益肾固精，三药具有三阴并补之功；佐以泽泻清泻肾火，防熟地黄之滋腻。牡丹皮清泻肝火，制山茱萸之温涩。茯苓淡渗脾湿，助山药之健运，此三药为三泻。六药合用具有"三补""三泻"，以补为主，补中有泻，寓泻于补，相辅相成的配伍特点。若黄斑区黄白色点状渗出较多者，可加砂仁、郁金。

（三）中成药及中药制剂

1. 脾虚湿盛证

参苓白术散：口服，每次 6~9g，每日 2~3 次。

2. 肝经郁热证

丹栀逍遥丸：口服，每次 6~9g，每日 2 次。

3. 肝肾不足证

杞菊地黄丸：口服，大蜜丸每次 1 丸，小蜜丸每次 9g，水蜜丸每次 6g，每日 2次；浓缩丸：每次 8 丸，每日 3 次；胶囊剂：每次 5~6 粒，每日 3 次；口服液：每次 10mL，每日 2 次。

（四）其他治法

1. 针刺治疗

主穴可选攒竹、球后、瞳子髎、睛明；配穴可选合谷、足三里、肝俞、脾俞、三阴交、光明。每次选主穴 2 个，配穴 2 个。根据辨证予以补泻法，留针 30 分钟。

2. 穴位注射

复方樟柳碱注射液，患侧颞浅动脉旁注射，2mL，每日 1 次，14 次为 1 个疗程。

【验案举例】

案一：刁某，男，50 岁。首诊时间：2012 年 12 月 7 日。

主诉：左眼视物模糊 1 个月。

现病史：患者 1 个月前自觉左眼视物模糊，视物眼前有圆形暗影遮挡，在外院经眼底检查诊断为左眼中心性浆液性脉络膜视网膜病变，给予西药及激光治疗，视力仍未见好转，偶有目珠胀痛，且兼精神差、头晕、口干、纳差、失眠等症。

专科检查：视力：右眼 1.2，左眼 0.3，左眼矫正不提高；双眼前节（-），双晶体透明，双玻璃体（-）；眼底：右眼大致正常，左眼黄斑部水肿，并有少量点状渗出，中心凹光反射消失，OCT 检查提示左眼黄斑部浆液性神经上皮脱离，内部弱反射（图 6-21）。舌暗红、苔白腻，脉弦。

诊断：西医诊断：左眼中心性浆液性脉络膜视网膜病变。

中医诊断：视惑症，视瞻有色。

辨证：脾虚肝郁，水湿停滞，玄府阻塞。

治则：疏肝解郁，健脾利湿。

处方：生黄芪 20g，茯苓 30g，猪苓 10g，车前子 10g，酸枣仁 10g，苍术 15g，白术 15g，枳壳 10g，柴胡 10g，当归 10g，黄芩 10g，赤芍 15g，白芍 15g，石菖蒲 10g，泽泻 10g。14 剂，水煎服，每日 1 剂，每日 2 次。

复诊（2012 年 12 月 24 日）：自觉服药后全身症状减轻，精神较前亦有好转，但左眼视力未有明显提高，舌暗红、苔白腻，脉弦。辨证与治则同前，原方续服 14 剂。

复诊（2013 年 1 月 7 日）：服药后，精神可，眼胀、头晕明显减轻，睡眠佳。左眼视力增至 0.4，矫正 0.6，眼底检查黄斑部水肿减退，OCT 检查提示神经上皮脱离程度较前减轻（图 6-22），原方去酸枣仁，加山药 10g 以健脾益气，续服 14 剂。

末诊（2013 年 1 月 23 日）：症状已基本消除。左眼视力恢复至 0.8，矫正 1.0，眼底渗出吸收，OCT 提示左眼神经上皮下浆液已吸收（图 6-23），改服逍遥散中成药 1 个月后停药。

按语：病变居于黄斑中心区域，不适于激光或光动力学治疗，后极部类圆形区视网膜神经上皮下透明液体积聚，OCT 表现为视网膜的浅脱离，对于本病，视网膜下积液，属于清稀之"痰"，脾为生痰之器，然本例患者虽未述明确的情绪异常史，可有肝郁之征，木旺土衰，肝木克脾，脾运失常，玄府不利，气机不畅，脉络瘀阻，水湿停滞，精血无以濡养目系，视物模糊而不易恢复，故在辨证与辨病结合的基础上，辨以脾虚肝郁，水湿停滞证，治以逍遥散加减。

案二：杜某，男，41 岁。首诊时间：2014 年 6 月 9 日。

主诉：左眼视物模糊 3 天。

现病史：3 天前，自觉无明显诱因出现视力下降，视物如有雾遮挡。伴头重、腹胀、胃纳不佳。

检查：视力：右眼 1.0，左眼 0.4^{-1}，左眼矫正无提高；查双眼前节（-），双角膜、晶体透明。双视盘边清色淡红，视网膜血管大致正常，右眼中心凹反光可见，左眼黄斑部中心凹反光消失。FFA 提示左眼黄斑区片下方强荧光渗漏点，随时间延长，至静脉期后渗漏扩大加重；OCT+ 彩照提示左眼黄斑神经上皮与色素上皮间出现较大液腔（图 6-24）。舌淡苔白腻，脉濡弱。

诊断：西医诊断：左眼中心性浆液性脉络膜视网膜病变。

中医诊断：左视瞻昏渺。

辨证：脾虚气弱，水湿上泛证。

治则：理气健脾，化湿利水。

选方：五苓散加减。

处方：炙黄芪 15g，当归 15g，苍术 10g，炒白术 10g，泽泻 10g，茯苓 20g，车前子 10g，陈皮 10g，丹参 20g，柴胡 10g，枳壳 10g，黄芩 10g，牡丹皮 10g。14 剂，水

煎服，每日1剂，每日2次。

二诊（2014年7月2日）：服药后，述胃纳渐佳，视物较前清晰，检查左眼视力0.4，黄斑部水肿明显减退，OCT+彩照提示左眼黄斑区神经上皮脱离较前有明显吸收（图6-25）。原方继服14剂。

三诊（2014年8月6日）：服药后，述全身症状明显减轻，黄斑部水肿消退，中心凹反光轻微可见。检查左眼视力0.4，复查OCT提示左眼黄斑区神经上皮脱离病灶范围缩小（图6-26）。

处方：炙黄芪15g，当归15g，苍术10g，炒白术10g，泽泻10g，茯苓20g，陈皮10g，生地黄20g，熟地黄20g，猪苓10g，枳壳10g。14剂，水煎服，每日1剂，每日2次。

四诊（2014年9月30日）：服药后，自觉视物较为清晰。检查左眼视力0.6，复查OCT提示左眼黄斑区浅神经上皮脱离病灶继续缩小，积液基本吸收（图6-27），疗效巩固。

按语：本病水肿部位在瞳神内之视网膜黄斑部，瞳神属肾，而黄斑色黄，为脾之本色，与脾有关，故本病与脾肾功能失调有关，《素问·至真要大论》认为"诸湿肿满，皆属于脾"，脾虚失运为因，水湿上泛而致黄斑水肿为局部病理产物，采用局部与全身辨证相结合，早期治脾，后期治肾，以利水为重点，促进积液吸收。本病例发病3天即刻就诊，证属水湿上泛证，故治以理气健脾、化湿利水，选用五苓散加减治疗，方中加黄芪益气以促利水之药消退积液，收效甚佳。

【现代研究】

1. 中药复方

罗虎林回顾分析急性CSC患者24例24眼口服四苓散作为治疗组，治疗3个月后的BCVA比基线值有明显改善，黄斑中心凹厚度和视网膜下液也均较基线值明显降低，且治疗3个月后的CMT和SRF均较对照组明显降低，研究结果表明口服四苓散具有治疗急性CSC的潜能。

2. 中药制剂

宋军纳入57例62眼CSC患者给予中药制剂川芎嗪注射剂用眼部离子导入法治疗后，显效12眼（19.3%），治愈47眼（75.9%），总有效率95.2%，视力改善者明显多于对照组，研究结果表明采用中药制剂川芎嗪注射剂用眼部离子导入法治疗中心性浆液性脉络膜视网膜病变，具有疗效好、安全可靠、副作用少、方法简单的特点。

陈蓉等纳入30例32眼CSC患者运用健脾、利水、活血类中药治疗后总体疗效达93.33%，治愈后随访2年，复发率4%，研究结果表明运用健脾、利水、活血法在治疗中心性浆液性脉络膜视网膜病变中具有突出的优势。

王跃进等纳入158例（164眼）CSC患者以济生肾气丸方为基础方，并结合季节、病情、全身症状及眼底改变进行加减。结果治愈109眼，好转35眼，无效20眼，总有效率87.8%。研究结果表明济生肾气丸方可以改善CSC的临床症状。

3. 中成药

李育红等纳入 42 例（42 眼）CSC 患者给予复方血栓通胶囊口服，观察组总有效率为 90.5%，显著高于对照组的 26.8%（*P*<0.05）。观察组治疗 1、4、8 周后视力均明显优于对照组（*P*<0.05）。治疗后，两组黄斑中心区直径 1mm 范围的厚度、黄斑中心区直径 6mm 的平均厚度和黄斑中心区直径 6mm 的总体积均较治疗前显著降低（*P*<0.05），且观察组明显低于对照组（*P*<0.05）。随访 3 个月，观察组复发率明显低于对照组（*P*<0.05）。研究结果：复方血栓通胶囊治疗急性 CSC 能显著提高疗效，且安全性较好。

徐峰等纳入 53 眼 CSC 患者给予丹芎明目片治疗，随访 1 年，总有效率为 90.57%，明显高于对照组的 68.00%（*P*<0.05），研究结果表明丹芎明目片治疗 CSC 能有效地缓解病情，防止复发，改善视功能，提高视力。

4. 中药制剂

苏雯琪等纳入 17 例 18 眼 CSC 患者给予复方樟柳碱注射液颞浅动脉旁注射联合常规药物治疗 3 个月、6 个月，治疗组最佳矫正视力较基线提升比对照组明显（*P*<0.01）；治疗后 3 个月、6 个月时治疗组与对照组黄斑区视网膜下液面积较基线均下降，但治疗组治疗后 6 个月内视网膜下液面积持续下降；治疗组在治疗后 3 个月、6 个月时，脉络膜毛细血管层血流密度较基线明显增加，且与对照组有明显差异（*P*<0.05）。研究结果：复方樟柳碱注射液在治疗慢性 CSC 中可以促进视网膜下液吸收和脉络膜毛细血管血液循环，增加血流密度，改善视网膜深层及脉络膜缺血状态，有效提高慢性 CSC 患者的视力。

【述评与体会】

《审视瑶函》中将本病归为"视瞻昏渺"，书中云："视瞻昏渺有多端，血少神劳与损元。"CSC 主要与肝脾肾密切相关，病变的发生主要归因于肝经湿热、脾虚湿泛、肝肾不足等。金明教授认为该病病机主要是肝郁脾虚，肝克脾土，三焦气化不利，水液输布异常，黄斑区水液集聚，形成水肿。发病早期主要表现为黄斑水肿，以肝郁脾虚型为主，患者主要表现为视力下降，胸胁胀痛；中期视网膜下液逐渐吸收，以脾虚湿困夹瘀型为主，主要表现为视力较前提高，有头身困重等脾虚湿盛证候；恢复期视网膜下液已吸收，神经上皮脱离仍存在，以肝肾亏虚为主，主要表现为视力基本恢复，视物偏暗。金明教授对本病的治疗多采用眼底病变与脉证互参，即通常所说的辨病与辨证相结合，从微观角度认为本病分为虚实夹杂证，早期以疏肝健脾、利水消肿为主可收到较好疗效，恢复期以补益肝肾为主，促进患者视功能恢复，改善视觉质量。

第三节　中心性渗出性脉络膜视网膜病变

中心性渗出性脉络膜视网膜病变（central exudative chorioretinopathy，CEC）是发生于黄斑或其附近的圆形或类圆形的视网膜下新生血管膜形成，及浆液性和（或）出血性色素上皮和（或）神经上皮脱离，最终形成瘢痕而损害中心视力，出现中心暗点及视物变形的疾病。此病多发于中青年，女性偏多，也称为特发性脉络膜新生血管。目前病因不明，但多数研究认为中心性渗出性脉络膜视网膜病变的发病机制是由于动脉供血不足，损害静脉壁，引起血流动力学异常，导致各种炎症因子和 VEGF 表达增加，导致血管通透性增加和渗漏作用增加而发病。西医对此病的主要治疗手段仍以玻璃体腔注射抗 VEGF 药物治疗为主。

中医学依据其症状表现将其归属于"视瞻昏渺""视直如曲""视惑"等范畴。《证治准绳》谓："视直物如弓弦，界尺之类，视之皆如钩。"本病病因病机与情志抑郁，气滞血瘀；或饮食不节，痰热内生，上壅目窍；或脾气虚弱，统摄无权，血溢脉外等有关。

【病因病理】

（一）中医病因病机

中医对 CEC 病因病机的认识包括肝肾亏虚、湿浊痰瘀、火热动血等。病变脏腑涉及肾、肝、脾等。劳伤肝肾，精血亏虚，则目失濡养，神光无源，而视物昏蒙；情志不调，则气机不畅，气滞日久，则血脉瘀阻，玄府闭塞，气血津液失常，溢出眼底则可见渗出、出血、视物模糊；肝肾阴虚，水不涵木，虚火自生，上炎目窍，灼烧津液，迫血妄行，故可见眼底出血、渗出；或饮食不节，恣食辛辣，嗜烟酒，则湿热内生，熏蒸上窍，导致气血津液失常，则肝郁气滞或痰湿久蕴而见眼底出血及渗出。

（二）西医病理改变

国外多以弓形虫感染最多见，占总病例数的 1/3 以上，其他为真菌、结核、梅毒及病毒等。但在我国则多与结核有关。

【临床表现】

（一）症状

自觉中心视力下降明显，视物变形、大或小视症。

（二）眼部检查

眼底黄斑区视网膜水肿，视网膜下出血、渗出，黄斑区视网膜下圆盘状、黄白色病灶，浆液性神经上皮层脱离，晚期可见瘢痕形成。

（三）辅助检查

1. 荧光素眼底血管造影（FFA）

活动期渗出病灶低荧光，圆盘病灶早期高荧光，渗漏荧光；恢复期出现与灰白色病灶及其周围脱色素区大小一致的荧光，逐渐增强并略有扩大。瘢痕期出现与瘢痕病灶一致的荧光斑，周围因色素增生而有荧光掩盖，其外更有轮状透见荧光。病灶处荧光逐渐增强，但不扩大。

2. 光学相干断层扫描（OCT）

黄斑区中心凹颞上神经上皮层下高反射隆起，呈团状、丘状，中心凹神经上皮局限性浆液性脱离。

（四）诊断、分期与鉴别诊断

1. 诊断

患者多为中青年，单眼发病居多，但亦有少数病例双眼患病。眼底黄斑区或其附近可见圆形或类圆形的灰白色或黄白色渗出性病灶，病灶周围有环形或月牙形出血，合并不同程度的视网膜水肿，结合荧光素眼底血管造影和光学相干断层扫描检查可以做出诊断。

2. 分期

（1）活动期：眼底黄斑区出血、视网膜水肿。

（2）恢复期：渗出病灶处黄斑区出血吸收，视网膜水肿减退，病灶边界略清晰，伴有色素脱失及色素增生。

（3）瘢痕期：病灶处视网膜水肿消失，成为境界清楚的灰白色斑块。

3. 鉴别诊断

对于少数患者，应与湿性年龄相关性黄斑变性鉴别。其主要区别：后者为双眼发病，在一眼已有湿性病变时，另眼黄斑多数可见玻璃膜疣及色素紊乱。中心性浆液性脉络膜视网膜病变患者的发病年龄与本病相同，亦多单眼受害，但中心视力一般不低于 0.5。黄斑为浆液性视网膜神经上皮层脱离，初起时视网膜下积液透明，且绝无出血，与本病不同。

【治疗】

（一）治疗原则

本病治疗以找寻病因积极抗炎为主，可以给予激光治疗、光动力疗法、抗 VEGF 疗法。在辨病结合辨证的基础上，中医治疗注重调理脏腑功能，气血并治。

（二）辨证论治

1. 肝郁化火证

主症：眼外观端好，突然视物不清，或视物变形，无眼球疼痛，眼底灰白色或黄白色渗出性病灶，边界模糊，视盘周围见出血；全身伴有急躁易怒，面赤烘热，口苦咽干，胁肋胀痛，脉弦或数。

治法：活血化瘀，理气通络。

主方：丹栀逍遥散（《方剂学》）加减。

常用药：牡丹皮、栀子、当归、白芍、柴胡、白术、茯苓、甘草、薄荷。

临证思考：肝经郁热证多见于肝气不疏，郁久化热，患者常有情志失畅，胁肋胀痛，口苦等肝经郁热表现。方中牡丹皮、栀子清肝热，柴胡疏肝解郁，当归养血和血，芍药养血柔肝，白术、茯苓健脾利湿，薄荷辅佐柴胡条达肝气，甘草调和众药，诸药合用可以起到疏肝解郁、清热化湿的作用。若黄斑区渗出较多者，可加茯苓、陈皮；小便短赤者可加车前子、黄柏。

2. 痰热阻络证

主症：眼外观端好，视物不清、眼前黑影，或伴灼热畏光，眼底黄斑区黄白色病灶，边界模糊，视盘周围见出血或渗出；兼有头疼胁痛，烦躁溺赤，舌红，苔白腻或黄腻，脉弦数。

治法：清热化痰，理气通络。

主方：龙胆泻肝汤（《医方集解》）加减。

常用药：龙胆草、栀子、黄芩、柴胡、木通、泽泻、车前子、当归、生地黄。

临证思考：辨病与辨证结合，痰热蕴结，有形之物阻滞，脉络不利，故见眼底黄斑区渗出、出血。龙胆泻肝汤中龙胆草大苦大寒，既泻肝胆实火，又利下焦湿热，泻火除湿，两擅其功，为君药。黄芩、栀子苦寒泻火，清热燥湿，助君药清泻实火，共为臣药；泽泻、木通、车前子清利湿热，使湿热之邪从小便排出；肝经有热，本易耗伤阴血，且方中苦燥渗利之品居多，恐再耗其阴，故用当归、生地黄养血益阴以顾肝体，使苦燥清利不伤阴，上五味为佐药。柴胡疏达肝气以顾肝用，并引诸药入肝经；柴胡与归芍相伍，以补肝体调肝用；甘草益气和中，调和诸药，共兼佐使之用。综观全方，清利并行，泻中有补，降中寓升，祛邪而不伤正，泻火而不伐胃，诚为泻肝良方。诸药相合，共奏清热化痰、理气通络之功。若心烦口苦加黄芩、厚朴、佩兰；黄斑区出血多者加三七粉冲服；小便黄溺者加萹蓄、通草。

3. 阴虚火旺证

主症：眼外观端好，视物不清，眼目干涩，眼底黄斑区境界清楚的灰白色斑块，视网膜动脉细；兼有五心烦热，颧赤唇红，咽干口燥，舌红苔少，脉细数。

治法：滋阴降火，活血化瘀。

主方：知柏地黄汤（《医宗金鉴》）加减。

常用药：熟地黄、山茱萸、干山药、泽泻、茯苓、牡丹皮、知母、黄柏。

临证思考：阴虚火旺证属虚实夹杂，以实证为主。患者常有久视、熬夜等习惯，劳瞻竭视易耗伤阴津。知柏地黄汤是治疗阴虚火旺证的经典方剂，制山茱萸酸甘微温补敛，善补益肝肾、收敛固涩；山药甘补涩敛性平，既养阴益气、补脾肺肾，又固精缩尿；知母苦甘而寒，善清热泻火、滋阴；黄柏苦寒清泄，善泻肾经虚火、退虚热骨蒸。四药相合，既助君药滋补肾阴，又能清降相火，还有固摄封藏之用，共为臣药。诸药相合，共奏滋阴降火、活血化瘀之功。若咽干口渴者，加石斛、麦冬；若气虚体弱者，加黄芪、党参。

（三）中成药及中药制剂

1. 肝郁化火证

丹栀逍遥丸：口服，每次6~9g，每日2次。

2. 痰热阻络证

茵陈五苓丸：每次6g，每日2次。

3. 阴虚火旺证

（1）知柏地黄丸：口服，浓缩丸，每次8丸，每日3次；小蜜丸，每次9g，每日2次。

（2）和血明目片：口服，每次5片，每日3次。

【验案举例】

案一：李某，女，26岁，学生。首诊时间：2015年3月13日。

主诉：右眼视物模糊伴视物变形3周。

现病史：3周前患者无明显诱因出现右眼视物模糊，伴变形，外院确诊CNV。患者因不愿接受玻璃体腔注药治疗，特来我院寻求中医治疗。自述近半年来学业繁重，经常熬夜，饮食不规律，体重下降，常感头重，乏力，纳差，舌暗淡，苔白腻，脉濡细。

专科检查：视力：右眼0.15，左眼0.5，矫正右眼无提高，左眼1.2。散瞳查眼底：双视盘边清色淡红，视网膜血管大致正常，右眼黄斑部中心凹反光消失，约有1/5PD大小的黄白色圆形较为隆起病灶，边缘模糊，病灶边缘伴有出血，左眼中心凹反光可见。双眼前节正常，双角膜及晶体透明。FFA示静脉期黄斑区高荧光新生血管渗漏病灶，边缘伴有荧光遮挡，OCT示黄斑中心凹神经上皮层下半圆形隆起病灶（图6-28）。

诊断：西医诊断：右眼中心性渗出性脉络膜视网膜病变。

中医诊断：视直如曲，视瞻昏渺。

辨证：脾虚湿阻，痰瘀互结证。

治则：健脾利湿，化痰祛瘀。

选方：参苓白术散合猪苓散加减。

处方：生黄芪20g，当归10g，红景天10g，茯苓30g，桂枝6g，猪苓10g，生薏苡仁10g，浙贝母10g，苍术10g，炒白术10g，丹参20g，枳壳10g，黄芩10g。14剂，水煎服，每日1剂，每日2次。

复诊（2015年5月19日）：服药后，查视力和眼底情况稳定，全身症状略减轻。查：右眼视力0.1，复查OCT提示CNV仍存在（图6-29），舌暗淡，苔白腻，脉濡细。原方续服14剂并给予右眼雷珠单抗0.05mg。

复诊（2015年9月29日）：以上方加减服用至今，全身症状消退。视物较前清晰，右眼视力0.2⁻¹，舌淡，苔薄白，脉濡细。复查OCT提示CNV已部分闭锁（图6-30）。辨证：脾气湿困证。治则：健脾益气，利湿祛瘀。

处方：炙黄芪20g，当归10g，茯苓20g，炒白术10g，丹参20g，炙甘草10g，赤芍10g，白芍10g。14剂，水煎服，每日1剂，每日2次。

复诊（2016年3月8日）：服上方3周后停药，患者来诊心情佳，述眼前视物清晰，查右眼视力眼底渗出吸收，中心凹反射可见，OCT提示脉络膜新生血管已完全瘢痕化（图6-31）。

按语：本病好发于20~40岁的青年人，西医以抗VEGF治疗为主，而中医药对本病有一定的治疗优势。脾主运化，为气血生化之源，脾虚则五脏之精气皆失所司，不能归精于目。本病例证属脾虚气弱，气血生化无源，脾虚症状明显，而无全身热象，眼底以渗出为主症，故治宜辨证与辨病结合，以补气健脾、利湿化痰为大法，加桂枝温扶脾阳以助运水，而利水湿痰饮之邪，本病局部体征是渗出、出血，其局部病理特点是湿浊痰瘀，辨证论治上配合祛湿、化痰、活血之法。以参苓白术散合猪苓散加减配以活血化瘀之品。在治疗开始时结合西医的右眼雷珠单抗玻璃腔注射，以达治标固本之功，增强疗效。

案二： 赵某，女，29岁。首诊时间：2019年9月30日。

主诉： 左眼视力下降伴视物变形9天。

现病史： 9天前患者无明显诱因出现左眼视力下降，伴视物变形，于当地医院就诊，诊断为"左眼中心性渗出性脉络膜视网膜病变"，未曾给予特殊治疗，为求进一步诊治来我院就诊。自述近日自觉烦躁，纳差，眠差多梦，便可，月经常先后不定期，舌红苔白腻，脉弦。

专科检查： 查视力：右眼1.2，左眼0.25，左眼矫正未提高。散瞳查眼底：双眼视盘边清色淡红，视网膜血管大致正常，左眼黄斑中心凹反光消失，可见一约1/3PD大小的圆形渗出性病灶，病灶边缘微隆起伴有环状出血，右眼底大致正常。双眼前节正常，双角膜及晶体透明。FFA检查示：左眼动静脉期黄斑区可见斑片状强荧光，病灶周围有片状荧光遮蔽，右眼未见明显异常荧光。OCT检查可见左眼黄斑中心凹处神经上皮层下梭形隆起病灶，提示CNV存在（图6-32）。

诊断： 西医诊断：左眼中心性渗出性脉络膜视网膜病变。

中医诊断：视直如曲。

辨证：肝郁脾虚血瘀证。

治则： 疏肝养血，化瘀止血。

处方： 生黄芪20g，当归10g，大黄炭3g，郁金20g，生蒲黄20，浙贝母10g，茯苓20g，半夏10g，陈皮10g，薏苡仁10g，川芎10g，苍术10g，白术10g，牛膝10g，赤芍10g，白芍10g，柴胡10g，黄芩10g，杭菊3g。14剂，水煎服，每日1剂，日2次。同时服用三七粉，每日2次，每次4.5g，用药汁冲服。

复诊（治疗半个月后）： 服药及眼内注射后，自觉烦躁与失眠减轻，OCT检查提示眼底出血吸收及脉络膜新生血管病灶范围缩小，视力增至0.2。原方减牛膝，续服14剂。

复诊（治疗1个月后）： 服药半月后复诊，查视力：右眼1.2，左眼0.3。自述视物变形症状有改善，饮食、睡眠较前好转。复查OCT示：左眼黄斑中心凹突起稍有回落，CNV较前明显吸收（图6-33）。辨证与治则同前，给予原方30剂继续服用，1个月后门诊复查，持续随访。

按语： 中心性渗出性脉络膜视网膜病变是一种多发于中青年，以黄斑区脉络膜新生血管的生成为突出表现的眼底病变。在中医理论体系中，肝与眼的关系密不可分，肝开窍于目，"肝受血而能视"（《素问·五脏生成》），"肝气通于目，肝和则目能辨五色矣"（《灵枢·脉度》）。若肝气郁滞，疏泄失常，则精血无法上荣于目，且肝藏血失司，血虚还可生内热；同时"见肝之病，知肝传脾"，脾虚失运，气虚则血瘀，黄斑部属脾，瘀血停滞于黄斑处，则可导致本病的发生。本例患者为青年女性，辨证为肝郁脾虚血瘀证，治疗宜疏肝养血、化瘀止血，同时兼以健脾益气，可有效改善视功能，延缓疾病的发展。

【现代研究】

（一）临床研究

李学晶等对纳入的 25 例（25 眼）CEC 患者，给予凉血化瘀中药治疗，同时临证须根据患者具体情况相应增减药物。研究结果表明，对于大部分 CEC 患者凉血化瘀中药治疗有效，与 PDT 治疗相比，我们认为中药可能在抑制 CNV 复发、保护视网膜细胞上更有优势，对于 CNV 复发的病例，重复中药治疗仍可使 CNV 闭塞。

（二）实验研究

李雪晶通过氪激光建立 CNV 动物模型，给予中浓度凉血化瘀中药可以有效抑制 CNV 增生，防止 CNV 渗漏。曲安奈德玻璃体腔注射可以明显抑制 CNV 形成，但后期形成瘢痕明显；凉血化瘀中药灌胃不仅有效抑制 CNV 增生，而且瘢痕较小。在下调 MMP-9，上调 TIMP-2 的表达进而抑制 CNV 形成方面，凉血化瘀中药的作用强于曲安奈德。

唐由之中渗经验方对 BN 大鼠的脉络膜新生血管有一定的抑制作用，能减慢新生血管的生长，降低新生血管的厚度。唐老中渗经验方和玻璃体腔注射贝伐单抗均可下调 MMP-9 的表达，而且作用比贝伐单抗强。

【述评与体会】

由于 CEC 病因尚未明了，目前尚无特效的治疗手段。单纯抗 VEGF 治疗给药的剂量、间隔时间、次数及用药的长期安全性还需进一步研究证实。普通激光治疗对黄斑中心凹下 CNV 无能为力。TTT 是利用温热疗法传送的热能来治疗本病，但是难以确定精确的 TTT 治疗能量，过量时会导致视力急剧下降及中心暗点。PDT 也不能从根本上防止 CNV 的发生，也无法改善视力，并且费用较高。

临床上 CEC 患者多见于中青年，多见单眼发病，多因脏腑功能不足所致。肝肾不足则虚火上炎，灼烧经脉，迫血妄行，血溢脉外；脾虚气弱，则运化失常，湿浊上泛，痰瘀阻络，水谷精微不能上荣于目，而视物不清，形成虚实夹杂之证。金明教授认为本病属于虚实夹杂，以实证为主，治疗也应遵循全身与局部辨证相结合，辨病与辨证相结合，自拟益气调血化痰方加减治疗本病，早期治宜凉血止血、化痰祛瘀，对于渗出较多者，加车前子、法半夏、白术、泽泻、薏苡仁以利水祛湿；若有虚火上炎且眼底出血者，加大黄炭、郁金、生蒲黄、三七粉以凉血化瘀止血；对于经久不治、情绪急躁患者，可合逍遥散加减以疏肝解郁。若发病日久，出现神疲乏力、少气懒言、纳呆便溏者，可合归脾汤加减；后期若出血、渗出难消者，可加桂枝、炮姜等温经通脉。在治疗眼底疾病时，金明教授始终将理血贯穿其中，同时加以滋补肝肾、清热利湿、疏肝理气等治法，因各种外界病理因素导致的眼底血管变细或阻塞，理血能促进视网膜黄斑部血液循环，改善视网膜黄斑部内环境，加速出血、渗出等的吸收。

第四节　黄斑视网膜前膜

黄斑视网膜前膜（epiretinal membranes）为黄斑区视网膜内面发生血管性纤维增生膜，简称黄斑前膜。无确切病因者为特发性黄斑前膜；而继发于眼内手术、脉络膜视网膜炎症、视网膜血管病变、糖尿病视网膜病变、眼外伤、玻璃体炎症者，称继发性黄斑前膜。黄斑前膜内细胞成分的收缩，导致视网膜受牵拉，将发生变形、移位。黄斑周围小血管被前膜牵引、压迫，产生扩张、变形、静脉回流障碍、毛细血管血流速度降低等，将导致血管渗漏、出血斑等现象。

中医学中虽无"黄斑前膜"的病名，但据其症状可将其归属于视瞻昏渺、视直如曲、视瞻有色等范畴。

【病因病理】

（一）中医病因病机

黄斑属瞳神，为水轮范畴，在脏为肾。而黄斑亦为黄色，黄色归脾土，且黄斑多发水肿，因其与人体水湿体质有关，故黄斑病多责于脾，与脾胃虚弱，脾失健运，水湿内生，上犯目窍，或肝肾亏虚，精血不足，目失濡养，或素体气血不足等有关。因此病机发生与肝、脾、肾等脏腑的功能失调有密切关系。

（二）西医病理改变

1. 危险因素

黄斑前膜目前的发病原因不详。眼内手术、眼部外伤、玻璃体和视网膜血管的病变可能是继发性黄斑前膜的主要危险因素。

2. 发病机制

（1）玻璃体后脱离：在玻璃体后脱离的过程中，由于玻璃体对视网膜的牵引作用，拉松了视网膜内界膜，刺激了视网膜表面的神经胶质细胞，使之能透过受损的内界膜向视网膜内表面增殖。

（2）细胞迁移：黄斑前膜中的主要细胞成分是 Müller 细胞，它们可穿越完整的内界膜。其次是色素上皮细胞，可能具有穿越无孔视网膜的能力，或通过周边部细微裂孔向视网膜内表面迁移。另一些可能迁移的细胞包括成纤维细胞、肌原纤维母细胞、神经胶质细胞、透明细胞、周细胞和巨噬细胞。

（3）细胞因子：一些细胞因子，如神经生长因子、神经胶质细胞系衍生的生长因子，促使视网膜前细胞相互连接并形成纤维性膜组织，其中的肌原纤维母细胞的收缩可引起膜的收缩，从而牵引视网膜，引起一系列病理改变和临床症状。最新研究发现，玻璃体腔液中一些炎症因子增高可能与黄斑前膜的形成有相关性。

【临床表现】

（一）症状

黄斑前膜的常见症状有视力下降、视物变小、视物变形和单眼复视。疾病早期可无症状。当黄斑前膜影响到黄斑中心凹时可出现视力改变，通常为轻度或中度下降，很少低于0.1。当出现黄斑部水肿皱褶时，可引起明显的视力下降或视物变形。

（二）眼部检查

在疾病早期，黄斑前膜为一层透明的膜组织，附着在视网膜表面，表现为后极部一些区域呈丝绸状、闪烁或漂移的视网膜光反射。当黄斑前膜组织增厚、收缩时，可牵引视网膜使其表面形成皱褶。视网膜受到牵引后，可见视盘颞侧血管弓的小血管变形、扭曲，甚至血管弓向心性收缩，黄斑无血管区面积减小。晚期，视网膜大静脉可变暗、扩张或变形。

（三）辅助检查

1.荧光素眼底血管造影（FFA）

早期，眼底表现仅有玻璃纸或丝绸样反光，FFA尚无异常改变，随着疾病的发展，FFA能清晰地显示黄斑区毛细血管拱环的形态，病变小血管的变形、扭曲现象，以及来自病变区域的异常强荧光、荧光遮蔽或点状、不规则状的荧光渗漏。

2.光学相干断层扫描（OCT）

早期临床表现轻微，与黄斑部视网膜内层相连的中高增强增宽的光带，有时前膜与视网膜内表面广泛粘连而难以分辨其界限，有时可呈团块状向玻璃体腔凸起。视网膜增厚，如果伴有黄斑部水肿，可见中心凹凹陷变浅或消失。如果黄斑前膜围绕中心凹，产生向心性收缩，中心凹呈陡峭状或狭小的外形，形成假性黄斑裂孔。如果神经上皮层部分缺失，则形成板层黄斑裂孔。

（四）诊断、分期与鉴别诊断

1.诊断

具有视力下降、视物变小、视物变形和单眼复视，眼底为后极部一些区域呈丝绸状、闪烁或漂移的视网膜光反射，结合荧光素眼底血管造影和光学相干断层扫描检查可以做出诊断。

2.分期

早期可无症状，眼底黄斑区可见透明的膜组织，中晚期当黄斑前膜影响到黄斑中心凹时可出现视力改变，眼底增厚的黄斑前膜逐渐由早期的半透明状变为不透明或灰白色，牵引视网膜使其表面形成皱褶，呈条纹状改变。

3.鉴别诊断

本病尚需与糖尿病性视网膜病变、黄斑囊样水肿等疾病鉴别。在糖尿病性视网膜病变中，纤维血管组织可在视网膜前增生，牵拉网膜血管或引起黄斑部脱离，也可引起黄斑水肿。但糖尿病性视网膜病变患者有明确的糖尿病病史，眼底特征性改变，容易鉴别。

【治疗】

（一）治疗原则

根据患者症状、视力下降程度、视力要求、是否伴随眼部其他疾病、年龄以及对侧眼情况等，可以给予手术治疗。

中医从疾病的病因病机出发，结合脏腑调理、疏通经络、补益气血给予辨证治疗，既要达到"治已病"的效果，还要实现"治未病"的目的。

（二）辨证论治

1. 瘀血阻络证

主症：眼外观端好，视物模糊不清或有暗影遮挡，眼底黄斑区皱褶和水肿，舌紫暗，或有瘀斑，苔薄，脉弦涩。

治法：活血祛瘀，行气通络。

主方：血府逐瘀汤（《医林改错》）加减。

常用药：黄芪、当归、地黄、赤芍、川芎、桃仁、红花、柴胡、枳壳、桔梗、牛膝、甘草。

临证思考：瘀血阻络证多见于疾病病程较长，以实证为主，气滞血瘀，脉络瘀阻而发病，眼部表现为视力下降或眼前有黑影遮挡，全身可伴有胸胁胀满或情志抑郁等不适。血府逐瘀汤是治疗气滞血瘀证的经典方剂，桃仁、红花活血化瘀、通络止痛，共为君药；地黄、川芎、赤芍、当归、牛膝活血化瘀、宣痹止痛，扶助君药之力，共为臣药；柴胡疏肝解郁、升达清阳；桔梗开宣肺气、载药上行；枳壳升降气机、开胸行气，共为佐药；甘草调和诸药，为使药。诸药相合，共奏活血化瘀、理气通络之功。若黄斑水肿甚者，可加泽兰、益母草。

2. 痰湿蕴结证

主症：眼外观端好，视物模糊，眼前有灰黄色暗影遮挡，或头目胀痛，恶心呕吐，伴胸闷纳呆。舌红，苔薄腻，脉缓。

治法：化痰除湿，理气通络。

主方：三仁汤（《温病条辨》）加减。

常用药：杏仁、半夏、滑石、生薏苡仁、白通草、白蔻仁、竹叶、厚朴。

临证思考："百病皆由痰作祟"，痰湿积聚于眼底则形成增殖膜。患者年老体弱，脾胃虚弱，加之饮食不节，进一步损伤脾胃，脾气亏虚，无力运化水谷精微，转为水湿，湿聚成痰，痰湿内阻，积聚眼底，则可变成增殖膜。方中杏仁宣利上焦肺气，气行则湿化；白蔻仁芳香化湿，行气宽中，畅中焦之脾气；薏苡仁甘淡性寒，渗湿利水而健脾，使湿热从下焦而去。三仁合用，三焦分消，是为君药。滑石、通草、竹叶甘寒淡渗，加强君药利湿清热之功，是为臣药。半夏、厚朴行气化湿、散结除满，是为佐药。诸药相合，共奏化痰除湿、理气通络之功。若湿痰重，病程长，加海藻、昆布。

3. 肝肾阴虚证

主症：视物昏蒙，眼前有暗影遮挡，眼干涩不爽，病程日久或伴五心烦热，头晕耳鸣，舌质红，苔薄，脉细。

治法：滋补肝肾，清热明目。

主方：加减驻景丸（《医方类聚》）加减。

常用药：车前子、熟地黄、当归、楮实子、川椒、五味子、枸杞子、菟丝子。

临证思考：随着年龄增长，肝肾不足日益加重，阴液亏虚，不能荣养目睛，眼底

中医眼科优势病种诊治精要

病变产生，阴虚日久，虚火内生，阻于眼底，则生痰湿，进而形成增殖膜。增殖膜牵拉，甚至形成水肿，就会导致黄斑结构形态破坏，功能异常，从而导致视力下降。方中枸杞子、熟地黄补肝益肾、益精明目；菟丝子、楮实子益精强阴、养肝明目、补肾益精、温补肾阳；五味子益气生津、补肾明目、敛耗散而助金水；当归和气血而益肝脾；车前子利水清热明目、泄肝肾邪热；川椒健脾温肾，以逐下焦虚寒。诸药相合，共奏活血化瘀、理气通络之功。若气虚体弱者加黄芪、党参、白术；体盛痰多者加清半夏、白附子、桔梗；视盘周围出血多者加三七粉冲服。

（三）中成药及中药制剂

1. 瘀血阻络证

血府逐瘀口服液：口服。每次 20mL，每日 3 次。

2. 痰湿蕴结证

（1）五苓散：口服。每次 6~9g，每日 2 次。

（2）参苓白术散：口服。每次 6g，每日 2 次。

3. 肝肾阴虚证

（1）杞菊地黄丸：口服，大蜜丸每次 1 丸，小蜜丸每次 9g，水蜜丸每次 6g，每日 2 次；浓缩丸：每次 8 丸，每日 3 次；胶囊剂：每次 5~6 粒，每日 3 次；口服液：每次 10mL，每日 2 次。

（2）明目地黄丸：口服，每次 10 粒，每日 3 次。

【现代研究】

陈丽等纳入 21 例（21 眼）脾肾阳虚早期特发性黄斑前膜（IMEM）患者，给予自拟中药固本明目散治疗，研究结果表明温补并用法能够改善 IMEM 患者的视觉功能，减轻黄斑前膜对黄斑中心凹的损害，提高患者的生活质量。

高君等纳入 30 例（33 眼）IMEM 患者予驻景丸加减口服 3 个月。研究结果表明驻景丸加减治疗早期 IMEM，可改善患者最佳矫正视力、黄斑区视觉敏感度，减轻视觉不适症状，促进患者视功能恢复。

王玉斌等纳入 13 例（14 眼）IMEM 患者予自拟中药蜕膜汤口服 2 年，研究结果表明中药蜕膜汤治疗黄斑前膜对于减轻前膜的厚度和提高视力具有一定疗效。

【述评与体会】

本病目前尚缺乏有效治疗药物，早期多采取保守观察，中医在辨证论治的基础上，结合眼局部及全身辨证论治。肾为先天之本，水火之脏，元气之所聚，依中医五轮辨证，瞳神属肾，黄斑属广义之瞳神，故黄斑退行性变与肾元关系密切；脾为后天之本，黄斑位于视衣正中，其色黄属脾，故黄斑病变亦与脾土有关，肝开窍于目，上连目系，肝血盛衰亦影响黄斑功能。故年老之人，阳虚体衰，当肾阳不足，命门火衰，温煦失职，甚则火不生土，影响脾胃受纳与运化，脾不生血，肝不藏血，致视衣黄斑失濡，明视之功衰减。中药治疗可一定程度上减轻前膜对黄斑组织的牵拉，提高 CSF，改善视觉质量。本研究基于年老之人脾肾阳虚、命门火衰之常见病机，予温补结合，固本培元，补脾益肾，可达到临床早期干预病情进展和治疗的目的，为日后进一步优化治疗方案打下基础。

第五节　黄斑裂孔

黄斑裂孔（macular hole，MH）是黄斑区中心全层神经上皮局限性缺失，目前病因尚不明确。临床分为特发性黄斑裂孔和继发性黄斑裂孔，前者多见于老年女性，后者多见于眼挫伤、长期黄斑囊样变性破裂等。患者出现视力不同下降，或伴有视物变形，其中央注视点为暗点。

MH 根据其临床表现，应属于中医学"视瞻昏渺""暴盲"范畴，中医对本病的整体控制、早期辨证治疗有独特的优势。

【病因病理】

（一）中医病因病机

中医学认为，人随着年龄的增长，机体的脏器日渐衰退，如目络老化、血行缓慢、组织萎缩，无不与肾有关。肾藏精为先天之本，肾精充足则髓生、耳聪目明；肾精随年龄渐亏，阴虚血少，则目暗。脾为后天之本、气血生化之源。若脾胃虚弱，气血生化不足，津液输布无权，则目失濡养，水湿上泛。故其病机不外痰湿蕴结、瘀血阻络、肝肾阴虚、心脾两虚之属。

（二）西医病理改变

1. 危险因素

除特发性黄斑裂孔外，其他原因所致者病因均较明确，如外伤、炎症、高度近视、囊样黄斑水肿、视网膜变性类疾病、黄斑前膜和日蚀性视网膜病变等。多见于女性，目前认为玻璃体后皮质收缩对黄斑的切线向的牵拉力起到重要作用。

2. 发病机制

关于黄斑裂孔的发病机制尚不完全清楚。主要基于 3 个理论：①外伤理论：最早期的文献报道认为外伤是黄斑裂孔形成的主要原因，然而随着病例报道的增加，人们发现仅 5%~15% 的黄斑裂孔为外伤引起。②囊样变性理论：21 世纪初，有作者提出囊样黄斑变性是黄斑裂孔的主要发病原因，也有人认为年龄相关性血管改变导致黄斑萎缩而最终形成黄斑裂孔，但这些观点都不能解释特发性黄斑裂孔的发病机制。③玻璃体理论：1924 年，Lister 首次提出玻璃体牵拉与黄斑裂孔形成密切相关，自此，人们开始注意到玻璃体在黄斑裂孔发病时所起的重要作用，并逐渐认为玻璃体对黄斑区视网膜的纵向牵拉是黄斑裂孔的发病原因。1988 年，Gass 对特发性黄斑裂孔的发病机理提出了革命性的见解，认为黄斑中央凹前的玻璃体切线方向牵拉是特发性黄斑裂孔形成的主要原因，并为采用玻璃体手术治疗黄斑裂孔提供了理论基础。

【临床表现】

（一）症状

该病起病隐匿，早期常在另一只眼被遮盖时才被发现。患者中心视力显著下降（多在 0.5 以下）、视物模糊和视物变形，其中以视物模糊最为常见。

（二）眼部检查

视力下降，中央注视点为暗点，眼底黄斑区反光消失，可见圆形或椭圆形裂孔，边缘清楚并稍内陷，底部呈深色，有黄白色小点，裂孔缘视网膜呈灰白色，四周可见放射状条纹，有时裂孔附近可见到半透明的盖膜。

（三）辅助检查

1. 视野

可见与黄斑孔相对应的中心或旁中心暗点。

2. 荧光素眼底血管造影（FFA）

全层黄斑孔一般表现为透见荧光，若视网膜色素上皮未受到损害，FFA 可无异常表现。

3. 光学相干断层扫描（OCT）

OCT 为 MH 的诊断与鉴别诊断提供了金标准，可以直观地观察裂孔的大小、形态。

（四）诊断、分期与鉴别诊断

1. 诊断

中心视力明显下降；当眼底镜检查发现黄斑区可疑破孔时行眼底光学相干断层扫描（OCT）即可确定诊断。

2. 分期

Ⅰ期：起病初期，黄斑中央凹前玻璃体皮质自发收缩，引起视网膜表面切线方向牵引，导致中央小凹脱离，眼底中央凹反光消失，中央凹区视网膜色素上皮（RPE）表面出现黄色小点（100~200μm），此时为Ⅰa期；中央凹前玻璃体皮质进一步收缩，黄斑中央凹脱离，RPE表面出现黄色环（200~350μm），此时为Ⅰb期。Ⅰa期与Ⅰb期均不伴有玻璃体与黄斑中央凹的分离，亦未出现"真正的"全层黄斑孔，临床上称为先兆黄斑孔，视力轻度下降至0.3~0.8，荧光素眼底血管造影可显示黄斑中央凹轻微的高荧光。

Ⅱ期：起病数日至数月后，玻璃体切线方向进一步牵拉，在中央小凹边缘形成黄斑裂孔，逐渐扩大，由新月形发展至马蹄形，最后形成圆形裂孔，常伴有盖膜。少数情况下，黄斑孔于中央凹中央开始形成，逐渐扩大后变为无盖孔。最近研究发现，在特发性黄斑裂孔形成过程中并没有视网膜中央凹组织丧失，所谓的"裂孔前盖膜"是浓缩的玻璃体后皮质。黄斑裂孔周围可见视网膜下液边缘，裂孔处有黄色玻璃膜疣状沉着物，视力下降至0.1~0.6。荧光素眼底血管造影可呈中度高荧光。

Ⅲ期：以上病变经2~6个月后，由于视网膜组织收缩，黄斑裂孔扩大至400~500μm，伴或不伴有盖膜，此时为Ⅲ期黄斑孔。可见黄色玻璃膜疣状沉着物与视网膜下液边缘，中央小凹周围囊样改变，视力下降至0.02~0.5。

Ⅳ期：表现为玻璃体与黄斑的分离，早期表现为黄斑孔盖膜前移位，晚期表现为玻璃体与黄斑、视神经乳头的完全分离，此时为Ⅳ期黄斑孔。

3. 鉴别诊断

本病应与以下几种疾病相鉴别：

（1）特发性黄斑前膜：有时合并黄斑裂孔，眼底及 OCT 检查均可明确诊断。

（2）玻璃体黄斑牵引综合征：常导致黄斑牵引变形、黄斑水肿，有时与黄斑裂孔同时存在。OCT 检查可确诊。

（3）板层黄斑裂孔：OCT 检查可明确黄斑裂孔是否为全层或板层。

（4）黄斑裂孔性视网膜脱离：常发生于高度近视，特发性黄斑裂孔常在黄斑裂孔周围出现孔源翘起的浅脱离晕，严重者可见视网膜脱离。

【治疗】

（一）治疗原则

黄斑孔的手术治疗以前是一个禁区，只有在有较大范围的周围视网膜脱离时才考虑。近年来通过对黄斑孔发病机理的研究认识到黄斑孔的形成与玻璃体对黄斑中心凹切线方向的牵引密切相关。

（二）辨证论治

1. 痰湿蕴结证

主症：眼外观端好，视力下降，中央注视点为暗点，眼底黄斑区反光消失，可见圆形或椭圆形裂孔，边缘清楚并稍内陷，底部呈深色，有黄白色小点，裂孔缘视网膜呈灰白色，无眼球疼痛，眼底视盘呈灰白色水肿，边界模糊，视盘周围见渗出，视网膜动脉细；兼有胸胁胀满，头晕头痛，舌质暗，苔白腻，脉濡缓。

治法：化痰祛湿，通络明目。

主方：二陈汤（《医林改错》）加减。

常用药：陈皮、半夏、茯苓、泽泻、甘草。

临证思考：痰湿蕴结证多见于疾病初期，以实证为主，痰湿积聚于眼底则形成裂孔。患者年老体弱，脾胃虚弱，加之饮食不节，进一步损伤脾胃，脾气亏虚，无力运化水谷精微，转为水湿，湿聚成痰，痰湿内阻，积聚眼底，则可形成裂孔。

患者常有头困重、疲乏等全身表现，眼部表现为视力骤降或眼前黑影遮挡，全身可伴有胸胁胀满、头晕头痛等不适。半夏为君，温扶中阳，温肺化饮，以绝生化之源；温扶卫阳，开发腠理，发散在表之水饮，通调水道；且能降逆和胃，辛开散结，化痰消痞。陈皮为臣，辛行苦泄，理气行滞，燥湿化痰，与法半夏相须为用，气顺则痰消，相辅相成，增强燥湿化痰之功效。茯苓为佐，淡渗甘补，既能渗除脾湿，又能健脾补中，以杜生痰之源；僵蚕咸辛平，入肺，有祛外风、散风邪之功，助肺气宣发，味辛能散，咸能软坚，又有化痰软坚散结之功；黄连苦寒，清热燥湿，泻火解毒，又可制半夏温燥之性。甘草为使，健脾和中，调和诸药。诸药相合，可达化痰散结之功。若气虚体弱者加黄芪、党参、白术。

2.瘀血阻络证

主症：眼外观端好，视物中心暗点，无眼球疼痛，眼底黄斑区反光消失，可见圆形或椭圆形裂孔，边缘清楚并稍内陷，底部呈深色，有黄白色小点，裂孔缘视网膜呈灰白色，四周可见放射状条纹，有时裂孔附近可见到半透明的盖膜；兼有胸胁胀满，头晕头痛，舌质紫暗或有瘀点，脉弦或涩。

治法：活血化瘀，理气通络。

主方：血府逐瘀汤（《医林改错》）加减。

常用药：黄芪、当归、地黄、赤芍、川芎、桃仁、红花、柴胡、枳壳、桔梗、牛膝、甘草。

临证思考：气滞血瘀证多见于疾病初期，以实证为主，患者常有焦虑、压力较大、情志不舒病史，肝气郁结，气滞血瘀，脉络瘀阻而急性发病，眼部表现为视力骤降或眼前黑影遮挡，全身可伴有胸胁胀满、头晕头痛等不适。血府逐瘀汤是治疗气滞血瘀证的经典方剂，桃仁、红花活血化瘀、通络止痛，共为君药；地黄、川芎、赤芍、当归、牛膝活血化瘀、宣痹止痛，扶助君药之力，共为臣药；柴胡疏肝解郁、升达清阳；桔梗开宣肺气、载药上行；枳壳升降气机、开胸行气，共为佐药；甘草调和诸药，为使药。诸药相合，共奏活血化瘀、理气通络之功。若气虚体弱者加黄芪、党参、白术；体盛痰多者加清半夏、白附子、桔梗；视盘周围出血多者加三七粉冲服。

3.心脾两虚证

主症：眼外观端好，视物不清、眼前黑影，无眼球疼痛，眼底黄斑区反光消失，可见圆形或椭圆形裂孔，边缘清楚并稍内陷，底部呈深色，有黄白色小点，裂孔缘视网膜呈灰白色，四周可见放射状条纹，有时裂孔附近可见到半透明的盖膜；兼有心悸怔忡、失眠多梦、健忘、食少、腹胀、大便稀溏、倦怠乏力，舌淡、脉细弱。

治法：健脾养心，益气补血。

主方：归脾汤（《重订严氏济生方》）加减。

常用药：白术、人参、黄芪、当归、甘草、茯苓、远志、酸枣仁、木香、龙眼肉、生姜、大枣。

临证思考：心脾两虚证多见于疾病后期，以虚证为主，患者常有思虑过度，劳伤心脾，则脾失健运、心血不足，发为惊悸怔忡、食少体倦诸症，眼部表现为视力骤降或眼前黑影遮挡，全身可伴有胸胁胀满、头晕头痛等不适。方中以参、芪、术、甘草补气健脾；当归、龙眼肉补血养心，酸枣仁、茯苓、远志宁心安神；更以木香理气醒脾，以防补益气血药腻滞碍胃。组合成方，心脾兼顾，气血双补。诸药相合，共奏健脾养心、益气补血之功。若体盛痰多者加清半夏、白附子、桔梗。

（三）中成药及中药制剂

1.痰湿蕴结证

（1）五苓散：口服。每次6~9g，每日2次。

（2）参苓白术散：口服。每次6g，每日2次。

2.瘀血阻络证

血府逐瘀口服液：口服。每次20mL，每日3次。

3.心脾两虚证

归脾丸：口服，每次 8~10 丸，每日 3 次。

【验案举例】

案一：张某，女，68 岁，退休。首诊时间：2018 年 8 月 8 日。

主诉：右眼视力下降伴视物变形 1 个月。

现病史：1 个月前患者无明显诱因出现右眼视力下降，矫正不提高，同时伴有视物变形症状，遂于外院就诊，行 OCT 检查，结果：右眼黄斑裂孔。建议入院行手术治疗，患者因不愿手术，为求中医治疗来我院就诊。刻下症：视物模糊伴变形，气短乏力，偶感眩晕，眠差多梦，便可，纳差。舌淡苔白，脉细弱。

既往史：高血压病史 20 余年，血压服药控制不佳；糖尿病病史 5 年，服药控制可；高眼压症病史 20 余年，使用降眼压药物控制可，视野检查无缺损。

专科检查：查双眼矫正视力：右眼 0.2，左眼 0.6；眼压：右眼 28.7mmHg，左眼 26.5mmHg。散瞳查眼底：双视盘边清色淡红，C/D=0.6，双视网膜血管大致正常，右眼黄斑中心凹反光消失，可见圆形暗红色病灶，左眼黄斑中心凹反光存在。双眼前房中深，角膜透明，双晶体皮质轻度混浊。OCT 图像显示右眼中心凹神经上皮全层缺损（图 6-34）。

诊断：西医诊断：右眼特发性黄斑裂孔（Ⅱ期）。

中医诊断：视直如曲。

辨证：气血亏虚，肝风上扰。

中医治则：益气养血，平肝息风。

处方：生黄芪 30g，当归 20g，牡蛎 10g，钩藤 10g，茯苓 20g，山药 10g，苍术 10g，炒白术 10g，浙贝母 10g，丹参 20g，川芎 10g，牛膝 10g，赤芍 10g，白芍 10g，连翘 10g。14 剂，水煎服，每日 1 剂，日 2 次。

复诊（2018 年 8 月 30 日）：服药半月后，患者自述视物变形症状较前改善，查视力及眼底情况好转，全身症状较前略减轻。矫正视力右眼 0.4，左眼 0.6。散瞳查眼底提示：右眼黄斑区病灶较前减小，辨证与治则同前，给予原方 14 剂继续服用。

复诊（2018 年 10 月 8 日）：患者以上方加减，至今已服中药 45 剂，自述视物较前清晰，视物变形症状明显好转。查矫正视力：右眼 0.4，左眼 0.6；眼压：右眼 30.3mmHg，左眼 26.7mmHg。复查 OCT 示：右眼黄斑区裂孔已完全闭合（图 6-35）。为巩固疗效，给予健脾益肾汤药继续服用 14 剂。

处方：生黄芪 30g，当归 20g，赤芍 20g，白芍 20g，牡蛎 20g，茯苓 20g，浙贝母 10g，陈皮 10g，泽泻 10g，山药 10g，炒白术 20g，女贞子 20g，熟地黄 15g，连翘 10g，青葙子 10g，生甘草 6g。14 剂，水煎服，每日 1 剂，日 2 次。

按语：特发性黄斑裂孔为发生在黄斑部的不明原因的视网膜内界膜至光感受器细胞层组织缺损。本病好发于 65 岁以上老年人，女性患者多见，西医除手术外尚无其他有效疗法，中医药针对本病的治疗具有一定的疗效。中医学认为老年人天癸竭、齿发去，正气渐衰，肝脾肾三脏皆虚，故而清阳不升，目失所养而易出现视瞻昏渺等症。本病例证属气血亏虚，脏腑功能渐衰，目失濡养所致，同时精血不足，阴不潜阳而致肝风上扰于清窍。治疗宜以益气养血、平肝息风为大法，方用八珍汤合天麻钩藤饮气血双补，滋阴潜阳，加黄芪增补中益气之效，加牡蛎增益阴潜阳之功，诸药合用，共奏补益气血、平肝息风、明目亮睛之功效。

中老年人正气渐衰，尤以肝脾肾三脏为甚，发现特发性黄斑裂孔若早期就行西医手术治疗，无疑使元气进一步耗伤，不免得不偿失。因此在评估病情合适的情况下，早期可先以中医药干预，从固本培元、补养脏腑治，或可在疾病进一步发展前解决问题。

案二：赵某，男，61岁，退休。首诊日期：2018年6月5日。

主诉：右眼视物模糊1周。

现病史：1周前患者因右眼无明显诱因出现视物模糊于外院就诊，行OCT检查，结果：右眼黄斑裂孔。建议入院行手术治疗，患者因担心手术效果，希望保守治疗。为求中医治疗，来我院就诊。刻下症：视物模糊，气短懒言，纳呆，眠可，二便可，舌暗苔白，脉细弱。

既往史：既往肿瘤病史，经手术已治愈，具体不详。

专科检查：视力：右眼0.6，左眼0.8；眼压：右眼17.0mmHg，左眼18.0mmHg。双眼前节正常，双角膜及晶体透明。散瞳查眼底：双视盘边清色淡红，视网膜血管大致正常，右眼黄斑中心凹反光消失，可见约1/4PD大小的暗红色椭圆形裂孔，左眼黄斑中心凹反光存在（图6-36）。

诊断：西医诊断：右眼黄斑板层孔（Ⅱ期）。

　　　　中医诊断：视瞻昏渺。

　　　　辨证：气虚血瘀，目络失养证。

中医治则：益气活血，通络明目。

处方：土茯苓30g，陈皮10g，车前子15g，生黄芪30g，枳壳10g，丹参30g，葛根30g，川芎10g，牛膝10g，柴胡10g，熟地黄15g，蔓荆子20g，淫羊藿15g，当归10g，炒白术10g，赤芍10g。14剂，水煎服，每日1剂，日2次。

复诊（2018年6月21日）：服药后，患者自述视物模糊症状较前改善，全身症状较前减轻，查视力和眼底情况稳定。查视力：右眼0.6，左眼0.8。复查OCT提示眼底病灶未进展（图6-37）。辨证与治则同前，为增强升清通络之效，给予原方加桂枝6g，升麻10g，去柴胡10g，14剂，继续服用。

复诊（2018年7月5日）：服药60剂后，患者自述视物较前清晰，气短症状较前好转，眠可，纳呆未见缓解，偶有便溏舌暗苔薄白，脉弱。复查OCT提示眼底病灶稳定（图6-38）。查视力：右眼0.8，左眼1.0；眼压：右眼15.2mmHg，左眼13.1mmHg。治宜补益肝肾、燥湿健脾，调整用药方案后给予汤药14剂。

处方：炙黄芪30g，当归20g，茯苓30g，桂枝6g，枳壳10g，黄芩10g，赤芍10g，白芍10g，苍术10g，炒白术10g，女贞子20g，熟地黄30g，山药10g，山茱萸

15g，陈皮 10g，生甘草 6g。14 剂，水煎服，每日 1 剂，日 2 次。

复诊（2018 年 8 月 23 日）：患者已持续服用汤药 78 剂，自述视物模糊症状较前有明显改善，OCT 检查提示眼底病灶稳定，未见进一步发展（图 6-39）。查视力：右眼 1.0，左眼 1.0；眼压：右眼 15.0mmHg，左眼 16.1mmHg。基于临床症状及检查结果，病情已基本稳定，嘱患者可停服中药，不适随诊，定期复查 OCT。

按语： 本例患者既往有肿瘤病史，虽已经手术治愈，但其元气大伤，气虚血运乏力，停而为瘀，便见气虚血瘀之气短懒言、纳呆，舌暗脉细弱之症状；同时气虚无力上荣于目，致目络失养则见视物模糊，治疗选用补中益气汤为基本方升阳益气，在此基础上用补阳还五汤补气活血通络，去桃仁、红花减轻其活血攻伐之效，代之以丹参配用当归活血祛瘀兼以养血，大剂量补气药配合小剂量活血通络之品，补气为先，活血通络为辅，加用枳壳理气宽中，防补益太过，加熟地黄益肾填精，顾护一身之本。全方合用，标本兼顾。

对于特发性黄斑裂孔西医除手术外尚无其他有效疗法，但患者在视力下降未影响到工作及生活时往往不倾向于选择手术治疗，而常求助于中医。中医药治疗特发性黄斑裂孔则以恢复视力、稳定病灶为主要目标，当病情稳定，视力恢复较好时不建议再行手术以免耗气伤正。

【现代研究】

徐黄杰采用补益脾肾法治疗左眼特发性黄斑裂孔 1 例，以黄芪 30g，当归、生地黄、熟地黄、菟丝子、茺蔚子、炒白术，炒酸枣仁各 15g，茯苓 10g，夜交藤 30g，三七粉 3g 组方，14 剂水煎服后，左眼黄斑裂孔较前愈合。

【述评与体会】

根据陈达夫"眼科六经辨证"，黄斑中心凹属脾，视网膜属肝，又"乙癸同源"，为中医应用补益脾肾法治疗黄斑裂孔提供了理论基础。本病诊疗的启示：①特发性黄斑裂孔，应及早防治。②特发性黄斑裂孔不应"迷恋"玻璃体切割术，应根据具体情况，从患者角度考虑手术的必要性。③对于 PVD 发生后的黄斑裂孔孔径较小的患者，中医治疗为此病的治疗增添了新的治疗思路。④"治未病"对于防治特发性黄斑裂孔的重要性——对于绝经期且患有心血管疾病的"高危人群"，中医可发挥"缓则治本"的理念，防"洞"于未然。

第六节　高度近视性黄斑变性

高度近视在 Fuchs 斑及黄斑萎缩斑形成后，视力出现不可逆性恶化。玻璃体液化混浊产生飞蚊症。玻璃体有不完全后脱离时，可因视网膜受到不全脱离处的牵引而发生闪光感。后巩膜葡萄肿、玻璃体变性、CNV 的形成、脉络膜萎缩等都是其常见并发症，而黄斑部的变性、出血是导致患者视力严重下降的主要原因。

高度近视早期属中医学"能近怯远"范畴，随着病情发展，出现玻璃体混浊、眼底出血、视网膜脉络膜变性甚至脱落等，患者表现为眼前黑花飞舞，视远不清，视近亦不清，或视力剧降，则分别划归中医学之"云雾移睛""视瞻昏渺""暴盲"等范畴，统属于瞳神疾病。

【病因病理】

（一）中医病因病机

其病因病机与久视伤血、气血两亏；肝肾亏虚、阴虚火旺而血溢络外；心脾两虚而统血无力等有关。

1. 先天禀赋不足

视觉功能赖于目中之"真血""真精"的濡养。目之"真精"是肾藏之精升腾于目而成。然肾为先天之本，肝肾同源，肝开窍于目，故先天禀赋不足则肝肾亏损，精血无以升腾于目使之失于濡养，神光无充不能发越视远而成本病。此为先天遗传所致。

2. 后天饮食不节

"五脏六腑之精皆上注于目而为之精"，然五脏六腑之精在后天又均源于脾胃，脾胃为后天之本，气血生化之源，如偏食或择食，营养不良或营养失衡，损伤脾胃，脾胃虚弱可致真精不足，而视不明；"真血"系由脾胃化生，肝虽藏血上濡于目亦必须通过脾胃气化，如脾胃虚弱则升降运化失职，血无以化，目不得血，神光不能视远，故成本病。

3. 劳瞻竭视

由于长期近距离学习、工作，过用目力，致心阳衰微，阳不足则阴有余，故能收敛近视；阳为阴侵，光华不能发越远处，故视远模糊。又劳瞻竭视，耗伤肝血，肝为藏血之脏，目受血而能视，因肝血亏虚，则不能濡养于目，亦致视远模糊，均可成为本病。

4. 脉络瘀阻

久视气机不利，以致气滞血瘀，血脉瘀滞，目络受阻，精血不能上荣于目而致本病。

5. 气血两虚

劳瞻竭视，雕镂细作，久视伤血，损伤肝血，目中经络干涩，脉络纤细，气血不足，以致神光衰微，光华不能及远而成近视。

（二）西医病理改变

1. 危险因素

本病的主要病因是遗传。遗传方式有常染色体隐性遗传，也有显性及 X- 性连锁遗传，且具有高度遗传异质性。此外，后天环境如全身健康状况、生活环境、个人习惯、长期从事近距离用眼工作等，均可助长近视程度的加深。

高度近视的原因尚不十分清楚，长时间近距离工作、过度的辐辏和调节，以及眼外肌对眼球的压迫，眼压增高、静脉充血等因素而造成眼的前后径增长等都可能是潜在原因。

2. 发病机制

主要有生物学说、遗传学说等，其病变机制目前多认为与巩膜主动塑形有关。

【临床表现】

（一）症状

视力下降，有近视史，常在 50 岁后视力进行性下降。

（二）眼部检查

整个眼底呈暗灰色，视盘颞侧色淡，盘周近视弧，黄斑区色素紊乱，黄斑区视网膜下出血，Fuchs 斑，后巩膜葡萄肿，脉络膜弥漫性萎缩，毛细血管层及中血管层血管减少或消失，橘红色大血管层血管暴露，使眼底呈豹皮样，视网膜下黄色漆裂纹。

（三）辅助检查

出现漆裂纹样损害时，眼底荧光血管造影（FFA）可出现透见荧光；眼底出血时可见到荧光遮蔽现象。吲哚菁绿造影可发现脉络膜新生血管。

（四）诊断与鉴别诊断

高度近视伴黄斑病变者，根据其高度近视病史，眼底有典型的豹纹状，视盘近视性弧形斑和黄斑的典型变性改变，可做出诊断。

本病要与眼弓形虫病，尤其静止期或先天性者区别。眼弓形虫病属葡萄膜炎，但无前部炎症，仅有后部葡萄膜的病变，好发部位也位于后极部，在静止期或先天性仅表现为黄斑区陈旧萎缩性圆形病灶，其周围可伴有色素沉着，类似高度近视的萎缩性病灶。但弓形虫病患者有猫、狗等动物接触史，可用皮肤实验和血清学试验证明。还可诊断性治疗。

高度近视伴黄斑病变的老年患者，表现为伴有脉络膜新生血管的机体瘢痕时，要与老年性黄斑变性鉴别。前者脉络膜新生血管膜较小且近中心，后者常伴眼底动脉硬化或高血压性改变。且除了盘状瘢痕外，还可有早期老年性盘状病变的改变，如单个或融合的玻璃膜疣、色素上皮浆液性或出血性脱离等改变。

【治疗】

（一）治疗原则

目前高度近视的治疗主要有矫正屈光异常，控制眼轴延长和治疗眼底病变三个方面。高度近视的中医治疗目前多着重于黄斑出血，而病机转化决定治则，在轻度、中度近视眼（多见单纯性近视眼）中，气虚为其主要病机。而病机转化取决于气虚、精血不足所出现的变化。

（二）辨证论治

1. 心阳不足证

主症：眼外观端好，视力下降，视物不清、眼前黑影甚或失明，无眼球疼痛，盘周近视弧，黄斑区色素紊乱，黄斑区视网膜下出血；兼有心悸气短、畏寒肢冷、舌淡胖、苔白滑，脉微细。

治法：温补心阳。

主方：桂枝甘草龙骨牡蛎汤（《伤寒论》）加减。

常用药：桂枝、龙骨、牡蛎、人参、黄芪、肉桂、甘草、生姜。

临证思考：火在目而为神光，心阳衰微，阳虚阴盛，致神光难以发越于远处，故视近尚清，血不得上荣，则面色㿠白，舌淡脉细，血不养心，心气不宁，故心悸神疲。方中桂枝扶助心阳，炙甘草补虚益气，配以牡蛎、龙骨重镇安神；全方复阳安神，培本固脱，诸药相合，共奏温通心阳、镇惊安神之功。若寒甚，加重桂枝量，也可酌加干姜、熟附子；伴阴虚者，酌加生地黄、麦冬等；黄斑区出血多者加三七粉冲服。

2. 脾气虚弱证

主症：眼外观端好，视物渐模糊，无眼球疼痛，盘周近视弧，黄斑区色素紊乱，周边视网膜变薄，黄斑区视网膜下出血；兼有纳少、体倦、少气懒言、面色萎黄或㿠白，或消瘦，舌苔白，脉缓弱。

治法：补脾益气，养肝明目。

主方：补中益气汤（《脾胃论》）加减。

常用药：黄芪、人参、白术、炙甘草、当归、陈皮、升麻、柴胡、生姜、大枣。

临证思考：由于思虑过度，劳神伤脾，脾气虚弱，脾主运化，主升清，脾虚则精微物质不能上输于目，致目窍失养，则视远模糊；脾虚运化无权，水湿内停，可见纳食不化；食欲不振，脾虚中气不足，升举无力则不耐久视，喜垂闭；脾虚气血生化乏源，致全身气血不足，则四肢乏力。舌淡苔薄白，脉弱均为脾气虚弱之征。补中益气汤是治疗脾气虚弱证的经典方剂，方中黄芪补中益气、升阳固表为君；人参、白术、甘草甘温益气、补益脾胃为臣；陈皮调理气机，当归补血和营为佐；升麻、柴胡协同参、芪升举清阳为使。综合全方，一则补气健脾，使后天生化有源，脾胃气虚诸证自可痊愈；升提中气，恢复中焦升降之功能，使目络得以滋养。诸药相合，共奏健脾益气、滋养肝目之功。若气虚体弱者加黄芪、党参、白术；体盛痰多者加清半夏、白附子、桔梗；黄斑区出血多者加三七粉冲服。

3. 肝肾亏虚证

主症：眼外观端好，视力下降或伴眼前黑影，无眼球疼痛，视盘颞侧色淡，盘周近视弧，黄斑区色素紊乱，黄斑区视网膜下出血，Fuchs 斑，豹纹状眼底表现；兼有两目干涩、口咽干燥、五心烦热、失眠多梦、盗汗遗精、形体消瘦，舌红少津，脉弦细数。

治法：滋补肝肾，养肝明目。

主方：杞菊地黄丸（《医级》）加减。

常用药：枸杞子、菊花、熟地黄、山萸肉、山药、泽泻、茯苓、牡丹皮。

临证思考：中医学认为，能近却远、视瞻昏渺也与先天禀赋、肝肾两脏关系密切，先天不足，肝肾亏虚以致阴精亏虚、目失濡养而易发此病。肝肾亏虚证是高度近视黄斑变性中较常见的一个证型，临床表现为视物模糊，全身或伴头晕耳鸣、腰酸腿痛、失眠多梦，舌质红，苔少，脉细等。杞菊地黄丸是治疗肝肾不足证的经典方剂，方中重用熟地黄滋阴补肾、填精益髓，为君药。山茱萸滋养肝肾、秘涩精气；山药健脾补虚、涩精固肾，补后天以充先天，共为臣药。泽泻淡渗泄浊，并防熟地黄之滋腻恋邪；牡丹皮清泻相火，并制山茱萸之温涩；茯苓渗湿健脾，既助泽泻以泻肾浊，又助山药之健运以充养后天；枸杞子平补肝肾，菊花清肝泻火，均为佐药。诸药相合，共奏滋补肝肾、养肝明目之功。痰湿盛者加茯苓、清半夏、陈皮；黄斑区出血多者加三七粉冲服。

（三）中成药及中药制剂

1. 心阳不足证

八珍丸：口服，大蜜丸每次 1 丸，每日 2 次；浓缩丸：每次 8 丸，每日 3 次。

2. 脾气虚弱证

（1）六味地黄丸：口服，水丸每次 5g，水蜜丸每次 6g，小蜜丸每次 9g，大蜜丸每次 1 丸，每日 2 次。

（2）杞菊地黄丸：口服，大蜜丸每次 1 丸，小蜜丸每次 9g，水蜜丸每次 6g，每日 2 次；浓缩丸：每次 8 丸，每日 3 次；胶囊剂：每次 5~6 粒，每日 3 次；口服液：每次 10mL，每日 2 次。

（3）明目地黄丸：口服，每次 10 粒，每日 3 次。

3. 肝肾亏虚证

（1）补中益气丸（丸剂、口服液）：口服，大蜜丸，每次 1 丸，每日 2~3 次。浓缩丸，每次 8~10 丸，每日 3 次。水丸，每次 6g，每日 2~3 次。颗粒剂：每次 3g，每日 2~3 次。口服液：每次 1 支，每日 2~3 次。

（2）人参养荣丸：口服，每次 1 丸，每日 1~2 次。

【验案举例】

案一：叶某，女，47 岁，职员。首诊时间：2013 年 10 月 8 日。

主诉：右眼前视物遮挡 1 月余，加重 3 天。

现病史：1 月余前患者无明显诱因出现右眼前视物遮挡，伴变形，未予重视，3 天前患者自述熬夜后右眼症状加重，今日来我院就诊。

专科检查：查矫正视力右眼 0.1，左眼 1.0。双眼 –12.00D。散瞳查眼底：双视盘边清色淡红，C/D=0.3，可见脉络膜大血管呈现豹纹状眼底，右眼黄斑中心凹反光消失，中心凹旁约有 1/4PD 大小的黄白色圆形隆起病灶，边缘清楚，左眼中心凹反光可见。双眼前节正常，右眼玻璃体混浊。OCT 示色素上皮上方类圆形的高反射信号，边界较清，视网膜向上隆起（图 6-40）。自诉偶有头晕耳鸣，夜眠多梦，舌质淡，苔白腻，脉沉细。

诊断：西医诊断：右眼病理性近视性黄斑变性，右眼脉络膜新生血管。

中医诊断：视直如曲，视瞻昏渺。

辨证：肝肾两亏证。

治则：滋补肝肾，健脾益气。

处方：生蒲黄20g，旱莲草30g，丹参20g，牡丹皮15g，炙黄芪20g，当归20g，生地黄15g，熟地黄15g，郁金20g，白茅根20g，三七粉9g，大黄炭3g，枸杞子10g，五味子5g，菟丝子10g，肉苁蓉10g。14剂，水煎服，每日1剂，每日2次。

复诊（2014年1月24日）：服药后，查右眼矫正视力0.15，复查OCT提示脉络膜新生血管明显缩小（图6-41），诉眼前仍有黑影飘动、乏力，舌质淡红，苔白腻，脉沉细。原方去生蒲黄、白茅根，加陈皮10g，半夏10g，苍术10g，白术10g以加强健脾利湿。

处方：陈皮10g，半夏10g，苍术10g，白术10g，旱莲草30g，丹参20g，牡丹皮15g，炙黄芪20g，当归20g，生地黄15g，熟地黄15g，郁金20g，三七粉9g，大黄炭3g，枸杞子10g，五味子5g，菟丝子10g，肉苁蓉10g。14剂，水煎服，每日1剂，每日2次。

复诊（2014年4月16日）：以上方加减服用至今，全身症状消退。述眼前视物清晰，查右眼眼底渗出吸收，中心凹反射可见，OCT提示脉络膜新生血管已完全瘢痕化（图6-42）。原方去陈皮、半夏、苍术、白术、旱莲草、牡丹皮、生地黄，加枳壳10g，黄芩10g以行气，清湿热。

处方：炙黄芪20g，当归20g，三七粉9g，大黄炭3g，枸杞子10g，五味子10g，菟丝子10g，女贞子20g，肉苁蓉10g，熟地黄10g，枳壳10g，黄芩10g。14剂，水煎服，每日1剂，每日2次。

按语：患者中年女性，屈光度为-12.00D，矫正视力不理想。随着年龄增长，肝肾亏损，精血不能上荣于目，神光衰微，光华不能远及，故视物昏蒙，肝肾精血耗伤，目窍失养，神膏变混浊，故黑花渐生，眼前黑影飘动。头晕耳鸣，失眠多梦，舌脉诸证等为肝肾精血不足所致。初诊时可见黄斑区脉络膜新生血管，为标实的表现，故以生蒲黄汤滋阴降火，化瘀止血，同时结合本虚的病机，合用驻景丸，服药后CNV缓慢吸收。但考虑病程较长，屈光度数较高，组方强调健脾益气，急性期重在治标，缓解期重在治本，抓住本虚标实的病机，标本兼治，增强疗效。对于高度近视性CNV，抓住机体对高度近视的认识，我们发现在用了黄芪、熟地黄等重在益气实阴的药物以后，视网膜、脉络膜的局部微环境改善，增强巩膜血供，从全身脏腑调节看待局部问题。患者随访6年，看到CNV不治CNV，反而CNV出现闭锁，黄斑区RPE萎缩灶局限。

金明教授在对高度近视黄斑变性患者用药时机方面有独特的见解，冬春服汤药，秋天代茶饮，夏天颗粒剂，即"药法四时"，这也是《黄帝内经》用药法则之一。药法四时，即结合四时阴阳寒暑变更，气候的寒热温凉变化而用药的规律。考虑春温、夏热、秋凉、冬寒的气候特点，目的是为了顺应春生、夏长、秋收、冬藏的自然规律。《素问·宝命全形论》认为"人以天地之气生，四时之法成"，自然界的变化或多或少会影响人的生理功能和病理变化。因此，疾病的治疗也应遵循这一规律遣方用药。《素问·疏五过论》云："圣人之治病也，必知天地阴阳，四时经纪。"《灵枢·卫气行》曰："谨候其时，病可与期。"提出了择时治疗的原则。《素问·八正神明论》云："四时者所以分春秋冬夏之气所在，以时调之也。"由于时令的不同，外界阴阳随之消长变化，人体气血随其变化，或趋向于表，或趋向于里，故当根据气之所在，以时调之。张仲景在《伤寒论》中提出"春夏宜汗""春宜吐""秋宜下"的用药大法。李东垣在《脾胃论·卷下·脾胃将理法》中提出"春时有疾，于所用药内加清凉风药；夏月有疾，加大寒之药；秋月有疾，加温气之药；冬月有疾，加大热药"。目体阴而用阳，目为清窍，窍通目明，眼科用药强调"开窍明目、升举清阳"，临床治疗在顾护阳气的同时，还必须注重保护阴液，使目中阴阳平衡调和，才能调节自身阴阳之气，达到阴平阳秘的健康状态。眼作为人体的视觉器官，其自身的生理病理特点决定了眼科临床在遵循常规医疗法则的同时，结合药法四时的理念，遣方用药，才能获得更好疗效。

案二：刘某，女，29 岁，职员。首诊日期：2018 年 7 月 2 日。

主诉：右眼视力下降、视物变形 3 周。

现病史：患者 3 周前无明显诱因出现右眼视力下降伴视物变形，就诊于当地医院，行 OCT、FFA、ICGA 等检查，诊为"双眼高度近视""右眼 CNV"，予丹红化瘀口服液、羟苯磺酸钙等口服，未见好转，为求进一步中西医结合治疗来我处。

既往史：2 年前因"抑郁症"服用盐酸舍曲林片，现每日服用 1 片。

专科检查：矫正视力：右眼 0.4，左眼 0.5。双眼前节正常，双角膜及晶状体透明。散瞳查眼底：双眼豹纹状眼底，视盘边清色淡红，C/D=0.3，颞侧可见边缘清楚的白色弧形为近视弧，黄斑区轻度红变及漆裂纹样损害，黄斑中心凹反光消失，中心凹可见 1/5PD 大小的黄白色圆形隆起病灶，左眼中心凹反光可见。OCT 示色素上皮上方类圆形的高反射信号，边界较清，视网膜向上隆起（图 6-43）。自诉情绪抑郁，健忘多梦，胆小易惊。舌淡，苔薄白，脉弱。

诊断：西医诊断：右眼高度近视性黄斑变性，右眼脉络膜新生血管。

中医诊断：视直如曲，视瞻昏渺。

辨证：心阳不足证。

中医治则：补心益气，安神定志。

处方：炙黄芪 30g，茯苓 20g，石菖蒲 10g，远志 10g，当归 20g，女贞子 20g，郁金 15g，枳壳 10g，三七粉 9g，玄参 10g，大黄炭 3g，生地黄 15g，熟地黄 15g，柴胡 10g，生甘草 6g。14 剂，水煎服，每日 1 剂，每日 2 次。

复诊（2018 年 7 月 23 日）：服药后，查右眼矫正视力 0.4，复查 OCT 提示脉络膜新生血管明显缩小（图 6-44）。诉情绪稍有好转，喜与家人交流，原方加黄芩 10g，木香 10g，薄荷 6g，菊花 3g 以清热理气，继服。

复诊（2018 年 11 月 29 日）：服药后诉视物变形明显好转，情志舒畅，食欲好转。OCT 示右眼 CNV 瘢痕化（图 6-45）。

按语：患者为青年女性，屈光检查：双眼屈光度为 -16.00D，右眼矫正视力 0.4，左眼 1.0。面色少华，火在目为神光，心阳不足，阳虚阴盛，致使神光不得发越于远处，故视远朦。心阳鼓动无力，血脉不充，气血不得上荣，则面色苍白，舌淡脉弱，血不养神，心气不宁，故心悸神疲。治疗宜补心益气、安神定志。以定志丸随症加减，因患者同时服用抗抑郁药物，在辨证论治的同时，加用柴胡、枳壳、木香、香附、薄荷等疏肝解郁的中药，服药 4 月余，患者情绪明显稳定，面色红润，视物变形好转。

【现代研究】

（一）临床研究

郭继援对纳入的 29 例（54 眼）患者在西药基础上予点睛复明汤。研究结果表明点睛复明汤治疗新生血管型高度近视性黄斑出血疗效显著，且可显著改善患者预后，减少黄斑出血吸收时间，提高矫正视力，减少出血面积。

王大虎等纳入阴虚火旺型病理性近视黄斑出血早期患者 30 例（30 只眼），予口服滋阴补肾片、肾上腺色腙片（安络血）和维生素 C 治疗，结果表明滋阴补肾片可以稳定阴虚火旺型 PM 黄斑出血患者的眼底情况，促进黄斑出血的吸收，提高视力，并可改善阴虚火旺症状。

（二）实验研究

金明教授团队建立形觉剥夺诱导高度近视豚鼠模型，予近视 1 号方治疗 8 周后，豚鼠视网膜各层排列较整齐，玻璃体、视网膜中 SOD 活性明显升高，MDA 含量明显降低（$P<0.05$），表明近视 1 号方对高度近视豚鼠视网膜具有一定的保护作用。

马小兵等用眼罩遮盖建立豚鼠形觉剥夺性高度近视模型，给予养血补肾方治疗后，治疗组模型眼显示巩膜胶原排列较为紧致，走行较规则，养血补肾方能延缓巩膜重塑变薄的病理改变，高度近视患者定期服用对延缓其进展有一定帮助。

【述评与体会】

病机转化决定治则，在轻度、中度近视眼（多见单纯性近视眼）中，气虚为其主要病机。而病机转化取决于气虚、精血不足所出现的变化，气和血的关系是密不可分的，二者相依相成，如眼内气血调和则视力明亮，反之出现视力模糊，气的正常与否，直接或间接地从眼部表现出来。气虚甚则气机衰惫，不能敷布精微，充泽五脏上荣于目；气虚则气之升降出入失常，不能推动精、血、津液等上行于脑，而入目养窍；气虚则血无以运而导致血瘀，目络不畅；脾胃不足，气血乏源，血无以化而不能上濡于目。早期用生地黄、牡丹皮、玄参、菊花、茜草、白茅根、炒蒲黄、侧柏叶、三七粉等，不宜见血而纯止血，用大量苦寒之品及炭剂，造成寒凝留瘀，以致瘀血难消。中期标本同治，用明目地黄汤滋补精血，加丹参、三七、生蒲黄、地龙、水蛭等活血化瘀，促进出血灶的吸收。此期新血虽已止，但仍不宜用桃仁、红花等破血之品，以免引起新的出血。后期以补虚为主，在明目地黄汤中加女贞子、茺蔚子，同时用昆布、瓦楞子化瘀散结，水蛭、地龙活血通络，改善眼底组织的血液循环，更利于黄斑区功能改善，增加视细胞的视敏度，从而提高视力。

总之，先天禀赋不足，后天失养，过度近距离工作或长时间阅读是人类近视形成的主要原因，过度的或可持续的调节使睫状肌紧张，对巩膜的牵拉效应可引起眼轴延长。高度近视眼进展过程中，本质为眼轴不断延长，眼底病变逐渐加重，由于黄斑特殊的解剖结构，在其病变过程中必定出现出血、渗出等病理改变，严重损伤视功能。早期，水湿痰浊上泛于目或精血不足，血脉不利瘀阻于目，而黄斑出现水肿、渗出，日久，正不胜邪，经久不愈而损伤视功能；如能及早扶正祛邪，经过辨证论治，水湿化、痰浊清、血脉通，视功能逐渐恢复，从而防止黄斑病变进一步发展。中、晚期，正气更衰，邪气更甚，气血逆乱，渗出物更多，黄斑区则反复出血，而难以吸收，使其出现萎缩斑甚则裂孔，终致元气不固，视网膜脱离而失明。

人体是一个有机整体，许多疾病虽然表现为某个器官或部位的症状，但是机体内部存在着整体的病理性变化。气血津液由脏腑产生，循行于全身，维持人体的生命活动。脏腑功能紊乱可引起气血津液功能失调，同时导致眼病的发生。气为血之帅、血为气之母；气行则血行，气滞则血瘀；气能生津、化津、摄津，津亦能载气；津液化生痰和饮，清者为饮，稠者为痰；气机运化不利则水湿内停、痰浊内生。根据中医的气血津液学说，结合金明教授从事中西医结合眼科学的多年临床诊疗经验，我们将眼底血管病变状态初步分为四个阶段：气滞血瘀、痰湿停留、痰瘀互结、癥瘕积聚。常见的中医辨证包括脏腑辨证和气血津液辨证，高度近视是一个动态变化的病理过程，遵循整体辨证和局部辨证相结合，中医对高度近视黄斑病变的认识，"未病先防、既病防变"理论贯彻始终。楮实子、菟丝子、枸杞子、女贞子补益肝肾、填精补血，补先天不足而固本，丹参、郁金、茺蔚子、枳壳行气活血，木瓜、青皮、白芍舒筋活络、柔肝解痉，山药健脾益气，五味子敛阴生津，使精津充盈，发越神光，从而提高视力。中医药辨证论治，在改善高度近视患者症状与体质，控制近视度数发展，改善视功能，治疗高度近视并发症，提高生存质量等方面取得了良好的疗效。

第七节　Stargardt 黄斑病变

Stargardt 黄斑病变是指黄斑萎缩性损害合并视网膜黄色斑点沉着。本病具有两种特殊证候：黄斑椭圆形萎缩区及其周围视网膜的黄色斑点。Stargardt 病大多在恒齿生长期开始发病，是一种原发于视网膜色素上皮层的常染色体隐性遗传病，散发者亦非少见，较多发生于近亲婚配的子女，患者双眼受害，同步发展，性别无明显差异。

【病因病理】

（一）中医病因病机

本病发生主要与先天禀赋不足及后天脾胃供养不足有关。视觉功能赖于目中之"真血""真精"的濡养。目之"真精"是肾藏之精升腾于目而成。然肾为先天之本，肝肾同源，肝开窍于目，故先天禀赋不足则肝肾亏损，精血无以升腾于目使之失于濡养，神光无充不能发越视远而成本病。此为先天遗传所致。五脏六腑之精在后天又均源于脾胃，脾胃为后天之本，气血生化之源，如偏食或择食，营养不良或营养失衡，损伤脾胃，脾胃虚弱可致真精不足，而视不明。

（二）西医病理改变

1. 危险因素

眼底黄色斑点症多为常染色体隐性遗传病，常见于近亲结婚的后代，同胞中有多人发病。少数为显性遗传，亦有散发病例。

2. 发病机制

机制不清，但发现视网膜深层的黄色斑点是视网膜色素上皮内的黏多糖及大量脂褐质的沉积物。造影时由于过量的脂褐质遮蔽脉络膜荧光而出现脉络膜淹没症。

【临床表现】

（一）症状

早期中心视力已有明显下降，因此易被误诊为弱视或癔病。进行期中心反光消失，继而在黄斑深层见到灰黄色小斑点，并逐渐形成一个横椭圆形境界清楚的萎缩区，如同被锤击过的青铜片样外观。晚期在病程经过中萎缩区周围又出现黄色斑点，萎缩区又扩大，可侵及整个后极部，在黄斑部能见到陷于硬化、萎缩的脉络膜血管，并有形态不规则的色素斑，说明脉络膜毛细血管亦已损害。

（二）眼部检查

除视网膜色素上皮着色较深外，眼底表现相对正常；黄斑区可见黄色斑点，可连在一起形成鱼尾样外观；亦可见萎缩性黄斑变性；由于萎缩的色素上皮层将正常的色素上皮层围在中央，形成牛眼样或金箔样外观，伴地图样萎缩。

（三）辅助检查

1. 荧光素眼底血管造影（FFA）

FFA 对眼底未见改变的早期病例诊断很有帮助。此时往往可以见到中央区色素上皮早期萎缩的斑点状透见荧光。此外，在暗弱的背景下，视网膜的毛细血管则显得比平常更加清晰，这种现象称为"脉络膜（荧光）湮没"。视网膜黄色斑点在浓厚时，表现为遮蔽荧光小点；当其吸收变淡，则呈透见荧光小点。造影时还可见到黄色斑点与斑点之间的色素上皮呈透见荧光，说明后期色素上皮出现了弥漫性萎缩现象。晚期病例黄斑部"靶"状色素上皮萎缩区可以合并脉络膜毛细血管萎缩，在其中显露脉络膜的粗大血管，形象地称之为"牛眼征"。

2. 眼电生理检查

随着病变发展，逐渐出现明显黄色斑点，此时眼电图（EOG）开始出现异常，光峰下降，阿登比降低。当病变局限黄斑部时，ERG 可正常。当病变弥散累及中央和周边部视网膜，则闪烁视网膜电图（FERG）异常，其中中央视锥细胞功能的丧失主要表现为图形视网膜电图（PERG）异常，PERG 基本趋于熄灭。图形视觉诱发电位（PVEP）的改变与视力和病变程度高度正相关。

3. 暗适应检查

部分患者减退。

（四）诊断、分期与鉴别诊断

1. 诊断

根据病史、视功能检查、眼底表现及荧光血管造影的特征对本病的诊断不难做出。本病与遗传因素有关，可以进行家系调查。

2. 分期

在漫长的经过中可分成初期、进行期、晚期 3 个阶段。

（1）初期：中心视力下降明显，FFA 检查可以见到黄斑数量较多而细小的弱荧光点。

（2）进行期：最早的眼底改变是中心反光消失，继而在黄斑深层见到灰黄色小斑点并逐渐形成一个横椭圆形境界清楚的萎缩区。在病程经过中萎缩区周围又出现黄色斑点，萎缩区又扩大，如此非常缓慢而又不断地发展，可侵及整个后极部，FFA 可见整个萎缩区呈斑驳状强荧光，其周围与黄色斑点相应外有虫蚀样小荧光斑。

（3）晚期：在黄斑部能见到陷于硬化、萎缩的脉络膜血管，并有形态不规则的色素斑，说明脉络膜毛细血管亦已损害。

3. 鉴别诊断

本病需与以下遗传性眼病鉴别：

（1）中心性晕轮状视网膜脉络膜萎缩：本病是常染色体显性遗传病，两眼黄斑部有对称性边界清晰的视网膜脉络膜萎缩区。病变周围眼底正常荧光血管造影黄斑部有大的脉络膜血管透见荧光，晚期可见巩膜着色。暗适应检查锥体部分异常，但杆体部分正常。色觉检查为红绿色盲。

（2）视锥细胞营养不良或视锥细胞变性：此病亦为常染色体显性遗传病，是一种少见的先天性黄斑变性疾病。早期中心视力下降、畏光、眼球震颤。眼底检查黄斑区有牛眼或靶心状色素上皮细胞脱失，荧光血管造影在脱色素区有强荧光如靶心状。电生理显示明视 ERG 异常、暗视 ERG 正常。EOG 亦正常。色觉检查为红蓝或全色盲。

【治疗】

（一）治疗原则

目前无特殊治疗方法。中医多以局部与全身辨证相结合改善患者全身症状及眼部视功能。

（二）辨证论治

1.脾气虚弱证

主症：眼外观端好，视物渐模糊，无眼球疼痛，黄斑区反光消失，可见黄色斑点，呈牛眼样或金箔样外观，伴地图样萎缩；兼有纳少、体倦、少气懒言、面色萎黄或㿠白，或消瘦，舌苔白，脉缓弱。

治法：补脾益气，养肝明目。

主方：补中益气汤（《脾胃论》）加减。

常用药：黄芪、人参、白术、炙甘草、当归、陈皮、升麻、柴胡、生姜、大枣。

临证思考：由于后天脾气亏虚，运化无权，无以生津，脾虚则精微物质不能上输于目，致目窍失养，则视远模糊；脾虚运化无权，水湿内停，可见纳食不化；食欲不振，脾虚中气不足，升举无力则不耐久视，喜垂闭；脾虚气血生化乏源，致全身气血不足，则四肢乏力。舌淡苔薄白，脉弱均为脾气虚弱之征。补中益气汤是治疗脾气虚弱证的经典方剂，方中黄芪补中益气、升阳固表为君；人参、白术、甘草甘温益气、补益脾胃为臣；陈皮调理气机，当归补血和营为佐；升麻、柴胡协同参、芪升举清阳为使。综合全方，一则补气健脾，使后天生化有源，脾胃气虚诸证自可痊愈；升提中气，恢复中焦升降之功能，使目络得以滋养。诸药相合，共奏健脾益气、滋养肝目之功。若气虚体弱者加黄芪、党参、白术；体盛痰多者加清半夏、白附子、桔梗；黄斑区出血多者加三七粉冲服。

2.肝肾不足证

主症：眼外观端好，视力下降，黄斑区可见黄色斑点，可连在一起形成鱼尾样外观；亦可见萎缩性黄斑变性；兼有两目干涩、口咽干燥、五心烦热、失眠多梦、盗汗遗精、形体消瘦、舌红少律、脉弦细数。

治法：滋补肝肾，养肝明目。

主方：杞菊地黄丸（《医级》）加减。

常用药：枸杞子、菊花、熟地黄、山萸肉、山药、泽泻、茯苓、牡丹皮。

临证思考：中医学认为，该病归属视瞻昏渺范畴，与先天禀赋、肝肾两脏关系密切，先天不足，肝肾亏虚以致阴精亏虚、目失濡养而易发此病。肝肾亏虚证是高度近视黄斑变性中较常见的一个证型，临床表现为视物模糊，全身或伴头晕耳鸣、腰酸腿痛、失眠多梦，舌质红，苔少，脉细等。杞菊地黄丸是治疗肝肾不足证的经典方剂，方中重用熟地黄滋阴补肾、填精益髓，为君药。山茱萸滋养肝肾、秘涩精气；山药健脾补虚、涩精固肾，补后天以充先天，共为臣药。泽泻淡渗泄浊，并防熟地黄之滋腻恋邪；牡丹皮清泻相火，并制山茱萸之温涩；茯苓渗湿健脾，既助泽泻以泻肾浊，又助山药之健运以充养后天；枸杞子平补肝肾，菊花清肝泻火，均为佐药。诸药相合，共奏滋补肝肾、养肝明目之功。痰湿盛者加茯苓、清半夏、陈皮；黄斑区出血多者加三七粉冲服。

（三）中成药及中药制剂

1. 脾气虚弱证

（1）六味地黄丸：口服，水丸每次 5g，水蜜丸每次 6g，小蜜丸每次 9g，大蜜丸每次 1 丸，每日 2 次。

（2）杞菊地黄丸：口服，大蜜丸每次 1 丸，小蜜丸每次 9g，水蜜丸每次 6g，每日 2 次；浓缩丸：每次 8 丸，每日 3 次；胶囊剂：每次 5~6 粒，每日 3 次；口服液：每次 10mL，每日 2 次。

（3）明目地黄丸：口服，每次 10 粒，每日 3 次。

2. 肝肾亏虚证

（1）补中益气丸（丸剂、口服液）：口服，大蜜丸，每次 1 丸，每日 2~3 次。浓缩丸，每次 8~10 丸，每日 3 次。水丸，每次 6g，每日 2~3 次。颗粒剂：每次 3g，每日 2~3 次。口服液：每次 1 支，每日 2~3 次。

（2）人参养荣丸：口服，每次 1 丸，每日 1~2 次。

【验案举例】

赵某，女，11 岁。首诊时间：2015 年 10 月 20 日。

主诉：双眼视力下降 8 月余。

现病史：患者 8 个月前无明显诱因出现双眼先后视力下降，1 个月前曾在外院就诊，经检查怀疑双眼 Stargardt 病，未曾给予特殊治疗，现来我院就诊。口淡，纳差，眠可，便可，舌体胖大有齿痕，苔薄白，脉弱。

检查：视力：右眼 0.1，左眼 0.1，双眼前节（-），双角膜及晶体透明，检眼镜下可见双视盘边清色淡红，双视网膜血管变细，黄斑区卵黄样色素变性，中心凹反光消失。OCT 检查提示双眼黄斑区视网膜萎缩、变薄，周边视网膜可见散在黄色斑点（图 6-46）；FFA 检查提示：双眼黄斑区可见点片状透见荧光（图 6-47）；视野结果：右眼颞下象限视野缺损，左眼中心暗区（图 6-48）。

诊断：西医诊断：双眼 Stargardt 病。

中医诊断：视瞻昏渺。

辨证：脾肾两虚证。

中医治则：补肾填精，益气健脾。

处方：熟地黄 10g，当归 10g，苍术 10g，白术 10g，赤芍 10g，白芍 10g，茯苓 10g，生黄芪 10g，川芎 10g，牛膝 10g，葛根 10g，连翘 6g，女贞子 6g，黄芩 6g，三七粉 3g，菊花 3g。14 剂，水煎服，每日 1 剂，早晚分服。

复诊（2016 年 1 月 7 日）：服药 10 周后复诊，查视力右眼 0.08，左眼 0.1。OCT 检查示病灶无明显变化，视野检查提示双眼视野缺损区域较前减小（图 6-49）。患者自述服药后视物较前清亮，胃口稍有好转，偶见大便溏，舌淡白苔薄，脉弱。给予原方去黄芩、三七粉、女贞子，加山药 10g，枳壳 6g，红景天 6g，并嘱患者上述药物可长期服用，但需依季节调整用法，于夏季高温炎热时可停服药物 3 个月。

复诊（2018 年 1 月 15 日）：间断服药 2 年后复诊，全身诸症减轻，查视力：右眼 0.1，左眼 0.1。视野检查提示双眼视野缺损区域明显较前缩小（图 6-50）。调整药物及用量，给予四物汤合补中益气汤加减维持治疗。

按语： Stargardt 病为遗传性眼病的一种类型，表现为先天性的黄斑部营养不良。中医学认为，瞳神属肾，黄斑属脾，本病的发生多由于肾、脾两脏的不足导致，且肾为先天之本，受父母"两神相搏"之精，藏而化生先天之气，成为人体生长发育的原动力及物质基础，若先天肾精不足，则表现为先天性的发育迟缓、脏腑功能虚衰，于眼科可致本病的发生；脾胃为后天之本，化生水谷精微之气濡养脏腑官窍，脾健运失常则可导致目窍失养，眼底组织营养不良，神光晦涩。本例患者少年发病，双眼视力先后下降矫正不提高，眼底检查示黄斑区视网膜萎缩变薄，全身可见脾虚失运症状，辨证属脾肾两虚，治宜补肾填精、益气健脾，以八珍汤合金匮肾气丸加减，兼补先、后天之本，调理全身气血，可使目窍滋养有源，改善患者视功能及视野缺损情况。

【现代研究】

滕克禹等回顾分析了 Stargardt 患者 15 例 30 眼口服四物五子汤联合复方丹参注射液、参麦注射液静脉滴注的治疗效果，以 30 天为一疗程。结果显示，所有患者在治疗 1~3 疗程后，视力均有不同程度的提高，眼电生理检查表明 P-VEP 结果较前有所改善。

【述评与体会】

Stargardt 病又称为青少年型遗传性黄斑变性，是一种原发于视网膜色素上皮的、进行性、双眼对称性、遗传性萎缩性黄斑变性，多为常染色体隐性遗传，少数为常染色体显性遗传或 X- 连锁隐性遗传，亦有散发者，其群体患病率约为 1/10000。本病通常在儿童或青年时期发病，表现为双眼对称性中心视力下降，且发展迅速，最终视力多在 0.1 或以下。西医学对 Stargardt 病尚无疗效明确的治疗方法，目前普遍认同的有 3 个基因突变与本病的发生有关，当前开展的研究发现基因治疗或许能通过替代或纠正自身基因结构或功能上的错乱，改善疾病的病理基础、延缓细胞凋亡并维持一定程度的生理功能，但目前其安全性及有效性还均处于研究当中。

金明教授结合本病的临床表现及多年诊治经验，治疗本病多从肝脾肾入手，以补养为主。中医学认为遗传性疾病多与肾相关，因肾主先天，受父母"两神相搏"之精，藏而化生先天之气，成为人体生长发育的原动力及物质基础，《素问·脉要精微论》有云："夫精明者，所以视万物、别白黑、审长短；以长为短、以白为黑，如是则精衰矣。"若先天肾精不足，则表现为先天性的发育迟缓、脏腑功能虚衰，于眼科可致本病的发生，因此先天禀赋不足，肾精亏虚是本病发生的根本原因。又因肝肾精血同源，"目者，肝之外候也。肝取木，肾取水，水能生木，子母相合，故肝肾之气充，则精彩光明",因此治疗时常以滋补肝肾为本。本病病位在黄斑,根据眼科六经辨证理论,黄斑属脾,且脾胃为后天之本,运化水谷精微而濡养四肢官窍,《兰室秘藏·眼耳鼻门》中明确指出:"夫五脏六腑之精气皆禀受于脾,上贯于目。脾者诸阴之首也,目者血脉之宗也,故脾虚则五脏之精气皆失所司,不能归明于目矣",若脾气虚弱,运化水谷精微之功能减退,气血津液生化乏源,清阳之气不能上达于目窍则视物不明;同时脾虚无力运化水液,痰湿蕴结于眼底部,气血运行受阻,气虚血瘀而脉道不利,则更进一步加重了眼底病变。

第七章　血管性疾病

第一节　高血压性视网膜病变

高血压性视网膜病变（hypertensive retinopathy，HRP）是由高血压所引起的动脉硬化性视网膜病变，常伴随心、脑、肾等方面血管的损害，是高血压最常见的并发症之一。根据高血压的类型，可以分为急性和慢性高血压性视网膜病变。本病初期无明显征兆，随着病情加重患者出现视网膜动脉狭窄及管径不规则、视网膜出血、渗出、棉絮斑，严重者甚至出现视盘及视网膜水肿，导致患者视力严重下降。研究显示，原发性高血压70%以上有不同程度的视网膜病变，进一步发展可导致更为严重的脉络膜和视神经变化；高血压病程5年以上的患者视网膜病变的危险性显著增加。

中医古籍中没有与"高血压性视网膜病变"相对应的病名，根据其临床表现可归属于"暴盲""视瞻昏渺"等中医眼病范畴。

【病因病理】

（一）中医病因病机

本病病位在目系脉络，内应肝、脾、肾诸脏；初期多属实证，后期多属本虚标实之证；病机关键是脉络瘀阻，血溢脉外而遮蔽神光。病因病机特点主要有：

（1）情志郁结，肝失条达，气滞血瘀而血溢脉外。

（2）肝肾阴阳失调，阴虚阳亢，气血逆乱，血不循经，溢于目内。

（3）肝阳化风，风火上攻，气血逆乱，上攻于目。

（4）痰湿内阻，血不循经，导致脉络瘀阻，血溢脉外而遮蔽神光。

（二）西医病理改变

因血管抵抗力的增加，视网膜血管痉挛、狭窄是高血压的典型特征，随着血压缓慢上升且持续时间长，可使得视网膜动脉由功能性血管痉挛，逐渐发生管壁弥漫性细胞增生、弹力纤维增生、玻璃样变性，使视网膜小动脉逐渐狭窄、增殖性硬化，血－视网膜屏障受到破坏，从而出现视网膜血管改变以及视网膜的出血、渗出和水肿；若血压短期急剧升高，可引起视网膜及脉络膜血管失代偿，使血管壁细胞肿胀、破裂而渗透性逐渐增加，从而出现视盘、视网膜水肿，严重时脉络膜血管亦受损，大量血浆渗出，出现渗出性视网膜脱离。

【临床表现】

（一）症状

高血压患者视力逐渐下降或骤降，或无眼部症状，偶尔由眼底检查发现。

（二）眼部检查

1. 慢性高血压视网膜病变

早期视网膜动脉普遍缩窄，管径不规则、粗细不均匀。随着病情的进展，动脉管壁增厚，出现动静脉比增加，动脉反光增强，血管内血栓色浅或几乎不见，动脉迂曲，特别是黄斑区小血管常呈螺旋状弯曲、动脉分支呈锐角、动静脉交叉征等动脉硬化表现。当病情进一步加重，末梢血管管壁受损，屏蔽功能失常，后极部出现视网膜水肿、出血、棉絮斑及硬性渗出斑，有时可见微血管瘤。

2. 急性高血压视网膜病变

见于突然、急剧的血压升高，主要表现为视盘和视网膜水肿，合并视网膜出血、渗出和棉絮斑。同时可见上述眼底改变。

（三）诊断、分级与鉴别诊断

1. 诊断

（1）高血压病史。

（2）视网膜动脉痉挛、缩窄，或视网膜动脉硬化，或有视网膜水肿、出血、棉絮斑及硬性渗出、视盘水肿等病理改变。

2. 分级标准

1级：视网膜小动脉轻度普遍变细，小动脉管径均匀，无局部缩窄。

2级：明显小动脉狭窄及局部管径不规则。

3级：弥漫性小动脉明显狭窄及管径不均匀，合并视网膜出血、渗出和棉絮状斑。

4级：在3级基础上加上视盘水肿和视网膜水肿。

3. 鉴别诊断

本病应与视网膜静脉阻塞、糖尿病视网膜病变、肾性或妊娠所引起的高血压视网膜病变相鉴别。

（1）视网膜静脉阻塞：高血压性视网膜病变可能诱发视网膜静脉阻塞，故应该注意鉴别。高血压性视网膜病变有高血压病史，多双眼发病，有较典型的高血压性眼底血管改变，出血多位于后极部；视网膜静脉阻塞多单眼发病，出血沿大静脉分布。

（2）糖尿病视网膜病变：本病有明确的糖尿病病史，除视网膜黄白色渗出外，荧光素眼底血管造影显示微血管瘤，毛细血管无灌注，视网膜血管渗漏，严重者有视网膜新生血管形成、增生性玻璃体视网膜病变等。

（3）肾性或妊娠所引起的高血压视网膜病变：临床上可根据病史、临床表现等与之鉴别。

【治疗】

（一）治疗原则

高血压性视网膜病变是伴随高血压而来的眼部并发症，尚无有针对性的特效药物，治疗手段以降压为主。激光疗法是近些年来新兴的治疗手段，在高血压视网膜病变的治疗方面已逐渐受到了人们的重视。但是在西医治疗上高血压病最终仍归结到全身坚持长期药物治疗，选择能保护靶器官的药物，眼及视网膜中央动脉及眼动脉仍属高血压病靶器官之一，并且注意调整生活习惯，低盐饮食，重在预防。

中医在本病治疗方面，以"整体辨证和局部辨证"相结合，"未病先防、既病防变"等理论为原则，能够起到早期预防及治疗的作用。同时，中医药辨证论治，能在一定程度上改善高血压性动脉硬化的症状，对控制高血压性视网膜病变进一步发展、辅助治疗高血压等方面有一定疗效。

（二）辨证论治

1. 肝阳上亢证

主症：眼底出现视网膜动脉血管狭窄，动静脉交叉处有压迹，或有不同程度的动脉硬化；兼有头痛头胀，眩晕，烦躁易怒，口苦咽干；舌质红苔薄黄，脉弦数。

治法：平肝潜阳。

主方：天麻钩藤饮加减。

常用药：天麻、钩藤、石决明、山栀、黄芩、川牛膝、杜仲、益母草、桑寄生、夜交藤、朱茯神等。

临证思考：因情绪失常，肝失条达，肝阳化风，风火上攻，气血逆乱，上攻于目，血不循经，溢于脉内所致。若肝火过盛，加牡丹皮、菊花、龙胆草；若热极化火，损伤血络，出现眼底出血，初起治以凉血止血为主，佐以活血之品，血止后活血化瘀为主；失眠多梦者，加珍珠母镇静安神。

2. 阴虚火旺证

主症：眼底表现同前；兼见头晕耳鸣，腰酸腿软，五心烦热；舌质红，苔薄或少苔，脉弦细数。

治法：滋阴降火。

主方：知柏地黄丸加减。

常用药：知母、熟地黄、黄柏、山茱萸（制）、山药、牡丹皮、茯苓、泽泻等。

临证思考：因年老体弱，阴气渐衰，劳视竭思，房劳过度，暗耗阴血，阴液亏损，虚火上炎，上犯于目，破血妄行所致。若伴有视网膜出血、棉絮状渗出，加瓜蒌仁、桔梗、泽兰等化痰散瘀；若视盘水肿，加车前子等以利水消肿；若视网膜散在出血或反复出血者，加旱莲草、牡丹皮、藕节炭、阿胶凉血止血。

3. 痰浊阻络证

主症：眼底表现同前；兼见眩晕，头痛眼胀，胸闷呕恶，纳少口苦；舌质红苔黄腻，脉弦滑。

治法：化痰降浊。

主方：半夏白术天麻汤加减。

常用药：半夏、天麻、茯苓、橘红、白术、甘草等。

临证思考：因过食肥甘厚味，痰湿内生，痰凝气滞，脉络瘀阻，血溢脉外而遮蔽神光。若痰蕴化热，可加连翘、茵陈、黄芩等清热化湿；若眼底有散在出血，加藕节炭、丹参、三七粉，渗出物久不吸收；兼有瘀血的，加桃仁、红花、三棱、莪术活血化瘀散结。

4. 肝肾亏虚证

主症：眼底表现同前；兼见腰膝酸软，阳痿遗精，失眠多梦；舌质淡，少苔或无苔，脉弦细或沉细。

治法：滋补肝肾。

主方：左归饮加减。

常用药：熟地黄、山药、枸杞子、炙甘草、茯苓、山茱萸等。

临证思考：或年老体衰，肝肾阴亏，水不涵木，肝阳上亢，气血逆乱；或肝肾阴亏，目窍失于濡养而发病。其中偏阴虚者，加女贞子、墨旱莲以滋阴；偏阳虚者加仙茅、淫羊藿等以壮阳；出血多者，选加茜草、仙鹤草、三七、生蒲黄等以凉血止血。

（三）针刺疗法

1. 体针

取睛明、球后、丝竹空、四白、光明、风池、合谷、太冲等穴，分为两组，交替使用，留针15分钟或强刺激不留针，每日1次，10次为1个疗程。

2. 耳针

取眼、目1、目2、肝、胆、肾、膀胱、心、小肠、脑干、神门等穴，针刺、压丸或揿针法，2~3天1次。

【验案举例】

李某，女，70岁。首诊日期：2017年3月13日。

主诉：左眼突发视力下降伴眼前视物黑影遮挡2天。

现病史：患者2天前无明显诱因突然出现左眼视力下降，伴有眼前黑影遮挡，否认有其他症状。今日为求进一步治疗就诊于我院眼科门诊。刻下症：神清精神可，偶有头痛、头晕，舌红苔黄，脉弦滑。大小便可，眠可。

专科检查：视力：右眼 0.8^{+2}，左眼指数/20cm。眼压：右眼15.4mmHg，左眼16.2mmHg。双眼前节（−），双晶体皮质较混浊。散瞳眼底：右视盘边清色淡，视网膜动脉细，反光强，静脉充盈，可见动静脉交叉压迹，动静脉比值为1:2。左眼玻璃体浓厚积血，眼底不可窥入，仅可见红光反射。OCT左眼后节不能窥入，故无相关图像，右眼如图7-1。

既往史：原发性高血压病史20余年，最高160/100mmHg，苯磺酸左旋氨氯地平片2.5mg，每日1次。血压控制在140/（70~80）mmHg；40余年前左侧腮腺炎化脓行切开引流术；高血脂病史1年多，服用阿托伐他汀钙片、血脂康各1片，每日1次控制血脂；10余年来服用阿司匹林肠溶片100mg，每日1次。否认其他病史及外伤手术史。

诊断：西医诊断：左眼玻璃体积血Ⅲ级；双眼高血压视网膜病变Ⅱ级；高血脂；高血压。

中医诊断：左眼暴盲。

辨证：阳亢血瘀证。

中医治则：平肝潜阳，活血化瘀。

处方：煅磁石30g，忍冬藤20g，续断30g，天麻10g，钩藤10g，郁金20g，白茅根20g，大黄炭3g，生地黄30g，枳壳10g，生蒲黄20g，茯苓30g。7剂，水煎服，每日1剂，每日2次。同时服用三七粉，每日2次，每次9g，用药汁冲服。

嘱患者停用阿司匹林肠溶片。

复诊（2017年3月20日）：患者服药1周后复诊，诉左眼眼前视野黑影面积明显缩小，视物较前明显清晰。查矫正视力：右眼1.0，左眼0.5；眼压：右眼15.9mmHg，左眼14.4mmHg。散瞳查眼底：左眼玻璃体腔积血较前吸收，下方玻璃体腔仍可见鲜红色出血（图7-3），视盘隐约可见，上方视网膜可见，视网膜血管略显扩张。OCT隐约可见眼底（图7-2）。原方14剂继服。

复诊（2017年4月10日）：患者诉视物较前又有进一步提升，眼前黑影遮挡进一步缩小。查矫正视力：右眼1.0，左眼0.6^{-2}；眼压：右眼11.2mmHg，左眼12.9mmHg。散瞳查眼底：左眼玻璃体腔积血较前明显吸收，下方玻璃体腔可见陈旧性出血，上方视网膜可见，视盘边清色淡，视网膜动脉细，反光强，静脉充盈，动静脉比值为1∶2。黄斑区反光可见。原方28剂继服。

复诊（2017年6月23日）：患者诉视物较前明显清晰，仅上方物体有些许黑影遮挡。查矫正视力：右眼1.0，左眼0.8；眼压：右眼13.5mmHg，左眼13.0mmHg。散瞳查眼底：左眼下方玻璃体腔可见些许陈旧性积血，视盘边清色淡，视网膜动脉细，反光强，静脉充盈，动静脉比值为1∶2，视网膜未见明显渗出、水肿及出血。OCT（图7-4）提示左眼视网膜下方稍有遮挡，未见明显出血、渗出及水肿，黄斑区神经上皮层及色素上皮层结构完整。

【现代研究】

（一）临床研究

1.与心脑血管疾病血液流变学、血流动力学相关因素的关系

李伟、金明等对320例视网膜动脉硬化伴有高血压患者进行回顾性研究，结果显示：视网膜动脉硬化发生与血脂异常、糖尿病、肥胖及超重、血液流变学因素有相关性；视网膜动脉硬化程度与病史长短、血脂异常病程，特别是BMI呈正相关；TC、HDL-C、HCT、PLT异常是视网膜动脉硬化程度的敏感指标。

高征、金明等收集了349例（698只眼）视网膜动脉硬化的高血压患者进行临床观察，结果显示：眼底动脉硬化程度可以在一定程度上反映高血压患者夜间收缩压变异性和负荷、昼夜血压节律的变化、心脏结构和功能的变化，以及冠脉狭窄程度；脑部血管在血流速度、顺应性及弹性上出现异常改变时，眼底的血管也可出现相应的变化。

李成武等对120例（240眼）无糖尿病和高脂血症且视网膜动脉硬化Ⅱ级及以上的高血压病患者进行观察，结果发现：高血压病患者眼底病变分级与眼血流动力学参数之间有相关性，随着视网膜病变加重，眼动脉和视网膜中央动脉舒张末期血流速度减

小、搏动指数增大、阻力指数增大。

2. 中医证候特点

陶丽丽等对 87 例高血压性视网膜病变患者进行中医辨证分型，结果发现高血压性视网膜病变中医证型分布以阴虚阳亢证最多，随着病程延长，痰浊壅盛证和痰瘀互阻证的比例逐渐增加，病程、眼底病变分级、血压、血脂及 β_2 微球蛋白（β_2-MG）与不同中医证型之间有一定相关性。

张真等通过荧光素眼底血管造影法，观察肝火亢盛型（20 例）与肝气郁结型（20 例）两种证型的高血压病患者眼底血管充盈时间的改变，结果发现两种证型均可造成眼底血管硬化、血管充盈时间延长，肝气郁结组延迟更明显，可能与肝郁证更易造成微循环障碍有关。

孙睦等根据文献，将 84 例高血压性视网膜病变患者进行中医辨证分型，发现高血压性视网膜病变中医证型分布以气滞血瘀为多见，病程、眼底病变分级、体重指数、血压及血脂变化与中医不同证型间有一定的相关性。

3. 中医综合疗法

金明对 66 例中老年高血压性视网膜病变的患者给予红参胶囊治疗 6 周，结果显示：用药 6 周后患者血压有下降，视网膜小动脉痉挛缓解，渗出吸收，视盘水肿逐渐消退。

董胜利等将 80 例高血压性视网膜病变患者随机分成两组，对照组予以合理规范降压治疗，治疗组在降压治疗的同时进行中医辨证施治。结果显示：西医控制血压同时进行中医辨证治疗疗效明显，治疗组患眼眼底改善情况、视力、ESCA 评分、MUNSH 评分、KPS 评分、总体生活质量评分均明显高于对照组。

史怀英等使用血塞通软胶囊治疗高血压性视网膜病变，对照组予以阿司匹林肠溶片治疗，结果发现血塞通软胶囊治疗高血压性视网膜病变的临床疗效确切，可有效改善患者的临床症状和血压水平，提高生活质量。

郑庆忠等纳入 120 例高血压合并视网膜病变患者进行随机对照试验，两组均给予西医降压基础治疗，试验组加用通脉颗粒治疗，对照组加用阿司匹林肠溶片治疗。结果显示：通脉颗粒能够明显提高临床疗效（试验组总有效率为 92.5%、对照组总有效率为 62.5%），可改善患者临床症状、眼底视网膜病变，提高视力水平。

张跃红等使用降压增视汤治疗高血压视网膜病变（肝阳上亢、瘀血阻滞证）患者 32 例，结果发现治疗组总有效率（81.25%）远高于对照组（56.67%），同时可显著降低患者的全血低切黏度和高切黏度，加快红细胞电泳速度，抑制血小板聚集。

（二）实验研究

金明等使用人参治疗兔肾性高血压眼底模型，发现高血压模型组比高血压人参治疗组血压明显升高、眼底动脉硬化形成、伴有渗出和视盘水肿，同时高血压模型组显微镜下显示视网膜中央动脉玻璃样变性、内皮细胞空泡形成等改变。结果说明人参具有一定调节血压作用，对高血压性视网膜动脉硬化有预防和治疗作用。

金明等发现红参能够通过调节 ET1、ANG Ⅱ、EGF 的分泌和表达，对高血压性眼底动脉硬化有预防作用。

金明等使用红参观察家兔眼底血管病变反映全身小动脉硬化的程度，结果显示对照组和红参组视网膜、肾脏、脾脏血管形态和组织结构正常，内皮细胞形态、大小、排列及细胞内结构正常；高血压模型组小动脉壁呈均质玻璃样变性，血管内皮细胞肿胀、隆起，大小不规则，界沟消失。细胞内结构：细胞核固缩，核周间隙加大，核染色体趋边，胞浆疏松，内质网扩张，细胞质内有空泡形成。说明红参可以通过保护血管内皮细胞、调节血管形态和组织结构，发挥对高血压性视网膜动脉硬化的治疗和预防作用。

【述评与体会】

中医学根据高血压性视网膜病变的临床表现，将其归属于"暴盲""视瞻昏渺"等范畴。《审视瑶函》曰："此症谓目平素别无他症，外不伤于轮廓，内不损乎瞳神，倏然盲而不见也。其故有三，曰阴孤，曰阳寡，曰神离……屡有因头风痰火，元虚水少之人，眩晕发而盲着不见。"《景岳全书》指出："内障者，外无云翳，而内有遮蔽。"《医宗金鉴·眼科心法要诀》指出："内障之病，皆因七情过伤……脏腑受损，精气不能上注于目。"西医学总结本病病因病机，多因情志郁结、肝失条达、气滞血瘀而血溢脉外；或肝肾阴阳失调、阴虚阳亢；或肝阳化风、风火上攻、气血逆乱、上攻于目；或痰湿内阻，血不循经，导致脉络瘀阻，血溢脉外，遮蔽神光而致发病。

金明团队使用红参、人参等中药对高血压性视网膜动脉硬化的家兔进行了大量的基础研究，发现中药能够通过调节ET1、ANG Ⅱ、EGF的分泌和表达、保护视网膜血管内皮细胞，从而对高血压性眼底动脉硬化有预防和治疗的作用。根据基础研究、临床研究以及多年的临床经验总结，金明教授从气血辨证，将本病分为气滞血瘀、肝阳上亢、痰湿停留、阴虚火旺四个阶段：①气滞血瘀证：现代病理生理学机制多涵盖增生性的动脉硬化、血管弥漫性的细胞增生和弹力纤维增生、动脉管腔变窄、血流动力学、流变学改变等；多表现为眼底血管硬化、出现视网膜动静脉交叉压迹、小动脉狭窄等；中医病机主要是血运不畅所致，临床主要应用黄芪、当归、川芎、牛膝、丹参、红景天、赤芍等中药发挥益气调血之功。②痰湿停留证：西医学涉及的病理机制包括血-视网膜内屏障破坏导致的微小血管梗死、血管内皮受损、管壁渗透压改变、血浆成分外渗、组织积液增加等，多表现为眼底出血、视网膜水肿、硬性渗出、棉絮斑等改变；中医学认为积液清稀、面积较大多为"水湿"，积液稠厚范围集中多为"痰饮"病变。因此治疗时在上述益气调血药物基础上多选用桂枝、肉桂、苍术、白术、菖蒲、枳壳等药物来去除"痰湿"之变。③阴虚火旺：现代西医病因病理认为此型多由持久的高血压增加了血管壁的额外负担，发生视网膜供血不足、组织缺血缺氧加重，血视网膜屏障作用丧失，使动脉硬化、视网膜水肿、渗出的程度越来越严重。因此在治疗时，金明教授认为在上述益气调血药物基础上应辅以滋阴药物，如女贞子、菟丝子、生地黄、熟地黄等，以达"善补阴者，必阴中求阳"之举。④肝阳上亢证：西医学认为在急进型高血压的发病过程中，血压急剧增高并持续不降，引起视网膜小动脉高度痉挛，并迅速出现小动脉坏死、出血、渗出以及视盘、视网膜的水肿。中医学认为此为肝阳上亢，气血逆乱，上攻于目，血不循经而溢于络外，应治以平肝潜阳。临床常用天麻钩藤饮辨证加减进行治疗，同时可加车前子、茯苓、泽泻等利水消肿之品，以达消除视网膜、视盘水肿之效。

西医对本病的治疗尚无有针对性的特效药物，总体上以治疗高血压原发病为主，加以眼局部对症治疗，同时辅以维生素 B_1、维生素 C、维生素 E 及路丁、钙剂、灯光促进眼底病变吸收。由于高血压性视网膜病变是一个动态变化的病理过程，故本病的中医辨证论治，应局部体征与整体辨证相结合，辨病与辨证相结合，尤其是辨病和分期论治相结合，对减缓高血压性视网膜病变进一步发展、辅助治疗高血压等方面有一定疗效。

第二节　视网膜静脉阻塞

视网膜静脉阻塞（retinal vein occlusion，RVO）是各种原因引起视网膜中央静脉的主干或其分支发生阻塞，以阻塞远端静脉扩张迂曲、血流瘀滞、出血和水肿为特征的病变，是最常见的视网膜血管病，也是致盲眼病之一。临床上多见于中老年人，单眼发病，偶见于双眼，多伴有高血压、动脉硬化、糖尿病、高脂血症等全身性疾病。本病患病率为 0.15%~1.6%，年发病率为 0.04%~0.16%，视网膜分支静脉阻塞（branch retinal vein occlusion，BRVO）较视网膜中央静脉阻塞（central retinal vein occlusion，CRVO）多见，BRVO 占 70%~80%，BRVO 中颞上象限阻塞最多见。CRVO 可分为缺血型和非缺血型（瘀血型），缺血型者视力下降严重，预后较差，其最严重的并发症是新生血管性青光眼，在 6 周 ~6 个月内发生者约 6%；非缺血型病变发展到一定程度可转化为缺血型。

本病无对应中医病名，以其发病急，外眼正常而视力骤降，乃至失明的特点，属中医学"暴盲""视瞻昏渺""云雾移睛"（《证治准绳》）等范畴。目前临床上多将病情严重，眼底出血导致视力骤降归属为"暴盲"；视网膜有出血、水肿和渗出等引起视物模糊归属为"视瞻昏渺"；玻璃体混浊或积血等引起眼前黑影归属为"云雾移睛"。

【病因病理】

（一）中医病因病机

本病病位在脉络，内应肝、肾、脾诸脏；病性为本虚标实，本虚为"相火上浮，水不能制"，标实为痰湿、火气上逆，目络瘀阻等；病机关键是脉络瘀阻，血溢脉外而遮蔽神光。常见病机演变包括：

（1）因情志郁结，肝失条达，气滞血瘀，血溢络外，蒙蔽神光。

（2）年老体弱，阴气渐衰，劳视竭思，房劳过度，暗耗精血，阴虚阳亢，气血逆乱，血不循经，溢于目内。

（3）嗜食烟酒，辛辣厚味，痰热内生，上扰目窍，血脉瘀阻出血。

（二）西医病理改变

1.危险因素

西医学认为本病的病因复杂，可能是多种因素的综合影响。高血压、高血脂、动脉硬化、炎症、血液高黏状态和血流动力学异常等均可诱发本病。凝血因子异常、血管内皮生长因子产生、局部眼压增高、情绪激动、口服避孕药等与本病的发生有密切关系。

2. 病理改变

虽然引起 RVO 的原因可能不同，但其病理改变却相似。视网膜的动、静脉血管交叉处有一共同的外膜包绕，动脉发生硬化，静脉受压迫而管腔狭窄或发生内皮增生；静脉血管炎症致使血管内壁粗糙，或血液的黏稠度和凝集性增高，或血循环动力障碍引起血流速度减慢等均易形成血栓，导致本病的发生。

【临床表现】

（一）症状

视力不同程度减退：主干阻塞者，视力明显减退；分支阻塞者，视力下降不明显，视野不规则缺损。

（二）眼部检查

1. 中央静脉阻塞

中央静脉阻塞可分为缺血型和非缺血型。

（1）缺血型：视盘水肿、充血和边界模糊，有出血遮盖，动脉变细，多有硬化，静脉高度扩张迂曲，呈腊肠样外观，血柱呈分段状。视网膜水肿，黄斑水肿明显，有星芒状渗出。整个眼底视网膜大量火焰状出血，沿静脉分布，有棉絮斑。

（2）非缺血型：视盘轻微水肿，静脉扩张较轻，视网膜出血较少，视网膜水肿不严重。

2. 分支静脉阻塞

沿受累静脉有视网膜出血和渗出，半侧静脉阻塞的出血影响上方或下方两个象限，分支静脉阻塞的出血为 1/4 象限；病变区血管改变同视网膜中央静脉阻塞。

（三）辅助检查

1. 荧光素血管造影（FFA）

缺血型 FFA 显示总视网膜循环时间延长，毛细血管扩张、渗漏。非缺血型 FFA 显示毛细血管的灌注较好，无闭塞区，静脉管壁染色，3~6 个月后周边才可形成无灌注区。

2. 光学相干断层扫描（OCT）

病变区视网膜增厚，累及黄斑者可见黄斑区视网膜囊样水肿，晚期病变区萎缩变薄，常有囊样病变。

3. 视野检查

出现与病变区相对应的视野缺损。

（四）诊断与鉴别诊断

1. 诊断

（1）视力急降，严重者失明。

（2）视网膜广泛性火焰状出血，视网膜水肿，视网膜静脉扩张、迂曲，呈腊肠状；

或某一支静脉扩张、迂曲，远端分布区域水肿、散在出血。

（3）荧光素血管造影可帮助确诊，明确阻塞部位。

2. 鉴别诊断

本病需与糖尿病视网膜病变和视网膜血管炎进行鉴别。

（1）糖尿病视网膜病变：糖尿病患者，常双眼发病。早期眼底可见微血管瘤、小点状或圆形出血，病情发展可出现视网膜小血管异常、硬性渗出或棉絮样斑块、无灌注区、新生血管、玻璃体积血及增生性病变。

（2）视网膜血管炎：本病常合并全身免疫性疾病如白塞病等，以青年患者为主，常双眼发病，眼底表现为视网膜血管周围浸润和血管白鞘、白线，可合并炎症性玻璃体混浊、视盘及黄斑水肿等。荧光素眼底血管造影显示弥漫性的毛细血管渗漏，也可见无灌注区和新生血管等。

【治疗】

（一）治疗原则

西医一般以对症治疗为主，积极治疗引发本病的全身因素，如高血压、高血脂及高血黏度状态等。全身治疗包括纤溶制剂、抗血小板聚集剂、血液稀释疗法、激素等，局部治疗包括视网膜激光光凝治疗或抗 VEGF 眼内注药疗法。

中医学认为本病的基本病机为气滞血瘀，贯穿于病变全过程，故调理气机、祛瘀通络为治疗通则，在初期以治标为主，重在止血祛瘀；中期结合全身症状辨证施治；后期宜固本，酌加益气养血补肾之品。临床上应根据该病患者眼部体征、全身症状及病变时段综合判断。

（二）辨证论治

1. 肝郁气滞证

主症：视力突然下降，眼底可见放射状出血，出血鲜红，静脉迂曲扩张，视网膜或有黄白渗出，兼有情志不舒，精神抑郁，胸胁腹痛，烦躁易怒，头晕目眩等，舌质暗，苔白，脉涩或弦数。此证多见于早、中期。

治法：疏肝理气，祛瘀通络。

主方：生蒲黄汤（《眼科六经法要》）合血府逐瘀汤（《医林改错》）加减。

常用药：生蒲黄、生地黄、当归、桃仁、红花、川芎、赤芍、柴胡、枳壳、牛膝、桔梗、牡丹皮、甘草等。

临证思考：因思虑太过，情志不舒，肝郁气滞，疏泄不通，则气血不畅，或气郁化火，肝气上逆，气血上壅目窍，故脉络阻塞，血不循经，则溢于脉外。若出血多初期可见，宜三七粉 6~9g 冲服，水肿明显者加车前子、茯苓、泽泻，血压高者加石决明、夏枯草等。

2. 痰瘀互结证

主症：视物模糊，眼底有暗红色出血，视盘边界模糊、水肿，有出血遮盖，动脉变细，静脉扩张迂曲，视网膜黄斑水肿，有星芒状渗出或有黄斑囊样水肿，兼见头重眩晕，胸闷脘胀，咳嗽痰多，苔白腻或舌有瘀点，脉弦或滑。

治法：祛瘀化痰，活血通络。

主方：四物汤（《太平惠民和剂局方》）合二陈汤（《太平惠民和剂局方》）加减。

常用药：当归、川芎、赤芍、白芍、生地黄、法半夏、陈皮、山楂、茯苓、丹参、泽兰、三七粉等。

临证思考：因过食肥甘厚味，脾失健运，聚湿生痰，痰浊瘀血互结，上壅清窍，则脉络不通，清阳不升，或痰郁生热，上蒸头目，则出血、水肿。若舌苔黄腻或痰多色黄者，加全瓜蒌、浙贝母、天竺黄以清化痰热；舌质紫暗或有瘀斑，加桃仁、红花以活血通络；头晕、头痛，加菊花、夏枯草以清利头目。

3. 气虚血瘀证

主症：视物模糊，反复出血，血色淡红，静脉轻度迂曲扩张，黄斑轻度水肿，兼见体胖，神疲乏力，少气懒言，头晕目眩等，舌淡苔少，脉虚无力。此证多见于中、后期，或老年体弱者。

治法：益气养血，活血化瘀。

主方：归脾汤（《济生方》）合补阳还五汤（《医林改错》）加减。

常用药：生黄芪、党参、白术、茯苓、当归、熟地黄、川芎、丹参、赤芍、枸杞子、决明子、连翘、甘草等。

临证思考：血液运行须赖心气的推动和脾气的统摄，气行则血行，气虚则血虚。如心气不足，或脾虚不固，推动无力，则血行迟缓，郁积凝结，瘀血阻塞脉道，溢于脉外而致目盲。若渗出、水肿明显者加车前子、泽泻、牡蛎等；若出血时间长，吸收不好，可加桃仁、红花，丹参加量等。

4. 阴虚阳亢证

主症：视力下降，眼底所见同上；兼见眩晕，急躁，腰膝酸软，遗精乏力，舌绛无苔，脉弦细。

治法：育阴潜阳，活血化瘀。

主方：天麻钩藤饮（《杂病证治新义》）合知柏地黄汤（《医宗金鉴》）加减。

常用药：天麻、钩藤、石决明、郁金、知母、黄柏、生地黄、山药、茯苓、牛膝、白芍、五味子、麦冬、当归、炙甘草、三七粉等。

临证思考：烦劳过度，劳瞻竭视，过虑多思，真元虚损，或年老体弱，肝肾亏虚，阴不制阳，致使肝阳上亢，或虚火上炎，灼伤目络，溢于络外。若出血不吸收者，可加桃仁、红花、丹参以助活血化瘀；若风痰盛者加胆南星、竹茹、半夏、僵蚕等清肝化痰；肢体麻木者加全蝎、地龙等。

（三）中成药及中药制剂

1. 肝郁气滞证

（1）血府逐瘀口服液：口服，每次 10~20mL，每日 2~3 次。

（2）丹栀逍遥丸：口服，每次 6~9g，每日 2 次。

2. 气虚血瘀证

（1）复方血栓通胶囊：口服，每次 3 粒，每日 3 次。

（2）注射用血栓通：静脉滴注，每次 150~250mg，每日 1 次。

3. 气滞血瘀证

（1）和血明目片：口服，每次 5 片，每日 3 次。

（2）丹红化瘀口服液：口服，每次 1~2 支，每日 3 次。

（3）川芎嗪注射液：静脉滴注，每次 80~160mg，每日 1 次。

4. 肝肾不足，阴虚火旺证

（1）明目地黄丸：口服，每次 6~9g，每日 2 次。

（2）知柏地黄丸：口服，每次 9g，每日 2 次。

（四）其他治法

1. 电离子导入

离子导入通过正负电荷物理特性，使药物作用于局部，提高眼部治疗作用。直流电疗仪导入中药提取物，可以减少视网膜出血，加快渗出的吸收和消散，改善视功能，促进眼局部的血液循环。常用药物如三七、丹参、红花、川芎嗪等注射液，每日 1 次，10 次为 1 个疗程，用于出血后期。

2. 针灸治疗

一般在患者病情进入中期后，即可给予针灸治疗。针刺用补法，每日 1 次。局部取穴：睛明、太阳、攒竹、四白、大椎等；肢体取穴：曲池、外关、合谷、内关、环跳、足三里、太冲等。

【验案举例】

何某，女，43 岁。首诊时间：2016 年 4 月 6 日。

主诉：右眼视力渐进性下降 2 月余，加重 1 周。

现病史：患者 2 个月前无明显诱因出现右眼视物模糊，未予特殊处理。1 周前患者自觉视力较前明显下降，就诊于外院。查视力：右眼 0.5，左眼 1.0。眼压：右眼 16.0mmHg，左眼 17.0mmHg。结合患者眼底彩照（图 7-5），诊断为"视网膜病"，给予银杏叶胶囊 2 粒 / 次，每日 3 次，递法明片 3 片 / 次，每日 2 次口服治疗。服用药物后患者自觉视力较前无明显改善，就诊于我科门诊求进一步中西医结合治疗。刻下症：平素偶有头晕、头胀，颈部发紧感，口苦，舌质红、苔薄黄，脉弦细。二便可，眠可。

既往史：否认既往高血压、糖尿病等病史。

专科检查：最佳矫正视力：右眼 0.4，左眼 0.8。眼压：右眼 17.0mmHg，左眼 19.0mmHg。双眼前节（-），双晶体透明。眼底散瞳：右眼视盘边清色淡，视网膜后极部水肿，颞上血管分支处及黄斑上方可见陈旧性出血，黄斑区反光消失，黄斑隆起，周围可见点片状硬性渗出。左眼眼底未见明显异常。OCT（图 7-5）进一步提示右眼黄斑区神经上皮层下可见液性暗腔水肿区。否认既往病史及外伤、手术史。

诊断：西医诊断：右眼视网膜分支静脉阻塞；右眼黄斑水肿。

中医诊断：视瞻昏渺。

辨证：阳亢血瘀证。

中医治则：平肝潜阳，化瘀止血。

处方：钩藤 10g，天麻 10g，红景天 20g，葛根 20g，三七粉 9g（冲服），枳壳 10g，赤芍 10g，白芍 10g，黄芩 10g，牡丹皮 10g，生地黄 10g，熟地黄 10g，夏枯草 9g。14 剂，水煎服，每日 1 剂，分 2 次服。

复诊（2016 年 5 月 12 日）：患者诉自觉视物较前清晰，口苦、头晕等症均减轻。查双眼视力：右眼 0.5，左眼 1.0。眼压：右眼 16.0mmHg，左眼 16.0mmHg。OCT（图 7-6）提示右眼黄斑区出血较前吸收，且神经上皮层下液性暗腔水肿区较前减少。

复诊（2016 年 6 月 23 日）：患者来诊时诉对治疗效果大惊，右眼视力较前明显提升，且全身症状明显减轻，偶有口苦、头晕等表现，未诉其他明显不适。查双眼视力：右眼 0.8，左眼 1.0。眼压：右眼 16.6mmHg，左眼 16.0mmHg。散瞳查眼底：右眼眼底出血及黄斑周围硬性渗出较前明显吸收，黄斑区隆起消失，左眼较前未见变化。OCT（图 7-7）提示右眼黄斑区神经上皮层下液性暗腔较前缩小，继续加强健脾渗湿、利水消肿。

调方如下：钩藤 10g，天麻 10g，红景天 20g，葛根 20g，三七粉 9g（冲服），枳壳 10g，赤芍 10g，白芍 10g，黄芩 10g，牡丹皮 10g，生地黄 10g，熟地黄 10g，夏枯草 9g，柴胡 10g，茯苓 30g。14 剂，水煎服，每日 1 剂，分 2 次服。

复诊（2016 年 7 月 28 日）：患者诉右眼视力稳定，其他未诉明显不适。查双眼视力：右眼 0.8，左眼 1.0。眼压：右眼 17.2mmHg，左眼 16.5mmHg。散瞳查眼底：右眼眼底出血及黄斑周围硬性渗出较前进一步吸收，黄斑区未见明显异常，左眼较前未见变化。OCT（图 7-8）提示右眼黄斑正常形态恢复，此时治疗以温阳益气活血为主要目的。

调方如下：炙黄芪 30g，当归 15g，天麻 10g，钩藤 10g，生地黄 20g，葛根 20g，川芎 10g，牛膝 10g，枳壳 10g，柴胡 10g，赤芍 10g，白芍 10g，苍术 10g，白术 10g，黄芩 10g，牡丹皮 10g，菊花 3g。制成丸剂，每日 9g。

复诊（2016 年 12 月 29 日）：患者诉右眼视力稳定，其他未诉明显不适。查双眼视力：右眼 0.8^{+1}，左眼 1.0。眼压：右眼 15.0mmHg，左眼 17.0mmHg。散瞳查眼底：右眼眼底出血及黄斑周围硬性渗出较前进一步吸收，黄斑区未见明显异常，左眼较前未见变化。嘱患者停用药物，日常适运动，畅情志，调理生活作息，定期复诊即可。

按语： 该病案经详细专科检查诊断为 BRVO-ME。患者发病 2 个月才来我科就诊，病程迁延，出血已稳定，此时以促进局部出血吸收，恢复正常血液循环为主。患者平素有头晕、头胀、颈部发紧感、口苦等症，结合其舌质红、苔薄黄、脉弦细等，辨为阳亢血瘀证，给予中药平肝潜阳、化瘀止血。钩藤、天麻平肝潜阳，生地黄、熟地黄、白芍养阴通络，葛根、夏枯草清利头目，红景天、三七粉、赤芍、牡丹皮凉血活血止血、祛瘀明目，茯苓利水渗湿，配以枳壳、黄芩加强理气清热之功，全方在平肝潜阳、化瘀止血同时，兼以使血中热清，瘀血归经。在视力恢复期，则在原方基础上加强益气养血、宁血明目之品，如生黄芪、当归、川芎、牛膝等药。目前西医一线治疗方法往往选择抗 VEGF 局部注射治疗，但该疗法会给患者带来较重的经济及生活负担。从治疗机理上，该病引起的黄斑水肿，多为血管内的血液等成分渗漏到组织间隙所致，抗 VEGF 治疗多用于病理性新生血管所致的黄斑水肿，虽然该疗法能在一定程度上促进水肿吸收，但疗效不确切和带有潜在的局部及全身并发症也是临床使用顾虑。该病案中患者始终未接受抗 VEGF 等治疗，全程使用中药辨证论治，局部视网膜水肿、渗出及出血不仅得到吸收、改善，头晕、头胀、颈部发紧感、口苦等症状也得到调理，充分体现中医药治疗此类疾病的优势。

【现代研究】

（一）临床研究

1. 中医证候

金明等对 182 例（194 眼）视网膜静脉阻塞患者进行发病特点与中医证型分析，结果显示，视网膜静脉阻塞单眼患病者占 93.41%，分支静脉阻塞占 76.29%，阻塞部位为颞上者占 81.76%。视网膜静脉阻塞合并高血压者以阴虚阳亢证为主（38.89%），合并冠心病者以痰浊痹阻证为主（44.44%），合并脑梗死者以气虚血瘀证为主（54.55%）。

郑燕林等回顾性分析 190 例（193 眼）RVO 患者的中医辨证分型，得出结论：RVO 出血期以气滞血瘀型为主，占该期病例数的 23.81%，其次为阴虚火旺型（19.05%），肝肾阴亏型（14.28%）；瘀血期仍以气滞血瘀型和阴虚火旺型为主，气滞血瘀型占 27.27%，阴虚火旺型占 18.18%，痰瘀互结、肝肾阴亏和湿热壅阻三型也较多见，所占比例均为 14.55%；死血期以痰瘀互结型最多，占 44.83%，其次是阴虚火旺型（20.68%），肝肾阴亏型（17.24%）；干血期则以肝肾阴亏型为主，占 32.81%，其次为痰瘀互结型（23.44%），阴虚火旺型（18.75%）。

谢学军等研究分析 BRVO 患者 35 例（35 眼），发现气滞血瘀型例数最多，共 22 例，占 63%；其次是阴虚阳亢型共 11 例，占 31%；痰瘀互结型最少，共 2 例，占 6%。

2. 中医综合疗法

吴烈等对 233 例 RVO 眼底出血瘀血伤络、阴虚内热证患者给予止血祛瘀明目片治疗 24 周，与对照组（复方血栓通胶囊）78 例相比，发现止血祛瘀明目片可促进 RVO 眼底出血吸收，减少新生血管生成，改善视物不清、目睛干涩等临床症状，促进视力恢复，提高治疗有效率，与对照药疗效相当。

左韬等运用渗湿明目疗法治疗"阴虚阳亢型"视网膜分支静脉阻塞继发黄斑水肿，包括针刺每日 1 次、直流电血栓通离子导入、天麻钩藤饮化裁方的中药汤剂口服，治疗后各时间点均较治疗前明显提高，治疗 1 个月、2 个月后黄斑水肿均明显改善。

李红采用血府逐瘀汤合四苓散加减治疗气滞血瘀型视网膜静脉阻塞伴黄斑水肿患者，与单纯视网膜激光光凝术治疗相比较，前者疗效显著，可有效改善患者视力和促进黄斑水肿、视网膜出血的吸收。

3. 中药联合其他疗法

陈国孝等运用中药（脾虚湿阻、瘀血内蕴证）联合玻璃体腔内注射雷珠单抗治疗视网膜静脉阻塞并发黄斑水肿患者，可明显提高最佳矫正视力（BCVA）和中心凹厚度（CMT），疗效优于单纯注药治疗（$P<0.05$），二者合用有利于改善视网膜功能，促进黄

斑水肿、渗出吸收。

刘新泉等研究发现，和营利水方联合低剂量曲安奈德玻璃体腔注射治疗静脉阻塞性黄斑水肿（RVO-ME），可以有效减轻静脉阻塞性黄斑水肿，提高患者视力，减少曲安奈德注射次数。

王秀春等研究显示，复方血栓通胶囊联合激光光凝术治疗视网膜分支静脉阻塞患者，效果显著，可以减轻黄斑裂孔、视网膜脱离、玻璃体大量积血等并发症。

（二）实验研究

1. 动物实验

彭清华等发现蛴螬提取物对实验性兔视网膜静脉阻塞有保护作用，蛴螬可以增强HSP70表达，降低MMP-2、iNOS和VEGF等因子表达，减轻RVO后视网膜细胞损害，有效保护视网膜视神经细胞，同时抗血栓形成，改善RVO后视网膜局部微循环，减轻缺血缺氧对视网膜血管内皮细胞的损害。

邹红等建立SD大鼠视网膜静脉阻塞（RVO）模型，并给予加味桃红四物汤（THSW）灌胃，结果显示THSW可以减轻大鼠RVO视网膜出血、水肿等眼底病变，高浓度中药组疗效最明显。

吴烈等应用光化学方法建立RVO兔模型，分别给予止血法（十灰散）、活血法（血府逐瘀汤）、止血＋活血法治疗28天后，观察RVO兔血清凝血因子AT Ⅲ、PLG及微血管舒缩因子TXB2/6-Keto-PGF1α变化情况。结果发现：止血者在RVO极早期（3天内），可降低AT Ⅲ活性，有促凝血作用；早中期（3~14天）使AT Ⅲ、PLG升高，下调TXB2/6-Keto-PGF1α，有抗凝和舒张血管作用。活血者在RVO早中期（1~14天）升高AT Ⅲ、PLG活性，下调TXB2/6-Keto-PGF1α比值，具有抗凝作用；中后期（7~28天）下调AT Ⅲ、PLG，上调TXB2/6-Keto-PGF1α比值，有促凝和收缩血管作用。而两法合用者RVO兔，各期均以抗凝作用为主，其早期有较强的舒张血管作用，中晚期有收缩血管作用。

2. 房水、血清学分析

郭翠玲等研究发现，丹红化瘀口服液联合雷珠单抗注射治疗能够降低RVO患者房水中血管内皮生长因子（VEGF）和肿瘤坏死因子-α（TNF-α）水平（$P<0.01$），同时降低RVO患者血清中VEGF、TNF-α、单核细胞趋化蛋白-1（MCP-1）和可溶性细胞间黏附分子-1（ICAM-1）等细胞因子水平（$P<0.01$），从而提高RVO患者的视力和黄斑水肿疗效（$P<0.05$）。

杨淑焕等通过酶联免疫吸附（ELISA）法和Western blot法比较RVO患者治疗前后外周血血清中的VEGF、IL-6、IL-8、NF-κB和VCAM-1水平的变化，结果发现止血祛瘀明目片可以通过下调VEGF介导的NF-κB/IL-6/IL-8/VCAM-1信号通路减轻非缺血型RVO的炎性反应（$P<0.05$），进而促进眼底出血吸收，改善视功能。

【述评与体会】

中医学根据视网膜静脉阻塞的眼底表现和病情程度进行归属，如病情严重、眼底出血导致视力骤降者归为"暴盲"，新版《中医眼科学》教材将本病称为"络损暴盲"；病情较轻，眼底出血、水肿、渗出等引起视物模糊者归为"视瞻昏渺"；视网膜出血进入玻璃体引起眼前黑影者归为"云雾移睛"。由于古代眼科检查手段有限，中医眼科病名，尤其是眼底病的病名，主要来自患者的自觉症状。这样的中医病名太过笼统，缺乏诊断内涵，因此对临床诊疗、经验传承、科学研究等都造成了一定的困难。

现代眼科专家都认为中医眼科应将西医辨病和中医辨证相结合为"病证结合"的诊疗模式。即先确定疾病的西医诊断和临床分期把握其病理基础，再根据眼和全身症状，分析病机，而后辨证论治，或结合西医治疗，以达到中西医优势互补。《银海指南·肾经主病》提出本病的病因为"相火上浮，水不能制"。肾虚为本，虚火、痰瘀为标，属本虚标实之证。中医学总结本病病因病机，多因情志内伤，肝气郁结，气滞血瘀，脉络瘀阻，瘀久则脉络破损而出血；或肝肾阴虚，水不涵木，肝阳上亢，气血上逆，血不循经而外溢；或过食肥甘厚味，痰湿内生，痰凝气滞，血脉瘀阻出血；或劳瞻竭视，阴血暗耗，心血不足，脾气虚弱，血失统摄，血溢脉外。

视网膜静脉阻塞早期（出血2周内），治疗以凉血止血为主，酌加活血理气消瘀之品。如属肝经郁热，迫血妄行，则治以清肝泻火、凉血止血；如属阴虚火动，虚火伤络，则治以滋阴降火、清热凉血；如属脾不统血，则治以健脾益气、养血摄血等。临床以肝阳上亢、虚火灼络多见，常用天麻钩藤饮加减，此方可平肝潜阳、清热凉血。常加入白茅根、侧柏叶等凉血止血；如眼底出血色紫暗者，可加生蒲黄、三七等化瘀止血；如有肝郁气滞者，可加郁金、柴胡等疏肝解郁、理气行滞。

视网膜静脉阻塞中期（出血2周到2个月）以活血祛瘀为主，适当加入止血药物，以防再次出血。治宜活血化瘀、行气利水。常用血府逐瘀汤加减，此方既能活血化瘀，又能行气解郁，活血而不耗血，祛瘀而能生新。临证时还常加香附、郁金等以增强行气疏肝活血之力。

晚期（出血2个月以上）以益气补虚为主，辅以化痰软坚散结，适当加入活血药物。如并发黄斑水肿，是"血不利则为水"，治疗应活血利水，可加泽兰、益母草，或合五苓散加减；如眼底出现新生血管，为久病入络，治疗应祛瘀通络，可加地龙、三棱、莪术等；如眼底渗出较多或出现机化物、前膜等，是痰瘀互结，治疗应化痰软坚散结，可合二陈汤加减，或加浙贝母、昆布等；如同时伴有胃纳欠佳者，常加入鸡内金、炒麦芽等。

此外，对于视网膜静脉阻塞，中西医联合疗法优势显著。根据患者具体情况采用抗VEGF联合中药治疗、眼底激光联合中药治疗或者玻璃体切割术后辅助中药治疗等。在视网膜静脉阻塞早期大量出血眼底被遮蔽时，先服用中药促进眼底出血吸收，待眼底出血部分吸收而后再行眼底荧光素血管造影检查，以发现有无灌注区。在对缺血型患者行视网膜光凝治疗后，常于处方中加入少许清热凉血药物，以减轻光凝治疗的热损伤。

第三节　视网膜动脉阻塞

视网膜动脉阻塞（retinal artery occlusion，RAO）是视网膜中央动脉的主干或其分支发生阻塞引起的视网膜急性缺血、缺氧，导致视力突然急剧下降甚至视力丧失的眼病。根据阻塞的程度及部位不同，本病可分为视网膜中央动脉阻塞（central retinal artery occlusion，CRAO）、视网膜分支动脉阻塞（branch retinal artery occlusion，BRAO）、视网膜睫状动脉阻塞（cilioretinal artery occlusion）、视网膜毛细血管前小动脉阻塞（precapillary arteriole occlusion）等。其中 CRAO 最严重，抢救不及时可能导致永久性的视力损害，是眼科致盲的急重症之一。视网膜中央动脉阻塞发病率为 1/10000~1/5000。本病多发生在中老年人，男女发病比例约为 2∶1；多单眼发病，双眼受累者仅占 1%~2%。本病患者常伴有高血压、糖尿病、冠状动脉粥样硬化性心脏病、颈动脉粥样硬化、全身性血管炎、凝血功能障碍等全身疾病。

本病属于中医学"暴盲"（《证治准绳》）范畴。根据其病机及发病部位，诊断为"络阻暴盲"，又名"落气眼"（《抄本眼科》）。

【病因病理】

（一）中医病因病机

本病病位在目系脉络，内应肝、脾、肾诸脏。辨证初期多属实证，后期多属本虚标实之证，实证、标实多为气滞、血瘀、痰浊、湿热、风火，本虚为肝脾肾虚。主要病机是血络瘀阻，目窍失养。病因病机特点主要有：

（1）忿怒暴悖，肝气上逆，气血郁闭，脉络阻塞。

（2）肝阳上越，上扰清窍，血流瘀滞。

（3）劳视竭思，房劳过度，暗耗真阴，阴虚阳亢，气血失调。

（4）偏食肥甘厚味，痰热内生，上塞目窍。

（5）年老真阴渐绝，肝肾亏虚，肝阳上亢，气血并逆。

（6）心气亏虚，无力推动血行，脉络不利。

（二）西医病理改变

1. 病因

本病常为多因素综合致病，主要与炎症、血栓形成、动脉壁改变、血液流变学异常、功能性血管痉挛以及外部压迫血管等因素有关。常伴有高血压、糖尿病、冠状动脉粥样硬化性心脏病、颈动脉粥样硬化等全身疾病，也见于血管外压迫如青光眼、视网膜脱离行巩膜环扎术或球后注射等局部因素。

2. 病理改变

（1）血管栓子阻塞：各种血管栓子阻塞动脉是本病的主要原因之一，如胆固醇栓子、血小板纤维蛋白栓子、钙化栓子、肿瘤栓子、脂肪栓子、脓毒栓子、药物栓子、硅栓子、气栓子、滑石粉栓子等，栓子常阻塞在筛板和动脉分叉处。

（2）血管壁的改变：动脉硬化或粥样硬化、血管痉挛、炎症，血管内皮受损增殖，管腔变窄，导致血栓形成而发生本病；血管反射性痉挛或血管舒缩不稳定也是本病发生的另一个重要原因。

（3）血液流变学或血流动力学异常：任何原因使血液黏度增加，血流变慢，或外伤，动脉灌注压和眼内压之间的平衡关系失调，导致视网膜中央动脉血流受阻，供血不足，最终诱发本病。

【临床表现】

（一）症状

突然起病，视力急剧下降至手动或光感，多无疼痛。部分患者有先兆症状，可有一过性黑蒙和头痛头晕等，数分钟后可缓解，反复多次后视力不能恢复。视网膜中央动脉阻塞者，视力即刻或几分钟内下降至手动或光感；视网膜其他动脉阻塞者，视力可有不同程度下降或视野缺损。

（二）眼部检查

1. 瞳孔

视网膜中央动脉阻塞者，瞳孔散大，直接对光反射迟缓或消失，间接对光反射存在。

2. 眼底

视盘色淡，边缘模糊，视网膜动脉极细，管径不规则，血柱呈节段状。中央动脉阻塞时，后极部视网膜呈灰白色水肿，黄斑区呈樱桃红点；分支动脉阻塞时，其相应血供区视网膜呈灰白色混浊水肿；视网膜睫状动脉阻塞，视盘黄斑之间视网膜呈舌形或楔形混浊，黄斑区呈樱桃红色。视网膜毛细血管前小动脉阻塞，视网膜内见灰白色棉絮状斑块。4~6周后视网膜水肿消退，视盘颜色变白，视网膜出现脱色素和色素增生，视网膜血管变细，受累部位可见神经纤维层缺失。

（三）辅助检查

1. 眼底荧光血管造影（FFA）

根据视网膜动脉阻塞部位、程度以及做造影检查时间的不同，眼底荧光血管造影表现有很大差异。

（1）视网膜动脉充盈迟缓，臂–视网膜循环时间延长和/或动–静脉循环时间延长。阻塞血管内荧光血柱变细且不均匀，或呈节段状或串珠状移动。

（2）由于动脉灌注压低，荧光素不能进入小动脉末梢而突然停止，如树枝折断状；异常血管与毛细血管有荧光渗漏、管壁着染、血管瘤样改变；部分可见视网膜毛细血管无灌注区。

（3）视盘荧光充盈来自睫状动脉小分支，由视盘上方的毛细血管进入视盘的中央静脉，于视盘上呈现逆行充盈。

2. 视野

根据视网膜动脉阻塞部位、程度和范围不同，表现为视野缩小或管状视野或颞侧残留一小片岛状视野。

3. 电生理检查

视网膜动脉阻塞后，视网膜内层缺血，双极细胞受害，视网膜电图 b 波降低，a 波一般正常或呈负波波型。

4. 全身检查

血压、血脂、血糖、血液流变学、甲皱微循环、血小板聚集试验、凝血酶原时间、出凝血时间、颈动脉超声、心脏彩超等检查可能异常。

（四）诊断与鉴别诊断

1. 诊断

（1）突然视力下降或丧失。

（2）瞳孔散大，直接对光反射迟缓或消失，间接对光反射存在。

（3）视网膜动脉极细，血柱呈节段状。

（4）视网膜中央动脉阻塞时，后极部视网膜广泛性灰白色水肿混浊，黄斑呈现樱桃红；分支动脉阻塞时，其供应区域视网膜灰白色水肿混浊。

（5）眼底血管荧光造影有助于诊断，视野检查和视网膜电图为辅助性诊断。

2. 鉴别诊断

本病应与视网膜中央静脉阻塞、缺血性视神经病变和贫血性视网膜病变等疾病相鉴别。

（1）视网膜中央静脉阻塞：本病视力突然下降，但视网膜可见静脉迂曲，呈腊肠状，沿静脉广泛性火焰状出血，视网膜水肿、渗出。FFA早期可见视网膜静脉回流缓慢，出血区遮蔽荧光区，阻塞区毛细血管扩张，有微动脉瘤；后期可见毛细血管的荧光素渗漏，或新生血管及其荧光渗漏。

（2）缺血性视盘病变：视力突然减退但较轻，视野改变为水平半盲、象限盲或垂直盲，视网膜动脉稍细，可有硬化现象，视网膜无缺氧性水肿，黄斑区无"樱桃红点"等。

（3）贫血性视网膜病变：双眼发病，多无自觉症状，若视网膜出血和渗出物侵犯黄斑则可出现视力障碍；病因为造血不良，急、慢性失血；轻压眼球可见动静脉搏动；视网膜色浅或稍黄，视网膜有不同形状的出血。

【治疗】

（一）治疗原则

本病为眼科急症，急性期要进行抢救性治疗，尽快恢复视网膜血液循环及其功能。治疗原则为扩张血管、改善微循环、降低眼内压、营养视神经等。西医常用措施包括及时给予吸氧，阿托品或山莨菪碱（654-2）等药物球后注射，舌下含服硝酸甘油、前房穿刺，口服胰激肽释放酶或静脉滴注改善微循环、活血类药物。嘱患者按摩眼球或口服乙酰唑胺类药物降低眼压。

中医治疗本病以通络活血为原则。治疗时要注意理气活血，以使脉络通畅，保持精、气、血、津液的营养功用，在临证中要掌握辨病与辨证相结合，遵照辨证论治的原则，采用同病异治或异病同治的方法，灵活选方用药，力争获得良好的疗效，尽力保护患者的视力。

（二）辨证论治

1. 气滞血瘀证

主症：外眼端好，视力骤失，后极部视网膜广泛性灰白色水肿、混浊，黄斑区呈樱桃红点。兼见情志不舒，嗳气，胸胁痞满；舌红，苔薄黄，脉弦或涩。

治法：行气活血，开窍通络。

主方：通窍活血汤（《医林改错》）或血府逐瘀汤（《医林改错》）加减。

常用药：赤芍、桃仁、红花、川芎、生姜、麝香、大枣、当归、枳壳、川芎、柴胡、桔梗、甘草等。

临证思考：本证多见于急性发病者，肝开窍于目，肝失条达，肝气郁结，气滞则血瘀；气有余便是火，肝火上攻目系，则窍道闭阻而发病。如胸胁胀满者，可酌加郁金、青皮、香附以理气；如头昏头痛者，可加天麻平肝降逆；如视网膜水肿者，可加泽兰、车前子利水消肿。

2. 阴虚阳亢证

主症：视力骤降，眼前有蚊蝇、云雾飘动，眼底同前。兼见头晕耳鸣，心烦失眠，面红目赤；舌红少苔，脉弱或弦细。

治法：滋阴潜阳，活血通络。

主方：镇肝熄风汤（《医学衷中参西录》）加减。

常用药：煅龙骨、煅牡蛎、牛膝、玄参、地黄、麦冬、五味子、赤白芍、川芎、丹参、地龙等。

临证思考：肝火旺盛，耗气伤阴，气阴两虚，渐致肝肾阴虚，阴不制阳，肝阳上亢，气血逆乱、脉道闭阻；或虚火上炎，灼伤血络。若属出血者应加血竭、生三七、旱莲草等以活血化瘀，如心烦失眠者，酌加酸枣仁、夜交藤等。

3. 痰热上壅证

主症：眼症同前。全身兼见头痛，眩晕胸闷、恶心欲呕，咳吐痰涎；苔黄腻，脉弦滑。

治法：涤痰通络，活血开窍。

主方：涤痰汤（《济生方》）加减。

常用药：半夏、胆星、橘红、枳实、茯苓、党参、菖蒲、竹茹、甘草等。

临证思考：脾失健运，聚湿生痰，痰浊内停，目络壅滞，或痰郁化热，上扰目窍；阴损及阳，脾肾虚衰，脾肾阳虚，水湿潴留，则生水肿；阳虚不能温煦推动，加重脉络瘀阻。若热邪较重者，可加黄芩、黄连、栀子等以清热豁痰；若水肿明显者，可加牛膝、泽兰、川芎、地龙等以助活血利水。

4. 气虚血瘀证

主症：发病日久，视物昏蒙，动脉细而色淡红或呈白色线条状，视网膜水肿，视盘色淡白。兼见头晕乏力，气短，面色萎黄，倦怠懒言；舌质淡、嫩胖，边有瘀斑，脉细涩或结代。

治法：补气养血，化瘀通脉。

主方：补阳还五汤（《医林改错》）加减。

常用药：黄芪、当归、赤芍、川芎、桃仁、红花、地龙、枸杞子、甘草等。

临证思考：病程迁延者，五脏受损，气化无常，气血失和，阴阳衰败；或心气亏虚，推动乏力，血行滞缓，络脉不利，目中瘀血阻络，经久不消，则视物不清。若心慌心悸，失眠多梦者，可加酸枣仁、夜交藤、柏子仁以养心宁神；若视衣色淡者，可加枸杞子、菟丝子、女贞子等益肾明目。

（三）中成药及中药制剂

主要用于气滞血瘀证患者，常用药包括：

（1）复方丹参滴丸：口服或舌下含服，每次 10 粒，每日 3 次。

（2）复方血栓通胶囊：口服，每次 2~3 粒，每日 3 次。

（3）川芎嗪注射液：静脉滴注，每次 40~80mg 加入 5% ~10% 葡萄糖液或生理盐水 250mL 中，每日 1 次。

（四）其他疗法

1. 针刺疗法

（1）体针：眼眶周围取穴有睛明、球后、瞳子髎、承泣、攒竹、太阳、阳白、四白等；远端取穴有风池、合谷、外关、曲池、翳风、翳明、太冲、足光明、大椎等，每日选眶周穴位 2 个，远端穴位 2 个，轮流使用，留针 15 分钟或强刺激不留针，每日 1 次，10 次为 1 个疗程。

（2）耳针：取肝、胆、脾、肾、心、耳尖、目 1、目 2、眼、脑干、神门等穴，针刺、压丸或揿针法，2~3 天 1 次。

2. 离子导入

选用复方丹参注射液或者辨证处方中药的水煎液，均可做离子导入治疗，每日 1 次。

3. 穴位放血

取耳尖、耳背小静脉，局部刺放少许血液。

【验案举例】

陈某，男，47 岁。首诊时间：2017 年 3 月 27 日。

主诉：左眼视力突然下降约半个月。

现病史：患者 2017 年 3 月 14 日晨起无明显诱因出现左眼视力骤降，自觉眼前打闪，发红，遂立即送至当地医院，查视力左眼 0.2，OCT 检查提示左眼周边视网膜灰白水肿，诊断为左眼视网膜颞下分支动脉阻塞，予球后注射山莨菪碱，并眼部按摩，后入院查颈动脉 B 超提示：双侧颈动脉内膜增厚伴多发斑块形成。脑血管超声未见异常，给予血管扩张剂输液治疗（具体不详），患者自觉视力未见明显恢复，为求进一步中西医治疗就诊于我科。刻下症：面色黧黑，大便干，小便可，眠差，舌白腻，舌苔薄，脉迟缓。

既往史：1 年前因急性肾衰竭行单侧肾移植术，目前仍口服免疫抑制剂。否认过敏史、其他疾病及家族史等。

检查：视力：右眼 0.8^{-1}，左眼 0.12^{-1}。双眼前节：双结膜无充血，双角膜透明，KP（－），房闪（－），前方中深，双晶体皮质轻度混浊。查眼底：右视盘边清色淡红，左视盘色略淡。双视网膜动脉细，静脉充盈，A∶V=1∶3，右黄斑区反光可见，左黄斑区水肿。OCT 检查结果提示左眼视网膜灰白色水肿（图 7-9）；视野可见残留中央视岛

（图 7-10）。

　　诊断：西医诊断：左眼视网膜中央动脉阻塞。

　　　　　中医诊断：暴盲。

　　　　　辨证：气虚血瘀证。

　　西医治则：扩张血管、改善微循环、降低眼内压、营养视神经等。

　　中医治则：补气活血化瘀。

　　处方：（1）中药口服：炙黄芪 30g，当归 20g，川芎 10g，牛膝 10g，丹参 20g，葛根 20g，柴胡 6g，枳壳 10g，茯苓 30g，苍术 10g，白术 10g，黄芩 10g，薄荷 6g，14 剂，水煎温服，每日 1 剂，分 2 次服。

　　（2）复方樟柳碱注射液：左眼颞浅动脉旁注射，每日 1 次。

　　（3）间断针灸＋电针治疗。针刺选穴：双侧睛明、承泣、球后、攒竹、鱼腰、丝竹空、太阳、风池、四白、合谷、外关，百会、四神聪等。

　　复诊（2017 年 4 月 11 日）：患者自觉视力无明显改善，睡眠及大便较前改善，复查视野结果提示较前明显改善（图 7-11）。随诊半年，视野较前稳定。

　　按语：该患者属于临床常见的 CRAO 发病案例，根据以上专科检查，诊断无困难，但是对于该病的治疗目前仍属于棘手临床问题。金明教授认为尽管左眼底呈现 CRAO 表现，但视力 0.12，发病时间未超过 2 周，仍有抢救的价值。治疗过程中，一方面接受西医辅助疗法，包括扩张血管及视神经营养剂等；另一重要方面即为接受中医辨证及针刺治疗。尽管出现视网膜动脉阻塞难以恢复视力，但如及时服中药通络开窍，可改善视网膜水肿，对视觉及对恢复是有帮助的，特别是联合针灸治疗可以事半功倍；再者视网膜动脉阻塞在眼底，原因多与心血管系统相关的血液流变学和血流动力学改变息息相关，益气升阳可以确保对侧眼视网膜改善供血，减少血管痉挛或阻塞的概率。

【现代研究】

（一）临床研究

1. 专方专药

张铭连等采用活血通络颗粒口服合并球后注射阿托品、吸氧、舌下含化硝酸甘油片等治疗 62 例（62 眼）视网膜中央动脉阻塞患者，与对照组（无口服活血通络颗粒）相比，治疗 20 天后视力、视野平均光敏感度均优于对照组（$P<0.05$）。

张政君对 80 例 RAO 患者均采用行气活血、通络明目法（血府逐瘀汤加减）联合普鲁卡因，阿托品混合患眼球后封闭治疗，结果显示总有效率达到 77.5%，其中 68 例发病超过 24 小时的患者中有效率为 75.0%。其认为视网膜动脉阻塞不论发病时间长短，只要用药得当，积极治疗，都有获愈的可能。

张明红采用通窍活血汤联合血塞通注射液治疗视网膜动脉阻塞 35 例（CRAO 12 例，BRAO 23 例），其中早期（2 小时以内）8 例，中期（2 天以内）18 例，晚期（2 天以后）9 例，1 周 1 个疗程。用药 2~3 个疗程后，患者视力和眼底改善的总体有效率达到 91.3%，但在不同发病时期疗效不同，早期最佳，中期次之，晚期最差。

沈鹏等对病程 72 小时以内的视网膜中央动脉阻塞患者应用丹栀逍遥散加减为主（凉血泻火，疏肝养血）的中西医结合疗法，治疗组 36 例，对照组（常规西医治疗）32 例，15 天为 1 个疗程，每两个疗程间隔 5~7 天。结果显示：治疗组总有效率为 83.33%，对照组总有效率为 56.25%，治疗组优于对照组（$P<0.05$）。

2. 中成药或中药制剂

邓卫东对 25 例（25 眼）视网膜中央动脉阻塞患者，给予口服速效救心丸急救，辅以常规吸氧，按摩眼球及扩张血管等治疗。结果显示：视力增加 >5 行或恢复至原来视力 15 例（60.0%），视力 >0.1 或有一定提高 9 例（36.0%），无效 1 例（4.0%），总有效率为 96.0%。

刘晓玲等对 58 例（58 眼）视网膜动脉阻塞患者均给予银杏达莫注射液 20mL 加 5% 葡萄糖注射液（或 9% 生理盐水）250mL 静脉滴注，同时给予舌下含服硝酸甘油片，口服阿司匹林扩血管、弥可保营养神经以及配合局部按压眼球等治疗。结果表明银杏达莫注射液能扩张血管，改善视网膜循环，改善视功能，治疗视网膜动脉阻塞效果良好。

庞龙等纳入 17 例（17 眼）病程 ≥ 3 天的视网膜中央动脉阻塞患者，给予中西医结合治疗，中医治疗包括丹参注射液（离子导入及穴位注射），疏血通注射液静滴，复方血栓通胶囊口服，中药汤剂口服，针刺；西医治疗包括按摩眼球，吸氧，降眼压，球后注射硫酸阿托品注射液和地塞米松磷酸钠注射液，口服神经营养剂，高压氧治疗。治疗 1 个月后，取得良好的临床效果，结果显示：有效 8 例（8 只眼），好转 8 例（8 只眼），无效 1 例（1 只眼），临床总有效率为 94.12%。

3. 中医外治法

张伯儒等采用针刺眼周腧穴配合体穴治疗中央动脉阻塞患者 28 例。经治疗 4 个疗程后，总有效率为 92.9%，治愈（视力恢复至 1.0 以上或发病前水平，视网膜血液循环基本改善）3 例（10.7%），显效（视力提高 4 行以上，视网膜血液循环部分改善）15 例（53.6%），有效（视力提高 1~3 行，视网膜血液循环略有改善）8 例（28.6%），无效（视力无好转，视网膜血液循环无改善，或见视神经、视网膜萎缩）2 例（7.1%）。

郝小波等纳入 19 例视网膜动脉阻塞患者（病程最短 5 小时，最长 30 天）采用疏通任督二脉法（推拿、点穴、刮痧疗法）。研究结果显示：可以有效改善眼部微循环，提高视力。

（二）实验研究

1. 专方专药

金明等通过双侧颈总动脉结扎术（BCCAO）诱导眼缺血综合征（OIS）大鼠模型，大鼠眼动脉血流灌注量明显下降（$P<0.05$），视网膜组织发生低灌注性损伤的病理性改变。在此模型基础上，给予大鼠益气温阳通络方中药灌胃干预 1 个月。研究表明，益气温阳通络方中药可以有效增加眼部血流灌注量，促进视网膜血液循环，减轻大鼠视网膜低灌注性损伤，进而保护视网膜神经细胞形态结构并提高神经细胞兴奋性。

吴兴伟等通过前房灌注加压法建立视网膜缺血再灌注损伤（RIRI）大鼠模型后，立即给予复方丹参滴丸，450mg/（kg·d）灌胃，连续 7 日。结果显示：RIRI 后 24 小时及 7 日，中药治疗组大鼠的 ERG 检查 b 波振幅较模型组显著好转（$P<0.05$），大鼠视网膜的组织病理学损害较模型组明显减轻。

张铭连等通过活血通络利水方干预视网膜缺血 – 再灌注（I/R）损伤家兔模型，观察到中药组可以抑制兔视网膜厚度增加，减少伊文思蓝（EB）渗漏，同时可以提高 SOD 活性，降低 MDA、NO、IL-6、IL-1β、TNF-α 含量及 AQP4 表达量。研究显示，活血通络利水方能保护兔视网膜 I/R 损伤，减轻视网膜水肿，其机制可能与提高视网膜抗氧化应激能力、减轻炎症反应、降低 AQP4 表达、抑制血 – 视网膜屏障（BRB）通透性升高有关。

2. 中药单体或制剂

刘宗尧等研究认为，当归多糖可以通过激活核因子 E2 相关因子 2（Nrf2）抗氧化反应元件信号通路，降低大鼠视网膜氧化应激反应，缓解缺血性视网膜损伤。其采用当归多糖低、高浓度（15mg/kg，30mg/kg）腹腔注射方法干预视网膜缺血 – 再灌注损伤 SD 大鼠，连续给药 2 周后观察发现，当归多糖低、高浓度组视网膜组织损伤程度逐渐减轻，当归多糖低、高浓度组大鼠视网膜组织中 MDA 含量下降，SOD、GSH-Px 活性升高，视网膜组织 Nrf2、HO-1 蛋白表达显著升高，且各因子在当归多糖高浓度组的表达水平较低浓度组变化更显著（$P<0.05$）。

杨为中等通过前房灌注加压法建立视网膜缺血 – 再灌注损伤新西兰白兔模型，于兔双眼玻璃体腔内注射葛根素溶液（0.2mL/mg）进行干预治疗，通过 TUNEL 法检测兔视网膜神经细胞凋亡情况。结果显示：葛根素治疗后视网膜的凋亡细胞计数在 12 小时、24 小时、72 小时均较对照组明显减少，葛根素能减轻缺血 – 再灌注损伤引起的视网膜细胞凋亡，对视网膜有保护作用。

李立等在大鼠视网膜缺血再灌注损伤前 24 小时，进行川芎嗪注射液预处理（80mg/kg 腹腔注射，每次持续 8 小时，共 3 次）和缺血预适应处理（前房穿刺，抬高 0.9% 氯化钠注射液瓶，维持 5 分钟）。研究表明，川芎嗪预处理与缺血预适应一样，对视网膜缺血再灌注损伤具有保护作用，缺血预适应与川芎嗪预处理联合应用可进一步加强视网膜对缺血损伤的耐受性。

【述评与体会】

中医学认为本病的主要病机是血络瘀阻，目窍失养。病症初期多由情志不舒，肝郁气闭，或素体阴虚阳亢，肝阳化风，或过食肥甘，痰湿内生，风痰阻络，导致玄府闭塞，气滞血瘀，脉络阻塞而发病；病程日久致脏腑损伤，气血津液受损，阴阳俱伤，阴虚阳亢或痰火旺盛体质，导致脉络瘀阻，脉管缩窄，是形成小动脉闭阻的主要原因；突发性的情志变化和过度的劳倦、纵酒淫欲等是诱发本病的直接原因；栓子脱落、血管狭窄、管腔闭锁均可造成视网膜动脉栓塞，供血中断，致使视网膜内五层失去营养来源，致突然失明。

视网膜动脉阻塞，属于眼科急症之一，多数患者在急性期得不到及时就诊而导致遗留较差的视功能；且一旦错过急性期治疗时间窗，西医学无明显有效的治疗方法。

传统医药特别是某些中药也有治疗急症的作用，尤其是醒脑开窍、化痰通络等中药，对于血脉瘀阻、脉络痉挛有很好的解痉通络作用。曾有一位黄斑裂孔术后 1 周的患者，因术后一直习惯性低头，在回家的高铁上突然术眼完全看不见了，立刻电话联系金明教授，教授问询得知患者有严重颈椎病，考虑视网膜动脉痉挛或阻塞，因当时夜间路程中无中间停站，叮嘱患者向列车员要速效救心丸，2 粒舌下含服，持续用药不超 20 粒为原则，5 小时后患者术眼逐渐恢复了视觉，清晨到家后去当地医院就诊，诊断术眼为"视网膜动脉阻塞"。速效救心丸由川芎和冰片组成，川芎辛温走窜，走而不守，能上巅顶，下达血海，外彻皮毛，旁通四肢，为血中之气药，对全身血脉都具有疏通血脉、行气活血的作用，冰片芳香走窜，导引川芎扩管开窍；可见中医学在治疗此类疾病方面积累了丰富的经验，以在临床能够巧用适用为原则。

团队在临床接诊的病案中，有中央动脉主干阻塞、分支阻塞或中央动脉不全阻塞等各类患者，有发病较急在 2 小时之内的，也有 2 周后来诊的，经过中药、针刺和局部治疗后都取得了不同程度的视野改善。针刺具有缓解血管阻塞和促进视网膜组织修复的双重作用，配合电针、穴位注射及西医改善微循环药物等联合治疗，共奏中西医疗法的华章，给患者带来最大的治疗效果。虽然患者发病时间、累及部位及病程等不同，但经过针药联合治疗，患者均得到较好的视功能改善，在此过程中体现出中医治疗视网膜血管性疾病的优势及特色。

第四节　糖尿病性视网膜病变

糖尿病性视网膜病变（diabetic retinopathy，DR）是指糖尿病患者因高血糖导致的视网膜微血管并发症，是造成患者视功能下降甚至致盲的常见眼病之一。本病与糖尿病的类型、病程、发病年龄及血糖控制情况等密切相关，高血压、高血脂、肾病、肥胖、吸烟等可加重 DR。据统计，1 型糖尿病患者患病 5 年后约 25% 出现 DR，10 年后约 60%，15 年后约 80%；血糖控制不佳的患者，糖尿病病程 10~14 年的 DR 发生率约 26%，病程 20~30 年的 DR 发生率为 63% 以上；我国糖尿病患者中 DR 的患病率达 25.2%，初诊的 2 型糖尿病患者中 DR 发生率高达 12.4%，其中单纯型 9.94%，增殖型 2.4%。本病发病与性别无关，多双眼发病。

DR 归属于中医学"消渴目病"范畴。虽然古代医家对 DR 没有具体记述，但认识到消渴（即"糖尿病"）最终可致盲，如《三消论》指出"夫消渴者，多变聋盲"；《秘传证治要诀·三消》谓："三消久之，精血既亏，或目无见，或手足偏废如风疾。"根据其不同阶段的临床表现，DR 可分别归属于"视瞻昏渺""云雾移睛""暴盲"及"血灌瞳神"（《证治准绳》）等内障眼病范畴。

【病因病理】

（一）中医病因病机

本病病位在目，涉及五脏，以脾、肝、肾为主，涉及心、肺；病性为本虚标实，虚实夹杂，寒热并见，气阴两虚为本，瘀血阻络为标。主要表现为：

（1）素体禀赋不足，阴虚体质，或饮食不节，脾胃受损，痰湿积聚，或劳伤过度，耗伤肝脾肾，阴虚燥热，日久则气阴两虚或阴阳两虚，夹瘀而致病。

（2）消渴病久，肝肾亏虚，目失濡养；阴虚致虚火上扰，灼伤目络；日久耗气伤阴，气阴两虚，瘀阻于目；阴损及阳，致阴阳两虚，寒凝血瘀，目络阻滞，痰瘀互结，最终均伤及于目而为患。

（二）西医病理改变

1. 病因

糖尿病患者主要是胰岛素激素及细胞代谢异常，引起眼组织、神经及血管微循环改变，造成眼的营养和视功能的损坏，微血管是指介于微小动脉和微小静脉之间，管腔小于 $100\sim150\mu m$ 的微小血管及毛细血管网，是组织和血液进行物质交换的场所，由于糖尿病患者血液成分的改变，而引起血管内皮细胞功能异常，使血–视网膜屏障受损，视网膜毛细血管内皮细胞色素上皮细胞间的联合被破坏，造成小血管的渗漏，糖尿病患者微血管病变主要发生在视网膜及肾脏，是致盲、肾功能衰竭及死亡的主要原因。

2. 发病机制

当糖尿病患者血糖控制不良时，大量糖渗入基底膜形成大分子多糖，使基底膜加厚，蛋白连接键断裂，基底膜结构松散多孔隙，因此血浆中蛋白质等容易漏出血管壁，纤维蛋白等沉积于血管壁中，引起微血管囊样扩张，早期这种功能改变是可逆的，若病情持续发展，血管壁受损，微血管基底膜增厚，造成血管径变细，血流缓慢，易致血栓形成，毛细血管周细胞丧失，内皮细胞损伤和脱落，血栓使小血管和毛细血管发生闭塞，而致新生血管形成。

高血糖引起红细胞中糖化血红蛋白增加，带氧血红蛋白分离困难，红细胞的可塑性降低，引起组织缺氧，微血管扩张，微血管壁增厚，促使血管扩张，渗透性增加，内皮细胞肿胀分离，外皮细胞消失，引起血–视网膜屏障崩解以及管壁的溶纤维蛋白功能下降，血中纤维蛋白原水平升高，引起血栓形成，可使血管堵塞，血流停滞，组织缺氧。

3. 病理改变

微血管病变是 DR 的主要病理改变。由于长期血糖代谢紊乱，造成了视网膜微循环的一系列病理改变：早期改变为毛细血管基底膜增厚，内皮细胞增生，毛细血管周细胞的选择性丧失；血管扩张导致的微动脉瘤和血管结构改变，血–视网膜屏障（blood–retinal barrier，BRB）受损造成血管内的液体成分渗漏到组织中，累及黄斑区时则称之为黄斑水肿（diabetic macular edema，DME）；随后毛细血管管腔狭窄甚至闭塞，血流改变，致使视网膜缺血缺氧，最终形成新生血管等增殖性改变。

【临床表现】

（一）症状

DR 早期眼部多无自觉症状，病久可有不同程度的视力减退，眼前黑影飞舞，或视物变形，甚至失明。

（二）眼部检查

眼底表现可按病变严重程度分为非增生性和增生性改变。

1. 非增生性眼底改变

微血管瘤、视网膜内出血、硬性渗出、棉绒斑、视网膜水肿和静脉串珠样改变，或出现毛细血管不规则扩张迂曲等视网膜内微血管异常（intraretinal microvascular abnormalities，IRMA）等。

2. 增生性眼底改变

视网膜新生血管形成，或破裂出血、玻璃体积血，或伴有纤维增生、牵拉性视网膜脱离等。

（三）辅助检查

1. 眼底荧光血管造影（FFA）

眼底镜下未见 DR 眼底表现的患者，FFA 检查可出现异常荧光，如微血管瘤样高荧光、毛细血管扩张或渗漏、视网膜无血管灌注区、新生血管及黄斑囊样水肿等。因此 FFA 可提高 DR 的诊断率，有助于评估疾病的严重程度，并指导治疗，评价临床疗效。

2. 光学相干断层扫描（OCT）

获得玻璃体视网膜交界面、视网膜和视网膜间隙的高分辨图像。客观测量视网膜增厚、监测黄斑水肿。

3. 视网膜电图（ERG）

DR 患者可出现暗适应功能异常，表现为杆阈、锥阈升高；多焦 ERG 检查表现为黄斑区反应密度降低；标准闪光 ERG 检查 a 波、b 波振幅降低；患病早期可见视网膜振荡电位（OPs）异常，表现为总波幅降低，潜伏期延长，由于 OPs 能客观而敏感地反映视网膜内层血循环状态，故能显示 DR 病程的进展和好转。

4. 超声检查

对于屈光间质混浊，如 DR 引起的白内障、玻璃体积血，超声检查很有价值。屈光间质混浊的阻挡，可导致间接检眼镜检查无法除外视网膜脱离，应当进行超声检查。

（四）诊断、分级与鉴别诊断

1. 诊断

（1）有糖尿病病史。

（2）眼底检查可见微动脉瘤、出血、硬性渗出、棉绒斑、静脉串珠状、视网膜内微血管异常、黄斑水肿、新生血管、视网膜前出血及玻璃体积血等。

（3）眼底荧光血管造影有助于早期诊断和评价病变严重程度。

2. 分级标准

表 7-1　糖尿病性视网膜病变国际临床分级

分级	病变严重程度	散瞳眼底检查所见
1	无明显视网膜病变	无异常

分级	病变严重程度	散瞳眼底检查所见
2	轻度非增生性糖尿病性视网膜病变	仅有微动脉瘤
3	中度非增生性糖尿病性视网膜病变	除微动脉瘤外，还存在轻于重度非增生性糖尿病性视网膜病变的改变
4	重度非增生性糖尿病性视网膜病变	出现以下任一改变，但无增生性视网膜病变的体征： （1）在4个象限中每一象限中出现多于20处视网膜内出血； （2）在2个或以上象限出现静脉串珠样改变； （3）至少有1个象限出现明显的视网膜内微血管异常
5	增生性糖尿病性视网膜病变	出现下列一种或一种以上改变 （1）新生血管； （2）玻璃体出血或视网膜前出血

表7-2　糖尿病性黄斑水肿国际临床分级

程度	散瞳眼底检查所见
无	在后极部无明显视网膜增厚或硬性渗出
轻	后极部存在部分视网膜增厚或硬性渗出，但远离黄斑中心
中	视网膜增厚或硬性渗出接近但未累及黄斑中心凹
重	视网膜增厚或硬性渗出累及黄斑中心凹

3. 鉴别诊断

本病应与高血压性视网膜病变、视网膜静脉阻塞相鉴别。

（1）急进性高血压性视网膜病变：有高血压病史，当血压急剧升高，眼底可见视网膜动脉明显变细、视网膜水肿、出血、棉绒斑，黄白色硬性渗出，在黄斑区呈环形排列。动、静脉交叉压迫现象明显，还可见视盘水肿。

（2）视网膜静脉阻塞：有或无高血压病史，多为单眼发病，眼底出血为浅层、火焰状出血，沿视网膜静脉分布，后极部多，周边逐渐减少。静脉高度扩张迂曲，呈腊肠状。

【治疗】

（一）治疗原则

糖尿病性视网膜病变治疗的基本原则是积极有效控制血糖，同时控制高血压和高血脂。西医目前尚无特效专药，常用口服药物如羟苯磺酸钙（多贝斯）等；在 DR 发生发展的不同阶段，常依据 FFA 检查结果，予以视网膜激光光凝治疗；大量玻璃体出血久不吸收或有机化条带牵拉致视网膜脱离者，予以玻璃体切除术；视网膜新生血管出血或黄斑水肿反复发作，予以抗新生血管内皮生长因子（VEGF）药物玻璃体腔内注药治疗。中医临证要全身辨证与眼局部辨证相结合，以益气养阴、滋养肝肾、阴阳双补治其本；通络明目、活血化瘀、化痰散结治其标。首当辨全身虚实、寒热，根据眼底出血时间，酌加化瘀通络之品；早期出血，以凉血化瘀为主，出血停止2周后以活血化瘀为主，后期加用化痰软坚散结之剂；微血管瘤、水肿、渗出等随证加减。

（二）辨证论治

1. 气阴两虚，络脉瘀阻证

主症：视物模糊，目睛干涩，或视物变形，或眼前黑花飘舞，视网膜病变多为1~4级；兼有神疲乏力，气短懒言，口干咽燥，自汗便干或稀溏；舌胖嫩、紫暗或有瘀斑，脉沉细无力。

治法：益气养阴，活血通络。

主方：生脉散（《内外伤辨惑论》）合补阳还五汤（《医林改错》）加减。

常用药：人参、麦冬、五味子、生黄芪、桃仁、红花、当归、赤芍、川芎、黄连、地龙、葛根等。

临证思考：气阴两虚，气化失常而致阴津不足，气虚乏力，阴虚脉涩，致使血行迟缓，络脉瘀阻，可予以生脉散益气养阴治本，补阳还五汤益气升阳、推动血行。若眼底出血明显者，可加生蒲黄、三七、旱莲草、牡丹皮以增凉血、活血、止血之功；有硬性渗出者，可加浙贝母、海藻、昆布清热消痰、软坚散结；伴有黄斑水肿者酌加茯苓、白术、薏苡仁、车前子利水消肿。

2. 肝肾亏虚，目络失养证

主症：视物模糊，目睛干涩，视网膜病变多为1~3级；兼有头晕耳鸣，腰膝酸软，肢体麻木，大便干结；舌暗红少苔，脉细涩。

治法：滋补肝肾，润燥通络。

主方：六味地黄丸（《小儿药证直诀》）加减。

常用药：生地黄、熟地黄、山萸肉、山药、当归、党参、五味子、天冬、泽泻、牡丹皮、茯苓、黄连、黄芩、甘草等。

临证思考：消渴日久，肾中之精气不能得到后天水谷之精微的充养，致使肾固摄失司，肝疏泄太过，血少神劳，目络空虚，故治疗应以六味地黄丸补益先天之本。若肝肾阴虚致使阴虚火旺者，可加玄参、麦冬、知母清热凉血；若肝阳上亢或肝风内动者，酌加平肝息风药物，如石决明、决明子等。

3. 脾运不健，痰湿积聚证

主症：视物模糊或视物变形，眼底视网膜静脉充盈迂曲，视网膜内出血、渗出、黄斑水肿；兼有胸脘痞闷，四肢困倦，大便不爽；脉濡滑，苔白腻，舌质淡。

治法：化湿和中，活血通络。

主方：半夏泻心汤（《伤寒杂病论》）合桂枝茯苓丸（《金匮要略》）加减。

常用药：半夏、黄连、黄芩、党参、干姜、桂枝、茯苓、桃仁、赤芍等。

临证思考：脾运不健，升降失常，致使清阳不升，浊阴不降，阻滞中焦，精微不能输布而四肢困倦，痰湿久积，可予以半夏泻心汤以扶脾胃之气而治本，祛邪安正。若乏力便溏，气虚加重加生黄芪；若口干口苦，腹满便秘者加大黄。

4.阴阳两虚，血瘀痰凝证

主症：视力模糊，目睛干涩或严重障碍，视网膜病变多为4~5级；神疲乏力，五心烦热，失眠健忘，腰酸肢冷，手足凉麻，阳痿早泄，下肢浮肿，大便溏结交替；舌淡胖少津或有瘀点，或唇舌紫暗，脉沉细无力。

治法：阴阳双补，化痰祛瘀。

主方：偏阴虚者选左归丸（《景岳全书》），偏阳虚者选右归丸（《景岳全书》）加减。

常用药：熟地黄、山药、枸杞子、山萸肉、川牛膝、菟丝子、鹿角胶、龟胶、杜仲、当归、淫羊藿等。

临证思考：消渴日久，耗气伤阴，阴损及阳，致阴阳两虚，寒凝血瘀，目络阻滞，痰瘀互结，治疗应以阴阳双补为本。若出血久不吸收，出现增殖机化者，可酌加瓦楞子、浙贝母、海藻、昆布软坚散结。

（三）中成药及中药制剂

1.肝肾阴虚证

（1）六味地黄丸：口服。水丸每次5g，水蜜丸每次6g，小蜜丸每次9g，大蜜丸每次1丸，每日2次。

（2）明目地黄丸：水丸，口服，每次6g，每日2次。

2.气阴两虚，目络瘀阻证

（1）复方血栓通胶囊：口服，每次3粒，每日3次。

（2）芪明颗粒：口服，每次4.5g，每日3次。

3.气滞血瘀证

（1）复方丹参滴丸：吞服或舌下含服，每次15粒，每日3次。

（2）川芎嗪注射液：静脉注射，每次10mg，每日1次。

4.阴阳两虚证

金匮肾气丸：水丸，口服，每次6g，每日2次。

（四）其他疗法

1.针刺疗法

对于DR1~3级，出血较少者，可慎用针刺疗法，取睛明、球后、太阳、阳白、攒竹、足三里、三阴交、光明、肝俞、肾俞等穴，可分两组轮流取用，每次取眼区穴1~2个，四肢及背部穴3~5个，平补平泻，留针30分钟，每日1次，10次为1个疗程。

2.离子导入

根据眼部不同症状，分别选用复方丹参注射液、血栓通注射液等，选取球后、承泣、太阳、睛明、攒竹等穴位进行离子导入，使中药制剂直接到达眼部的病灶组织，从而促进视网膜出血、渗出和水肿的吸收。

【验案举例】

冯某，女，33岁。首诊时间：2015年3月30日。

主诉：双眼视物模糊4个月，加重2周。

现病史：患者4个月前无明显诱因出现双眼视物模糊，于我院内分泌科住院，眼科会诊，确诊"糖尿病性视网膜病变（I型）"。2周前因双眼视物模糊加重伴左眼眼前黑影遮挡来诊。刻下症：双眼视物模糊，左眼眼前黑影遮挡，情绪紧张易疲劳，纳可，喜食油腻肉食和饮料，夜寐安，二便正常，舌暗红，苔白，脉弦细。

既往史：糖尿病史8年，血糖控制不佳，应用胰岛素强化治疗。

专科检查：视力（矫正）：右眼0.5，左眼0.4；眼压：右眼18.1mmHg，左眼18.2mmHg；眼底：双眼视盘边清色淡红，视网膜微血管瘤，右眼网膜小出血、鼻侧棉绒斑，左眼网膜前新生血管出血，双眼黄斑中心凹光反射未见。双眼前节正常。眼底彩照：双眼视网膜微血管瘤、小出血、后极部棉绒斑，左眼网膜前新生血管出血；OCT：双眼黄斑颞侧囊样水肿，视网膜神经纤维层间渗出、积液；FFA：双眼视网膜多发微血管瘤呈强荧光，小片状出血遮蔽荧光，新生血管壁染、晚期强渗荧光，周围大片毛细血管无灌注区（图7-12）。

诊断：西医诊断：糖尿病性视网膜病变（右Ⅳ，左Ⅴ），玻璃体积血（左），糖尿病性黄斑水肿。

中医诊断：消渴目病。

辨证：气滞血瘀证。

中医治则：活血化瘀，通络明目。

处方：炙黄芪20g，当归20g，葛根15g，丹参15g，赤芍、白芍各10g，地龙6g，川芎10g，炒白术10g，枸杞子10g，枳壳10g，黄芩10g。同时服用三七粉，每日2次，每次4.5g，用药汁冲服。

服药1个月后行双眼全视网膜激光治疗，术后坚持服药2个月。

复诊（2016年1月14日）：8个月后来诊。矫正视力：右眼0.6，左眼0.6，双眼视网膜出血、渗出较前明显吸收，可见陈旧性激光斑，黄斑区囊样水肿较前明显消退（图7-13），原方去葛根，加牡丹皮10g，菊花3g，三七粉改6g冲服。

按语： 患者为青壮年女性，因罹患消渴病日久，控制不佳，加之嗜食肥甘厚味，情绪波动大，导致机体脏腑功能紊乱，气血运行不畅，瘀血阻滞于目络，溢于脉外，故出血、渗出、水肿，舌暗红，苔白，脉弦，四诊合参，属气滞血瘀之证。

【现代研究】

（一）临床研究

1. 专方专药研究

邓辉等通过随机对照双盲双模拟试验观察60例DR非增生期患者，治疗组口服复方丹参滴丸；对照组口服多贝斯，500mg/次。结果发现活血化瘀药物对减少 DME 患者眼底微血管瘤、促进眼底出血吸收方面具有一定的作用，视力改善不明显。

段俊国等对非增生期 DR 的 16 例（31 只眼）患者观察并记录芪明颗粒治疗前、治疗后 4 周、治疗后 8 周及治疗后 12 周患者的视网膜微循环状态影响，发现芪明颗粒可以降低非增生期糖尿病视网膜病变患者视网膜静脉血氧饱和度，增大视网膜动静脉血氧饱和度差值。

2. 中医外治法

戴淑香采用耳穴贴压联合中药离子导入治疗气虚血瘀型糖尿病视网膜病变（治疗组），与和血明目片（对照组）相比，治疗组中医证候改善情况明显优于对照组（$P<0.01$）；两组患者视力比较，治疗后均较治疗前有好转，治疗组较对照组改变更明显（$P<0.05$）；眼底变化方面，治疗组（86.7%）总有效率高于对照组（60.0%）（$P<0.05$）。耳穴贴压联合中药离子导入治疗可有效改善气虚血瘀型糖尿病视网膜病变患者的临床症状、视力及眼底情况，疗效确切。

任军鹏采用中药结合针灸治疗糖尿病视网膜病变患者（观察组），与西医常规治疗（对照组）比较，发现观察组治疗总有效率与不良反应总发生率优于对照组（$P<0.05$）；治疗后，观察组视力水平、视敏度、黄斑厚度均明显优于对照组（$P<0.05$），中药结合针灸治疗糖尿病视网膜病变效果理想。

3. 中药联合激光光凝

金明等采用中药糖网 1 号方联合黄斑区格栅样光凝治疗 DME 患者 49 例，与仅激光光凝治疗患者（对照组 31 例）相比，治疗组视力总有效率分别为 85.00%、86.44%，对照组视力总有效率分别为 77.08% 和 62.05%；治疗组微血管瘤吸收、黄斑中心凹厚度、渗漏面积优于对照组（$P<0.05$）。糖网 1 号方联合微创光凝为标本兼治，对于消退水肿、稳定视力具有优势，黄斑神经细胞受损轻，更有助于提高和维持远期视力。

接传红等观察补气健脾养阴方联合激光（视网膜光凝）治疗糖尿病性黄斑水肿，治疗组较对照组视力改善明显（$P<0.05$）；治疗组总有效率为 62.96%，对照组总有效率为 28.89%，治疗组较对照组效果好（$P<0.05$）。补气健脾养阴方联合视网膜光凝治疗糖尿病性黄斑水肿具有消除黄斑水肿的作用，对视功能具有一定的保护作用。

（二）实验研究

1. 单味药、中药单体

金明等发现红参粉末可以改善糖尿病大鼠视网膜微血管病变，通过调节 MDA/SOD 动态平衡，减轻氧自由基损伤；通过抑制细胞外基质成分（FN、LN）过度表达，减轻毛细血管基底膜的损伤；抑制视网膜血管 E- 选择素的表达，抑制白细胞与内皮细胞的黏附，减轻毛细血管内皮的损伤；促进 bFGF 的表达，使 RGCs 合成 bFGF 蛋白增加；促进凋亡抑制基因 bcl-2 的表达，抑制凋亡促进基因 Bax 的表达，减少 RGCs 凋亡。

郭健等给予枸杞多糖（LBP）干预糖尿病大鼠 24 周后，发现枸杞多糖可促使 SOD 活力升高 MDA 水平下降，视网膜血管内皮生长因子（VEGF）mRNA 表达明显减弱（$P<0.05$）；在透射电镜下观察视网膜超微结构，枸杞多糖可以通过其抗氧化作用，减轻线粒体的病理改变，阻止神经细胞凋亡，阻断病变向血管性改变发展。

2. 中成药疗效机制

彭清华等给予糖尿病大鼠灌胃双丹明目胶囊，8周后通过免疫组化法发现，双丹明目胶囊能明显降低视网膜血管内皮生长因子（VEGF）-a、VEGF-b、VEGF-c及其受体胎肝激酶-1（Flk-1）在糖尿病大鼠视网膜中的表达（$P<0.01$），对大鼠视网膜有一定的保护作用。

金明等发现芪参益气滴丸可以促进糖尿病大鼠的虹膜微血管内血流加快、抑制血管异常扩张，增加虹膜微血管单位面积血流灌注量；通过降低视网膜毛细血管ICAM-1和视网膜ICAM-1 mRNA的表达，减轻白细胞与血管内皮细胞黏附；通过降低视网膜全层和毛细血管VEGF和视网膜VEGF mRNA的表达减轻血管的通透性；降低糖尿病大鼠视网膜AGEs和RAGE mRNA的表达，减轻AGEs对血管内皮细胞的刺激和毛细血管壁的功能障碍；通过增加视网膜PEDF和PEDF mRNA的表达，以抑制血管形成。

3. 中药复方疗效机制

金明等发现糖网1号方可能通过增强糖尿病大鼠视网膜血管内皮细胞间闭锁蛋白（Occludin）、封闭蛋白（Claudin）和水通道蛋白（AQP4）的表达，进而减轻毛细血管内皮细胞间连接的破坏、维持视网膜的屏障功能；通过抑制糖尿病大鼠视网膜小胶质细胞标记物CD68和胶质源性神经营养因子（GDNF）和少突胶质细胞髓鞘糖蛋白（OMG），有助于减轻视网膜神经细胞的凋亡，促进细胞的修复与再生。

魏伟等对糖尿病大鼠采用五苓散水煎液灌胃12周后，与模型组大鼠比较，治疗组大鼠视网膜组织神经节细胞排列较清晰，水肿减轻；治疗组的糖尿病大鼠视网膜组织中伊文思蓝（EB）渗透量减轻，血清C反应蛋白（CRP）和视网膜组织可溶性细胞间黏附分子1（sICAM-1）表达降低。五苓散能有效降低糖尿病大鼠血清炎症因子水平，降低视网膜组织中VEGF的表达，减轻水肿，保护血-视网膜屏障。

【述评与体会】

中医学认为糖尿病视网膜病变属于络脉病，其发展过程中血瘀证贯穿始终。DR Ⅱ～Ⅲ期病变一般经历阴虚燥热、气阴两虚、气滞血瘀、痰湿阻滞等病机演变，眼底微血管瘤、出血、黄白色"硬性渗出"，或合并有白色"软性渗出"等。消渴日久，阴阳两虚，目无所见，此时相当于DR的Ⅳ～Ⅴ增殖期，眼底荧光血管造影显示大片视网膜毛细血管非灌注区，视网膜新生血管形成，甚至引发玻璃体出血、眼底纤维增生，并发视网膜脱离。在中医眼部疾病的辨证中，多把出血、微血管瘤归为瘀血所致；渗出、水肿、棉絮斑归为痰湿所致；新生血管、纤维增殖为痰瘀互结所致，因"血积既久，亦能化为痰水"，痰湿停滞加重血液瘀滞从而导致痰瘀互结。同时，五脏六腑是一个相互联系的整体，肝肾亏虚，日久伤脾，脾气虚弱，运化无力，水湿停滞或气阴两虚，阴损及阳，阴阳两虚，阴虚而不能济火，阳虚而不能温运，因虚致瘀，目络瘀阻，水液内停，留滞于黄斑，最终形成黄斑水肿。本虚标实，虚实夹杂是 DR 的证候特点，肝肾亏虚、气血不足为本，水湿、痰饮、瘀血阻滞为标。

目前 DR 的治疗原则除控制原发病外，早期多观察病情或用改善微循环药物辅助治疗；当发生增殖性糖尿病视网膜病变（proliferative DR，PDR）或 DME 时，西医主流治疗包括视网膜激光光凝、光动力疗法、激素注射、抗 VEGF 注药术和玻璃体切割等手术方法。视网膜激光光凝仍是临床治疗 PDR 或 DME 行之有效的方案，可在一定程度上抑制视网膜新生血管，减轻黄斑水肿，阻止视力下降。但光凝也有局限性，仅能使部分患者视力得到改善，且激光为微创性治疗，可能造成视野缺损或旁中心暗点、色觉障碍等。抗 VEGF 药物是近年来临床治疗 PDR 或 DME 的热点，许多研究证实抗 VEFG 药物虽然能有效抑制新生血管和黄斑水肿，但是疗效维持时间短，需要反复注射，随着注射次数增加，并发症将明显增多，同时局部神经毒性作用和系统性血栓的潜在风险也会增高。

中医治疗糖尿病性视网膜病变应重视整体辨证和局部辨病的结合，如何能正确运用中医理论审视糖尿病性视网膜病变产生的病因、病机，归纳病情、估计病势而后确定用药，已成为眼科医师关注的热点。治疗糖尿病性视网膜病变应注意阴阳两虚是根本，病机为本虚标实，立法须以"治病求本""标本兼治"为原则，采用滋补肝肾、益气养阴、补肾壮阳法以治本；结合眼部"标实"特点，采用活血止血、养血活血法以治标。结合临床实践，在糖尿病性视网膜病变发展的全过程中，采用中西医结合综合治疗是最佳选择，中成药在防治早期糖尿病性视网膜病变方面更具有优势。中医在重视治病求本的同时，也强调标本兼治，因此在临床上既可根据患者不同病程和不同证候调补阴阳，又可根据眼底微循环障碍的特点调畅气血。一旦进入糖尿病性视网膜病变增殖前期或增殖期，提示眼底出现大片毛细血管非灌注区和新生血管生长，应尽早进行全视网膜激光光凝；如果新生血管不断生长形成纤维增殖，必须及时进行手术治疗。这是目前糖尿病性视网膜病变发展至中晚期的最为有效的治疗选择。如果错过了治疗时机，眼底大量新生血管生长形成纤维膜，反复手术也无法奏效时，患者则会面临晚期失明的危险。此时暂且不可大剂量使用破瘀药、活血药和止血药，以防玻璃体反复出血。根据患者的个性化体质和证候进行合理的辨证论治，对于稳定视功能、改善全身症状、提高生活质量将起到一定的作用。

第五节　视网膜血管炎

视网膜血管炎（retinal vasculitis，RV）是一大类累及视网膜血管的眼内炎症性疾病，以视网膜、葡萄膜和玻璃体的炎症改变为主要特征，多双眼发病，好发于 20~40

岁的年轻人，是疑难眼病之一。RV 以静脉炎症为主，即所谓视网膜静脉周围炎，但也可以同时合并动脉或只影响视网膜动脉。临床症状以视力下降和（或）眼前浮游物飘动为主，常见眼底反复出血、渗出、血管白鞘（视网膜血管炎特征性的眼底表现）、周边血管缩窄及血管闭塞，严重者可继发视网膜脱离、新生血管性青光眼及视神经萎缩，对视力损害严重。目前国内外缺乏视网膜血管炎的流行病学资料。本病的病因较为复杂，一般认为主要与三大类病因相关：系统性病变（Behcet 病、系统性红斑狼疮、多发性硬化、结节病等）、感染（梅毒、弓形虫病、结核、疱疹病毒等）及眼部原发病（Eales 病、鸟枪蛋样视网膜脉络膜病变、IRVAN 综合征、AIDS 相关的眼内淋巴瘤等）。荧光素血管造影在该病的诊断中具有不可替代的作用，典型病变可见沿着病变血管的荧光素渗漏及管壁着染，周边血管闭塞与血管区形成大片无灌注区及新生血管。本病的治疗包括药物治疗（主要是糖皮质激素及免疫抑制剂）、激光光凝、玻璃体切除术及玻璃体腔药物注射治疗等。但以上药物及治疗方式由于其本身疗效或者并发症等问题使得其治疗均受限。

视网膜血管炎没有明确对应的中医病名，古代医家根据症状将本病归入"暴盲""视瞻昏渺""云雾移睛""目血症"等范畴。临床上不同的学者有不同的辨证分型，多从气血、脏腑辨证与辨病相结合角度，采用分期辨证论治的思想，在本病的诊疗上取得了很多实践经验。

【病因病理】

（一）中医病因病机

视网膜血管炎的发病多认为与火热、瘀血及痰结有关，与心、肝、肾等脏腑功能失调相关。相火亢盛，灼伤脉络，血溢脉外，发为本病。因脏腑不同，可分为心火上炎灼伤目络，肝火炽盛上扰目窍及肾阴亏虚，阴虚火旺等。常急性发病，初期以心肝火旺实证为主，晚期多为本虚标实，虚实夹杂。依据病程的长短、脏腑的虚实、正邪相争的程度证候可发生转化。

（二）西医病理改变

视网膜血管炎病理主要表现为视网膜血管扩张伴有围绕血管黄白色炎性渗出或白鞘。渗出多呈节段性，但亦可包绕血管全长，自视盘直到周边视网膜。血管炎症致血管－视网膜屏障破坏，血浆、血细胞渗出血管外，造成视网膜水肿、出血。累及黄斑部者严重影响患者视力。如供应视盘的血管发生炎症，则出现视盘充血、水肿，视力同样严重受损。炎症使血管阻塞，阻塞如发生在毛细血管前的小动脉，眼底出现白色棉毛斑。更大血管的阻塞，则产生视网膜中央或分支动、静脉阻塞。血管阻塞后造成视网膜无灌注，缺血的视网膜产生新生血管生长因子，促使视网膜生长新生血管。新生血管的出血，产生玻璃体出血；而血管纤维组织的牵拉进一步导致牵拉性视网膜脱离的发生。因此，黄斑水肿、玻璃体出血与牵拉性视网膜脱离是视网膜血管炎最终导致视力丧失的重要因素。

【临床表现】

（一）症状

早期，病变位于眼底周边部小血管且出血量不多者，患者眼部多无自觉症状或轻度视物模糊或飞蚊症；病变侵及较大静脉，无灌注和新生血管形成者，极易突发出血，患者表现为无痛性急性视力下降，眼前可见云雾飘动；严重者视力下降至指数甚至视物不见，仅见光感。出血吸收者，视力部分恢复，但患者玻璃体积血多反复发生，最终多因牵拉性视网膜脱离而失明。

（二）眼部检查

早期病变发生于视网膜周边小静脉，可见周边部小静脉呈串珠样不规则扩张迂曲，静脉血管周围白鞘形成，同时沿着病变区可见出血和渗出分布，随着病情进展累及较大静脉者，或起始有大静脉受累者，见主干静脉管径不规则，静脉白鞘，病变静脉周围大量出血和渗出，视盘及视网膜出现不同程度水肿，当发生玻璃体积血者则可能无法窥入眼底。晚期，视网膜血管广泛受累，新生血管形成，玻璃体积血反复发生，可形成增殖性玻璃体视网膜病变及牵拉性视网膜脱离。

（三）辅助检查

1. 荧光素钠血管造影（FFA）

FFA 检查可见受累静脉曲张，不规则变细，管壁可见着染及荧光素渗漏，毛细血管扩张渗漏和血管瘤形成，黄斑区受累见点状渗漏及黄斑囊样水肿。晚期可见无灌注区及动静脉短路和新生血管形成导致的广泛荧光素渗漏表现。

2. B 超检查

玻璃体积血及增殖性玻璃体视网膜病变者可见典型回声。

3. 血液系统检查

对于视网膜血管炎者，要常规排查系统性免疫性疾病、感染（梅毒、弓形虫病、结核、疱疹病毒等）等因素所致，完善相应血液指标检查。

4. 影像学检查

怀疑结核等疾病者，要完善相应影像学检查。

（四）诊断与鉴别诊断

1. 诊断

诊断要点包括：

（1）患眼突发视物模糊或飞蚊。

（2）视力骤降甚至视物不见仅存光感，双眼可先后发病。

（3）玻璃体积血。

（4）视网膜静脉血管可见白鞘，以及沿着病变血管的渗出和出血表现。

（5）视网膜机化膜或条索，牵拉性视网膜脱离。

（6）FFA 检查可见管壁荧光素渗漏及着染，视网膜无灌注区及（或）新生血管形成表现。

2. 鉴别诊断

（1）糖尿病性视网膜病变：患者多有糖尿病病史，好发于老年人，无性别差异，早期多分布于后极部，不与血管分布相关，以深层点状出血、渗出和微血管瘤多见。而视网膜血管炎患者，青年居多，病变早期多发于周边部，网膜可见出血、渗出沿着血管分布，结合静脉白鞘等特征性眼底变化可鉴别。

（2）视网膜静脉阻塞：此病与视网膜血管炎有诸多临床表现相似之处，但视网膜静脉阻塞者多单眼发病，好发于50岁以上人群，常有动脉硬化、高血压及血液黏稠度高等病史，眼底可见沿着血管阻塞处出现血管迂曲扩张、火焰状出血等，而视网膜血管炎者发病年龄较轻，多见于青壮年，网膜周边白鞘或白线状，常有反复眼前黑影或视力障碍病史，对侧眼周边常有轻或精致病灶。

【治疗】

（一）治疗原则

西医学以找寻并治疗病因，对症处理及预防复发为主；治疗方式根据不同病情阶段，采用不同治疗手段，包括糖皮质激素等药物口服、玻璃体切除、视网膜激光光凝等。

（二）辨证论治

1. 心火亢盛证

主症：视物昏蒙或视力骤降，可见玻璃体积血或视网膜血管白鞘，沿着血管分布的出血、渗出等，兼见心烦失眠，口舌生疮，小便短赤，舌红脉数。

治法：清心泻火，凉血止血。

主方：泻心汤（《金匮要略》）合犀角地黄汤（《备急千金要方》）。

常用药：大黄、黄连、黄芩、生地黄、芍药、牡丹皮等。

临证思考：发病早期或出血较多，可加旱莲草、栀子炭、仙鹤草等增强凉血止血之功；口渴加麦冬、天冬以养阴生津；腹胀加麦芽、焦曲、山楂以消积除胀；大便干燥者加决明子、番泻叶或大黄以泄热通便。

2. 肝火上逆证

主症：视物昏蒙或视力骤降，可见玻璃体积血或视网膜血管白鞘，沿着血管分布的出血、渗出等，兼见头痛目胀，口苦咽干，烦躁易怒，舌红苔黄，脉弦数。

治法：清肝泻火，凉血止血。

主方：龙胆泻肝汤（《医宗金鉴》）加减。

常用药：龙胆草、栀子、黄芩、木通、泽泻、车前子、柴胡、当归、生地黄等。

临证思考：早期出血，加仙鹤草、白茅根、茜草炭、牡丹皮以凉血止血；情志不舒者，加香附、郁金、青皮疏肝理气；晚期瘀血凝滞，加三七花、丹参、川芎活血化瘀。

3. 阴虚火旺证

主症：视物昏蒙或视力骤降，可见玻璃体积血或视网膜血管白鞘，沿着血管分布的出血、渗出等，兼见头晕耳鸣，五心烦热，潮热颧红，舌质红苔薄黄，脉细数。

治法：滋阴降火，凉血化瘀。

主方：知柏地黄丸（《医宗金鉴》）合二至丸（《医方集解》）加减。

常用药：知母、黄柏、生地黄、山药、吴茱萸、茯苓、泽泻、牡丹皮、旱莲草、女贞子。

临证思考：反复出血，新旧杂陈者，加三七、生蒲黄、花蕊石；虚热者，加地骨皮、玄参、鳖甲。

4. 脾肾阳虚证

主症：视物昏蒙或视力骤降，可见玻璃体积血或视网膜血管白鞘，沿着血管分布的出血、渗出等，兼见腰膝酸软，畏寒肢冷，面色㿠白，舌淡红，苔薄白，脉沉细。

治法：温补脾肾，软坚散结。

主方：附子理中汤（《阎氏小儿方论》）加减。

常用药：附子、人参、白术、干姜等。

临证思考：眼底机化多者，加昆布、浙贝母、红花、三七；大便溏稀者，加白扁豆、砂仁、薏苡仁；心脾两虚者可用归脾汤；胃纳欠佳者，加青皮、焦曲、山楂等。

（三）中成药及中药制剂

1. 心火亢盛证

（1）明目上清片（丸）：片剂：口服。每次4片，每日2次。丸剂：口服，每次9g，每日2次。

（2）黄连上清丸（颗粒、胶囊、片）：丸剂：规格1，大蜜丸，口服。每次1~2丸，每日2次。规格2，水蜜丸，口服。每次3~6g，每日2次。规格3，水丸，口服。每次3~6g，每日2次。颗粒剂：口服。每次2g，每日2次。胶囊：规格1，每粒装0.3g，口服。每次4粒，每日2次。规格2，每粒装0.4g，口服。每次2粒，每日2次。片剂：口服。每次6片，每日2次。

2. 肝火上逆证

龙胆泻肝丸：口服，每次3~6g，每日2次。

3. 阴虚火旺证

知柏地黄丸：规格1，大蜜丸，口服。每次1丸，每日2次。规格2，浓缩丸，口服。每次8丸，每日3次。规格3，水蜜丸，口服。每次6g，每日2次。规格4，小蜜丸，口服。每次9g，每日2次。

明目地黄丸（浓缩丸）：口服。水蜜丸每次6g，小蜜丸每次9g，大蜜丸每次1丸，每日2次。浓缩丸：口服，每次8~10丸，每日3次。

4. 脾肾阳虚证

补益蒺藜丸：口服。每次2丸，每日2次。

右归丸：口服，每次1丸，每日3次。

附子理中丸：口服。水蜜丸每次 6g，大蜜丸每次 1 丸，每日 2~3 次。

（四）其他疗法

外治法：选用丹参或者血栓通注射液作为局部电离子导入，每日 1 次，10 次为 1 个疗程。

【验案举例】

案一：伍某，女，56 岁。首诊时间：2017 年 10 月 27 日。

主诉：间断头晕、右眼视物模糊伴遮挡 4 月余。

现病史：患者 3 个月前出现间断头晕，右眼视物模糊伴遮挡，就诊于北京某医院，查：ANA 为 1：160，抗 RNP 抗体弱阳性，诊断为"右眼视网膜血管炎"。给予局部激光治疗，其他具体治疗史患者叙述不清，为求系统性中西医治疗就诊于我科。刻下症：口干、眠差，间断头晕、头痛，二便可，舌红、苔薄，脉细数。

既往史："干燥综合征？" 1 年余；反流性食管炎半年余；自幼斜视，曾行斜视矫正术。

专科检查：双眼视力：右眼 0.6，左眼 0.4；双眼前节（-），晶体皮质密度增高，右眼玻璃体混浊，眼底（散瞳）：右眼视盘边清色正，黄斑反光消失，可见周边视网膜大片非灌注区形成，伴有局部新生血管形成、出血、渗出，局部周边陈旧性激光斑，局部血管可见血管白鞘。FFA 提示沿着病变血管可见管壁着染及荧光素渗漏、周边大片无灌注区伴有新生血管形成（图 7-14）；左眼未见明显异常。

辅助检查：头部 MRI 提示皮层下多发缺血灶；MRA 提示 R-VA、BA、ANA 阶段性充盈欠佳。

诊断：西医诊断：右眼视网膜血管炎；干燥综合征？反流性食管炎；斜视（矫正术后）。

中医诊断：视瞻昏渺。

辨证：阴虚火旺证。

中医治则：滋阴降火。

处方：（1）完善右眼视网膜局部激光治疗。

（2）醋酸泼尼松：6 片，顿服 2 周。

（3）补钾、钙，保胃，监测血压、血糖等。

（4）中药治疗：知母 15g，黄柏 15g，生地黄 20g，土茯苓 30g，牡丹皮 10g，生黄芪 20g，当归 20g，三七粉 6g（冲服），郁金 10g，牛膝 10g，地龙 6g，枳壳 10g，黄芩 10g。14 剂，水煎服，早晚服。

复诊（2017 年 11 月 10 日）：患者自诉视物较前清晰，口干、睡眠、头疼等症状改善，查眼底激光斑明确（图 7-15），未见新发病灶。查双眼视力（小孔）：右眼 1.0，左眼 0.6。眼压：右眼 13.9mmHg，左眼 11.9mmHg。

处方：（1）醋酸泼尼松片调整为 5 片，顿服，2 周。

（2）继续补钾、钙、保胃治疗，监测血压、血糖等治疗。

（3）中药调整为：炙黄芪 20g，桔梗 6g，当归 20g，柴胡 10g，郁金 20g，川芎 10g，茯苓 10g，红景天 15g，木香 10g，牛膝 10g，炒白术 10g，山药 10g，白芍 10g，生地黄 20g，丹参 20g，菊花 3g。14 剂，水煎服，早晚服。

复诊（2017 年 11 月 28 日）：患者诉较前未有明显不适，头 MRI-SWAN 未见微出血灶。

处方：（1）中药原方继服。

（2）泼尼松片调整为 4 片，隔日，顿服，2 周；未见不适后调整为 3 片，隔日，顿服，2 周。

复诊（2018 年 10 月 31 日）：患者期间就诊于神经内科指导激素用量调整，其间间断服用中药调理。目前病情稳定，查：视力：右眼 1.2，左眼 0.8；眼压：右眼 12.5mmHg，左眼 13.6mmHg。眼底（FFA）未见新发病灶。OCT 也未见明显异常（图 7-16）。

案二：李某，男，34 岁。首诊时间：2019 年 2 月 18 日。

主诉：左眼查体发现视网膜出血 2 天。

现病史：患者 2 天前于体检机构查体时发现左眼视网膜下方有出血点，为求进一步诊疗就诊于我科。刻下症：手心、脚心热，易出汗，眠可，二便可，舌红、苔薄，脉细数。

既往史：体健。

专科检查：双眼视力（矫正）：右眼 1.2，左眼 0.8；双眼前节（-），晶体透亮，眼底（散瞳）：左眼视盘边清色正，后极部血管大致正常，黄斑反光可见，下方周边视网膜血管白鞘，伴有局部散在出血点。FFA 提示左眼上下血管弓毛细血管扩张及点状高荧光，周边及黄斑区颞侧大片非灌注区形成，沿着病变血管可见管壁着染及荧光素渗漏、局部出血荧光遮蔽（图 7-17）；右眼未见明显异常。

诊断：西医诊断：左眼视网膜血管炎。

　　　　中医诊断：视瞻昏渺。

　　　　辨证：阴虚火旺。

中医治则：滋阴降火。

处方：（1）完善左眼视网膜局部激光治疗。

（2）醋酸泼尼松，5 片，顿服，2 周。

（3）补钾、钙、保胃治疗。

（4）监测血压、血糖。

（5）完善甲功五项＋抗体、血管炎抗体谱、抗核抗体谱、淋巴细胞亚群＋白细胞介素、类风湿关节炎抗体谱、HLA-B27、血沉、CRP 等风湿免疫科疾病相关检验。

（6）中药治疗：知母 15g，黄柏 15g，茯苓 30g，山药 10g，牡丹皮 10g，生黄芪 30g，当归 20g，三七粉 9g（冲服），郁金 10g，法半夏 10g，桂枝 10g，陈皮 10g，牛膝 10g，川芎 10g，黄芩 10g，熟地黄 20g，生甘草 6g。14 剂，水煎服，早晚服。

复诊（2019年3月7日）：患者诉手心、脚心出汗改善，眼科查体：下方网膜出血点较前吸收，灰白色激光斑明确。余同前。辅助检查提示抗核抗体1∶40阳性，余抗体未见明显异常。淋巴细胞亚群$CD3^+$百分比下降（57.1%），B淋巴细胞绝对值增高（392个/μL）。余相关检验未见明显异常。

处方：（1）中药原方继续服用1个月。

（2）激素治疗方案：4片，隔日，顿服，2周；3片，隔日，顿服，2周。1个月后复诊。

复诊（2019年4月17日）：患者诉手心、脚心出汗发热症状基本消除，视物左眼较前模糊，其他未诉明显不适。眼科查体：双眼视力（矫正）：右眼1.2，左眼0.6；双眼前节（－），晶体透亮，眼底（散瞳）：左眼视盘边清色正，后极部血管大致正常，黄斑反光消失，下方周边视网膜血管白鞘。FFA提示左眼视盘边界欠清，颞侧低荧光，视网膜动脉细，管壁粗细不均，拱环破坏，拱环颞上侧见1PD大小非灌注区，颞侧可见数枚微血管瘤；黄斑区及视网膜各象限周边可见陈旧性激光斑，颞下侧激光斑覆盖区视网膜血管阶段性管壁着染，晚期视盘鼻侧荧光渗漏，颞上侧动脉管壁阶段性着染，荧光素渗漏，黄斑区微血管瘤荧光素渗漏。右眼未见明显异常荧光（图7-18）。

处方：（1）激素调整为2片，隔日，顿服，2周；1片，隔日，顿服，2周。

（2）必要时加用他克莫司胶囊。

（3）补钾、钙，保胃治疗。

（4）中药调整为：生黄芪30g，红景天20g，郁金20g，香附10g，玄参10g，女贞子20g，知母10g，生地黄20g，熟地黄20g，陈皮10g，苍术10g，炒白术10g，浙贝母10g，白茅根20g，生甘草6g。14剂，水煎服，早晚服。

复诊（2019年5月8日）：患者目前病情稳定，未诉新发不适。眼科查视力：右眼1.2，左眼0.8。眼压：右眼13.6mmHg，左眼15.8mmHg。眼底及FFA提示未见病情进展。

处方：（1）加用他克莫司胶囊，1片，每日2次，3~5天后调整为2片，每日2次。

（2）激素调整为0.5片，隔日，顿服，4周。

（3）补钾、钙，保胃治疗。

（4）完善FK506基因测定。

（5）中药调整为：生黄芪20g，当归15g，红景天20g，郁金20g，玄参20g，生地黄20g，熟地黄20g，女贞子20g，黄柏10g，枳壳10g，浙贝母10g，法半夏10g，薏苡仁10g，连翘10g，生甘草6g，苍术10g，炒白术10g。14剂，水煎服，早晚服。

五诊（2019年6月5日）：患者诉未见新发不适。相关检验汇报提示：FK506结果回报：1.00。患者CYP3A5基因属于（G>A）AA型，建议提高他克莫司用量。

处方：（1）他克莫司，2mg，每日2次；激素调整为0.5片，隔日，顿服，4周。

（2）加用五酯胶囊，2片，每日2次。

（3）监测血常规、肝肾功能及FK506血药浓度。

复诊（2019 年 6 月 20 日）：患者复诊，FK506 提示 5.40；建议患者按照目前用药方案继续治疗，如有不适，门诊复诊。随访至今，未见新发病情出现。

【现代研究】

（一）临床研究

吴水仁等人观察明目理血汤治疗 50 例视网膜静脉周围炎患者。发现治疗组有效率显著高于对照组，中医治疗疗效显著高于单纯西医治疗组；李淑琳等观察中西医结合治疗视网膜静脉周围炎的疗效。结论：采用中西医结合的方法治疗视网膜静脉周围炎，见效快且效果明显优于单纯西药治疗；解孝锋等人中医辨证联合激光治疗视网膜静脉周围炎 17 例，对照组单纯给予激光治疗，综合治疗组在对照组基础上给予中药辨证论治，分为阴虚火旺、阴虚血瘀和痰瘀互结三型，结果发现综合组总有效率为 93.1%，对照组总有效率为 71.4%。两组比较，综合组疗效明显优于对照组（$P<0.05$）。

（二）实验研究

张志芳等观察犀角地黄汤、桃红四物汤、黄连解毒汤及知柏地黄汤对庆大霉素致家兔视网膜尤其是血管损伤的治疗作用。结论：桃红四物汤中剂量能有效控制庆大霉素致家兔视网膜出血及炎症反应，明显改善视网膜微循环功能；黄连解毒汤中剂量早期能明显减少视网膜出血，对临床视网膜血管炎及其相关疾病的中医药治疗有很大的指导作用；江伟等通过观察犀角地黄汤对庆大霉素引起视网膜血管损伤的影响来评价其疗效，为中药治疗视网膜血管性疾病尤其是视网膜血管炎提供新的研究思路和方法。结论：犀角地黄汤作为凉血清热、化斑散瘀的经典方，能有效控制庆大霉素致家兔视网膜出血及炎症反应，且没有明显副作用。这为临床相关疾病，尤其是视网膜血管炎的中医药治疗提供了实验研究基础。

宋柯等探讨清解活血汤对牛血清白蛋白诱导的视网膜血管炎的治疗作用。结论：牛血清白蛋白诱导兔自身免疫性视网膜血管炎可作为一种良好的模型供将来研究使用。清解活血汤能有效控制模型动物的视网膜出血及炎症反应，高剂量药物的效果最好。

【述评与体会】

视网膜血管炎没有明确对应的中医病名，古代医家根据症状将本病归入“暴盲”“视瞻昏渺”“云雾移睛”“目血症”等范畴。西医学揭示目前三大类病因（系统性病变、感染、眼部疾病）与其发病相关，故在临床诊疗中，要先就病因进行相关检验及检查，完善疾病诊断。在明确诊断的基础上，进行相关对症及控制疾病发展及复发的治疗。但临床上激素及免疫抑制剂等药物的使用，不可避免地会带来一定的副作用及并发症，并随着使用疗程及剂量的增加不断加重。中药的使用不仅可以一定程度减少西药带来的药物副作用及并发症，并且可以一定程度改善患者的全身症状。金明教授在临床诊疗中多从局部与整体结合角度进行相关辨证论治，临证中灵活变通，形成了独特的诊疗体系。其认为：眼位至高，组织精细，脉络深邃，出血性眼病的形成易受外感六淫邪毒、七情内伤、饮食不节、劳倦、眼外伤、先天与衰老及其他因素的影响。《审视瑶函·开导之后宜补论》云："夫目之有血，为养目之源，充和则有发生长养之功，而目不病；少有亏滞，目病生矣……""脾者诸阴之首也，目者血脉之宗也，故脾虚则五脏之精气皆失所司，不能归明于目矣。"脾气虚弱，则脉中营血失其统摄，血溢目窍而发生本病，故治疗此类疾患"益气升阳"的治疗大法贯穿始终。《温病条辨》云："善治血者不求之有形之血，而求之无形之气。"故在治疗此类疾病的处方中也多配伍理气之药。

第六节　低灌注性视网膜病变

眼缺血综合征（ocular ischemic syndrome，OIS），是最常见的低灌注性视网膜病变，是颈动脉阻塞或者狭窄所致的大脑与眼部血液供应不足而产生的一系列大脑和眼部症状，是涵盖眼科、神经内科、神经外科、血管外科等多学科的疾病。超过 90% 的颈动脉狭窄患者可出现同侧的视网膜中央动脉灌注压下降 50%，表现出明显的眼部症状。随着我国人口老龄化的加速，以及人民日益增长的生活水平，高血压、高血糖、冠心病等的患病率逐年增多，颈动脉阻塞或者狭窄引起缺血性眼病和缺血性脑病的患病率大幅提高，患者多因为继发其他全身疾病导致其 5 年的死亡率高达 40%。此外，缺血性眼病给患者带来严重的视力损害，而且 OIS 的治疗手段有限，预后较差，对视功能造成不可逆的损害。

眼缺血综合征归属于中医学"视瞻昏渺""暴盲"等疾病范畴。

【病因病理】

（一）中医病因病机

本病属中医学暴盲或视瞻昏渺范畴。明·傅仁宇《审视瑶函》中有"夫目之有血，为养目之源，充和则有发生长养之功，而目不病；少则亏滞，目病生矣""瞻视昏渺症……谓目内外无症候，但自视昏渺，视物不清也。有神劳，有血少，有元气弱，有元精亏，而昏渺者"。提示本病因各种原因导致目之气虚血少，精亏液耗而发生。

（二）西医病理改变

导致 OIS 发生的最主要的原因是颈动脉狭窄以及颈动脉阻塞，从而导致眼球处于长期的慢性灌注不足状态。眼动脉起自颈内动脉，为颈内动脉的第一分支，并分别发出视网膜中央动脉、睫状后短动脉、睫状后长动脉、睫状前动脉等分支供应眼球。不同原因导致颈动脉狭窄或者阻塞，导致眼部血液供应不足，从而引起眼部和大脑的不同症状，引起视网膜缺血缺氧以及相关的炎症反应，这样的视网膜慢性低灌注损伤状态，是许多缺血性眼病的病理生理基础之一，包括视网膜动静脉阻塞、糖尿病视网膜病变、缺血性视神经疾病等，这些疾病又均属于 OIS 的范畴。由于眼部长期的血液供应不足，导致了视网膜低灌注损伤，引起视网膜神经细胞或者血管的慢性、进行性损伤，以及视网膜形态和功能的异常，进一步导致 OIS 患者的视功能下降，甚至在几个星期或者几个月后逐渐失去视力。有研究表明，视网膜缺血是由多种调控机制共同介导的，视网膜血管阻塞或狭窄，导致视网膜细胞的能量供应产生中断和再供应，导致一系列的反应，包括：氧化应激反应，钠、钾离子 –ATP 泵的功能损伤，兴奋性毒性，细胞膜和线粒体膜去极化，钠、钙离子在细胞内堆积，血管内皮的损伤与再生，炎症反应，细胞凋亡及细胞坏死等。

【临床表现】

（一）症状

当颈内动脉狭窄超过 90%，OIS 患者才会有明显的症状，其临床表现因不同分支血管缺血影响的范围不同可以分为视力下降、一过性黑蒙、眼前节缺血表现和眼后节缺血表现以及眼周疼痛，并且可以伴随全身的症状。除此之外，约 40% 的患者会主诉眼部疼痛或眉部钝痛，可放射至颞部。

（二）眼部检查

1. 眼底检查

因低灌注导致眼底一系列缺血性改变，包括：视网膜动脉变窄；视网膜静脉扩张但不迂曲，可与中央静脉阻塞相鉴别，后者除了对缺血的非特异性反应外还因血液回流障碍而导致静脉扩张而迂曲；视网膜出血，出血多是因缺血损伤血管内皮细胞导致血管内细胞成分外渗，少部分微血管瘤破裂也可引起，出血多为点状，常位于中周部；微血管瘤形成，中周部多见；黄斑区樱桃红点，主要是因为栓子阻塞视网膜中央动脉导致视网膜内层缺血；视网膜动脉自发性搏动，视网膜动脉压在舒张期低于眼内压而收缩期高于眼内压时可发生；视盘或视网膜新生血管形成；棉絮斑；因为纤维血管增生继发牵拉性视网膜脱离或玻璃体出血等。以上眼底改变可同时出现也可部分出现于 OIS 患者中。

2. 眼前节检查

临床可见角膜上皮水肿，20% 的患者可发生缺血性葡萄膜炎，可见前房浮游细胞、闪光阳性，房角新生血管形成，晚期因为房水成分改变可有晶状体混浊。OIS 患者虽然有房角新生血管形成，但眼压不一定升高，约 2/3 的患者眼压 <22mmHg。虹膜的缺血和萎缩常常导致瞳孔固定或半固定的散大状态，不过当视网膜缺血时瞳孔则出现对光反射迟钝现象。一侧眼部缺血时，其患眼的晶状体更容易发生混浊形成白内障。其他前节表现可能还包括结膜、巩膜的血管扩张等。

（三）辅助检查

1. 荧光素钠血管造影（FFA）

臂 – 脉络膜和臂 – 视网膜循环时间延长。正常情况下，脉络膜充盈时间是 5 秒，60% 的 OIS 患者可有脉络膜充盈延迟，有的甚至可超过 1 分钟。正常情况下从颞上分支动脉开始出现荧光到相伴静脉完全充盈时间小于 11 秒，而 95% 的 OIS 患者有视网

膜动 – 静脉通过时间延长，严重患者晚期也不充盈。因为内皮细胞缺氧损伤，85% 的 OIS 患者有血管着染，大小血管均受累。由于视网膜内渗漏，15% 的患者出现黄斑水肿。中周及周边眼底部可见微血管瘤，静脉期渗漏。少数病例可见毛细血管无灌注区，多位于中周部。

2. 彩色超声多普勒成像（CDI）

多见颈内动脉内膜粗糙，可见局部斑块。管腔狭窄，狭窄处呈高度湍流频谱。视网膜中央动脉、睫状动脉血流速度明显下降，血管阻力增加，眼动脉血流频谱异常。

3. 颈动脉造影

可以直接观察颈内动脉狭窄程度，是诊断 OIS 的金标准。但只有当颈动脉狭窄超过 90% 造影才能发现，且该检查是有创检查，所以现在一般用于需要外科手术的患者。

4. 视网膜电图（ERG）

OIS 患者视网膜电图检查 a 波和 b 波振幅呈减小或熄灭，不同于中央动脉阻塞以 b 波下降为主，因为 OIS 患者视网膜内外层均灌注不足，所以光感受器和双极细胞功能都受影响，所以 a、b 波振幅都下降。

5. 视觉诱发电位（VEP）

可用于严重颈内动脉狭窄的患者，研究显示行动脉内膜剥脱术后，振幅有所提高。

6. 视野

急性期视力减退时视野检查可有扇形缺损，少数患者有同侧偏盲，系大脑中动脉供血不足，损伤视放射所致。

（四）诊断与鉴别诊断

1. 诊断

根据患者典型症状结合检查体征、辅助检查结果，一般可做出正确诊断。

2. 鉴别诊断

（1）非缺血性视网膜中央静脉阻塞（NICRVO）：多见于 50~80 岁人群，和 OIS 不同，NICRVO 阻塞多发生于巩膜筛板处，常为单眼发病；OIS 眼底出血为小片状较少，多位于中周部，而 NICRVO 出血多位于后极部且较重。FFA 可见 NICRVO 脉络膜充盈正常，视网膜静脉充盈迟缓着染，扩张且迂曲，这是区分 OIS 和 CRVO 的主要标志。

（2）糖尿病视网膜病变：多双眼发病，有糖尿病病史。眼底出血多见于后极部，硬性渗出多见。微血管瘤多见于后极部，不同于 OIS 多见于周边。FFA 可见静脉扩大呈串珠状，脉络膜充盈时间和视网膜动 – 静脉循环时间均正常，一般没有血管着染。

（3）大动脉炎：是一种主要累及主动脉及其主要分支、冠状动脉、肺动脉的免疫性炎症。当其累及头臂动脉时，可出现与 OIS 相同的临床症状。眼底多为慢性缺血性改变。大动脉炎病理主要是慢性炎症及结缔组织增生，而 OIS 主要是动脉粥样硬化。大动脉炎多见于 40 岁以下的女性，除眼部症状外还有全身表现，如间歇性跛行、动脉搏动减弱、颈动脉痛等，且视力障碍和体位改变有关，由卧位转到直立时视力较差。红细胞沉降率和 C 反应蛋白是病变活动标志之一。大动脉炎病理主要是慢性炎症及结缔组织增生，而 OIS 主要是动脉粥样硬化。

【治疗】

（一）治疗原则

对于急性 OIS，如视网膜中央动脉阻塞或者急性缺血性视神经病变，往往发病急骤且损伤难以逆转，目前治疗包括血管扩张剂、抗凝药、改善微循环和组织代谢的药物等。对于慢性 OIS 患者，常应用全视网膜光凝术预防继发性 NVG 和眼内出血。NVG 的早期治疗可采用降眼压法，如局部应用 β 受体阻滞剂或碳酸酐酶抑制剂等。由于新生血管形成常伴有炎症，因此应避免使用有促炎症作用的前列腺素类药物。当 NVG 发展迅速、治疗难度大时，可以考虑小梁切除术和房水滤过术。目前糖皮质激素类（如曲安奈德、眼用地塞米松缓释剂）和抗 VEGF（如雷珠单抗、阿柏西普等）等药物已经普遍应用于葡萄膜炎、新生血管和黄斑水肿等病的治疗，且取得一定的疗效性。同时病因治疗往往更为重要，应改善颈动脉狭窄或阻塞状态。

（二）辨证论治

虽然中医目前还没有形成治疗眼缺血综合征的规范性诊疗方案，但是对于许多明确诊断的缺血性眼病，已有部分相对应的中医治疗方法，临床应根据患者具体证型结合眼部实际证候进行辨证论治，常见证型如下。

1. 气滞血瘀证

主症：眼外观端好，突然上方或下方视物不清、眼前黑影甚或失明，无眼球疼痛，眼底视盘呈灰白色水肿，边界模糊，视盘周围见出血或渗出，视网膜动脉细。兼有胸胁胀满，头晕头痛；舌质紫暗或有瘀点，苔薄白，脉弦或涩。

主法：活血化瘀，理气通络。

常用方：血府逐瘀汤（《医林改错》）加减。

常用药：生地黄、桃仁、红花、枳壳、炙甘草、赤芍、川芎、牛膝、当归、桔梗、柴胡等。

2. 肝阳上亢证

眼部症状及检查同前；伴有目干涩，头痛眼胀或眩晕时作，急躁易怒，面赤烘热，心悸健忘，失眠多梦，口苦咽干；舌质红，苔薄黄，脉弦细或数。

治法：平肝潜阳，活血通络。

主方：大定风珠（《温病条辨》）加减。

常用药：白芍、地黄、麦冬、火麻仁、五味子、龟甲、牡蛎、甘草、鳖甲、阿胶、鸡子黄、全蝎、钩藤。

3. 痰热上壅证

眼部症状及检查同前；形体多较肥胖，伴头晕目眩，胸闷烦躁，食少恶心，口苦痰稠；舌质红，苔黄腻，脉弦滑。

治法：涤痰通络，活血开窍。

主方：涤痰汤（《奇效良方》）加减。

常用药：茯苓、人参、甘草、橘红、胆星、半夏、竹茹、枳实、菖蒲。

（三）中成药及中药制剂

1. 气滞血瘀证

复方丹参滴丸（颗粒、胶囊），吞服或舌下含服。每次 10 丸，每日 3 次。28 天为 1 个疗程；或遵医嘱。

复方血栓通胶囊（颗粒、片），胶囊剂：口服。每次 3 粒，每日 3 次；颗粒剂：开水冲服。每次 1 袋，每日 3 次；片剂：口服。每次 3 片，每日 3 次。

2. 肝阳上亢证

天麻钩藤颗粒，开水冲服。每次 1 袋（5g），每日 3 次，或遵医嘱。

3. 痰热上壅证

涤痰丸，口服。每次 6g，每日 1 次。

（四）其他疗法

针刺疗法：主穴以风池、太阳、攒竹、球后、睛明为主，配穴以近端或远端配穴为主。一般 3~4 周为 1 个疗程，配合电针使用。

【现代研究】

（一）临床研究

杨光等发现针刺眼底病患者风池、太阳、攒竹、球后等穴，能改善其颈内动脉和眼动脉的血流状况，使血液流速向正常血流速度转化。王禹燕等通过针刺治疗 OIS 患者后，患者视网膜中央动脉 Vs、Vd 均增加，RI 降低，视功能得到改善，提示针刺治疗 OIS 能改善眼部的低灌注状态，增加缺血区氧和血液的供应，改善缺血区氧和能量的代谢，使因缺血引起的视功能损伤得到一定程度的恢复。肖家翔采用活血通络法治疗慢性缺血性视网膜病变，有效率可达 93.6%，可改善视网膜的供血状况，又可防止和消除视网膜的水肿、渗出、出血及新生血管的形成，有利于对视网膜的保护，提高视功能。

（二）实验研究

冀美琦等通过双侧颈总动脉结扎（BCCO）法，造成慢性视网膜低灌注损伤，类似于人类的眼缺血综合征的动物模型。结论：双侧颈总动脉结扎法可以造成视网膜慢性低灌注损伤，类似于人类的眼缺血综合征的表现，从而导致视网膜和视神经的功能和形态的改变。针刺"睛明""球后"穴以及联合益气温阳通络方可以增加视网膜低灌注损伤模型大鼠眼底血流速度，促进视网膜电流的活动以及提高眼球血液供应量，并对大鼠视网膜、视神经的形态具有促进和保护的作用。针刺"睛明""球后"穴以及联合益气温阳通络方对视网膜功能具有较好的保护作用，其作用机制可能是通过抑制核转录因子磷酸化和炎性因子的释放实现的。

【述评与体会】

眼缺血性综合征属中医学"视瞻昏渺""暴盲"等范畴，其病因常归于气虚血少或精亏液耗，气血精液亏耗，脉道失养，眼部失其濡养，则出现目不明等各种症状。西医则多与血管病变相关，主要原因为颈动脉狭窄以及颈动脉阻塞，病变血管导致眼部血供缺乏，视网膜缺血缺氧，造成视网膜低灌注损伤，出现各种相应症状。

治疗时应注重急慢性患者的区分，对于发病急骤的急性期患者，应在尽可能保有视力的前提下进行改善微循环和代谢治疗；慢性期患者则应注重预防眼内出血。中医则根据辨证施治原则，对气滞血瘀或痰热壅盛者采用活血化瘀、化痰通络药物治疗，若有平素急躁易怒，肝阳偏亢者，则可针对病因或诱因采用平肝潜阳等治法。总不离因人施治原则。

第八章 视神经病变

第一节 多发性硬化

多发性硬化症（multiple sclerosis，MS）是年轻人常见的非创伤性致残致盲性中枢神经系统（central nerve system，CNS）炎性脱髓鞘性疾病。MS 的发病率在世界范围内不断上升，尤其是在欧洲及北美发病率高，女性多于男性，儿童期移民可能降低患病风险。疾病最常侵犯的部位是脑室周围的白质、视神经、脊髓的传导束、脑干和小脑等处。其中眼部可有眼球震颤、复视或视力减退等症状，累及视神经多遗留不同程度的视神经萎缩。尽管复杂的基因 – 环境相互作用几乎可以肯定起着重要的作用，但MS 的潜在病因和背后的发病机制仍然不清楚。血清维生素 D 水平降低、吸烟、儿童肥胖和 EB 病毒感染可能在疾病的发展中发挥作用。MS 的治疗包括急性期治疗、疾病修饰治疗和对症治疗，急性期首选激素大剂量短疗程冲击治疗，我国食品药品监督管理总局批准上市的疾病修饰治疗药物有 β – 干扰素、特立氟胺和芬戈莫德。但由于费用昂贵、副作用多或给药途径的不便利，患者大多数难以长期接受，尤其对于疾病复发及急性期带来的肢体或者眼部损伤尚无明显有临床证据支持的疗法，针对缓解期 MS 伴发的视神经萎缩更无明确有效的药物或物理疗法。

MS 在中医学中属于不同病证的范畴，如以视力障碍为主者，相当于"视瞻昏渺"；视神经萎缩失明者，相当于"青盲"范畴。以肢体无力或瘫痪为主者，相当于"痿"病。该病病位在"奇恒之腑"的脑髓，脑髓虚损为其主要辨证特征，治疗过程中紧抓"病证结合""个体化诊疗"两个原则，帮助患者改善视功能及全身症状，提高病患的生活质量及战胜疾病的信心。

【病因病理】

（一）中医病因病机

根据患者起病诱因及临床表现特征，MS 多由内因（遗传因素、儿童期肥胖）、外因（外伤、病毒感染等）及环境因素（气候、工作压力过大）等协同致病。该病病位在"奇恒之腑"的脑髓，脑髓虚损为其主要辨证特征，其发病与肾、肝、脾多脏功能失调密切相关。正虚为本，邪实为标，本虚标实之病证，本虚以肾精不足，肝肾阴虚，脾肾阳虚，气血亏虚为主；标实则以风、寒、湿、热、痰、瘀常见。正邪交争，正胜缓解，邪胜则复，缓解复发，缠绵反复，病势渐进。年龄、发病季节及地理环境等对本病的发生发展均会产生影响。核心病机为先天禀赋不足或后天过劳所致的肾精亏虚。

（二）西医病理改变

1. 危险因素

MS 的相关研究显示可能是一些携带遗传易感基因的人群在后天病毒（如 EB 病毒）感染、吸烟、缺乏阳光照射、低维生素 D 水平及儿童期肥胖等因素刺激下，引发对中枢神经系统的异常自身免疫应答而致病。

2. 发病机制

典型的 MS 病理表现为局灶性炎症、髓鞘脱失、轴突及神经元损伤、胶质细胞增生，病理形态为局灶性斑片状，急性期表现为星形胶质细胞和小胶质细胞活化以及少突胶质细胞凋亡，静脉血管周围可见炎症细胞呈袖套状浸润，慢性期炎症改变被胶质细胞增生替代。MS 的具体发病机制尚未得到阐明，但免疫发病机制是到目前为止研究最多、被广泛认可的 MS 发病机制。无论是先天遗传因素，还是后天的感染、维生素缺乏、吸烟等因素，大多通过调节免疫、激活免疫细胞或上调血脑屏障（blood brain barrier，BBB）通透性等方式影响 MS 的发生发展。常见的免疫病理过程包括如下几个方面：

（1）外周免疫细胞被激活：CNS 特异性抗原的来源有两种假设，一种是初始病变发生在 CNS 内部，在促炎环境下产生抗原，通过淋巴组织引流和抗原呈递细胞的主动转运，引发了 CNS 的异常免疫反应。另一种假说是初始病变发生在外周，例如病原体感染，通过分子模拟机制，透过 BBB 在 CNS 引起异常免疫反应。

（2）活化的免疫细胞向 CNS 浸润：BBB 结构的存在往往使得 CNS 被认为是相对的免疫豁免区，但鉴于发现的 MS 患者白质脱髓鞘病灶内有单核巨噬细胞、淋巴细胞等细胞浸润的证据，因此活化的免疫细胞如何通过 BBB 进入 CNS 是 MS 发病的重要环节。常见的途径包括血管内皮细胞异常表达选择素、黏附分子和配体表达或增多、基质金属蛋白酶（matrix metalloproteinase，MMP）降解血管壁的胶原成分等。

（3）炎性脱髓鞘及轴索损伤：被激活的免疫细胞、炎性细胞因子、免疫球蛋白和补体进入 CNS 影响微环境，通过直接或间接方式引起脱髓鞘及轴索损伤。

【临床表现】

（一）症状

MS 的症状表型常由其 CNS 发病部位决定，包括急性或亚急性视力下降、复视、肢体感觉及运动障碍、共济失调、膀胱或直肠功能障碍等。症状持续时间多大于 1 天，复发缓解型常在 2~4 周内趋于稳定。流行病学证据表明约 25% 的患者以单眼视神经炎为首发症状，大约 70% 的患者在长期病程中会出现视力障碍，主要表现为中央暗点导致的单眼部分或全部视力丧失、色盲、眼球运动引起的眶内疼痛。

（二）眼部检查

1. 瞳孔对光反射

可表现为单眼（或不对称）的相对性传入性瞳孔障碍（relative afferent pupillary

disorder，RAPD）。

2. 眼底

一般视网膜和黄斑区正常（无出血及渗出等）；视盘可正常（2/3 的病例，球后视神经炎）或水肿（1/3 的病例）；视盘苍白多见于发作后 4~6 周或既往有视神经炎的发作。

3. 视野

常出现中心或旁中心暗点，Humphrey 视野检查出现弥漫性敏感性降低。

4. 色觉

多数患者出现色觉功能障碍。

5. 光学相干断层扫描

可见视网膜神经纤维层水肿（急性期）或变薄、萎缩（缓解期），神经节细胞计数降低等。

6. 视神经 MRI

在常规 MRI 表现为视神经鞘膜增厚，急性期 T2WI 病变呈高信号，增强扫描可见强化。

7. 视觉诱发电位

多表现为 P100 波潜伏期延长和振幅降低。

（三）辅助检查

1. 脑脊液检查

脑脊液检查为 MS 诊断提供重要依据。

（1）CSF 单个核细胞（mononuclear cell，MNC）数：轻度增高或正常，通常不超过 $50 \times 10^6/L$，超过此数值应考虑其他疾病而非 MS；约 40% MS 病例 CSF 蛋白轻度增高。

（2）IgG 鞘内合成检测：包括 CSF-IgG 指数（定量指标）和 CSF-IgG 寡克隆带（OB，定性指标，该值可达 95% 以上），一般 CSF 中存在 OB 而血清缺如才支持 MS 诊断。

2. 脑干听觉诱发电位和体感诱发电位

50%~90% 的 MS 患者可有一项或多项异常。

3. 脑部 MRI 检查

病灶多分布于大脑半球的侧脑室、深部脑白质、脑干以及小脑等，多数呈现类圆形或斑片状，早期 T2WI 呈现高信号，T1WI 呈现稍低信号或者等信号，边界不清，形态尚规则。后期 T2WI 信号增强，T1WI 的信号影降低，提示轴索破坏。

（四）诊断、分型与鉴别诊断

1. 诊断与分型

MS 的诊断需以客观的病史和临床体征为基本依据，并充分结合 MRI，视觉、听觉和体感的诱发电位，以及脑脊液寡克隆区带或 IgG 指数，寻找空间多发和时间多发的证据，同时排除视神经脊髓炎谱系疾病、多发腔隙性脑梗死、急性播散性脑脊髓炎、中枢神经系统血管炎、常染色体显性遗传病合并皮质下梗死和白质脑病（CADASIL）、系统性红斑狼疮、干燥综合征、神经白塞病等其他疾病。

（1）成人MS：推荐使用2017年版McDonld诊断标准，适合典型MS的发作诊断。

（2）儿童MS：儿童MS中95%为复发缓解型MS（relapsing-remitting multiple sclerosis，RRMS），80%与成人MS特点相似，其MRI相关空间多发、时间多发标准同样适用；但15%～20%的儿童MS，尤其是小于11岁的患儿，疾病首次发作类似于急性脑病或急性播散性脑脊髓炎过程，所有MS患儿中10%～15%可有长节段脊髓炎的表现，推荐对患儿进行动态MRI随访，当观察到新的、非急性播散性脑脊髓炎样发作方可诊断MS。髓鞘少突胶质细胞糖蛋白（myelin oligodendrocyte glycoprotein，MOG）抗体在儿童MS检出率高于成人MS。

（3）临床孤立综合征（clinically isolated syndrome，CIS）：CIS系指由单次发作的CNS炎性脱髓鞘事件组成的临床综合征。临床上既可表现为孤立的视神经炎、脑干脑炎、脊髓炎或某个解剖部位受累后导致的临床事件，亦可出现多部位同时受累的复合临床表现。其常见的临床表现有视力下降、肢体麻木、肢体无力、尿便障碍等；病变表现为时间上的孤立，并且临床症状持续24小时以上。

（4）放射学孤立综合征（radiological isolation syndrome，RIS）：患者无神经系统表现或其他明确解释，MRI中出现强烈提示MS的表现时，可考虑为RIS。目前多数专家认为，需要临床受累才能诊断MS，而一旦发生典型RIS，既往时间和空间多发性的MRI证据即能够支持MS的诊断。大约1/3的RIS患者发病后5年内能够诊断MS，通常为RRMS。

2.鉴别诊断

对于早期的MS，尤其应注意与其他临床及影像上同样具有时间多发和空间多发特点的疾病进行鉴别，包括视神经脊髓炎、脑血管性疾病、感染性疾病（莱姆病）及肿瘤性疾病等，尽可能完善实验室及其他相关辅助检查，如水通道蛋白4抗体、其他自身免疫相关抗体筛查，排除其他疾病可能，切忌仅凭脑室周围多发长T_2信号就片面做出MS诊断。

【治疗】

（一）治疗原则

MS治疗的目的主要是抑制炎性脱髓鞘病变进展，防止急性期病变恶化及缓解期复发，晚期采取对症和支持疗法，减轻神经功能障碍带来的痛苦。

（二）辨证论治

MS的临床表型复杂多样，辨证论治尚无统一的标准，多根据患者的发病表型及四诊合参辨证论治，常见分型如下：

1.肝肾阴虚证

主症：头晕耳鸣，视物不清，腰膝酸软，五心烦热，口干咽燥，语言不利，四肢麻木不仁，痿软无力，走路不稳，或痿软不用、瘫痪。舌质红或暗红，苔少而干，脉细或弦细。

治法：滋补肝肾，填精补髓。

主方：左归丸加减。

常用药：熟地黄、枸杞子、山药、山茱萸、菟丝子、川牛膝、生地黄、山药、茯苓、五味子。

临证思考：肾藏精，肝藏血，精血相生，肝肾同源。肝主筋，肾主骨，阴津亏乏，筋骨失养，则痿软无力；肝开窍于目，肝阴虚亏，目失阴精滋养，则目不明；左归丸滋补肝肾、填精补髓，临证注意随证加减。

2. 脾肾阳虚证

主症：头晕，视物不清，或有复视，四肢欠温，双下肢无力，步态不稳，甚至痿弱不用，小便频数或失禁，大便稀溏，舌体胖大，舌质淡或淡暗，苔薄白，脉沉细尺脉弱。

治法：补益脾肾，温阳通络。

主方：二仙汤合右归饮加减。

常用药：淫羊藿、杜仲、川续断、制附子、熟地黄、枸杞子、山药、巴戟天、当归、知母、黄柏。

临证思考：肾阳虚损，卫外不固，则极易感受风、寒、湿邪之外袭；"清阳实四肢"，脾阳受损，运化失职，清阳不升，气血生化乏源，气血不荣，四肢、肌肉则软弱无力，甚至痿弱不用而瘫痪。甚则手足厥冷、下利清谷、精神萎靡不振、步履不稳等。二仙汤合右归饮重在补益脾肾之阳，恢复机体"动力源泉"。

3. 气虚血瘀证

主症：头晕眼花，视力下降，甚至失明，四肢麻木不仁，肢软乏力，甚至痿弱不用，口唇暗淡，舌质暗或有瘀点瘀斑，脉细涩无力。

治法：益气活血，化瘀通络。

主方：补阳还五汤加味。

常用药：黄芪、赤芍、川芎、桃仁、红花、当归尾、地龙、牛膝、制首乌。

临证思考：MS者，多肢体瘫软，懈怠安卧，久卧伤气；气行则血行，气为血之帅。气日渐衰，无力帅血而行，血脉瘀阻，或久病入络，气虚血瘀，脉络瘀阻，气血不畅，脑髓、肌肉、筋骨失气血濡养，则脑转耳鸣，目无所见，肢体痿软无力，甚则瘫痪不用等。治疗上补阳还五汤重在益气活血、化瘀通络。本方特点是重在补气，兼有活血，气旺则血行，活血而不伤正，共奏益气活血通络之功。

4. 阴阳俱虚，血瘀痰凝证

主症：眼症同前，兼见神疲乏力、五心烦热、失眠健忘、腰酸肢冷、阳痿早泄、下肢浮肿、大便胶结，唇舌紫暗，脉沉细。

治法：阴阳并补，化痰祛瘀。

主方：地黄饮子合二陈汤加减。

常用药：熟地黄、巴戟天、山茱萸、石斛、肉苁蓉、附子、五味子、桂枝、白茯苓、麦冬、菖蒲、远志、浙贝母、法半夏、陈皮、三七粉。

临证思考：MS晚期，久病及里，气血阴阳俱伤，气血凝滞于脉络，致阴阳俱虚，血瘀痰凝，治疗上地黄饮子合二陈汤阴阳并补，化痰祛瘀。本方重在温补阴阳，兼有健脾益气化痰之效，使得气旺统领血行。

（三）中成药及中药制剂

1. 肝肾阴虚证

（1）明目地黄丸：口服。每次 10 粒，每日 3 次。

（2）六味地黄丸：口服。水丸每次 5g，水蜜丸每次 6g，小蜜丸每次 9g，大蜜丸每次 1 丸，每日 2 次。

2. 脾肾阳虚证

知柏地黄丸：口服。水丸每次 5g，水蜜丸每次 6g，小蜜丸每次 9g，大蜜丸每次 1 丸，每日 2 次。

3. 气虚血瘀证

和血明目片：口服，每次 5 片，每日 3 次。

4. 阴阳俱虚证

补天大造丸：口服。水丸每次 5g，水蜜丸每次 6g，小蜜丸每次 9g，大蜜丸每次 1 丸，每日 2 次。

（四）其他治法

1. 针刺 + 电针治疗

针刺患侧睛明、球后、阳白、攒竹，双侧合谷、外关、太阳、风池、百会、四神聪等，不提插捻转，合谷及外关穴接电针，疏密波，留针 15~20 分钟。

2. 穴位注射

复方樟柳碱注射液，患侧颞浅动脉旁注射，2mL，每日 1 次，14 次为 1 个疗程。

【验案举例】

案一：王某，女，42 岁。首诊时间：2015 年 9 月 24 日。

主诉：双眼视物闪光感，伴有下肢乏力 6 年。

现病史：患者 6 年前无明显诱因出现眼前视物闪光感，伴有双下肢乏力，头颅 MRI 提示双侧脑室旁、白质多发长 T1、长 T2 病灶，颈椎 MRI（非急性期）可见颈 4 小于 1 节长 T2 病灶（病历记录），曾反复使用甲强龙、醋酸泼尼松等药物治疗。患者外院诊疗告知视神经萎缩无法治疗，为尝试中医药及针刺治疗就诊于我科。刻下症：视物模糊，眼前闪光感，下肢乏力，眠可纳可，二便也未见明显异常，舌红少苔，脉细涩。

专科检查：视力：右眼 0.8，左眼 0.4。眼压：右眼 13.7mmHg，左眼 15.8mmHg。双前节（－），双晶体皮质轻度混浊，眼底（原瞳）：双视盘边清色淡，视网膜血管大致正常，黄斑中心凹反光可见。视野检查提示双眼可见周边视野向心性缺损（图 8-1、图 8-2）。

既往史：2012 年发现红细胞及白细胞数持续下降，于外院诊断为骨髓增生异常综合征。

诊断：西医诊断：双眼视神经萎缩；双眼老年性白内障（初发期）；多发性硬化；骨髓增生异常综合征。

中医诊断：双眼视瞻昏渺。

辨证：肝肾阴虚，气血不足。

西医治则：免疫修饰治疗，预防疾病复发。

中医治则：滋补肝肾，补益气血，益气升阳。

处方：（1）中药口服：生黄芪40g，当归30g，升麻10g，太子参15g，红景天12g，女贞子10g，川芎10g，牛膝10g，枳壳10g，柴胡10g，淫羊藿10g，山药10g，白术10g，赤芍10g，白芍10g，菊花3g。14剂，水煎服，每日1剂，每日2次。

（2）针刺+电针：主穴取睛明、球后等；配穴取风池、百会等。1天1次，每次留针20分钟。

复诊（2015年9月29日）：患者诉视物较前清晰，双下肢乏力改善。查视力：右眼 1.0^{-2}，左眼0.5。查视野提示双眼较前明显改善（图8-3、图8-4）。处理：继续目前中药及针刺治疗。

复诊（2015年11月9日）：复查视野提示双眼较前再次改善（图8-5、图8-6）。视力：右眼 1.0^{-2}，左眼0.5。患者后续间断来我科门诊诊疗，目前视功能稳定，MS也未复发。

案二：李某，女，23岁。首诊时间：2016年1月14日。

主诉：左眼视力突然下降2个月。

现病史：2个月前患者无明显诱因出现左眼视力突然下降至无光感，不伴有眼痛等症状。于当地医院诊断为"视神经炎？""多发性硬化？"，给予甲强龙1g静点5天，视力恢复至光感。后于北京某医院诊断为多发性硬化，给予甲强龙1g静点3天，症状无明显好转，改为口服泼尼松60mg，每日1次，1周，逐渐减量。现服用泼尼松25mg，每日1次。患者从病友处打听到，我科针刺及中药治疗该类疾病视神经萎缩的疗效较好，为求进一步治疗就诊于我科。既往体健。刻下症：左眼视物模糊，纳可，眠可，二便可，舌红少苔，脉细。

专科检查：视力：右眼1.2，左眼FC/20cm。眼压：右眼11.5mmHg，左眼14.7mmHg。双眼角膜清，前房中深，左眼直接对光反射迟钝，间接对光反射灵敏，RAPD（+），双晶体及玻璃体透亮。眼底（原瞳）：右眼未见明显异常；左眼视盘颞侧淡，边界清，C/D约0.3，血管走行可，无出血、渗出等，黄斑中心凹反光可见。视野提示全象限缺损（图8-7）。

诊断：西医诊断：左眼视神经萎缩；多发性硬化；骨髓增生异常综合征。

中医诊断：视瞻昏渺。

辨证：肝肾阴虚，气血不足。

西医治则：免疫修饰治疗，预防疾病复发。

中医治则：滋补肝肾，补益气血，益气升阳。

处方：（1）中药口服：炙黄芪30g，葛根10g，当归20g，红景天10g，淫羊藿

10g，枳壳 10g，柴胡 10g，生地黄 20g，熟地黄 20g，苍术 10g，白术 10g，赤芍 10g，白芍 10g，菊花 3g。14 剂，水煎服，每日 1 剂，每日 2 次。

（2）针刺 + 电针：主穴取睛明、球后、阳白等；配穴取肝俞、肾俞、百会、四神聪等。1 天 1 次，每次留针 20 分钟。

复诊（2016 年 1 月 21 日）：患者诉视物较前清晰，查矫正视力：右眼 1.2，左眼 FC/50cm。查视野提示较前明显改善（图 8-8）。处理：继续目前中药及针刺治疗。

复诊（2016 年 3 月 24 日）：患者诉视物较前清晰，查 BCVA：右眼 1.2，左眼 0.02。复查视野提示较前再次改善（图 8-9）。

【现代研究】

（一）临床研究

1. 中药复方

樊永平等的一项回顾性研究表明，中医辨证治疗可降低 RRMS 患者的复发。结果表明 59 例患者服用中药时间为 1~7 年，患者治疗前年复发率为（0.83±0.70）次 / 年，治疗后年复发率平均为（0.20±0.29）次 / 年，治疗后年复发率较治疗前明显减少（$P<0.01$）。随服药时间的延长，年复发率呈下降趋势，但治疗后年复发率与其服药时间未显示相关性（r=−0.24，$P>0.05$）。

周德生等人探讨 MS 中医基本证候的分布情况，为其辨证分型标准的最终确立做有益的尝试。结论显示 MS 病位在经络，病性为瘀血、湿热、阴虚、风痰、气血两虚，体倦乏力、神疲懒言、肢体无力、眩晕、肢麻沉重等为 MS 的主要证候特征。

郑绍周强调分期论治，将 MS 分为急性发作期、慢性进展期和缓解期。急性发作期治以清热解毒、祛风除湿为主，慢性进展期多以健脾益气、化痰活瘀为治则；缓解期则治以滋补肝肾健脾、理气填精生髓之法。

邓铁涛从本虚标实论治。正虚以气血亏虚为主，善用四君子汤或黄芪桂枝五物汤，重用党参（或太子参）、黄芪等药，加何首乌、枸杞子、鸡血藤、黄精。邪实主要以风、湿、痰、瘀为主。风湿阻络见于急性期，主张治以祛风、通络、除湿。久病入络，缠绵日久，痰瘀互结，气滞血瘀，治以祛痰、活血、化瘀通络为主。善用温胆汤合桃红四物汤加丹参、郁金、三七等。

陈亦人认为"久病多瘀，久病多痰"，根据病程选活血化瘀药，同时注重化痰、除湿、通络，有热者多用木瓜、黄柏、薏苡仁等，偏寒者多用苍术。

2. 中成药

樊永平等的一项研究中针对体质较瘦属于肝肾阴虚 RRMS 患者在西医常规治疗的基础上加用补肾益髓胶囊，治疗 3 个月。临床显效率显著升高，可缓解患者的临床症状并提高生活质量。

3. 针灸、推拿

李明哲等将 120 例脊髓损伤患者分为观察组和对照组，各 60 例，对照组采用单唾液酸四己糖神经节苷酯钠加康复和电针治疗，疗程均为 12 周。治疗前后对比，电针有利于神经营养因子的表达，能改善症状，以促进神经功能恢复。

李康宁将 21 例 RRMS 患者随机分成针刺组与对照组。针刺组 11 例选取足三里、三阴交、百会针刺治疗，对照组 10 例偏离上述穴位浅刺。针刺组和对照组针刺前后对比分析，针刺可以有效缓解复发缓解期 MS 患者的疲劳症状，提高患者的生活质量，且安全可靠，针刺可能通过降低外周血 IL-6 起到缓解疲劳的作用。

白振华等运用推拿点穴、捏脊及耳穴针刺治疗痿证可收到显著疗效。治疗结果为痊愈 23 例，显效 6 例，有效 2 例。电针既对脊髓损伤起到很好的保护效应，还可避免长期服用西药治疗的副作用。

（二）实验研究

1. 复方研究

刘建春等探讨补阳还五汤（BYHWD）对实验性自身免疫性脑脊髓炎（EAE）在发病潜伏期、高峰期和缓解期的 BBB 保护的机制。结论：补阳还五汤可以通过上调脊髓和脑内细胞紧密连接蛋白 Occludin、ZO-1 的表达，发挥血脑屏障（BBB）完整性的保护，从而发挥神经保护的作用。

高颖等研究 p38 丝裂原活化蛋白激酶（p38MAPK）信号转导通路在实验 EAE 发病中的作用，观察中药复方益肾达络饮干预 EAE 的疗效，探讨益肾达络饮治疗 EAE 的作用机制。结论：p38MAPK 介导的炎性级联反应是 EAE 小鼠 CNS 炎性浸润，轴索损伤的重要原因；益肾达络饮能降低 EAE 的复发率，有效改善 EAE 小鼠神经功能损伤；中药益肾达络饮干预 EAE 的作用机制与对 p38MAPK 信号通路的调节密切相关。

樊永平等观察二黄方对 EAE 模型大鼠外周血 NK 细胞和细胞因子的影响。结论：二黄方和激素均可明显改善 EAE 大鼠临床症状，二黄方可能通过调节 NK 细胞、IL-6 发挥治疗作用。激素可能通过调节 NK 细胞、IL-18 和 IFN-γ 来治疗 EAE。

2. 中药单体或中成药研究

张晓雪观察补肾益气活血胶囊对 EAE 动物模型的治疗效果，初步探讨其作用机制。结果：大剂量补肾益气活血胶囊可抑制和延缓 EAE 大鼠发病，并能减轻病情，抑制脑和脊髓的炎症反应和脱髓鞘改变，抑制血清 IL-2 的活性，与模型组比较，有极显著差异（$P<0.01$）。结论：补肾益气活血胶囊对 EAE 有确切疗效，与调节免疫功能有关。

李康宁等观察二黄胶囊对 EAE 模型大鼠的保护和治疗作用。结论提示二黄胶囊对 EAE 大鼠的体质量、动物发病情况和脑、脊髓病理改变具有明显改善作用。

任应国等观察不同浓度黄芩苷（baicalin）对 EAE 小鼠模型的作用，并研究其初步机制。结论：黄芩苷可通过抑制线粒体内源性凋亡途径抑制细胞凋亡，保护线粒体，提高实验性自身免疫脑脊髓炎小鼠神经功能，为预防疾病提供了实验理论依据。

黄蕾等观察牛蒡子苷元（ATG）对 EAE 的治疗作用，并探讨其机制。结论提示 ATG 对大鼠 EAE 有治疗作用，机制可能与降低 NLRP3/ASC/Caspase-1 炎症体通路介导的神经炎症，活化 Nrf2/HO-1 信号通路介导的抗氧化作用有关。

【述评与体会】

多发性硬化引发的视神经萎缩属于中医学中的"视瞻昏渺""暴盲"等范畴。该病病位在"奇恒之腑"的脑髓，脑髓虚损为其主要辨证特征，其发病与肾、肝、脾多脏功能失调密切相关。正虚为本，邪实为标，本虚标实之病证，本虚以肾精不足、肝肾阴虚、脾肾阳虚、气血亏虚为主；标实则以风、寒、湿、热、痰、瘀常见。正邪交争，正胜缓解，邪胜则复，缓解复发，缠绵反复，病势渐进。治疗过程中要秉持"病证结合""个体化治疗""中西医结合"三个原则。总体上实现发作期控制病情，缩短急性发作时间；缓解期调节机体免疫状态，减少复发，从而减少或减轻不可逆的神经功能损害，降低遗留病残；减少激素用量和减轻激素治疗的不良反应，帮助撤减激素；改善患者的生活质量等作用。在视神经萎缩诊治过程中，要辨病与辨证相结合，体现中医异病同治思想，长期视神经萎缩眼底如同一块干枯的土地，中药如同"灌溉"以改善血流速度，再用针刺如同"翻土"以刺激尚未完全闭锁的视神经，加用神经营养剂如同"施肥"，给这部分视神经以给养，"唤醒"一般情况下"闲置"的神经细胞起到代偿作用。

第二节　视神经脊髓炎

视神经脊髓炎（neuromyelitis optica，NMO），又称 Devic 病，属于神经眼科交叉性的临床罕见病之一，目前认为是抗水通道蛋白-4 抗体（Aquaporin-4 immunoglobulin G，AQP4-IgG）介导、体液免疫主导、多种免疫细胞和因子参与的 CNS 罕见的致残性自身免疫性炎性、星形胶质细胞病，以视神经炎和急性横贯性脊髓炎为典型临床表现，特别是与 NMO 相关的特发性视神经炎称为 NMO 相关视神经炎（NMO-ON），眼科就诊时视力多剧降甚至无光感而失明，后期也多遗留视神经萎缩，具有较高的致盲率。传统的 NMO 被认为是特发于视神经和脊髓的病变，随着对该病的不断认识，该病的疾病谱已扩展至延髓、大脑、间脑、脑干等区域，故该类疾病现在统称为视神经脊髓炎谱系疾病（neuromyelitis optic spectrum disease，NMOSD）。80%~90% 的 NMO 患者多为复发病程，遗留很大的神经功能的损害，因此 NMO 的治疗主要分为急性期和缓解期治疗。NMO 急性期以抑制炎症为主，以激素、血浆置换及免疫球蛋白注射治疗为主，最大程度减少神经功能的损害，缓解期主要以免疫抑制剂或生物制剂等长期使用预防再次发作，降低复发率为主。但诊疗过程中还是会遇到一些对于患者生活及身心有较大影响且目前西医疗法无明显干预手段的问题，如很多患者控制了病情，但遗留视神经萎缩，视力下降不可恢复；患者全身伴有的手足麻木、痛性痉挛、肢体无力、汗出、下肢怕冷或沉重等症状，也令患者十分痛苦。

中医对 NMO 的认识较晚，中医古籍当中未发现与之完全对应的中医病名，但整体上该病归属于中医学中"视瞻昏渺""暴盲""痿证"等范畴。NMO 的中医病因病机复杂，目前尚需要进行完善，但是大部分是先天禀赋不足，后天失养，或者长期使用激素、免疫抑制剂等药物治疗导致脾肾阳虚、阴虚火旺、气血不足、肝肾亏虚所致。

我们在诊疗过程中，根据患者的体质和症状制定了个体化中西医调理方案，总结出目前中医药在 NMO 治疗的两大优势，一是中药结合针刺改善 NMO 相关的视神经萎缩患者视功能；二是利用霉酚酸酯药物浓度监测结合中药，实现更精准化中西医协同治疗，使很多患者或改善了症状，或提高机体免疫力，或降低了再复发频率。很多患者在这个门诊不仅疾病得到控制，而且建立了战胜疾病的信心、调整了心态。

【病因病理】

（一）中医病因病机

NMO 与 MS 发病原因相似，均涉及六淫、七情、劳倦等因素，病机多由五脏气偏，功能失调，关键病机在于肾中精气亏虚，或兼痰夹瘀。特别对于缓解期的 NMO 患者，以虚为主，多为久病劳伤，致肝肾两亏，精虚血少，目系失养；精血不能滋荣目窍，充填脑髓，则伴头晕耳鸣、腰酸遗精等肾阴不足证候，重在补益肝肾、化痰活血。

（二）西医病理改变

与 MS 相比，NMO 被更准确地认为是一种星形细胞病变，而不是一种原发性炎性脱髓鞘疾病。对动物和人类的研究表明，外周产生的 AQP4-IgG 自身抗体进入中枢神经系统，结合星形胶质细胞足突，诱导补体介导的细胞损伤、粒细胞浸润和星形胶质细胞死亡。星形胶质细胞死亡导致继发性少突胶质细胞死亡、脱髓鞘，并最终导致神经元细胞死亡。

【临床表现】

（一）症状

NMO 多发于 20~40 岁青年女性（男女比约 1∶8），具有 6 组核心症状表现群，分别为：

1. 视神经炎

可为单眼、双眼同时或相继发病。多起病急，进展迅速。视力多显著下降，甚至失明，多伴有眼痛，也可发生严重视野缺损。部分病例治疗效果不佳，残余视力 <0.1。

2. 急性脊髓炎

多起病急、症状重，急性期多表现为严重的截瘫或四肢瘫，尿便障碍，脊髓损害平面常伴有根性疼痛或 Lhermitte 征，高颈髓病变严重者可累及呼吸肌导致呼吸衰竭。恢复期较易发生阵发性痛性或非痛性痉挛、长时期瘙痒、顽固性疼痛等。

3. 延髓最后区综合征

可为单一首发症状。表现为顽固性呃逆、恶心、呕吐，不能用其他原因解释。

4. 急性脑干综合征

头晕、复视、共济失调等，部分病变无明显临床表现。

5. 急性间脑综合征

嗜睡、发作性睡病样表现、低钠血症、体温调节异常等。部分病变无明显临床表现。

6. 大脑综合征

意识水平下降、认知语言等高级皮层功能减退、头痛等，部分病变无明显临床表现。

（二）眼部检查

1. 瞳孔对光反射

可表现为单眼（或不对称）的相对性传入性瞳孔障碍（relative afferent pupillary disorder，RAPD）。

2. 眼底

一般视网膜和黄斑区正常（无出血及渗出等）；视盘可正常（2/3 的病例，球后视神经炎）或水肿（1/3 的病例）；视盘苍白多见于发作后 4~6 周或既往有视神经炎的发作。

3. 视野

常出现中心或旁中心暗点，Humphrey 视野检查出现弥漫性敏感性降低。

4. 色觉

多数患者出现色觉功能障碍。

5. 光学相干断层扫描

可见视网膜神经纤维层水肿（急性期）或变薄、萎缩（缓解期），神经节细胞计数降低等。

6. 视神经 MRI

更易累及视神经后段及视交叉，病变节段可大于 1 / 2 视神经长度。急性期可表现为视神经增粗、强化，部分伴有视神经鞘强化等。慢性期可以表现为视神经萎缩，形成双轨征。

7. 视觉诱发电位

多表现为 P100 波潜伏期延长和振幅降低，严重者引不出反应。

（三）辅助检查

1. 脑脊液（CSF）

多数患者急性期 CSF 白细胞 $>10 \times 10^6$/ L，约 1/3 患者急性期 CSF 白细胞 $>50 \times 10^6$/ L，但很少超过 500×10^6/ L。部分患者 CSF 中性粒细胞增高，甚至可见嗜酸粒细胞；CSF 寡克隆区带（O B）阳性率 <20%，CSF 蛋白多明显增高，可大于 1g/L。

2. 血清及 CSF 的 AQP4–IgG 及 MOG 抗体

AQP4–IgG 是 NMO 特有的高度特异性生物标志物。目前检测方法众多，公认的特异度和灵敏度均较高的方法有细胞转染免疫荧光法及流式细胞法，其特异度高达 90% 以上，敏感度高达 70%。近些年来研究显示血清学 AQP4–IgG 阴性的 NMO 患者合并 MOG 抗体阳性，因此对于怀疑 NMO 的患者 MOG 抗体的检测是必要的。

3. 血清其他自身免疫抗体检测

近 50% NMO 患者合并其他自身免疫抗体阳性，如血清抗核抗体（ANAs）、抗 SSA 抗体、抗 SSB 抗体、抗甲状腺抗体等。合并上述抗体阳性者更倾向于支持 NMO

的诊断。

4. 脊髓 MRI

纵向延伸的脊髓长节段横贯性损害（往往超过 3 个椎体节段以上）是 NMO 最具特征性的影像表现，少数病例可纵贯全脊髓，颈髓病变可向上与延髓最后区病变相连。轴位病变多累及中央灰质和部分白质，呈圆形或 H 型，脊髓后索易受累。急性期，多呈现长 T1 长 T2 表现，增强后部分呈亮斑样或斑片样、线样强化，相应脊膜亦可强化。慢性恢复期：可见脊髓萎缩、空洞，长节段病变可转变为间断、不连续长 T2 信号。

5. 脑部 MRI

延髓区背侧为主，主要累及最后区域，呈片状或线状长 T2 信号，可与颈髓病变相连；脑干主要累及脑干背盖部、四脑室周边、弥漫性病变；间脑可见位于丘脑、下丘脑、三脑室周边弥漫性病变；大脑不符合典型 MS 影像特征，幕上部分病变体积较大，呈弥漫云雾状，无边界，通常不强化。可以出现散在点状、泼墨状病变。胼胝体病变多较为弥漫，纵向可大于 1/2 胼胝体长度。部分病变可沿基底节、内囊后肢、大脑脚锥体束走行，呈长 T2、高 Flair 信号。小部分病变亦可表现为类急性播散性脑脊髓炎、肿瘤样脱髓鞘或可逆性后部脑病样特征。

（四）诊断与分期

NMO 的诊断原则：以病史、核心临床症状及影像特征为诊断基本依据，以 AQP4-IgG 作为诊断分层（AQP4-IgG 阳性和阴性），并参考其他亚临床及免疫学证据做出诊断，还需排除其他疾病可能。主要依据 2015 年国际 NMO 诊断小组（IPND）制定的 NMOSD 诊断标准。

1. AQP4-IgG 阳性的 NMOSD 诊断标准

至少 1 项核心临床特征；用可靠的方法检测 AQP4-IgG 阳性（推荐 CBA 法）；排除其他诊断。

2. AQP4-IgG 阴性或 AQP4-IgG 未知状态的 NMOSD 诊断标准

（1）在 1 次或多次临床发作中，至少 2 项核心临床特征并满足下列全部条件：①至少 1 项临床核心特征为 ON、急性 LETM 或延髓最后区综合征；②空间多发（2 个或以上不同的临床核心特征）；③满足 MRI 附加条件。用可靠的方法检测 AQP4-IgG 阴性或未检测。

（2）排除其他诊断。

3. 核心临床特征

ON；急性脊髓炎；最后区综合征，无其他原因能解释的发作性呃逆、恶心、呕吐；其他脑干综合征；症状性发作性睡病、间脑综合征，脑 MRI 有 NMOSD 特征性间脑病变；大脑综合征伴有 NMOSD 特征性大脑病变。

4. AQP4-IgG 阴性或未知状态下的 NMOSD MRI 附加条件

（1）急性 ON：需脑 MRI 有下列之一表现：①脑 MRI 正常或仅有非特异性白质病变；②视神经长 T2 信号或 T1 增强信号 >1/2 视神经长度，或病变累及视交叉。

（2）急性脊髓炎：长脊髓病变 > 3 个连续椎体节段，或有脊髓炎病史的患者相应脊髓萎缩 > 3 个连续椎体节段。

（3）最后区综合征：延髓背侧 / 最后区病变。

（4）急性脑干综合征：脑干室管膜周围病变。

【治疗】

（一）治疗原则

NMOSD 治疗应该结合患者的经济条件和意愿，进行早期、合理治疗，主要分为急性期治疗、序贯治疗（免疫抑制治疗）、对症治疗和康复治疗。急性期治疗以减轻急性期症状、缩短病程、改善残疾程度和防治并发症为主；缓解期免疫抑制治疗为预防复发，减少神经功能障碍累积。对症治疗包括痛性痉挛、慢性疼痛、二便障碍、性功能障碍、认知障碍、肌张力过高等治疗；对伴有肢体、吞咽等功能障碍的患者，应早期在专业医生的指导下进行相应的功能康复训练。

（二）辨证论治

1. 肝肾阴虚证

主症：典型症状见前症，患者出现腰膝疼痛，手足心热，阵发烘热；视物成双，视力减退；盗汗，健忘，急躁易怒，颧红，舌红，少苔，脉细。

治法：补益肝肾。

主方：左归丸加减。

常用药：熟地黄、枸杞子、山药、山茱萸、菟丝子、川牛膝、生地黄、山药、茯苓、五味子。

临证思考：如有头晕加枸杞子、菊花，热象明显加知母、黄柏，视力减退、视物昏花可加女贞子、茺蔚子、青葙子、密蒙花等，肢体无力可加生黄芪，感觉障碍如肢体麻木、疼痛等症可加桃仁、红花、桂枝、桑枝、路路通、钩藤、僵蚕等，如阴虚动风，出现头晕、面部麻木等症，则需加用白蒺藜、沙苑子、菊花等祛风药。

2. 脾肾阳虚证

主症：头晕，视物不清，或有复视，四肢欠温，双下肢无力、步态不稳，甚至痿弱不用，小便频数或失禁，大便稀溏，舌体胖大，舌质淡或淡暗，苔薄白，脉沉细尺脉弱。

治法：补益脾肾，温阳通络。

主方：二仙汤合右归饮加减。

常用药：淫羊藿、杜仲、川续断、制附子、熟地黄、枸杞子、山药、巴戟天、当归、知母、黄柏。

临证思考：如见畏寒肢冷、腹中冷痛，可加制附子、干姜等，如见腹泻、下利清谷，可加补骨脂、肉豆蔻、五味子、吴茱萸等，如有小便不利、面肢浮肿，可加白术、泽泻、猪苓、茯苓等，如阳虚动风，出现肢体瞬动，可加僵蚕、全蝎、天麻、钩藤、蜈蚣、蝉蜕等祛风药。

3. 气虚血瘀证

主症：头晕眼花，视力下降，甚至失明，四肢麻木不仁，肢软乏力，甚至痿弱不用，口唇暗淡，舌质暗或有瘀点瘀斑，脉细涩无力。

治法：益气活血，化瘀通络。

主方：补阳还五汤加味。

常用药：黄芪、赤芍、川芎、桃仁、红花、当归、地龙、牛膝、制首乌。

临证思考：偏于上肢者，黄芪桂枝五物汤加减，偏于下肢则用黄芪赤风汤加减。如血瘀较重，症见明显的瘀点瘀斑，皮肤粗糙，肌肤甲错，月经愆期甚至闭经或局部针刺样疼痛，夜间加重，则需加强活血化瘀药物的运用。

4. 痰湿热瘀证

主症：视物成双，视力减退；肢体酸重痛，头蒙如裹，头晕目眩，呕吐，排尿无力，苔黄腻有瘀点或斑，脉滑或滑数。

治法：清热化痰，活血化瘀。

主方：温胆汤加减。

常用药：半夏、竹茹、枳实、陈皮、甘草、茯苓、苍术。

临证思考：如症见失眠多梦、舌红苔黄腻，可予黄连温胆汤加减；如见小便频数、舌红苔黄，可用四妙散加减；如大便干结不下、肢体麻木，可予升降散加减；如热盛动风，出现高热惊厥等，可予羚羊角面、生石决明、人工牛黄等；如出现头昏沉、健忘、舌强语謇等，可予菖蒲郁金汤加减。

（三）中成药及中药制剂

1. 肝肾阴虚证

（1）明目地黄丸：口服，每次 10 粒，每日 3 次。

（2）六味地黄丸：口服。水丸每次 5g，水蜜丸每次 6g，小蜜丸每次 9g，大蜜丸每次 1 丸，每日 2 次。

2. 脾肾阳虚证

知柏地黄丸：口服。水丸每次 5g，水蜜丸每次 6g，小蜜丸每次 9g，大蜜丸每次 1 丸，每日 2 次。

3. 气虚血瘀证

和血明目片：口服，每次 5 片，每日 3 次。

4. 痰湿热瘀证

四妙丸：口服。水丸每次 5g，水蜜丸每次 6g，小蜜丸每次 9g，大蜜丸每次 1 丸，每日 2 次。

（四）其他疗法

1. 针刺 + 电针治疗

针刺患侧睛明、球后、阳白、攒竹、双侧合谷、外关、太阳、风池、百会、四神聪等，不提插捻转，合谷及外关穴接电针，疏密波，留针 15~20 分钟。

2. 穴位注射

复方樟柳碱注射液，患侧颞浅动脉旁注射，2mL，每日 1 次，14 次为 1 个疗程。

3. 静脉滴注中药注射液

急性期可选用清开灵、醒脑静注射液等。

【验案举例】

案一：徐某，女，36 岁。首诊时间：2014 年 10 月 29 日。

主诉：右眼视力下降 9 年余，左眼视力下降伴高位截瘫 8 个月。

现病史：2005 年右眼突然性视力下降至无光感，左眼视力下降，当地医院初步诊断为"急性视神经炎"，给予激素冲击后，右视力未恢复，左视力恢复至 0.3。9 年中因病情无变化，未接受规律治疗。2014 年 3 月，左眼视力再次下降至无光感，伴有胸部以下截瘫，外院给予激素静点冲击治疗 2 周（具体不详），视力左眼仅可见眼前手动。但 1 个月后病情再次复发，左眼仅有光感。患病 8 个月后于 2014 年 10 月来我院就诊。刻下症：双眼视物不见，伴下肢瘫痪勉强能站立，肥胖体态，面色淡白，倦怠乏力等，舌质淡，苔薄，脉弱。

专科检查：视力：右眼 NLP，左眼 FC/ 眼前 30cm，双眼前节（-），双晶体透明。眼底：双眼视盘边清色苍白，双视网膜血管大致正常，黄斑区反光未见。视野左仅见颞下岛区（图 8-10）。水通道蛋白 -4 抗体（AQP4-IgG）阳性，脊柱 MRI 提示炎性脱髓鞘病变。

诊断：西医诊断：双眼视神经萎缩；视神经脊髓炎。

中医诊断：双眼视瞻昏渺。

辨证：脾肾阳虚，脉络瘀阻。

西医治则：免疫抑制治疗预防复发，减少神经功能障碍累积；积极对症和康复治疗。

中医治则：固肾补阳，通络蠲痹。

处方：（1）中药口服：炙黄芪 30g，当归 20g，熟附子 20g，桂枝 15g，女贞子 20g，鸡血藤 20g，肉苁蓉 20g，淫羊藿 15g，丹参 20g，川芎 10g，牛膝 10g，柴胡 10g，枳壳 10g，黄芩 10g，决明子 10g，白芍 10g，白术 10g。14 剂，水煎服，每日 1 剂，每日 2 次。

（2）醋酸泼尼松 60mg，日 1 次，顿服；硫唑嘌呤，50mg，每日 2 次。

（3）针刺 + 电针：睛明、球后、太阳、阳白、百会、四神聪、风池、皮质穴、合谷、外关。每天 1 次，留针 20 分钟，每周 5 次。

（4）复方樟柳碱注射液：颞浅动脉旁注射，双侧，每日 1 次。

复诊（2014 年 12 月 31 日）：西药、中药调方、针刺、穴位注射联合治疗 2 个月后，精神好转，自觉视力提高，饮食改善，复查视力右眼 NLP，左眼提高至 0.05，视野扩宽（图 8-11）。建议中药继服，西药维持，有条件则继续针刺治疗。

处方：炙黄芪 30g，当归 20g，丹参 20g，川芎 10g，牛膝 10g，黄芩 10g，淫羊藿 10g，肉苁蓉 20，柴胡 10g，枳壳 10g，石菖蒲 10g，五味子 15g，决明子 20g，山药 10g，苍术 10g，白术 10g。14 剂，水煎服，每日 1 剂，早晚服。

复诊（2015 年 6 月 24 日）：患者服用中药和西药继续治疗半年复诊，病情稳定。复查视力：左眼视力提高至 0.12，视野缺损减少（图 8-12），患者自觉视力明显提高，肢体无力明显减轻，行动较前改善。建议中药继服，西药维持，继续针刺治疗。

处方：炙黄芪 30g，当归 20g，桂枝 15g，玄参 15g，丹参 20g，川芎 10g，赤芍 10g，白芍 10g，柴胡 10g，茯苓 20g，白术 10g，黄芩 10g，石菖蒲 12g，五味子 15g，枳壳 10g。14 剂，水煎服，每日 1 剂，每日 2 次。

复诊（2015 年 9 月 24 日）：患者服用中药和西药继续治疗 3 个月后，病情好转，复查视力：右眼无光感，左眼视力提高至 0.3，视野缺损减少（图 8-13），双下肢活动自如，经过近 1 年的中西医协同治疗，视功能和肢体功能均明显改善。建议继续中药、西药及针刺巩固治疗，并定期复诊。

处方：生黄芪 40g，当归 20g，丹参 20g，川芎 10g，香附 10g，柴胡 10g，石菖蒲 10g，夏枯草 10g，红景天 15g，赤芍 10g，白芍 10g，五味子 10g，黄芩 10g，枳壳 10g，白术 10g。14 剂，水煎服，每日 1 剂，每日 2 次。

案二：白某，女，60 岁。首诊时间：2016 年 10 月 17 日。

主诉：双下肢瘫痪 31 年，双眼视力下降伴视物遮挡 10 余年。

现病史：1985 年发病，患者瘫痪，但无眼睛症状。患者 10 年前无明显诱因发现左眼正前方视物遮挡，右眼无明显异常，就诊于外院，诊断为左眼视神经炎，予激素冲击治疗，症状好转，口服激素治疗半年后停药，间隔 1 年后右眼发作，近 10 年发作 7 次（具体发作情况及治疗患者叙述不详）。患者为求进一步视功能改善来我院就诊。刻下症：视力下降，伴眼痛、眼胀、头晕恶心、下肢无力、疲乏、气短、面色暗、纳差、眠差、二便正常，舌质略暗、苔薄白，脉细弱。

专科检查：视力：右眼 0.6，左眼 FC/眼前 30cm。双眼前节（-），双晶体透明，双玻璃体（-）；眼底：双视盘苍白，C/D=0.8，双视网膜血管大致正常，双黄斑区反光可见。视野检查提示：右眼下半象限缺损，左眼残留颞下部分视野（图 8-14、图 8-15）。神经内科检查示：AQP4-IgG（+++）。

诊断：西医诊断：双眼视神经萎缩；视神经脊髓炎。

中医诊断：双眼视瞻昏渺。

辨证：肝肾阴虚，气血不足。

西医治则：免疫抑制治疗预防复发，减少神经功能障碍累积；积极对症和康复治疗。

中医治则：滋补肝肾，补益气血，益气升阳。

处方：（1）西药用激素、免疫抑制剂。

（2）中药口服：炙黄芪 30g，当归 20g，川芎 10g，牛膝 10g，菟丝子 10g，桂枝 10g，白术 10g，山药 10g，山楂 10g，麦芽 10g，石菖蒲 10g，菊花 10g。14 剂，水煎服，每日 1 剂，每日 2 次。

（3）针刺+电针：睛明、球后、太阳、阳白、百会、四神聪、风池、皮质穴、合谷、外关。每天 1 次，留针 20 分钟，每周 3~5 次。

（4）复方樟柳碱穴位注射：颞浅动脉旁注射，每日 1 次。

复诊（2017 年 1 月 17 日）：西药、中药、针刺、穴位注射联合治疗 3 个月后，精神好转，自觉视力提高，饮食改善。复查视力：右眼 0.6，左眼 FC/50cm；双眼视野缺损较前改善（右眼尤为明显，图 8-16、图 8-17），眼痛、眼胀缓解，饮食好转，现畏寒，二便正常，舌质暗、苔薄，脉弱。

处方：炙黄芪 30g，当归 20g，桂枝 10g，肉苁蓉 10g，女贞子 15g，柴胡 6g，木香 10g，川芎 10g，炒白术 10g，山药 10g，生地黄 10g，熟地黄 10g，石斛 10g，丹参 10g，黄芩 10g，菊花 3g。14 剂，水煎服，每日 1 剂，每日 2 次。

针刺取穴：睛明、球后、太阳、阳白、百会、四神聪、风池、皮质穴、合谷、外关。每天 1 次，留针 20 分钟，每周 3~5 次针刺。

复诊（2017 年 4 月 6 日）：西药、中药持续服用，针刺、穴位注射治疗 1 个月，停止 2 个月后，复查视力右眼 0.6^{+2}，左眼 FC/50cm，双眼视野缺损继续改善（图 8-18、图 8-19），建议西药、中药继续服用，针刺和穴位注射持续治疗后观察。

处方：生黄芪 30g，当归 20g，女贞子 20g，菟丝子 20g，桂枝 10g，柴胡 10g，枳壳 10g，鸡血藤 10g，炒白术 10g，茯苓 20g，黄芩 10g，山药 10g，菊花 3g。

按语： 本病属于中医学中"视瞻昏渺""暴盲""痿证"等范畴，由于患者年轻时就有过疾病发作史，并且近年来多次发作，久病入络，则肝肾亏虚，气血亏虚，故本病应采取全身辨证与局部疏通经络气血，联合西药对症治疗的方法，运用滋补肝肾、补益气血、益气升阳之法，配合针灸治疗疏通局部经络，联合西药激素、免疫抑制剂治疗，共奏标本同治之功。

案三： 李某，女，49 岁。首诊时间：2016 年 10 月 26 日。

主诉：双眼视力下降反复发作 6 年余。

现病史：6 年前外院诊断视神经脊髓炎，服用激素控制，但视力自觉反复下降，自诉原主治医师告知目前视功能无有效方法治疗，为求进一步中医药及针刺治疗，遂来我科就诊。刻下症：视力反复下降，伴头痛头晕，偶有恶心、肢体乏力、面色淡黄、怕冷、倦怠、食少纳差、眠差等，舌质淡略暗、苔薄，脉弦缓。

专科检查：双眼视力：右眼 0.4，左眼 0.6；双眼前节（–），双晶体透明，双玻璃体（–）；眼底：双视盘边清色淡，双视网膜血管大致正常，双黄斑中心凹反光可见。视野可见双眼周边视野缺损，左眼为重（图 8-20、图 8-21）。

诊断：西医诊断：双眼视神经萎缩；视神经脊髓炎。

中医诊断：双眼视瞻昏渺。

辨证：肝肾不足，气血亏虚。

西医治则：免疫抑制治疗预防复发，减少神经功能障碍累积；积极对症和康复治疗。

中医治则：补益肝肾，行气活血。

处方：（1）中药口服：炙黄芪 20g，当归 20g，五味子 10g，石菖蒲 10g，麦冬 15g，枳壳 10g，柴胡 10g，黄芩 10g，赤芍 10g，白芍 10g，牡丹皮 10g，丹参 20g，生地黄 20g，苍术 10g，白术 10g，酸枣仁 10g，夜交藤 10g。14 剂，水煎服，每日 1 剂，每日 2 次。

（2）针刺＋电针：取睛明、球后、太阳、阳白、百会、四神聪、风池、皮质穴、合谷、外关穴。每天 1 次，留针 20 分钟，每周 3~5 次。

（3）复方樟柳碱穴位注射：颞浅动脉旁注射，每日 1 次。

（4）西药激素继服。

复诊（2016 年 12 月 12 日）：中药针刺联合治疗 1 个半月后，精神好转，自觉视力较前好转，头痛头晕明显减轻，睡眠好转。复查视力：右眼 0.4^{+1}，左眼 0.6^{+2}；视野较前好转（图 8-22、图 8-23）。由于患者要求回家，故建议中药、西药继服，有条件可于当地进行针刺治疗。

处方：生黄芪 40g，当归 20g，女贞子 20g，麦冬 30g，菟丝子 20g，丹参 30g，柴胡 10g，枳壳 10g，赤芍 10g，白芍 10g，生地黄 20g，熟地黄 20g，木香 10g，川芎 10g，牛膝 10g，酸枣仁 10g，夜交藤 10g，黄芩 10g，知母 10g，茯苓 30g。14 剂，水煎服，每日 1 剂，每日 2 次。

按语：本病属于中医学中"视瞻昏渺""暴盲""痿证"等范畴，中医学认为此病缓解期以虚为主，多为久病劳伤，致肝肾两亏，精虚血少，目系失养；精血不能滋荣目窍，充填脑髓，则伴头晕耳鸣、腰酸遗精等肾阴不足证候，重在补益肝肾，可选明目地黄丸、杞菊地黄丸、左归丸类药物，该类方药多用熟地黄或生地黄、山萸肉、怀山药、枸杞子等肝、肾、脾三阴并补，但重在补肾阴，以收补肾治本之功，即所谓"壮水之主以制阳光"。根据病情，有的方剂中又加石斛、麦冬、菟丝子以加强滋补肾阴，或加淫羊藿、肉苁蓉兼补肾阳。六味地黄汤类方中多加泽泻、茯苓、牡丹皮，使全方补中有泻，以补为重，又防补益之品滞腻之弊。故本病采取局部与全身辨证相结合、中西医协同的治疗方法，运用中药进行补气养血安神，并配合针灸和穴位注射，调理眼部气血，并配合西药治表，增强疗效。

案四：余某，女，51 岁。首诊时间：2016 年 8 月 10 日。

主诉：双眼反复视力下降 3 年。

现病史：患者 3 年前无明显诱因出现右眼视力下降伴视野缺损，就诊于武汉爱尔眼科医院，诊断为右眼视神经炎，给予激素冲击治疗（具体不详）。2013 年 11 月 6 日因右眼视力再次下降就诊于外院，AQP4-IgG（外周血）1∶320（+），给予"视神经脊髓炎"诊断，并给予激素及丙种球蛋白治疗。2014 年 8 月 14 日，激素停用 3 日，左眼视力下降，就诊于武汉爱尔眼科，诊断为视神经脊髓炎复发，给予激素冲击治疗（具体不详）。2014 年 11 月 29 日就诊于武汉同济医院，诊断为"视神经脊髓炎""干燥综合征"，急性期给予激素及丙种球蛋白治疗。之后给予口服醋酸泼尼松、卡马西平片、盐酸阿米卡林、他克莫司等治疗。2015 年 4 月 29 日就诊于我院神经内科，诊断为"视神经脊髓炎"和"干燥综合征"。目前治疗方案：泼尼松 2.5 片，隔日 1 次，第 6 周。刻下症：视力下降，手足麻木感、束带感较重，下肢无力、怕冷、疲乏、纳眠可、大便溏泄，舌淡胖，脉沉细无力。为求进一步治疗就诊于神经眼科联合门诊。

既往史：2013 年 8 月 24 日于外院诊断为胸腺囊肿并行微创切除术，术后恢复良好。

专科检查：双眼视力：右眼 0.4，左眼 0.8。双眼眼压：右眼 17.4mmHg，左眼 15.6mmHg。双眼前节（−），双眼晶体透亮；眼底（小孔）：双视盘边清色淡，双视网膜血管大致正常，双黄斑中心凹反光可见。视野双眼可见旁中心暗点及缺损（图 8-24、图 8-25）。

检验：血常规、肝肾功能未见异常。霉酚酸酯血药浓度为 C_0 0.23ng/mL 和 C_{2h} 16.53ng/mL。

诊断：西医诊断：双眼视神经萎缩；视神经脊髓炎；干燥综合征。

中医诊断：双眼视瞻昏渺。

辨证：脾肾阳虚证。

西医治则：免疫抑制治疗预防复发，减少神经功能障碍累积；积极对症和康复治疗。

中医治则：温补脾肾。

处方：（1）西药：泼尼松、赛可平（4 片，每日 2 次）和卡马西平（1 片，每日 1 次）。

（2）中药口服：熟地黄 30g，当归 20g，山药 10g，山萸肉 15g，女贞子 20g，丹参 20g，川芎 10g，葛根 20g，牛膝 10g，土茯苓 30g，枳壳 10g，牡丹皮 10g，知母 10g，赤芍 10g，白芍 10g，炒白术 10g，夏枯草 10g，菊花 3g。14 剂，水煎服，每日 1 剂，每日 2 次。

（3）针灸 + 电针：取睛明、球后、太阳、阳白、百会、四神聪、风池、皮质穴、合谷、外关等穴。每天 1 次，留针 20 分钟，每周 3~5 次。

（4）复方樟柳碱注射液：颞浅动脉注射，每日 1 次，双侧。

（5）2 个月后复测霉酚酸酯药物浓度：C_0（吃药前）和 C_{2h}（吃药 2h）。

复诊（2016 年 9 月 12 日）：西药、中药、针刺、穴位注射联合治疗 1 个月后，精神好转，自觉视力提高，怕冷、下肢无力感、大便溏泄、束带感改善。复查视力：右眼 0.5，左眼 1.0，视野稳定（图 8-26、图 8-27）。

建议针刺、复方樟柳碱注射液继用；西药：激素改为 2 片，隔日 1 次。

中药调整为：熟地黄 30g，当归 20g，山药 10g，海风藤 10g，鸡血藤 10g，丹参 20g，川芎 10g，葛根 20g，牛膝 10g，陈皮 10g，枳壳 10g，独活 10g，地龙 6g，香附 10g，赤芍 10g，白芍 10g。14 剂，水煎服，每日 1 剂，每日 2 次。

复诊（2016 年 10 月 24 日）：患者服用中药、针刺、穴位注射继续治疗 2 个月复诊，病情稳定，患者诉手足麻木感减轻，下肢较前明显有力。肝肾功能及血常规未见明显异常。霉酚酸酯血药浓度为 C_0 4.46ng/mL 和 C_{2h} 13.67 ng/mL。复查视力：右眼 0.5，左眼 1.0。

建议中药继服，继续针刺治疗改善视功能；西药维持目前方案控制病情及预防复发。嘱患者半年后神经眼科门诊复查。

复诊（2017 年 4 月 19 日）：患者病情平稳，视力及视野未见明显改变，目前行走不受限，已可慢跑 1~2 周；过年期间中药停用 3 周。自觉肢体麻木加重，右下肢发凉，晚上睡不踏实。复查矫正视力：右眼 0.5，左眼 0.8；肝肾功能及血常规未见明显异常；霉酚酸酯血药浓度为 C_0 1.59ng/mL 和 C_{2h} 9.39ng/mL。

处方：（1）中药调整如下：生黄芪 30g，当归 20g，鸡血藤 10g，川芎 10g，牛膝

10g，柴胡 10g，女贞子 10g，防风 10g，杜仲 15g，山药 10g，枸杞子 10g，黄柏 10g，连翘 10g，枳壳 10g，酸枣仁 10g，生甘草 6g。14 剂，水煎服，每日 1 剂，每日 2 次。

（2）赛可平维持目前方案；激素递减方案为：1.5 片，隔日 1 次，1 个月；1 片，隔日 1 次，1 个月；0.5 片，隔日 1 次，1 个月停药；卡马西平改为 1/2 片，隔日交替服用，每日 1 次。

复诊（2018 年 3 月 7 日）：患者病情平稳，视力及视野未见明显改变。自觉温度变化时双下肢捆紧感。复查视力：右眼 0.5，左眼 1.0；复查视野稳定（图 8-28、图 8-29）。肝肾功能及血常规未见明显异常；测定霉酚酸酯血药浓度为 C_0 2.72ng/mL 和 C_{2h} 3.50ng/mL，追问患者自诉自行服用药物之外的一些保健品。

处方：（1）中药调整如下：生黄芪 30g，女贞子 20g，当归 20g，鸡血藤 10g，赤芍 10g，白芍 10g，川芎 10g，牛膝 10g，柴胡 6g，女贞子 10g，玄参 10g，石斛 20g，枳壳 10g，酸枣仁 10g，鸡血藤 10g，炒白术 10g，黄芩 10g，生甘草 6g。14 剂，水煎服，每日 1 剂，每日 2 次。

（2）赛可平维持目前方案；激素于 2017 年 7 月 20 日停用。

（3）停用目前所有保健品，如有不适立即就诊。

复诊（2018 年 8 月 15 日）：患者病情平稳，视力及视野未见明显改变。肢体麻木感、沉重感等改善。复查视力：右眼 0.5，左眼 0.8^{+2}；复查视野稳定（图 8-30、图 8-31）。肝肾功能及血常规未见明显异常；2018 年 7 月 11 日测定霉酚酸酯血药浓度为 C_0 1.58ng/mL 和 C_{2h} 2.32ng/mL。停用保健品 4 个月，但患者诉期间出现上呼吸道感染，故服用多种抗生素。

处方：（1）西药维持目前治疗方案。

（2）中药调整如下：生黄芪 30g，桂枝 10g，柴胡 10g，枳壳 10g，生地黄 15g，熟地黄 15g，白芍 10g，酸枣仁 10g，浙贝母 10g，夜交藤 10g，鸡血藤 15g，川芎 15g，牛膝 10g，山药 10g，炒麦芽 10g，炒白术 10g，麦冬 15g，陈皮 10g。14 剂，水煎服，每日 1 剂，每日 2 次。

复诊（2019 年 8 月 14 日）：患者病情稳定，大于 4 年未复发。视力及视野未见明显改变。复查 BCVA：右眼 0.5，左眼 0.8^{+2}；复查视野稳定（图 8-32、图 8-33）。肝肾功能及血常规未见明显异常；测定霉酚酸酯血药浓度为 C_0 4.06ng/mL 和 C_{2h} 15.54ng/mL。

处方：（1）赛可平调整为晨起 4 片，晚上 3 片。

（2）中药调整如下：炙黄芪 30g，玄参 15g，麦冬 20g，五味子（包煎）10g，枳壳 10g，生地黄 15g，熟地黄 15g，酸枣仁 20g，夜交藤 15g，柴胡 10g，肉桂 15g，炒白术 10g，菟丝子 15g，知母 10g，生甘草 6g，枳壳 10g，白芍 10g。14 剂，水煎服，每日 1 剂，每日 2 次。

按语： NMO 属于中医学中"视瞻昏渺""暴盲""痿证"等范畴，当视神经脊髓炎反复复发或症状改善不佳时需要加用免疫抑制剂，因此，制定个体化的治疗方案十分重要，包括：规范的激素冲击疗法，根据患病程度决定是否加用免疫抑制剂，采用适合个体的免疫抑制剂型，中药改善机体不适症状和调节免疫机能等；如何在漫长的病程中稳步减药量也是个精细的过程，减量过快易复发；减量过慢伤身体，科学用药、定期复诊、医患配合是关键。在该病例中，我们为该患者制定了合理的治疗方案，指导了激素用量、加用适当免疫抑制剂；与此同时，根据患者的症状、体质及精细化免疫抑制剂药物浓度监测，制定了个体化中西医调理方案，使患者改善了症状，提高了机体免疫力，避免了再复发频率（大于 4 年未复发）；对于已经形成视神经萎缩的患者给予针刺、穴位注射等传统疗法以改善视觉。总体实现调理体质、控制病情、减少反复、改善视觉的目的。

案五：于某，女，62 岁。首诊时间：2019 年 9 月 11 日。

主诉：双眼先后视力下降 4 月余。

现病史：患者 2019 年 5 月 21 日主因左眼视力突然下降 10 天就诊于外院，完善眼部及相关检验、检查，诊断为左眼视神经炎（图 8-34）。2019 年 5 月 24 日患者诉右眼视力也下降，完善 MRI（图 8-35）、视野（图 8-36、图 8-37）等检查提示双眼视神经炎。给予甲强龙激素静脉点滴冲击治疗，1g 起，逐渐减量，后改为激素口服治疗，联合复方樟柳碱注射液＋麦通纳静滴，维生素 B₁，腺苷钴胺，球后注射地塞米松等综合治疗。现服用泼尼松 15mg，顿服，早餐后；法莫替丁 20mg，日 2 次；维生素 B₁，1 片，每日 3 次；弥可保片，1 片，每日 3 次；迈之灵 1 片，每日 3 次；最近自觉双眼视野缩窄，为求进一步中西医治疗就诊于我院神经眼科联合门诊。刻下症：双眼视力下降，纳可、眠可、二便正常，舌红少苔，脉细弱。

既往史：胆囊术后；子宫术后。

专科检查：双眼 BCVA。视力：右眼：1.0，左眼 0.8⁺²；眼压：右眼 17.6mmHg，左眼 15.6mmHg。双眼角膜清，前房中深，KP（－），Tyn（－），瞳孔不等大，右眼 5mm，左眼 3mm，RAPD（＋），双眼晶体皮质密度增高；眼底（原瞳）：双视盘边清色淡红，左眼颞侧较淡，双视网膜血管大致正常，双黄斑中心凹反光可见。视野提示双眼周边及旁中心视野缺损（图 8-38、图 8-39）。

诊断：西医诊断：双眼视神经萎缩。

　　　　中医诊断：视瞻昏渺。

　　　　辨证：肝肾阴虚，气血不足。

西医治则：免疫抑制治疗预防复发，减少神经功能障碍累积；积极对症和康复治疗。

中医治则：滋补肝肾，补益气血，益气升阳。

处方：（1）西药方案继续服用。

（2）中药口服：自拟益气升阳活血 3 号方。组成：生黄芪 30g，女贞子 20g，丹参 20g，葛根 10g，薄荷（后下）6g，石菖蒲 10g，川芎 10g，牛膝 10g，枳壳 10g，柴胡 10g，红景天 10g，茯苓 30g，苍术 10g，白术 10g，连翘 10g，菊花 3g。14 剂，水煎服，每日 1 剂，每日 2 次。

（3）完善 AQP4-IgG 及 MOG-IgG 检测。

复诊（2019 年 9 月 18 日）：患者复诊，查 MOG-IgG 外周血弱阳性（1：10，检测方法为 IIFT）；AQP-4IgG 阴性。根据患者既往临床表现及诊断，目前完善诊断为视神经脊髓炎谱系疾病。

按语： 视神经炎（optic neuritis，ON）是一类跨专业诊断的疾病，往往由多种病因导致急性视神经炎性病变。随着生物免疫学技术及影像学技术的发展，人们逐渐认识到这一貌似简单的疾病背后的发病机制却千差万别，病变受累部位也不仅仅局限在视神经，其发病往往与感染、脱髓鞘和自身免疫性疾病相关，如：视神经脊髓炎患者，既有视神经炎，又伴高位截瘫等脊髓炎症状，但这些患者发病时视神经炎与脊髓病变的症状不一定同时出现；尽管这类疾病多波及双眼，但部分患者一眼已失明或视力极差，而另眼视力正常，也不一定排除视神经脊髓炎诊断。因此，眼科医生与神经内科相互转诊是个十分重要的通道，及早确诊才能得到及时治疗。这类疾病患者恰恰属于疑难性、少见性的患病群体，在基层医院因仪器设备检查和分子生物学检测的条件所限，有时难于确诊。此例患者即是如此，在外院一直被认为是双眼孤立性视神经炎，只是给予激素冲击及口服治疗，但是对于此类患者如何完善更精准化诊断，从而帮助患者控制、预防疾病复发和防止带来更严重的局部及全身功能损伤却未得到重视及诊疗。因为不同原因的视神经炎其治疗方式和预后会有一定的差距，如本例患者最终确诊为 NMOSD，即该患者视神经炎属于 NMO–ON，急性发作期激素冲击治疗同前，但口服激素需要缓慢减量并维持在中小剂量（2.5~20mg/d），同时加用免疫抑制剂如硫唑嘌呤、麦考酚酯、甲氨蝶呤、米托蒽醌等。由于上述免疫抑制剂起效需时较长，故短期口服激素需要维持，以免复发。如果该患者没有来到我们门诊得到确诊，还是按照双眼视神经炎治疗和对待，其会有发展为长节段横贯性脊髓炎的风险，而且这种打击是没有办法预防的，最终可能给其带来生命危险。因此，本例给我们带来的提示是，临床遇到视神经炎患者，我们不仅要从眼科医生专科角度出发考虑其诊疗，同时要牢记其是一个跨学科的疾病，要明确及完善诊断后再行治疗。

案六： 高某，女，28 岁。首诊时间：2018 年 1 月 10 日。

主诉： 左眼反复性视力下降伴行走困难 7 年余，加重 3 天。

现病史： 7 年前左眼突然视力下降至光感，就诊于外院，给予静脉糖皮质激素冲击治疗（具体不详），视力恢复至 0.8。2014 年 8 月，患者出现双下肢麻木、乏力致不能行走，伴有二便障碍，就诊于当地医院，查脑脊液及血清 AQP4–IgG（＋），诊断为视神经脊髓炎，给予糖皮质激素静脉冲击治疗及神经功能康复治疗，恢复至自己能独立行走 2~3 米，二便功能基本恢复。2014 年 10 月及 2015 年 4 月患者再次出现双下肢乏力致不能行走，伴有二便障碍，每次都是给予静脉激素冲击治疗。2015 年 10 月，患者再次出现一侧下肢行走困难，右眼视力下降至 0.6，住院后给予静脉激素冲击治疗，后改为口服激素，约半年后停药；恢复至扶着行走 10 余米，右眼视力恢复至 1.0；2016 年 4 月，患者出现不能行走，二便障碍，给予丙种球蛋白治疗（具体不详），无明显恢复；2016 年 10 月，患者再次出现不能行走伴有翻身困难，二便障碍，给予静脉糖皮质激素和丙种球蛋白治疗，激素口服半年后停药，恢复至扶着能行走 10 余米；2017 年 5 月，患者再次出现行走困难及小便费力，给予口服激素治疗（16 片起）；2017 年 12 月，患者出现左脚乏力，就诊医院诊断为 NMO 复发，结合四次病情复发，给予口服激素治疗（16 片起）。2011 年至 2017 年间发作 9 次；3 天前再次出现双下肢无力，现为求进一步中西医结合诊疗就诊于我科门诊。刻下症：二便障碍，躯体麻木，束带感明显，失眠，下肢凉，怕冷，舌淡，苔白，脉沉细。

专科检查：双眼前节（−）；眼底（原瞳）：双视盘边清，左颞侧色淡，C/D 约 0.5，双视网膜血管及黄斑未见明显异常。颈胸部 MRI 提示颈 4～ 胸 4 水平脊髓内纵行条片状长 T_2 信号（图 8-40）。视野提示左眼周边视野缺损明显（图 8-41）。

诊断：西医诊断：视神经脊髓炎；左眼视神经萎缩。

中医诊断：视瞻昏渺。

辨证：脾肾阳虚证。

西医治则：免疫抑制治疗预防复发，减少神经功能障碍累积；积极对症和康复治疗。

中医治则：补益脾肾。

处方：（1）骁悉：晨起 1 片，夜间 2 片。

（2）醋酸泼尼松：7 片，顿服，早餐后。

（3）中药口服：生黄芪 30g，当归 20g，桂枝 10g，女贞子 20g，淫羊藿 10g，鸡血藤 20g，肉苁蓉 10g，土茯苓 30g，地龙 6g，生地黄 20g，熟地黄 20g，丹参 20g，川芎 10g，夏枯草 10g，菊花 3g，山药 10g，炙甘草 6g。14 剂，水煎服，早晚服。

（4）住院试行血浆置换。

复诊（2018 年 1 月 24 日）：患者出院后复查，患者诉二便障碍、躯体麻木、失眠、下肢凉、怕冷等症状较前改善。视野提示左眼周边视野缺损较前改善（图 8-42）。住院期间行四次双膜血浆置换，目前病情稳定。

处方：（1）骁悉调整为 3 片，每日 2 次；强的松方案为 8 片 / 天，4 天后调整为 7 片 / 天，1 周后调整为 6 片 / 天。

（2）每 2 周化验血常规及血生化。

（3）中药调整为：生黄芪 30g，当归 20g，桂枝 10g，女贞子 20g，鸡血藤 20g，肉苁蓉 12g，土茯苓 20g，防风 20g，生地黄 20g，熟地黄 20g，丹参 20g，川芎 10g，牛膝 10g，黄芩 10g，菊花 3g，枳壳 10g，生甘草 6g。14 剂，水煎服，早晚服。

复诊（2018 年 3 月 6 日）：患者诉束带感较前有改善，但胃部有发胀感，排大便目前仍感无力，小便正常，睡眠可。查：神清言明，双上肢肌力 V 级，双下肢肌力 Ⅳ 级，下肢张力略高，双侧巴宾斯基征阳性，踝阵挛阳性，双髋部音叉觉减退，双踝音叉觉消失，T3～T11 痛觉减退。

处方：（1）MMF：晨起 3 片，夜间 4 片。

（2）泼尼松：2 片，隔日服。

（3）中药调整为：太子参 20g，党参 20g，当归 20g，法半夏 10g，炒白术 20g，陈皮 10g，丹参 20g，香附 10g，枳壳 10g，桂枝 10g，肉桂 10g，肉苁蓉 20g，熟地黄 20g，生姜 10g，远志 15g，生甘草 6g。14 剂，水煎服，早晚服。

2018 年 3 月至 2019 年 6 月，患者间断服用中药 + 免疫抑制剂预防疾病复发及调理全身不适感。

复诊（2019年6月5日）：患者扶着助行器能独自行走大于200米，二便正常，余未见明显不适。

处方：（1）醋酸泼尼松：1.75片，隔日。

（2）骁悉：晨起3片，夜间4片。

（3）中药调整为：生黄芪30g，红景天20g，川芎10g，牛膝10g，桂枝20g，熟附子10g，生地黄15g，熟地黄15g，枸杞子10g，生地黄15g，熟地黄15g，杜仲15g，麦冬20g，玄参10g，木香10g，枳壳10g，炒白术10g，山药10g。14剂，水煎服，早晚服。

随访：患者自来我院治疗后，目前全身不适感较前明显改善，也未见病情复发。

【现代研究】

（一）临床研究

1. 中药复方

金明等通过收集NMO患者，总结NMO患者的一般情况、临床特点、影像学特征，并对NMO中药改善作用以及针刺治疗作用规律进行探讨，评价患者在中药和针刺后恢复情况和临床症状改善情况，总结出中医辅助治疗NMO的方法，以期为中医临床诊治NMO提供参考依据。结论：①NMO患者以女性多见，发病年龄以中老年居多，病程较长，复发次数多，临床表现根据病变累及部位以视觉障碍、感觉障碍和运动功能障碍为主，累及视神经、脊髓、大脑，表现为视力突然下降、眼球胀痛、肢体麻木、抽搐、胸腰束带感、胸背疼痛，运动障碍如行走困难，感觉障碍如肢体疼痛麻木寒冷，以及瘫痪、呕吐、呃逆、呛咳、头痛、头晕、嗜睡等；有些患者伴有干燥综合征、系统性红斑狼疮、结缔组织病等其他疾病。②NMO患者在西医规范的用药情况下通过中医辨证诊疗，可以明显改善其临床症状以及激素和免疫抑制剂带来的副作用，如慢性疼痛、肢冷麻木、疲劳乏力、抑郁、失眠、健忘、大便秘结，小便频数等；而且通过针刺的治疗，对于累及视神经的NMO患者可以提高视力，改善视野，提高视功能，防止复发，降低复发率，改善患者生活质量。

潘亚茹等观察中医辨证分型论治对视神经脊髓炎谱系疾病的疗效及复发率的影响。对照组予以常规激素治疗，观察组在对照组基础上根据中医辨证分型加用口服中药，每2周为1疗程，治疗6疗程。观察中医辨证分型分布、治疗后总有效率、年复发率。结论提示常规激素治疗基础上结合中医辨证分型论治能显著提高NMOSD患者治疗总有效率，降低NMOSD患者年复发率。

王苏等观察中医辨证论治对NMO复发率的影响。结论提示单纯中药治疗及中药联合免疫抑制剂均能显著降低NMO患者年复发率，联合免疫抑制剂效果未明显优于单纯中药治疗。

2. 中成药

樊永平等观察补肾益髓胶囊治疗NMO患者的临床疗效及其对外周血B细胞活化因子（BAFF）、趋化因子配体（CXCL）-13及白细胞介素（IL）-6表达的影响。结论：补肾益髓胶囊可以显著改善缓解期 NMO 患者的神经功能缺损症状，可能与其能够有效降低缓解期 NMO 患者血清 IL-6 表达水平有关。

【述评与体会】

NMO 是主要累及视神经和脊髓的中枢神经系统自身免疫性疾病。目前认为是一种致残性、罕见性疾病。视神经与脊髓可同时或相继受累，导致患者失明和瘫痪，对患者及其家庭的生活、工作或学习带来沉重打击。

从眼科而言，NMO 属于跨科、跨专业疾病，这些患者发病时视神经炎与脊髓炎的症状不一定同时出现；但部分患者一眼已失明或视力极差，而另眼视力正常，又无全身症状，很难确定一定是 NMO；从神经科而论，一眼视力下降日久不愈，肢体症状较轻，有时很难与多发性硬化鉴别，这两种疾病均属于少见和疑难病症，容易误诊。直到 2004 年，美国梅奥医学中心发现了视神经脊髓炎患者血清中的特异性标志物——NMO-IgG，是针对神经系统 AQP4-IgG，才从根本上证明视神经脊髓炎与其他疾病不同，是一种抗原抗体明确的、独立的、自身免疫性疾病，并逐渐得到了神经科及眼科学界的公认。目前已经明确视神经脊髓炎的临床经过、血清学、神经影像学、免疫病理学方面的特点均与多发性硬化等疾病不同，只是一些表现不典型，或处于疾病早期，或无完善检查资料的患者确实存在鉴别困难。因此，神经科与眼科联合门诊可做到相互沟通，完善检查项目，互补治疗方案，对及时诊治提供了绿色通道。

视神经脊髓炎早期正确治疗可明显推迟残疾的形成：一是及时治疗，急性期进行大剂量激素冲击治疗或血浆置换，控制病情，千万不能拖；二是控制复发，是治疗此病的关键。NMO 采取其抗体清除和免疫抑制治疗，对于患者抑制病情的复发、推迟瘫痪或失明等严重后遗症的出现是极其有帮助的。但诊疗过程中还是会遇到一些对于患者生活及身心有较大影响且目前西医疗法无明显干预手段的问题，如很多患者控制了病情，但遗留视神经萎缩，视力下降不可恢复；全身伴有的手足麻木、痛性痉挛、肢体无力、汗出、下肢怕冷或沉重等症状，也令患者十分痛苦。

古人多将球后视神经炎归属于"视系暴盲"范畴，导致视神经萎缩归属于"青盲"范畴。中西医协同疗法要认准其不同阶段疾病特点及辨证要点，紧抓"病证结合"，从而实现更精准化"个体化治疗"。有关视神经脊髓炎的治疗多分为急性期治疗和缓解期治疗。

1. NMO 急性期（第一阶段）

急性期的常规疗法为激素冲击治疗，大部分患者经大剂量甲泼尼龙冲击治疗，可减少视神经水肿，恢复轴浆流，减少神经纤维损伤，而使 NMO 病情缓解，但部分 NMO 患者对糖皮质激素有依赖性，在减量过程中病情可再次加重甚至复发。同时部分 NMO 患者对甲泼尼龙冲击疗法反应差，对这些患者用血浆置换疗法（特别是早期应用）可能有效，一般建议置换 3~5 次，每次用血浆 2~3L，多数患者置换 1~2 次后见效。若无血浆置换条件者也可使用静脉滴注免疫球蛋白，用量为按体质量 0.4g/（kg·d）静脉滴注，连续用 5 日为一个疗程，使病情得到了缓解，并能维持稳定。中医学认为，发病早期或反复发病的发作期，多为外感六淫，毒素损害脉道或直接危害目系；或长期激素致免疫低下体质，肝郁内热，玄府郁闭，热邪郁久灼伤目系脉络，盲无所见，眼底则见视神经萎缩之病变。中药可选择逍遥散、丹栀逍遥丸等舒肝解郁类药物，主要以柴胡、当归、白芍、炒白术、茯苓和薄荷等组成，有良好的舒肝解郁、养血柔肝、开郁明目作用。

2. NMO 缓解期（第二阶段）

甲泼尼龙冲击治疗可加速 NMO 恢复，终止或缩短 NMO 恶化，近期有效率可达 80%，但不良反应较大，对远期预后改善不明显，也不能减少复发率；特别是根据症状可能还要加用免疫抑制剂，因此，患者机体内激素积存越多，免疫力越下降，其副作用正是引发下次再发作的隐患。中医学认为此时机体多为虚实夹杂，正虚邪留阶段，既不能祛邪太过而伤正，又不能大补气血而敛邪。此时多采用"和法"，补虚重在健脾渗湿、益气升阳或采用补脾益肾法等；同时，兼用清热疏肝之品或化痰祛瘀药物等。当然还要根据患者个体差异辨证施治，加减化裁。患者在服激素同时配合中药汤剂，如同咖啡加伴侣一样，对于提高免疫力、增强体质、减少复发是有帮助的。

（1）NMO 缓解期（恢复期）：中医学认为此时以虚为主，多为久病劳伤，致肝肾两亏，精虚血少，目系失养；精血不能滋荣目窍，充填脑髓，则伴头晕耳鸣、腰酸遗精等肾阴不足证候，重在补益肝肾，可选明目地黄丸、杞菊地黄丸、左归丸类药物，该类方药多用熟地黄或生地黄、山萸肉、怀山药、枸杞子等肝、肾、脾三阴并补，但重在补肾阴，以收补肾治本之功，即所谓"壮水之主以制阳光"。根据病情，有的方剂中又加石斛、麦冬、菟丝子以加强滋补肾阴，或加淫羊藿、肉苁蓉兼补肾阳。六味地黄汤类方中多加泽泻、茯苓、牡丹皮，使全方补中有泻，以补为重，又防补益之品滞腻之弊。

（2）NMO 缓解期（稳定期）：一般为小剂量甲泼尼龙配合免疫抑制剂，如硫唑嘌呤或霉酚酸酯类药物口服维持。此时要格外防止起居饮食失调、劳倦过度、房劳不节、烟酒不慎、情绪波动等因素，有可能诱发或加重青盲。激素久用，心营亏虚，目窍失养而萎闭，神光衰竭而渐失明；血虚不能上荣，故面乏华泽，舌质淡；气虚脏腑机能衰退，清气不升，故失眠健忘，神疲乏力。重在益气养血，可选补中益气丸、归脾丸、人参养荣丸等。以上方剂多由当归、白芍、熟地黄、川芎、党参、白术、茯苓、炙甘草等补血补气中药组成，病重需久服中药者应在方中酌加枳壳、木香、柴胡、香附等调理脾胃、疏肝理气之品。血虚偏重的加当归、龙眼肉养血安神。气虚明显的可重用黄芪、党参。口干舌燥者可加玄参、天花粉养阴生津。

治疗体会：即便每个发作周期用免疫抑制剂、血浆置换等手段可以缓解病情，但不能保证不反复，特别是有些症状仍无特效药物，症状包括：慢性肢痛（痛性痉挛）；肢冷、肢麻（感觉异常，等；乏力、疲劳（行走困难）；震颤（下肢痉挛性肌张力增高）；尿失禁、便秘（膀胱直肠功能障碍）；抑郁焦虑、失眠、性功能障碍、认知障碍等。以上这些症状，西药对症治疗有的能缓解，有的不能缓解，特别是脾肾阳虚、阴阳俱虚的体质占绝大多数，根据患者全身症状随症加减，减少患者痛苦，改善症状、避免复发，深受患者欢迎。我们临床观察证明 5 年不复发率高达 80% 以上，但不能停药，一定与免疫抑制剂为伍。

很多患者即便控制了病情，但遗留视神经萎缩，视力下降不可恢复。一旦视神经萎缩，要使之痊愈几乎不可能，但使其残余的神经纤维恢复或维持其功能是完全可能的。常用的治疗方法包括血管扩张药及活血化瘀药口服或静脉点滴、复方樟柳碱颞浅动脉旁皮下注射、配合神经生长因子营养视神经等。中医传统疗法改善视神经萎缩所致视觉障碍具有一定优势。我们多采用针刺疗法，一般每日 1 次，每次 20 分钟，每 2 周为 1 个疗程。主要以眼周取穴为主，选取睛明、球后二穴进行治疗，睛明穴为足太阳膀胱经的起始穴，手足太阳、足阳明、阴阳跷脉的交会穴，针灸治疗眼疾的重要穴位，有研究表明，深刺睛明穴，可以治疗视神经萎缩，具有很好的效果。球后穴，为经外奇穴，位于眶下缘外 1/4 与内 3/4 交界处，具有清热明目的作用。两穴配合共奏明目之功，有人称之为"二龙戏珠"。配穴选取百会、四神聪、风池、太阳、四白、阳白等眼周围穴位，共同作用于眼周局部，可以促进眼部经络气血的运行，从而改善视功能。尽管视神经炎发生视神经萎缩再复明是很难的，利用中药、针刺、神经营养剂和穴位注射是为了帮助未完全萎缩的视神经纤维发挥一点功能，长期视神经萎缩眼底如同一块干枯的土地，中药如同"灌溉"以改善血流速度，再用针刺如同"翻土"以刺激尚未完全闭锁的视神经，加用神经营养剂如同给这部分视神经"施肥"。但治疗过程是漫长的，需要患者的坚持和医生的耐心，这是极为费力的苦差事，需要医生具有良好的医德、心理调节能力和具备一定的中西医水平，或许能够为患者带来一线光明。

目前已明确视神经脊髓炎的临床经过、血清学、神经影像学、免疫病理学方面的特点均与多发性硬化等疾病不同，是一种独立的自身免疫病，并在诊断、治疗、辅助检查等方面已有专家共识。由于视神经脊髓炎有很高的致残率，早期治疗可以明显推迟患者残疾的出现。中西医协同治疗视神经脊髓炎对于改善症状、减少复发有优势，对视神经萎缩所致视觉障碍的改善有一定帮助。

第三节　视网膜色素变性

视网膜色素变性（retinitis pigmentosa，RP）是一组以进行性感光细胞及色素上皮功能丧失为共同表现的遗传性视网膜变性疾病，具有高度遗传异质性，多为双眼发病，以夜盲、进行性视野缺损、眼底色素沉着和视网膜电流图显著异常或无波型为主要临床特征。目前全球共有 RP 患者约 150 万人，其发病率约为 1/4000，在我国 RP 患病率在 1/4016~1/3467。

RP 属中医学"高风内障"，病名首见于《证治准绳·杂病·七窍门》，又名"高风雀目内障""高风雀目"等。《秘传眼科龙木论·高风雀目内障》形容本病为"惟见顶上之物"；而《目经大成·阴风障》则记载得更为详细形象："大道行不去，可知世界窄，未晚草堂昏，几疑大地黑。"

【病因病理】

（一）中医病因病机

先天禀赋不足是本病发生的主要原因，《证治准绳》提到"高风内障，至晚不明至晓复明也，盖元阳不足之病"；《杂病源流犀烛·目病源流》也记载："有生成如此，并由父母遗传。"关于本病的病机，结合临床可归纳为以下各类：

（1）肾阳亏虚，命门火衰，入暮之时阳弱而无以抗阴，致夜无可视。

（2）肝肾两亏，精血不足，阴虚不能济阳，阳气不能为用。

（3）脾胃虚弱，清阳不升，浊阴上盛，阳不彰明而夜盲。

（4）气血不足，养目之源匮乏，入暮不能视物。

（二）西医病理改变

RP是一种遗传性眼底病变，目前认为其属于单基因遗传病，具有高度的基因异质性及表型异质性。根据遗传方式可分为常染色体显性遗传（30%～40%）、常染色体隐性遗传（50%～60%）、X连锁遗传（5%～15%）及散发病例等。一般而言，X连锁RP预后较差，常染色体显性RP患者的中心视力能够保留较好。此外有研究发现，除遗传因素外，色素上皮吞噬功能和免疫功能异常及凋亡途径的异常活化也有可能是RP发病的诱发因素。

【临床表现】

（一）症状

RP绝大多数是双眼发病，进行性加重。早期表现为暗适应障碍或夜盲，以后视野逐渐缩窄，至晚期形成管状视野，最终可致失明；通常发病年龄越小，病情进展越快。

（二）体征

RP的标志性体征为骨细胞样色素沉着、视盘蜡黄、视网膜血管变细三联征。早期眼底检查可正常，或仅见视网膜赤道部色素紊乱，随病情进展逐渐加重。骨细胞样色素沉着早期多出现在赤道部，逐渐向周边和后极部扩展，色素多聚集于血管的前面，沉着程度因人而异，并不一定反映疾病的严重程度；视神经乳头可见萎缩，呈蜡黄色，边缘清楚；视网膜血管呈一致性狭窄，尤以动脉明显。此外还可表现为视网膜呈青灰色，色素上皮及脉络膜毛细血管萎缩，脉络膜大血管透见，呈豹纹状眼底等。

（三）辅助检查

1. 视野

RP的特征性表现，具有双眼高度对称性。通常从中周部的孤立暗点开始，逐渐形成部分或完整的环形暗点，其后暗点逐渐扩大呈进行性狭窄，最终呈管状视野。

2. 色觉

RP患者晚期大多出现色觉障碍，尤其是蓝黄色觉障碍，表现为获得性蓝色盲，难以区分蓝色与绿色、黄绿色与紫色，与中心凹司蓝色的视锥细胞减少有关。

3. 视觉电生理检查

① ERG a 波、b 波波峰降低、峰时延长，最终消失呈熄灭型是本病的典型改变；② EOG 的光峰和暗谷明显降低或熄灭。

4. 暗适应检查

通常为全视网膜的视杆细胞阈值明显升高，暗适应延长。初期视锥细胞功能尚正常，但后期视杆细胞功能丧失，视锥细胞阈值升高。

5. 眼底荧光素血管造影

病变早期显示斑驳状荧光，病变明显时显示大片的透见荧光，色素沉着处为遮蔽荧光，视网膜血管充盈迟缓甚至闭塞。晚期因脉络膜毛细血管萎缩而可透见脉络膜大血管。

（四）诊断与鉴别诊断

1. 诊断

有进行性夜盲病史、家族史，进行性视野缩窄及典型眼底改变，即可诊断为 RP，ERG、EOG 等有助于本病的早期诊断。

2. 鉴别诊断

RP 应注意与继发性视网膜变性相鉴别，包括梅毒性视网膜脉络膜炎、外伤性脉络膜视网膜病变、自行复位的视网膜脱离导致的视网膜广泛色素沉着等。通常依据病史和家族史、眼底检查等多数可以鉴别，其视网膜电流图的改变是最重要的鉴别诊断依据。

【治疗】

（一）治疗原则

RP 为先天禀赋不足的遗传性眼病，病性以虚为主，病位在肾、肝、脾，虚、瘀、郁是其主要病机，因此治疗宜以补虚通脉、调整阴阳为基本原则，结合临床辨证论治。

（二）辨证论治

1. 肝肾阴虚证

主症：夜盲、进行性视野缩窄，眼底表现符合本病改变；伴头晕耳鸣，失眠多梦；舌红少苔，脉细数。

治法：滋补肝肾，活血明目。

主方：明目地黄丸（《审视瑶函》）加减。

常用药：熟地黄、山茱萸、牡丹皮、山药、茯苓、泽泻、枸杞子、菊花、当归、白芍、蒺藜、石决明。

临证思考：RP 患者素体真阴不足，阴虚不能济阳者，多属肝肾阴虚之证。肝肾阴精亏虚，精亏血少，目失濡养，是本证的病理特点，辨证以头晕耳鸣、失眠多梦等肝肾不足之全身症状为要点。明目地黄丸是在六味地黄丸基础上加味而来，六味地黄丸用药三补三泻，是治疗肝肾阴虚的最常用方剂，在此基础上配伍当归、五味子益精养血；白芍、蒺藜、石决明平肝解郁、敛阴潜阳。全方补中有泻，升降得宜，共起补养肝肾、益精明目的作用。

2. 脾肾阳虚证

主症：眼症同前；伴腰膝酸软，形寒肢冷，食少纳呆，小便清长；舌质淡，苔薄白，脉沉弱。

治法：温肾健脾，活血明目。

主方：右归丸（《金匮要略》）加减。

常用药：熟地黄、附子、肉桂、山药、山茱萸、菟丝子、鹿角胶、枸杞子、当归、杜仲。

临证思考：《证治准绳》认为本病为元阳不足之病，肾阳不足者命门火衰，脾肾为先后天之本，阳虚失运则目无温煦，神光不能发越，故见夜盲、视野进行性缩窄等眼症，全身症状及舌脉均为脾肾阳虚之候。右归丸针对肾阳不足，命门火衰之证，方中除用肉桂、附子外，还增入鹿角胶、菟丝子、杜仲，以加强温阳补肾之功；又加当归、枸杞子，配合熟地黄、山药、山茱萸以增益滋阴养血之效。其配伍滋阴养血药的意义，即《景岳全书》所说"善补阳者，必于阴中求阳"之意。

3. 脾虚气弱证

主症：眼症同前；伴面色无华，神疲乏力，食少纳呆；舌淡苔白，脉弱。

治法：健脾益气，活血明目。

主方：补中益气汤（《内外伤辨惑论》）加减。

常用药：黄芪、白术、陈皮、升麻、柴胡、人参、甘草、当归。

临证思考：脾胃虚弱，气血生化乏源，清阳不升，浊阴上盛，阳不彰明而发为夜盲，辨证以食少纳呆，少气懒言等全身症状为要点。本方中黄芪入脾肺经，补中益气，升阳固表，为君药；配伍人参、炙甘草、白术补气健脾为臣药；当归养血和营，协人参、黄芪补气养血；陈皮理气和胃，使诸药补而不滞，共为佐药；少量升麻、柴胡升阳举陷，协助君药以升提下陷之中气，共为佐使；炙甘草调和诸药为使药。

（三）中成药

根据证型，可推荐使用金匮肾气丸、明目地黄丸、补中益气丸、复方丹参滴丸等中成药口服。

（四）其他治法

1. 针刺疗法

局部取穴：攒竹、睛明、球后、瞳子髎、丝竹空、承泣等。

远端取穴：百会、四神聪、合谷、命门、肝俞、脾俞、肾俞、足三里、三阴交、血海等。

根据临床辨证施以补泻手法，留针20分钟，每日1次。

2. 灸法

久病患者，可在远端腧穴加用灸法，阴虚者除外。

3. 穴位注射

根据辨证取相应远端穴位（以背俞穴为主），选用复方丹参注射液、灵芝注射液等进行穴位注射，每次选 2 穴，每穴注射药物 0.5~1mL，隔日 1 次，10 次为 1 个疗程。

【验案举例】

案一：孙某，女，60 岁，退休职工。首诊时间：2017 年 4 月 27 日。

主诉：双眼视物模糊，夜间视物困难 30 余年。

现病史：患者 20 岁左右出现视物模糊，中间如有薄纱遮挡，视力由 1.0 降至 0.7，至协和医院诊断为黄斑病变、中心性浆液性脉络膜视网膜病变、视网膜色素变性，予药物治疗（具体不详）后略有好转，视力恢复至 1.0。22 岁怀孕生产后左眼中央出现黑影遮挡，后黑影逐渐增大并出现夜间视物困难，35 岁后夜盲逐渐加重。多地求医后无有效治疗方法，为求进一步中西医结合治疗就诊于我科。平素怕冷，脾气稍急，时有胸胁及乳房胀痛，嗜甜食，耳鸣（低音），纳眠可，偶有心悸，舌淡红苔薄白，脉弦滑。

既往史：高血压，曾服降压药治疗，现因频繁低血压已停药。子宫切除、胆囊切除术后。

家族史：女儿近视稍有畏光，母亲曾眼底出血原因不详，同胞哥哥姐姐均无眼疾。

专科检查：视力、右眼 0.03，左眼指数 /10cm；眼压：右眼 14.6mmHg，左眼 13.1mmHg。眼底：双视盘边清色淡，血管细，可见多处散在骨细胞样色素沉着。双眼前节（－），晶体皮质轻度混浊。OCT 提示双视盘边清色淡，眼底血管细，可见多处散在色素沉着（图 8-43）。视野：右眼残存小范围视野，左眼视野全盲（图 8-44）。

基因检测：CRB1 基因 c.4207G>C 突变，已有文献报道该突变与 RP 相关。

诊断：西医诊断：双眼视网膜色素变性；双眼老年性白内障。

中医诊断：高风内障。

辨证：肝郁气滞血瘀证。

中医治则：疏肝理气，化瘀明目。

处方：（1）中药口服：生黄芪 30g，女贞子 20g，蔓荆子 20g，丹参 30g，赤芍 10g，白芍 10g，葛根 20g，夜明砂 30g，生地黄 20g，熟地黄 20g，柴胡 10g，升麻 10g，黄柏 10g，连翘 10g，石菖蒲 10g，枳壳 10g，炒白术 10g。14 剂，水煎服，每日 1 剂，早晚分服。

（2）针刺＋电针：取穴：主穴取睛明、球后等；配穴取风池、百会等。1 天 1 次，每次留针 20 分钟。

复诊（2017 年 6 月 5 日）：以上方案持续治疗 1 月余后，患者诉视物模糊略有缓解，视物较前明亮。视力：右眼 0.05，左眼指数 /30cm；视野：右眼视野范围较前增大，左眼视野小范围恢复（图 8-45），继续服用中药及针灸治疗。

按语：视网膜色素变性主要表现为夜盲及视野进行性缩窄，眼底可见血管变细及骨细胞样色素沉着改变等，病属中医学高风内障，本例患者平素怕冷，脾气稍急，时有胸胁及乳房胀痛，嗜甜食，耳鸣（低音），纳眠可，偶有心悸，舌淡红苔薄白，脉弦滑，辨为肝郁气滞证。患者平素气急，情志不舒或怒气伤肝，肝郁气滞出现肝经循行的胸胁及乳房胀痛，肝主疏泄的功能受损，肝开窍于目，目为肝之外候，肝气通于目，肝和则能辨色视物，肝失疏泄则目睛功能受损。肝主藏血，肝受血而能视，且气为血之帅，气滞推动血行力度不足，导致血液瘀滞难行，血不荣于目，血瘀不通，水谷精微不能濡养于目，目睛失养视物功能受损，故见视物模糊、夜间视物困难。黄芪、当归为君药益气行血，丹参、赤芍行气活血，黄柏、连翘、生地黄清热养阴明目、抑诸药温热之性不伤阴津，柴胡枳壳行气，升麻升阳，熟地黄、女贞子补益肝肾明目。辅以针灸治疗局部活血行血，远端取穴疏肝理气，收效甚佳。

案二： 马某，女，56岁，退休职工。首诊日期：2016年7月21日。

主诉： 双眼视物模糊10余年，加重2年。

现病史： 患者10余年前因视物模糊于外院就诊，经检查确诊双眼视网膜色素变性，给予输液、眼药滴眼治疗，未见明显好转，近2年自觉症状加重并伴畏光，已在外院口服中药汤剂8月余，未见好转，经多方打听后今日来我院就诊。患者体瘦，诉平素易疲劳，常自觉乏力，气不足，舌淡胖，苔白，脉濡滑。

既往史： 既往体健。

专科检查： 视力：右眼0.8，左眼0.8；眼压：右眼17.2mmHg，左眼16.3mmHg。双眼前节及晶体（－），双视盘边清色淡红，视网膜晦暗散在骨细胞样色素沉着。视野：双眼向心性缩小，管状视野（图8-46）。视网膜电图：双眼ERG五项检查各波振幅重度降低（图8-47）。OCT提示视网膜赤道部骨细胞样色素沉着，血管变细（图8-48）。

诊断： 西医诊断：双眼视网膜色素变性。

中医诊断：高风内障。

辨证：脾虚气弱证。

中医治则：益气健脾。

处方：（1）中药口服：生黄芪20g，当归20g，淫羊藿10g，丹参30g，枳壳10g，葛根30g，苍术10g，炒白术10g，山药10g，茯苓30g，黄芩10g，五味子10g，牡丹皮10g。14剂，水煎服，每日1剂，早晚分服。

（2）针刺＋电针：取穴：主穴取睛明、球后、阳白等；配穴取太阳、风池等。1天1次，每次留针20分钟。

（3）复方樟柳碱注射液：双侧颞浅动脉旁注射，每日1次，每次2mL。

复诊（2016年8月22日）：以上方案治疗1个月后，患者自诉眼前变得明亮，查视力：右眼1.0，左眼0.8，左眼视力较前改善，右眼视力稳定。复查视野：右眼较前无变化，左眼略有改善（图8-49）。继续以上方案治疗。

复诊（2016年9月12日）：视力：右眼1.0，左眼1.0，双眼基本恢复正常视力水平。复查视野：右眼基本恢复正常视野范围，左眼视野明显扩大（图8-50）。

按语： 患者管状视野，视网膜电图各波振幅重度降低，OCT视网膜色素沉着，不难诊断为视网膜色素变性。病属中医学高风内障，根据舌脉辨为脾虚气弱证。脾主运化，为气血生化之源，脾虚则五脏之精气皆失所司，养目之源匮乏，故视物模糊。以黄芪、当归为君药补益气血，以茯苓、枳壳、山药健脾行气，丹参、牡丹皮活血行血。全方共奏补气健脾、行气活血滋养目睛之功。辅以针灸治疗局部活血行血，远端取穴益气健脾明目，复方樟柳碱注射改善眼部血液循环，收效甚佳。

案三：李某，女，46岁，财务人员。首诊时间：2017年5月22日。

主诉：双眼疼痛，视物模糊，夜间视物困难。

现病史：患者10余年前头痛后出现双眼疼痛，畏光，流泪，无视物模糊，无夜盲，于当地医院诊断为黄斑病、沙眼。配镜防光，点眼药治疗。后就诊于同仁医院，未予治疗，嘱注意休息减少用眼。5年前出现夜间视物模糊，白天视物费力，持续多年逐渐加重至今，现夜间无法出行，常常摔倒，身心非常痛苦，为求进一步中西医治疗就诊于我科。平素体弱，易疲劳，气短食少，月经周期30天，行经3天色黑，舌暗瘀点苔薄白，脉细涩。

既往史：既往体健。

专科检查：视力：右眼0.6，左眼0.5；眼压：右眼12.3mmHg，左眼10.1mmHg。双眼前节结膜充血（+），角膜及晶体透明，双视盘边清色淡，豹纹状眼底，散在色素沉着及结晶样改变。OCT：豹纹状眼底，散在色素沉着及结晶样改变（图8-51）。电生理：各波形振幅均降低（图8-52）。视野：视野缩窄，仅存中心视野（图8-53）。

诊断：西医诊断：双眼视网膜色素变性。

　　　　中医诊断：高风内障。

　　　　辨证：气虚血瘀证。

中医治则：益气活血，养睛明目。

处方：（1）中药口服：生黄芪30g，当归20g，淫羊藿10g，丹参20g，葛根20g，夜明砂20g，川芎10g，牛膝10g，赤芍10g，白芍10g，枳壳10g，升麻10g，柴胡10g，黄芩10g，女贞子20g，菊花3g，黄柏10g。14剂，水煎服，每日1剂，早晚分服。

（2）针刺+电针：主穴取睛明、球后、阳白等；配穴取太阳、风池等。1天1次，每次留针20分钟。

（3）复方樟柳碱注射液：双侧颞浅动脉旁注射，隔日1次，每次2mL。

复诊（2017年6月5日）：患者诉视物模糊减轻，疼痛及畏光有所缓解。复查视力：右眼0.6，左眼0.6；视野：中心视野扩大，周边视野逐渐恢复（图8-54）。嘱以原方继续服用。

复诊（2017年6月16日）：患者诉视物明显变得清晰，双眼疼痛基本消失，夜间可模糊看见较大物体。视力：右眼0.6，左眼0.6。因家住外地，现视力视野基本稳定，嘱中药原方继续服用，研末为丸，每日9g，3个月后复诊，不适随诊。

按语：视网膜色素变性主要表现为夜盲及视野缩窄，骨细胞样色素沉着及结晶样改变，病属中医学高风内障。本例患者平素体弱，易疲劳，气短食少，月经色黑，舌暗有瘀点苔薄白，脉细涩，辨为气虚血瘀证。气为血之帅，气虚则推动血行力度不足，导致血液瘀滞难行，血不荣于目，血瘀不通，水谷精微不能濡养于目，目睛失养视物功能受损，故见视物模糊、夜间视物困难。血瘀舌有瘀点，脉行不畅细涩，经期短质稠色黑。黄芪、当归为君药补益气血，丹参、赤芍、川芎行气活血，黄芩、菊花、黄柏清热明目、抑诸药温热之性不伤阴津，柴胡、枳壳行气，升麻升阳，淫羊藿、女贞子、牛膝补益肝肾明目。辅以针灸治疗，局部活血行血，远端取穴益气补血，收效甚佳。

案四：林某，女，41岁，家庭妇女。首诊时间：2015年8月20日。

主诉：夜间视物困难伴视力下降10余年。

现病史：患者10余年前开始自觉夜盲，逐渐加重伴视力下降，视野先出现暗点，后连接成片，当地医院诊为视网膜色素变性，药物治疗未见好转。现夜间视物不清，无法出行，需人帮助引路，平素多梦，常有头晕，偶有耳鸣，舌红少苔，脉细数。既往体健。

专科检查：视力：右眼0.5，左眼0.5；眼压：右眼11.3mmHg，左眼11.9mmHg。双眼前节及晶体（－）。眼底：双视盘边清色淡红，网膜血管变细，眼底出现青黄色色素沉着。OCT：视网膜青黄色色素沉着，后极部为重，并可见色素上皮萎缩（图8-55）。视野：双眼中心及周边均有较大面积缺损（图8-56）。

诊断：西医诊断：双眼视网膜色素变性。

中医诊断：高风内障。

辨证：肝肾阴虚。

中医治则：滋补肝肾，养阴明目。

处方：生黄芪40g，太子参10g，当归20g，丹参30g，菟丝子20g，山药20g，生地黄15g，熟地黄15g，炒白术15g，川芎12g，牛膝10g，柴胡10g，黄芩10g，枳壳10g，厚朴10g，菊花30g。14剂，水煎服，每日1剂，每日2次。

复诊（2015年11月10日）：患者家住外地，就诊不便，坚持服中药3个月后复诊，查视力：右眼0.5，左眼0.6，较前有所提高，视野明显扩大，遗留小面积缺损（图8-57）。患者自述服以上方药后头晕耳鸣次数减少，眼前较前明亮。舌质红，边尖少许点刺，苔薄白，脉沉细。原方去菟丝子、生地黄、白术、厚朴，加红景天15g，淫羊藿10g，赤芍10g，嘱患者继续服用中药，半年后复诊。

复诊（2016年8月18日）：患者近半年视力视野稳定，夜间逐渐能够视物出行，但较模糊。2天前生气后自觉视物模糊不适，前来就诊。查视力：右眼0.6，左眼0.8，较前明显改善，视野大致同前（图8-58）。患者病情较稳定，视力视野维持较好，调方后继续服用中药，定期复诊。

具体方药如下：炙黄芪40g，红景天15g，当归20g，麦冬20g，太子参12g，丹参20g，葛根30g，枸杞子10g，柴胡10g，黄芩10g，枳壳10g，五味子10g，连翘10g，菟丝子20g，菊花30g，夜明砂20g。水煎服，每日1剂，早晚分服。

按语：视网膜色素变性主要表现为夜盲及视野缩窄，视网膜色素上皮萎缩及色素沉着，本病为进行性疾病，治疗目标是维持患者视力视野，改善患者生活质量。本例患者平素多梦，常有头晕，偶有耳鸣，舌红少苔，脉细数，为肝肾阴虚证。肝血为养目之源，肾精为司明之本，精亏血少，清窍失于濡养见头晕；阴液亏虚则少苔脉细数；虚热内扰故见失眠；目睛耳窍失养，故夜间视物困难伴视力下降、耳鸣。予明目地黄汤加减，菟丝子、山药、熟地黄、牛膝补益肝肾，生黄芪、太子参、当归、丹参补气活血，柴胡、枳壳厚朴行气，黄芩、菊花清热明目、抑诸药温热之性不伤阴津。全方共奏滋补肝肾、养阴明目之效。

【现代研究】

（一）临床研究

1. 中药复方

姜小涵等以数据挖掘方法统计分析了现有期刊文献、著名眼科医家医案及中医眼科古典医籍等记载或公开发表的用于 RP 治疗的中药方剂后发现，自古以来滋补肝肾、补气升阳始终是治疗 RP 的基本原则，而随着近现代对本病病机认识的不断深入，温补肾阳、益气活血逐渐成为 RP 治疗的新方向。李翔等通过聚类分析研究了现代 751 例 RP 患者的中药组方后也发现，中药治疗 RP 高频使用药物分别为枸杞子、熟地黄、山药等补益药及丹参、夜明砂、红花等化瘀药，体现了 RP 虚中夹瘀的本质特点。在此原则下，王克年使用自拟驻景丸汤剂治疗原发性 RP 患者 45 例，结果显示中药在改善 RP 患者的临床症状、平均光敏度、平均缺损和提高视力方面有明显疗效。

2. 中药联合针灸

中药联合针灸治疗视网膜色素变性比单纯服药具有更好的疗效，一项纳入 9 个临床研究，包含 533 例患者的 meta 分析结果证实，接受针药联合治疗的患者在治疗总有效率、视力及视野平均光敏度和平均缺损等方面疗效均优于药物治疗组（$P<0.05$）。金明等纳入 RP 患者 48 例（96 眼），采集患者外周血 4mL 送至北京迈基诺医学检验所进行视网膜疾病相关基因检测，明确突变基因，并使用以益气温阳明目为组方原则的眼底病 3 号方（黄芪、当归、丹参、升麻、柴胡、葛根、枳壳、石菖蒲、夜明砂、白术、山药、甘草等）联合针刺治疗，3 个疗程后患者视力、视野总有效率分别为 70.83%、69.79%。同时发现，不同中医证型患者疗效有一定差异，脾虚气弱证和肝肾阴虚证疗效优于脾肾阳虚证；不同基因型的患者临床表现差异大，针药联合治疗后疗效也有较大差异。彭俊等回顾性分析了中医综合疗法辨证论治的 RP 患者 297 例 594 眼，治疗方法包括中药复方、针刺、耳穴贴压及穴位注射等，结果显示治疗后视力及视野缺损情况较前均有明显改善。余兆安等使用针刺（睛明、球后、上明、养老、合谷等穴）联合患侧太阳穴复方樟柳碱皮下注射治疗 RP 患者 40 例，对照组给予维生素口服，治疗 8 周后，观察组患者视力、视野改善明显优于对照组，且暗适应 ERG b 波有明显好转。

（二）实验研究

向圣锦等使用 RCS 大鼠制作 RP 动物模型探索温肾活血方的疗效机制，结果显示中药组大鼠治疗后视网膜形态改善，外核层细胞核层数增加且感光细胞排列结构和数目明显优于模型组；邓婷婷等观察温阳益气活血方对遗传性视网膜色素变性 RDS 小鼠视网膜感光细胞凋亡的影响，结果显示中药组与模型组比较，仔鼠出生后 18 天时，中药组最大混合反应 ERG（Max-ERG）a、b 波振幅及 bFGF 表达明显升高；28 天、48

天时，中药组 Max-ERG 的 a、b 波振幅明显升高，外核层感光细胞层数明显增加而视网膜感光细胞凋亡率降低，说明温阳益气活血方可以有效抑制 RDS 小鼠感光细胞的凋亡；刘家琪发现中药枸杞子和丹参的应用可抑制 caspase 家族、p53 等凋亡因子的活化，对视网膜各层结构及感光细胞有一定的保护作用。徐剑进一步研究发现，枸杞子、丹参的联合使用，对 RP 模型大鼠虚中夹瘀的病机有明显改善作用，或许是通过减轻视网膜细胞的内质网应激，下调内质网应激因子 XBP1 和内质网凋亡途径诱导因子 caspase12 的水平，促进视紫红质蛋白的表达，从而减少视网膜感光细胞的变性凋亡实现的。

【述评与体会】

视网膜色素变性是一组以进行性感光细胞及色素上皮功能丧失为共同表现的遗传性视网膜疾病。典型症状：随年龄增长视网膜血管逐渐变细、血流速度渐渐缓慢，导致周边视网膜感光细胞的杆细胞最先受累，主司暗视觉功能障碍，引起夜盲，眼底视网膜色素上皮功能障碍，逐渐色素脱失或色素沉着。检查可见进行性视野缺损、视网膜电图显著异常或无波形。病程越长，病变越向周边扩展，随后视锥细胞受损引起视力下降、色觉减退，中央视野缺损，导致视力越来越差。西医学将 RP 归属于难治病范畴，全球发病率较高，不但没有任何特效药救治，其更是无法阻挡地进行性加重，直至失明。

中医将 RP 归属于"高风内障"范畴，该病名首见于《证治准绳·杂病·七窍门》，病至后期视野极其狭窄；《秘传眼科龙木论·高风雀目内障》亦形容本病为"惟见顶上之物"；而《目经大成·阴风障》则记载得更为详细形象"大道行不去，可知世界窄，未晚草堂昏，几疑大地黑"。《圣济总录》认为"卫气昼行于阳，夜行于阴，阴血受邪，肝气不能上行于目，肝受血而能视，今邪在肝，阴血滞涩，至暮则甚，故遇夜目睛昏，不能睹物"；《原机启微》则认为本病为"阳衰不能抗阴"；《证治准绳》认为本病为元阳不足之病；《杂病源流犀烛·目病源流》对高风内障的病因病机认识与现代极为一致，即"有生成如此，并由父母遗传"。关于本病的病机，从脏腑辨证而言，因 RP 归属遗传性疾病范畴，先天禀赋不足首当其冲，肾为先天之本，肝肾同源，肝肾阴虚为先，而后阴不济阳，命门火衰，脾胃后天之本，致脾肾阳虚。从气血辨证而论，脏腑与气血相互依存，肝肾不足，虚阳上浮，肝主疏泄条达，肝开窍于目，肝失条达，疏泄不利，气血不能上达于目，气血郁阻，目络失养，这就是眼底血管普遍变细，甚则闭塞而发病之所在，呈现因虚致瘀，虚中夹瘀的缓慢病理过程；同时脾肾阳虚，致脾主运化、主统血、主肌肉功能障碍，久之脾胃虚弱、气血不足，养目之源匮乏，目不能视物。患者多从青少年时期发病，双眼罹患，病至后期视野极窄，危害较大，严重影响生活质量。肾之阴阳俱虚，上不能升阳益气，下不能温煦纳水，水火不济，致阳虚无以抗阴，阳气陷于阴中，不能自振，目失温煦所致；或素体真阴不足，阴虚不能济阳，阴精亏损，阳气不能自用而病。

金明教授从事中药联合针刺改善 RP 视觉的工作近 30 年，积累了一定经验，自拟经验方——眼底 3 号方，以黄芪、当归、丹参、升麻、柴胡、葛根、枳壳、石菖蒲、夜明砂、白术、山药、甘草等为基础方，治则以益气养阴、温阳活络、祛瘀明目为主，辨证后随证加减用药。

（1）脾肾阳虚证典型者，常加桂枝、肉桂、肉苁蓉、巴戟天等温补脾肾。

（2）肝肾阴虚证典型者，多加钩藤、鳖甲、熟地黄、山茱萸、玄参、女贞子等滋阴潜阳。

（3）脾虚气弱证加重者，重用黄芪，善加山药、白术及焦三仙（焦山楂、焦麦芽、焦神曲）健脾养胃。

方解：君药为黄芪、当归：益气升阳、补血活血。气为血帅，血为气母，气行则血行，气滞则血瘀，RP 患者眼底血管缩窄、血液黏滞性升高，视网膜供血不足，特别是骨细胞样色素沉着、视盘蜡样苍白、视网膜血管变细三联征是 RP 标志性体征。中药的研究为益气养血法改善血循环提供了证据，黄芪具有加快血流速度、改善微循环的作用。现代药理研究发现黄芪能够促进机体代谢，使细胞生长活跃，寿命延长，黄芪甲苷对甲基乙二醛（methylglyoxal，MGO）诱导的人视网膜色素上皮细胞损伤具有明显保护作用，其作用机制是提高细胞抗氧化能力，调节线粒体通路蛋白的表达，从而抑制细胞凋亡。黄芪与丹参、葛根联合可以抑制血液的高黏滞性、血小板的高聚集性。

臣药为丹参、葛根、夜明砂、石菖蒲：行气活血、祛瘀通络。丹参具有改善微循环、抑制血小板聚集、降低全血浓度的作用，是一种有效的自由基清除剂，可抑制细胞的凋亡；并增强视网膜血管及视神经纤维的耐缺氧能力，改善缺血缺氧损伤所致的线粒体氧化磷酸化功能障碍，使细胞凋亡和坏死的百分率明显降低。葛根总黄酮能够直接扩张血管，改善微循环，提高局部微血流量，抑制血小板凝集。葛根素对 MNU 引起的周边视网膜损伤有一定的保护作用，呈剂量依赖性，其作用机制是抑制光感受器细胞发生凋亡。丹参、葛根配夜明砂、石菖蒲增加了清虚热、开玄府的疏肝解郁、祛瘀明目功能。石菖蒲辛温芳香、开通玄府，通畅气血津液神机运行的道路，《神农本草经》也认为其能“通九窍，明耳目，出声音”。夜明砂属厥阴肝经血分药，清热明目、散血消积，《本草求真》记载夜明砂为“治疗盲障翳之圣药”，兼制诸药之热性。

佐药为柴胡、升麻、枳壳、山药、白术：柴胡、升麻和葛根升举阳气，配合黄芪益气升阳，引药上行至眼部。升麻、葛根主升脾胃清阳之气，柴胡主升肝胆之气，擅长疏肝行气，以助活血化瘀，其气味俱薄，轻清升散，善疏泄条达，引诸药上行至眼。枳壳理气行气，配合活血；山药益气养阴、补脾肺肾；白术益气健脾。

使药为甘草，补脾益气，调和诸药。

我们临床在以中药治疗 RP 患者时，常联合针刺治疗，选穴包括睛明、球后、百会、四神聪、合谷等。眼睛和十二经脉均存在直接或者间接的联系，对眼部周围的穴位进行针刺可以疏经活络、调和气血，进而促使血脉通利，精血濡于目，目得血进而得视。针刺能起到良性调节的作用，能在一定程度上抑制 MNU 诱导的感光细胞凋亡，促进感光细胞凋亡后视功能的恢复，减轻视网膜组织细胞损伤。睛明穴为足太阳膀胱经起始穴，是手足太阳、足阳明、阴跷、阳跷的交会穴，具有明目通络之功。《针灸甲乙经》曰："目不明……目无所见，睛明主之。""睛明者，诸阳气上行而达目，明者五脏六腑之精华。"睛明穴位于目内眦上外方凹陷处，其局部结构复杂，进针后，针尖外侧为内直肌，内直肌起自眶尖，止于巩膜内侧面，受动眼神经下支支配，深层组织与脑干血管及神经核联系紧密，所以睛明穴针刺到一定深度疗效较好。球后穴为经外奇穴，位于人的眶下缘的中外大约三分之一的交界部位，针刺眼周神经和视神经的周围，产生适宜的机械刺激，对其机能进行调整和激发，具有疏通经气，使气血流畅，恢复其生理功能的作用。四神聪最早见于《银海精微》，因为一共有四个穴位，故称为"四神聪"。现今为诸医者所熟知的四神聪其实出自《太平圣惠方》中"神聪四穴，百会四面各相去同身寸一寸"。四神聪穴作用甚广，具有调和气血阴阳、养心安神，升举中气、镇静安神，振奋元阳、益脑安神的作用，临床上常与百会穴配伍使用。督脉主人体一身之阳气，百会为督脉穴且有升阳举陷的作用，通调一身之阳，温补阳气，温煦于目。合谷为手阳明大肠经原穴，经脉所过主治所及，"面口合谷收"，头面部疾病均可选取，《针灸大全》中已有"睛明治眼未效时，合谷光明安可缺"的记载。

我们近 30 年一直在积累眼底 3 号方联合针刺改善 RP 视觉的经验，临床上确实能够改善症状，改善视觉、改善视野，可以延缓病情发展，这是一个漫长的过程，短期疗效很难说明问题。我们摸索的经验与四季、疗程、用药特点联系起来，追踪观察 RP 至少 5 年以上的病程，患者的依从性非常好，从无药可治到不再发展对患者而言是难得的收获。我们一般在冬季服汤药，春季改为丸剂，夏季停药，秋季代茶饮，既让患者不间断地调理，又不因滋腻伤及脾胃。

第四节　Leber 遗传性视神经病变

Leber 遗传性视神经病变（Leber's hereditary optic neuropathy，LHON）又称家族性视神经病变，由德国医生 Leber 于 1871 年首先报道，故又称 Leber 病。本病是由线粒体 DNA 突变引起的，累及双眼中心视力的母系遗传性眼病，临床特征为无痛性视神经病变，两眼常同时或先后发病，多呈急性、亚急性发作，后呈慢性逐渐发展，急性期视力可急剧下降至眼前指数。Leber 全球发病率为 1/54000～1/31000，发病年龄通常在 15～35 岁，常见于 11～30 岁男性，我国男女比例约为 6∶4。

中医虽受限于仪器的发展缺少对本病的直观认识，但结合 LHON 视神经萎缩、中心视力下降的典型特征，可将其归属于"青盲"的范畴，《诸病源候论·目病诸候》记载："青盲者，谓眼本无异，瞳子黑白分明，直不见物尔。"

【病因病理】

（一）中医病因病机

先天禀赋不足、精血亏虚或后天邪毒侵袭等多种因素导致的目络不通、玄府闭塞是本病发生的主要原因，《审视瑶函·运气原证》内障篇中记载："（青盲）目内外并无障翳气色等病，只自不见者，是乃玄府幽邃之源郁遏，不得发此灵明耳。其因有二，一曰神失，二曰胆涩。"

（二）西医病理改变

Leber 是一种典型的母系遗传性视神经病变，目前已知超过 90% 的家族存在线粒体 DNA11778、14484 或 3460 位点突变。线粒体基因突变是导致 LHON 的必要条件，其他的修饰因子，包括细胞和修饰基因、线粒体继发突变、线粒体单体型、环境因素（吸烟、饮酒、使用药物、情绪和应激等）以及由环境因素造成的表观遗传等均可能独立影响 LHON 的外显，也可能与 mDNA 原发突变协同致病。

【临床表现】

（一）症状

LHON 临床常表现为中心视力减退及色觉障碍。常见一只眼同时或先后急性或亚急性无痛性中心视力减退，另一只眼在数周至数月内开始受累，平均延迟 6~8 周，最终双眼视力从无光感至 1.0 不等；而色觉障碍多为后天获得性，其障碍程度取决于视力受损的程度，发生在视力下降之前，两眼先后发病者，可间隔数天或数年，罕见单眼发病。

临床 LHON 除眼部症状外，还可累及全身诸多器官，如临床可见有些合并严重神经系统异常的 LHON，如震颤、肌张力障碍、脊髓皮质束功能障碍、耳聋、小脑共济失调等，称为 Leber 叠加综合征。目前发现出现其他伴发症状的患者其视神经病变预后会更差。

（二）体征

LHON 患者眼底可以是正常的，视盘变化根据病变部位及病程而有差异，早期可见乳头周围毛细血管扩张、神经纤维层水肿，晚期可见视盘萎缩。

（三）辅助检查

1. 视野

LHON 患者视野缺损可表现为多种类型，其中以中心暗点和旁中心暗点最为多见。病变早期视野检查多表现为生理盲点扩大以及周边视野向心性缩小，随病情进展可逐渐出现绝对性的中心暗点。

2. 眼电生理检查

病变早期患者的视觉诱发电位（VEP）无明显改变，后期可有振幅降低、潜伏期延长、时程加宽或出现双峰波形。

3. 色觉

LHON 患者色觉障碍常为后天获得性，以红绿色盲和色弱多见，病情好转时，色觉障碍也可随之好转。

4. 光学相干断层扫描（OCT）

急性期患者视盘周围视网膜神经纤维层厚度增厚，而晚期明显变薄，颞侧象限最先受累且受累程度最重，男性视神经纤维弥漫性损伤较女性更为明显。

5. 眼底荧光血管造影（FFA）

患者急性期 FFA 检查可见视盘呈强荧光，血管高度扩张，视盘黄斑束毛细血管充盈、延缓缺损等，但无渗漏。

（四）临床分期

LHON 临床一般分为临床前期、急性期、亚急性期、慢性萎缩期，也称为临床前期、急性期、进展期和萎缩期四期。急性期以无痛性视神经病变、视力急剧下降至仅见指数、视盘充血、视盘周边毛细血管的改变为特征，被称为"毛细血管扩张性微血管病变"。

（五）诊断

LHON 尚无明确的诊断标准，目前一致认为外周血的基因检测是诊断该病最简单准确的手段。通常在患者出现一定的临床症状后，结合发病年龄、眼底表现及家族遗传史，进行进一步基因检测后确诊。

【现代研究】

1. 中药复方

常永业等认为肝肾不足，精气血亏损或玄府郁闭，络脉瘀阻是本病发生的基本病机，因此以补益肝肾、清肝解郁的视康颗粒治疗 LHON 患者 273 例，对比治疗前后的视力分布情况，结果显示，所有患者视力均较前有所提高，其中 DNA11778 位点突变者视力提高率较高，14484 位点突变者视力恢复较差，提示 LHON 患者视力的预后可能与其突变位点密切相关。韦企平教授认为，本病的治疗应以调理气血，疏肝健脾为原则，提出了青盲一号方的中药配伍，苏艳等应用青盲一号方治疗 LHON 患者 63 例后，患者视力有一定提高，但无法阻止视网膜神经纤维层薄变的进展。

李成武等使用五子衍宗汤治疗 LHON 患者 30 例，与口服辅酶 Q10 做对照，治疗 3 个月后，结果显示治疗组视力、视野、视觉诱发电位有一定程度改善；对照组仅视力有所改善，且治疗组各疗效指标均有更明显的改变；通过进一步对治疗前后患者外周血淋巴细胞线粒体膜电位及白细胞线粒体基因的突变比率的检测，发现五子衍宗汤能提高 LHON 患者外周血淋巴细胞线粒体膜电位、降低线粒体基因突变比率，推测五子衍宗汤可能是通过抑制遭受氧化应激导致的细胞坏死或凋亡，提高外周血淋巴细胞线粒体膜电位、抑制线粒体基因突变，从而改善线粒体功能，进而发挥对 LHON 的治疗作用。

2. 针刺治疗

针刺治疗各种原因导致的视神经萎缩在临床已取得显著疗效，一项纳入 16 项研究、样本量 1369 例的累积 meta 分析结果显示，针灸或针药联合与药物治疗相比，在总有效率、视力、视敏度及视野平均缺损度等多个指标均有更显著的疗效。LHON 作为特殊类型的视神经病变，针刺治疗也可取得较好疗效。陈欣以银杏叶胶囊、甲钴胺分散片、维生素 B_1 治疗 LHON 患者，治疗组再施以"韦氏三联九针"疗法，即眼周三穴、眼周头穴三针及全身辨证三针，平补平泻手法治疗 LHON 患者 40 例，观察患者的视力、视野及电生理检查疗效，结果显示：治疗组患者视野及综合有效率高于对照组。陈俊军教授以球后、上明为主穴，配以风池、新明Ⅱ、太阳、养老、合谷等穴位治疗肝肾阴虚型 Leber 患者 1 例，10 天为 1 个疗程，共治疗 30 个疗程后患者视力完全恢复正常。

周美玲以调神解郁、通利目络、调补肝肾为主要思路，以眼周穴结合调神、胆经、肝经、肾经等相关穴位针刺治疗 LHON 患者 2 例，视力均较前有所提高。

【述评与体会】

LHON 是一种由于线粒体 DNA 的原发性基因突变而引起的罕见的母系遗传性疾病，以双眼无痛性视神经病变和中心视力丧失为主要临床表现。在中医里可归属为"青盲"范畴，《证治准绳·杂病·七窍门》中记载："青盲者，瞳神不大不小，无缺无损，仔细视之，瞳神内并无些少别样色气，俨然与好人一般。"《目经大成·青盲篇》描述为"青盲不似暴盲奇，暴盲速来青盲迟"，描述了青盲的临床表现和发病特点。玄府闭塞，脉络不通是本病发生的关键病机，主要由先天禀赋不足、精血亏虚或胞胎受邪毒外侵导致，也可因后天饮食不节、亡血失精过多等造成。

西医目前尚缺乏对本病的有效治疗手段，研究表明在 LHON 急性期全身应用类固醇激素、B 族维生素或氰化物拮抗剂等对视力的下降无明确疗效；维生素、电子受体、自由基清除剂等药物也被证实疗效欠佳。中医根据其临床表现及遗传特点，认为本病主要责之于先天禀赋不足，肝肾阴亏；或因精血亏虚，目络不利，发为胆涩等，临床往往以补益肝肾、通络开窍为治疗原则，也可根据个体辨证论治。针灸疗法对于延缓本病患者视力的下降，也有一定疗效，选穴以眼周局部穴位结合全身辨证取穴为主，对穴位的刺激可激发局部经气，调整全身气血阴阳，疏通目络，开郁通窍，使玄府重新神光发越。

第五节　缺血性视神经病变

缺血性视神经病变（ischemic optic neuropathy，ION）是指由各种原因引起营养视神经的小血管发生供血不足或血液循环障碍，导致视神经局部发生低灌注损伤和组织水肿，从而出现视力下降、视野缺损甚至视神经萎缩的一种眼病。临床上以筛板区为界，将 ION 分为前部缺血性视神经病变（anterior ischemic optic neuropathy，AION）和后部缺血性神经病变（posterior ischemic optic neuropathy，PION），AION 约占缺血性视神经病变的 90% 以上。根据发病原因不同，又将 ION 分为动脉炎性缺血性视神经病变和非动脉炎性缺血性视神经病变，其中动脉炎性缺血性视神经病变，主要由巨细胞动脉炎所引起，在我国发病率较低；非动脉炎性前部缺血性视神经病变（nonarteritic anterior ischemic optic neuropathy，NAION）是最常见的一种类型，主要由睫状后动脉灌注不足引起，占 90%~95%。NAION 好发于 50 岁以上人群，但近年来在青年人中的发病率也逐渐上升，女性比男性患病率低 36%。2015 年我国发布的 NAION 诊治专家共识中显示，中国地区 NAION 人群发病率为 2.3/100000~10.2/100000。

根据中医证候特点，本病急性期或视力下降严重者属"暴盲"（《证治准绳》）范畴，缓解期或视力下降较轻者属"视瞻昏渺"（《证治准绳》）范畴，晚期发生视神经萎缩者归属"青盲"（《诸病源候论》）范畴。

【病因病理】

（一）中医病因病机

本病原发病因主要有脏气虚弱或精血不足，继发病因归结于气郁、瘀血或痰浊。其病机特点包括：

（1）年老体弱，肝肾不足，或气血亏虚，精血不能上注于目，目失濡养。

（2）气虚推动乏力，血行滞缓，瘀血内生，阻塞目络，发生此病。

（3）平素情志不舒，忿怒暴悖，肝失条达，肝气郁结，气机不畅，气血上壅头目，或气郁化火，肝阳上亢，灼伤脉络，玄府不利，不能视物。

（4）偏食肥甘厚腻，恣酒嗜辣，痰热内生，或与瘀血相互搏结，血脉闭塞。

（二）西医病理改变

1. 危险因素

局部危险因素包括小视盘或视杯狭窄，青光眼、手术、晶状体半脱位、视网膜静脉阻塞等引起的眼内压升高。全身性危险因素包括高血压、糖尿病、高脂血症、血液高凝状态、夜间低血压、睡眠呼吸暂停综合征等，高血压是目前被公认的危险因素，可能是年轻患者发生 NAION 的显著危险因素。糖尿病可使 NAION 单眼的患病风险增加 18.817 倍，并增加了对侧健康眼的患病风险。此外，种族、性别等遗传基因易感性因素也逐渐引起关注。

2. 发病机制

NAION 的发病机制尚不完全清楚，目前推测其发病主要原因包括视盘解剖结构异常和视盘血流动力学失衡两大方面。

（1）视盘解剖结构异常：生理性的小视盘或视杯狭窄的患者，其视盘往往在其 Bruch 膜和巩膜管中具有比一般人群更小的开口，导致视神经纤维在通过拥挤的视盘和筛板时受空间限制，神经纤维内轴浆流动受阻，诱发视神经缺血缺氧，而急性期视神经轴突肿胀会压迫视盘浅表毛细血管，促使缺血、水肿进一步加重，形成恶性循环，视神经纤维结构破坏，功能受损。

（2）视盘血流动力学失衡：视盘区的血液循环依靠睫状后短动脉和 Zinn 环分支供应，自我调节功能弱，对持续的血管低灌注压敏感。高血压或夜间低血压会导致局部毛细血管痉挛甚至闭锁，视神经血液循环中断，视盘血管失去代偿，造成持续的低灌注和缺血。此外，生理状态下，眼压与毛细血管灌注压之间呈一种负相关的状态，当局部因素引起眼压升高时，视盘毛细血管受压、血流受阻，视盘灌注不足、缺血水肿，导致 NAION 的发生。

【临床表现】

（一）症状

（1）视力突然减退或丧失，通常不伴有眼球转动疼痛或钝痛。部分患者发病前可有一过性视物模糊或黑蒙。

（2）发病开始多为单眼，数周或数年后，另眼也可以发生。

（3）视力下降伴有色觉下降或异常。

（二）眼部检查

（1）患眼瞳孔常轻度散大，直接对光反应迟钝，相对性瞳孔传导阻滞（relative afferent pupillary defect，RAPD）阳性。

（2）早期整个视盘或视盘某一区域轻度水肿（小于 +3D），视盘周围可见少量片状或线性出血，部分可见到棉绒斑，随后视盘水肿区域颜色逐渐变淡，呈灰白色，水肿消退后出现象限性或弥漫性视盘颜色淡白。

（3）视网膜血管一般正常，有高血压或动脉硬化者可呈相应视网膜动脉硬化改变。

（三）辅助检查

1. 视野

典型的视野改变是与生理盲点相连的水平型偏盲，可为扇形、象限性缺损或垂直偏盲，但不以正中线为界，视野缺损可绕过注视区；少数病例表现为中心暗点或弧形视野缺损。

2. 荧光素眼底血管造影（FFA）

造影早期可见视盘区域性低荧光或充盈迟缓，视盘周围脉络膜血管充盈迟缓或缺损。缺血区因有表层毛细血管代偿性扩张渗漏，视盘亦可出现强荧光。

3. 眼电生理检查

视觉诱发电位（visual evoked potential，VEP）表现为 P100 波潜伏期延长和（或）N75 振幅降低。

4. 光学相干断层扫描（OCT）

早期视盘水肿，视网膜神经纤维层厚度（RNFL）局限性增加；后期视神经萎缩，RNFL 变薄。

5. 其他

据文献报道，血糖、血压、血脂、血液黏滞度、血沉、C 反应蛋白等指标变化可能和 AION 发病有关。经颅多普勒（TCD）或彩色多普勒血管显影（CDI）检查可发现眼动脉或睫状后动脉系统血流速度下降或阻力指数增高。CT 及 MRI 检查可排除颅内肿瘤或中枢神经脱髓鞘疾病。

（四）诊断、分期与鉴别诊断

1. 诊断

具有突发性、无痛性视力下降病史和典型的视野缺损改变，眼底视盘局限性或弥漫性水肿，视盘周围有线样出血，水肿消退后视盘发生萎缩，结合视觉诱发电位和荧光素眼底血管造影检查可以做出诊断。

2. 分期

急性期视力下降、视盘水肿；发病后 3 个月水肿逐渐消退，视力部分改善，或发生视神经萎缩，视力难以逆转。

3. 鉴别诊断

发病初期应与视神经炎、视盘血管炎、中枢神经系统脱髓鞘疾病或颅内占位性病变等所致视盘水肿者相鉴别；发病后期应与其他原因性视神经萎缩相鉴别；双眼先后发病者，如见一眼视盘水肿而另一眼视神经萎缩，应与 Foster–Kennedy 综合征相鉴别。

【治疗】

（一）治疗原则

本病治疗应积极调控全身危险因素，如高血压、糖尿病、高脂血症等。常规治疗包括糖皮质激素、血管扩张剂、神经营养剂、降眼压药、高压氧疗法或视神经髓鞘减压法等，以改善局部血供、促进水肿吸收。本病辨证初期多为实证或本虚标实证，后期多为虚实夹杂证，结合局部辨病特点，中医治疗初期酌以利水消肿、活血通络中药为主，以消除视盘水肿，并结合全身辨证予以疏肝解郁、清热化痰中药；治疗后期注重补益肝肾、明目通窍为主。

（二）辨证论治

1. 气滞血瘀证

主症：眼外观端好，突然上方或下方视物不清、眼前黑影甚或失明，无眼球疼痛，眼底视盘呈灰白色水肿，边界模糊，视盘周围见出血或渗出，视网膜动脉细；兼有胸胁胀满，头晕头痛，舌质紫暗或有瘀点，脉弦或涩。

治法：活血化瘀，理气通络。

主方：血府逐瘀汤（《医林改错》）加减。

常用药：黄芪、当归、地黄、赤芍、川芎、桃仁、红花、柴胡、枳壳、桔梗、牛膝、甘草。

临证思考：气滞血瘀证多见于疾病初期，以实证为主，患者常有焦虑、压力较大、情志不舒病史，肝气郁结，气滞血瘀，脉络瘀阻而急性发病，眼部表现为视力骤降或眼前黑影遮挡，全身可伴有胸胁胀满、头晕头痛等不适。血府逐瘀汤是治疗气滞血瘀证的经典方剂，桃仁、红花活血化瘀、通络止痛，共为君药。地黄、川芎、赤芍、当归、牛膝活血化瘀、宣痹止痛、扶助君药之力，共为臣药。柴胡疏肝解郁、升达清阳；桔梗开宣肺气、载药上行；枳壳升降气机、开胸行气，共为佐药；甘草调和诸药，为使药。诸药相合，共奏活血化瘀、理气通络之功。若气虚体弱者加黄芪、党参、白术；体盛痰多者加清半夏、白附子、桔梗；视盘周围出血多者加三七粉冲服。

2. 肝肾阴虚证

主症：眼部症状及检查同前，腰膝酸软，头晕目眩，耳鸣耳聋，失眠盗汗，舌质偏红，苔少，脉细数。

治法：滋补肝肾。

主方：明目地黄汤（《审视瑶函》）加减。

常用药：熟地黄、生地黄、山萸肉、山药、茯苓、泽泻、牡丹皮、当归、柴胡、五味子。

临证思考：肝肾阴虚证多见于本病中晚期或老年患者，年老体弱，虚体阴虚或久病伤阴者，上不能荣养头目，故视物不清、头晕耳鸣，下不能荣养脊柱、四肢，故腰膝酸软等。方中生地黄、熟地黄既能滋阴补肾，又能凉血清虚热，水火交济，为君药。山萸肉、山药、当归、五味子补精养血，血盛则能充养神光，为臣药。牡丹皮凉血散瘀；茯苓、泽泻清热利湿消肿，共为佐药。柴胡引药上行，达于目窍，为使药。诸药合用，用于肾虚目睛不明之证。若失眠者加夜交藤、酸枣仁；视盘水肿较重者加车前子、猪苓。

3. 肝阳上亢证

主症：眼部症状及检查同前，伴有目干涩；头痛眼胀或眩晕时作，急躁易怒，面赤烘热，心悸健忘，失眠多梦，口苦咽干；舌质红，苔薄黄，脉弦细或数。

治法：滋阴潜阳，活血通络。

主方：育阴潜阳通脉汤（《中医眼科临床实践》）加减。

常用药：生地黄、麦冬、山药、枸杞子、龙骨、牡蛎、丹参、牛膝、赤芍、知母、黄柏。

临证思考：本证多发生于伴有高血压病的患者，或阴虚体质，因情绪波动而发病，属虚实夹杂之证。发病初期多因暴怒伤肝，导致肝气郁闭，气血上壅，脉络瘀阻而发病，全身辨证要点为头痛、眼胀或眩晕时作、急躁易怒等。方中生地黄、麦冬、山药、枸杞子养阴清热，壮水制火，为君药。龙骨、牡蛎平肝潜阳；丹参、牛膝、赤芍行血化瘀、疏通目络，为臣药。知母、黄柏清退虚热，为佐药。诸药合用，共奏平肝潜阳、破瘀行血之效。若情绪急躁者，加柴胡、白芍、枳壳；心悸健忘、失眠多梦者，加夜交藤、磁石。

4. 痰热上壅证

主症：眼部症状及检查同前，形体多较肥胖，伴头晕目眩，胸闷烦躁，食少恶心，口苦痰稠；舌苔黄腻，脉弦滑。

治法：涤痰通络，活血开窍。

主方：涤痰汤加味（《奇效良方》）加减。

常用药：半夏、陈皮、胆南星、枳实、菖蒲、茯苓、党参、丹参、川芎、甘草、生姜。

临证思考：本证亦发生在疾病早期，多见于体质偏胖患者，平素饮食偏嗜，过食肥甘厚味，痰湿内生，郁久化热，痰热上壅，脉络瘀阻而发病。方中半夏、陈皮燥湿化痰、和胃降逆，为君药。胆南星、枳实、菖蒲开窍化浊祛痰；茯苓、党参、甘草健脾益气、补气渗湿，使湿无所聚，痰无所生，以固其本；丹参、川芎行气活血，为臣药。甘草、生姜补中和胃，为佐药。诸药合用，痰消火降，邪去病愈。若热邪较深者，加黄芩、黄连；兼血瘀者加桃仁、红花。

（三）中成药及中药制剂

1. 肝肾阴虚证

（1）六味地黄丸：口服。水丸每次5g，水蜜丸每次6g，小蜜丸每次9g，大蜜丸每次1丸，每日2次。

（2）明目地黄丸：口服，每次10粒，每日3次。

2. 气滞血瘀证

（1）复方丹参滴丸：吞服或舌下含服，每次 10 丸，每日 3 次。

（2）血府逐瘀胶囊：口服，每次 3~6 粒，每日 2~3 次。

（3）葛根素注射液：静脉注射，400mg，每日 1 次。

（4）灯盏花素注射液：静脉注射，40mg，每日 1 次。

（5）川芎嗪注射液：静脉注射，10mg，每日 1 次。

3. 阴虚血瘀证

（1）复方血栓通胶囊：口服，每次 3 粒，每日 3 次。

（2）脉络宁注射液：静脉注射，20mg，每日 1 次。

4. 肝气郁结证

龙胆泻肝丸：口服，每次 3~6g，每日 2 次。

（四）其他治法

1. 针刺治疗

针刺患侧睛明、球后、阳白、攒竹，双侧合谷、外关、太阳、风池，百会、四神聪等，不提插捻转，留针 30 分钟。

2. 穴位注射

复方樟柳碱注射液，患侧颞浅动脉旁注射，2mL，每日 1 次，14 次为 1 个疗程。

【验案举例】

案一：申某，女，62 岁。首诊时间：2016 年 7 月 25 日。

主诉：右眼视力下降 4 月余。

现病史：患者 4 个月前无明显诱因出现右眼视力下降，伴上方固定黑影遮挡，当地医院诊断为"右眼缺血性视神经病变"，给予地塞米松球后注射和血管扩张剂治疗 10 天，视力略有改善，但黑影遮挡仍在，患者自觉对生活影响极大，而咨询原主治医生后无明确有效改善方法，为求进一步治疗来我院就诊。刻下症：视物模糊，急躁易怒，偶有目珠隐痛，胸闷不舒，口苦，纳尚可，夜寐欠安，大便干燥，小便如常，舌红，苔薄白，脉弦细。

既往史：高血压病 10 年，血压最高 150/100mmHg，目前口服依那普利治疗。

专科检查：矫正视力：右眼 0.6，左眼 1.0；眼压：右眼 13.7mmHg，左眼 15.6mmHg。眼底：右侧视盘边清色淡，双视网膜动脉反光增强，动脉管径不均，A/V=1：2，可见明显动静脉交叉压迹。双眼前节及晶体均（-）。视野：右眼下方视野缺损（图 8-59）。

诊断：西医诊断：右眼前部缺血性视神经病变。

中医诊断：暴盲。

辨证：肝郁气滞证。

西医治则：抗炎、扩张血管、营养神经、改善微循环等。

中医治则：疏肝理气，清热活血。

处方：（1）中药口服：天麻10g，钩藤10g，柴胡10g，当归20g，川芎10g，牡丹皮20g，茯苓30g，栀子10g，木香10g，黄芩10g，枳壳10g，酸枣仁10g（捣碎），生甘草6g。14剂，水煎服，日1剂，分两次服。

（2）针刺+电针：主穴取睛明、球后等；配穴取风池、百会等。1天1次，每次留针20分钟。

复诊（2016年8月10日）：治疗2周左右，右眼视力提高至0.8，视野较前改善（图8-60），目珠隐痛、胸闷不舒、口苦、夜寐欠安等较前明显好转，左眼检查同前，效不更方。

复诊（2016年9月11日）：再服药1月余，患者右眼视力0.8^{+3}，较前提高3个字母（国际标准视力表），视野光敏感度上升（图8-61），血压在140/90mmHg左右。考虑患者血压较为稳定，疾病发病已2月余，舌淡红，舌苔薄白，原方去天麻、钩藤，加生黄芪20g，菊花3g。

复诊（2016年10月12日）：患者自觉全身不适症状减轻，查右眼视力提高至1.0，视野缺损范围明显缩小（图8-62），可停针灸，中药原方再服1个月。

按语：患者为中老年女性，脏腑功能渐衰，肝肾亏虚，平素性情急躁，发病时血压骤然升高，阴不制阳，肝气上扰清窍，故睡眠差；肝郁气结，疏泄失职，则清窍不明，郁闭脉络，故视物模糊、急躁易怒、目珠隐痛；清窍失养则眩晕、耳鸣，中焦气机失调，故胸闷不舒、口苦。结合舌、脉等表现不难诊断。"肝阳上亢"为本虚标实之证，故治疗时尤应注意病情的轻重缓急，施治中本着"急则治其标""缓则治其本"或"标本兼顾"的原则随证变化。

案二：贡某，男，60岁。首诊时间：2016年10月27日。

主诉：双眼视力下降20天。

现病史：患者20天前无明显诱因出现双眼渐近性视力下降，右眼严重，视力降至右眼0.02、左眼0.5，于外院行FFA检查提示"右眼缺血性视神经病变合并视网膜中央动脉阻塞"，给予血管扩张剂、抗血小板聚集等药物治疗2周，视力改善不明显。该患者为了来我院求治，特地从西藏来京。刻下症：视物不清，眼内干涩，偶有头晕耳鸣，健忘，腿软无力，纳眠可，大便干，舌红，苔薄，脉沉细。

既往史：糖尿病10余年，目前应用胰岛素控制血糖。

专科检查：矫正视力：右眼0.06，左眼0.6；眼压：右眼11.4mmHg，左眼11.0mmHg。双侧晶体皮质轻度混浊，余前节检查未见异常。眼底：双侧视盘边清色淡，视网膜动脉细，静脉充盈，A/V=1：2，可见明显动静脉交叉压迹，右眼黄斑光反射消失。FFA：右眼视盘边界不清，动脉充盈迟缓，动脉前锋（+），各象限周边部可见无灌注区（图8-63）。视野：双眼向心性视野缺损，仅余中间一点可视区域（图8-64）。头颈CTA：轻度动脉粥样硬化改变，左侧椎动脉优势，右侧椎动脉未显影，基底动脉迂曲发育不良（图8-65）。

诊断：西医诊断：双眼前部缺血性视神经病变，双眼视网膜中央动脉阻塞。

中医诊断：暴盲。

辨证：肝克脾土，脾虚湿困，玄府郁闭证。

西医治则：抗炎、扩张血管、营养神经、改善微循环等。

中医治则：益气健脾，疏肝养血，开窍明目。

处方：（1）中药口服：生黄芪30g，当归20g，生地黄、熟地黄各20g，红景天20g，川芎10g，牛膝10g，丹参20g，葛根20g，石菖蒲15g，茯苓20g，白术10g，牡丹皮10g，黄芩10g，薄荷6g，菊花3g。14剂，水煎服，日1剂，分两次服。

（2）针刺+电针：主穴取睛明、球后、阳白等；配穴取肝俞、肾俞、百会、四神聪等。1天1次，每次留针20分钟。

（3）复方樟柳碱注射液：双侧颞浅动脉旁注射，每日1次，每次2mL。

复诊（2016年11月12日）：复查视力：右眼0.1，左眼0.8，较治疗前均有提高，双眼视野较前改善，中心可视区域逐渐扩大（图8-66）。

复诊（2016年11月28日）：经治疗后右眼视力提高至0.12，左眼视力提高至1.0，右眼视野进一步扩大，左眼视野明显改善（图8-67）。患者停针灸后返回家乡，中药继服，3个月后随诊。

按语：患者为中老年男性，消渴病多年，久病致虚，肾精亏虚，目系失于滋养，故视物不清、眼内干涩；精血不能上荣于头面，髓海空虚，故头晕耳鸣、健忘；肾虚筋骨失养，故肢体酸软无力。久病致瘀，气血运行不畅，故目络受阻，结合舌脉辨证属"肝肾亏虚"之证。治疗当以滋补肝肾、益精生髓为法，佐以补血活血之品，精血充则头面荣养有源，神光发越而视觉提高。

【现代研究】

（一）临床研究

1. 中药复方

金明等纳入65例（88眼）气虚血瘀证型NAION患者，给予益气活血通络方联合针刺腧穴治疗，2周、4周、8周后视力提高有效率分别为40.91%、60.47%、69.51%；视野平均缺损值（mean defect，MD）明显下降，视野平均光敏感度（mean light sensitivity，MS）明显增高（$P<0.01$）；VEP-P100波的潜伏期明显缩短、振幅明显升高（$P<0.05$）。研究表明，对发病3个月后的NAION继发视神经萎缩患者，益气活血通络方联合针刺疗效确切，能有效改善NAION患者的视力、视野、视觉诱发电位，治疗周期越长，治疗效果越佳且疗效稳定，有助于提高患者远期视觉质量。

韦企平等纳入100例NAION患者（治疗组51例，对照组49例），在复方樟柳碱注射液治疗基础上加用活血通络颗粒口服3个月后，治疗组视神经病变改善总有效率为88.24%，显著高于对照组71.43%，治疗组视力和视野平均光敏感度显著增高。同时分析韦企平治疗NAION患者289份处方资料，共涉及中药61味，出现频次>15%的中药有27味，其中熟地黄、白芍、当归、川芎、鸡血藤、枳壳等使用频率较高（均已>50%）；聚类分析后分成4类药物，分别为益气补血类、平肝潜阳类、理气活血类及滋补肝肾类药物。

张铭连等回顾分析 236 例 NAION 患者，在辨证分型基础上联合活血通络中成药、营养神经、糖皮质激素、降眼压药物及针刺疗法，观察时间为 1 个月。治疗效果：显效 54.1%，有效 40.6%，无效 5.3%，总有效率 94.7%，证实中西医结合治疗能够一定程度地改善 NAION 视功能。

2. 中成药

黄旭东等纳入 52 例 AION 患者，分别给予复方血栓通胶囊口服和复方樟柳碱注射液穴位注射，持续治疗 20 天，结果显示复方血栓通胶囊治疗组视力改善明显，总有效率为 84.62%，明显高于对照组的 57.69%，研究表明复方血栓通胶囊治疗前部缺血性视神经病变安全、有效，值得推广。

高杨等选取发病急性期经复方樟柳碱颞侧注射、改善微循环、营养视神经以及对症治疗等常规治疗后，经检查示患者视盘水肿减轻的 NAION 患者 60 例，其中 21 例服用脑栓通胶囊 ≥ 6 个月，与未服用者对比，脑栓通胶囊治疗后视力、视野较发病时均有显著性提高，视野 MD 值降低优于对照组（$P<0.05$），研究认为脑栓通胶囊能有效改善 NAION 患者的视觉功能，特别是其对视野有明显的改善作用。

3. 中药制剂

姚国超等采用复方樟柳碱注射液治疗 NAION 患者 74 例，比较颞浅动脉旁皮下注射（观察组 37 例）和球后注射（对照组 37 例）两种方式的疗效和安全性，结果发现治疗后 2 组视力、视野、眼底改善总有效率比较均无明显差异（$P>0.05$），但观察组治愈率均明显高于对照组（$P<0.05$）。观察组均未出现不良反应，对照组注药 5 分钟后 1 例患眼出现轻度上睑下垂；注药 10 分钟后 2 例患眼瞳孔散大，3 例患眼眼球转动受限，2 例患眼结膜充血，不良反应发生率为 21.6%。证实与球后注射方式相比，颞浅动脉皮下注射复方樟柳碱对前部缺血性视神经病变更加安全有效。

赵莉莉对 72 例缺血性视神经病变患者在常规治疗基础上，分别给予灯盏花素注射液和丹参注射液，治疗 14 天后，前者总有效率为 91.7%，后者总有效率为 72.2%，认为在缺血性视神经病变治疗中应用灯盏花素可提高治疗效果，疗效确切，使用价值高，推荐在临床中使用。

曾果等采用银杏叶提取物治疗 72 例 NAION 患者疗效明显，有利于视功能恢复，对患者闪光视网膜电图无不良影响。对比研究发现银杏叶提取物联合葛根素治疗总有效率高于单纯葛根素组，治疗组视野光敏感度高于对照组，视野缺损值小于对照组，P-VEP 的 P100 波振幅、OPs 总和振幅均高于对照组，潜伏期小于对照组，治疗后盘周视网膜纤维层厚度减轻幅度高于对照组（$P<0.01$）。

李晓鹏等选取 NAION 患者 66 例（66 眼），随机分为观察组 33 例（33 眼）和对照组 33 例（33 眼），对照组使用降眼压药物及扩血管药物等，观察组加用大剂量盐酸川芎嗪注射液静脉滴注 1 次 / 日，治疗 14 天后，观察组视功能改善总有效率（87.88%）明显高于对照组（66.67%），观察组睫状后短动脉（PCAs）的收缩期峰值血流速度（PSV）、舒张末期血流速度（EDV）、搏动指数（PI）与对照组比较明显增加，RI 阻力指数则较对照组明显降低，研究证实大剂量川芎嗪联合传统药物能增加睫状后短动脉对视神经的血供，从而改善 NAION 患者早期视功能。

（二）实验研究

1. 复方研究

金明等通过链脲佐菌素诱导糖尿病大鼠缺血性视神经病变模型，治疗组采用益气活血通络方灌胃干预，观察周期9个月。研究表明，长期高血糖可使大鼠视神经发生明显的缺血性损伤，益气活血通络方可以明显改善糖尿病大鼠视神经组织的缺血状态，通过增强大鼠视神经轴突微丝蛋白NF的表达、抑制少突胶质细胞髓鞘糖蛋白OMG的表达，减轻视神经轴突的退行性损害，促进轴突再生。为中药防治糖尿病引起的缺血性视神经病变提供新的思路和方法。

2. 针灸研究

王影等采用激光方法制作AION新西兰大耳白兔模型眼，造模完成后次日针刺组与针刺加电针组穴取右侧"攒竹""鱼腰"和"窍明穴"分别进行干预，每天1次，每次30分钟，连续3天。研究认为：针刺加电针优于单纯针刺，在治疗上具有增效作用，沿视觉传导通路的针刺加电针疗法通过凋亡途径对神经损伤进行修复，对于缺血性损伤的视神经具有保护作用。

【述评与体会】

缺血性视神经病变急性期或发病早期，因小血管血液循环障碍或灌注不足导致视盘缺血、缺氧，发生水肿，患者视力下降伴有视野缺损，亟待解决。全身或局部应用糖皮质激素可以迅速减轻视盘水肿，加用神经营养剂或血管扩张剂，促进和改善局部血流，有助于视神经功能恢复。同时对于中老年患者，常合并全身性疾病，如高血压、糖尿病、缺血性脑病等，西医治疗上应该注意全身调控。通常经过几个月的治疗，视盘水肿可逐渐消退，给患者带来部分视力恢复，但是多数患者常因遗留视神经萎缩而苦恼。临床中对于已经形成的视神经萎缩缺少针对性有效的治疗方法，因此眼科医生面临着难以逆转视网膜神经纤维层萎缩等棘手问题。

缺血性视神经病变按其证候特点，属于中医学的"目系暴盲"或"视瞻昏渺"等。根据古代医学的认识，并结合近代中医学研究，本病的原发病因主要有脏气虚弱或精血不足，继发病因归结于气郁、瘀血或痰浊。《灵枢·邪气脏腑病形》曰："十二经脉，三百六十五络，其血气皆上于面而走空窍，其精阳气上走于目而为睛。"目受血而能视，眼与五脏六腑及其他组织器官之间通过经络相互联系，脏腑精微物质上输至目，维持视觉功能。当脏腑功能失调或全身血脉经络循行障碍时，目窍失养则神光发越无力，故不能视物。

本病辨证初期多为实证或本虚标实证，后期多为虚实夹杂证，结合局部辨病特点，中医治疗初期酌以利水消肿、活血通络中药为主，以消除视盘水肿，并结合全身辨证予以疏肝解郁、清热化痰中药；治疗后期注重补益肝肾、明目通窍为主。现代中医研究认为，ION患者病变后期以"目络瘀阻"贯穿始终，金明教授结合多年临床经验，总结形成"益气活血通络方"治疗缺血性视神经病变。方中重用黄芪、红参补益元气，丹参、葛根理气活血，以改善视网膜微血管循环，增强视神经营养供应，桂枝、茯苓可温阳健脾升清，调节机体内水盐平衡；地龙具有促进微循环，防止血栓形成，降低循环阻力的作用。

对于发病 3 个月以上的缺血性视神经病变患者，如遗留视神经萎缩，我们将加以局部针灸治疗。金明教授将"二龙戏珠"针法进行了改良，将睛明、球后二穴刺入方向朝视神经端倾斜，既躲开了血管丰富区，又贴近视盘外缘，可以有效扩张眼球后末梢血液循环，增强局部组织的血供。睛明归足太阳膀胱经，球后为经外奇穴之一。阳白归足少阳胆经，三者在解剖部位上均靠近眼区，常称"眼三针"，是治疗眼病的常用穴。风池穴是足少阳胆经与阳维脉的交会穴，太阳穴亦是经外奇穴，百会位于督脉循行巅顶之处，四神聪位于百会穴前后左右各 1 寸处。合谷为手阳明大肠经之原穴，外关为手少阳三焦经之络穴。针刺眼周腧穴与各配穴，可促进脑部血液循环，加强神经元营养，有效改善颈内动脉和眼动脉的血流速度与血流量，使睫状后短动脉血流速度增加，血管阻力下降，进而增加球后视神经内微血管的血流量，改善视盘的血液循环障碍。皮质穴位于枕骨粗隆下方，是视觉中枢对应的头皮穴位。针刺常规穴位配合皮质穴能促进视觉中枢结构和功能的恢复，从而改善视神经的传导性，抑制视网膜神经节细胞及其轴突发生退行性病变。金明教授总结大量临床实践经验认为，益气活血通络中药联合针刺治疗可发挥调节全身气血、标本兼治的作用，以推动脏腑精微物质上输至目，营养视神经，辅助活血祛瘀通络，可以在一定程度上修复视觉通路。

第九章　眼眶与眼外肌病

第一节　眼外肌麻痹

眼外肌是附着于眼球外壁，司眼球运动的横纹肌，根据肌肉走行方向分为直肌与斜肌，双眼各六条肌肉的协调运动是保障眼球多方向灵活视物的基础。眼外肌麻痹则是指由于各种原因引起的眼外肌本身或支配其运动的神经系统受到损害，从而阻滞其神经冲动传递，以复视、斜视或眼外肌运动障碍为主要表现的一种疾病。由于眼外肌麻痹造成的斜视称为麻痹性斜视，属于非共同性斜视的范围。

根据本病的不同临床特点，眼外肌麻痹在中医学证属不同范畴。临床表现若以复视为主则属中医学"视歧""视一为二"范畴，而以斜视或眼外肌运动障碍为主要表现则可归为"目偏视""风牵偏视""神珠将反"等。

【病因病理】

（一）中医病因病机

中医学认为，风邪入目，筋肉失养是本病的基本病机。结合临床可归纳为以下各类：

（1）气血不足，腠理不固，阴亏血少，络脉空虚，风邪乘虚侵入经络，使其眼目筋脉弛缓而致。

（2）气虚血滞，络脉瘀阻，经络气血运行不利，致筋肉失养。

（3）脾胃失调，津液不布，聚湿生痰，复感风邪，风痰阻络，致眼带转动不灵。

（4）热病伤阴，阴虚生风，风动夹痰上扰所致。

（5）头面部跌仆损伤或肿瘤压迫，致使脉络受损。

（二）西医病理改变

眼外肌麻痹的病因多样，发病机制复杂，目前认为在各种因素作用下，造成局部血管缺血、缺氧导致神经变性引起的循环障碍、神经损伤或肌肉变性是本病产生的病理基础。引发眼外肌麻痹的因素可分为先天性与后天性两种，其中先天性多为先天性发育异常导致，后天性则根据其病因及发病机制，大致包括以下四类。

1. 神经源性

大多数眼外肌麻痹的病因是神经源性的，主要累及神经和神经核。神经源性的病因很多，病变分布的范围广泛，包括传染病、炎症、血管性疾病、肿瘤、退行性变、内分泌及代谢障碍、维生素缺乏、外伤和中毒等，当造成的神经损伤累及第Ⅲ、第Ⅳ

或第Ⅵ脑神经时，因微血管病变或占位性病变，造成神经纤维的营养不足、微循环障碍，使脑神经缺血、缺氧，发生脱髓鞘性改变，便可引起该神经所支配的眼外肌麻痹。临床常见病因包括糖尿病、颅内肿瘤、高血压等血管性疾病。

2. 肌源性

肌源性眼外肌麻痹指的是由于眼外肌本身的结构或性质的病变造成其功能丧失，病因主要包括眼外肌炎、线粒体脑肌病、甲状腺相关眼病等。

3. 组织牵制性

组织牵制性眼外肌麻痹又可称为机械性眼外肌麻痹，指眼外肌无器质性病变，是由于眼球周围或眼眶内有组织粘连或异常的牵制条带，引起的以眼球运动障碍或斜视为主要表现的疾病。临床上多以眼眶骨折、眼眶内炎症或肿瘤压迫及眼眶手术等较为常见。

4. 全身免疫性

全身免疫性疾病可累及双眼，造成眼外肌麻痹等并发症，常见病因包括眼肌型重症肌无力及痛性眼肌麻痹等。

【临床表现】

（一）症状

猝然发病，水平复视或垂直复视，可伴有眩晕、恶心、呕吐、步态不稳，甚时遮盖住患眼才能行走。眼球偏斜，转动受限。

（二）体征

眼球偏斜，患眼向麻痹肌作用的相反方向偏斜；转动受限。患眼向麻痹肌作用方向受限；第二斜视角大于第一斜视角。外直肌麻痹时眼位向鼻侧偏斜，产生同侧性复视；内直肌麻痹时，眼位向颞侧偏斜，产生交叉性复视。垂直肌麻痹时除麻痹眼眼位或高于或低于对侧以外，多数有代偿头位，部分可伴有瞳孔散大。

（三）辅助检查

1. 角膜映光检查（hirschberg test）

该方法适用于两眼均有注视能力者。患者注视距离33cm处的点光源，根据反光点距离瞳孔中心的位置判断斜视度。点光源每偏离瞳孔中心1mm，偏斜估计为7.5度或15PD。该方法简便易行，但缺点是不够精确。

2. 三棱镜检查

该方法适用于一眼视力差，缺乏注视能力者。患者注视一个点光源，三棱镜置于斜视眼前尖端指向眼位偏斜的方向，逐渐增加度数至角膜反光点位于瞳孔中央，所需三棱镜度数即为眼位偏斜度数。也可将三棱镜放置在注视眼前，至斜视眼角膜反光点与注视眼反光点对称为止。

3. 复视像分析检查

在半暗室内，让患者头部固定于正直位，勿转动。置红镜片于患者右眼前（或右眼前置红镜片，左眼前置绿镜片），检查者持条形光源站于患者正前方1m视标处，令患者视线与中央视标平齐，每个视标间距离 20cm，患者注视光源，共检查诊断眼位的9 个方向。检查时，正常者见一淡红色灯光，复视者可见一红一白两条光带，绘图记录患者于每个方位的视物情况，可根据光带间距离和偏斜方向判断麻痹肌肉。

4. 同视机检查

用同时知觉画片检查，一眼注视画片中心时，把对侧眼镜筒调整到被查眼反光点位于瞳孔中央，在刻度盘上可以直接读取斜视度数，此检查结果为他觉斜视角。

5. 牵拉试验

主动牵拉试验在两眼表面充分麻醉后，用镊子夹住相应部位角膜缘，分别检验被测同名肌肉收缩力改变，根据是否存在收缩力量的差别，定性分析是否存在神经肌肉麻痹；被动牵拉试验在全麻状态下的结果更可靠，麻醉满意后用镊子分别夹住 3'、9' 角膜缘球结膜，向各方向转动眼球，着重向受限方向牵拉，因为神经肌肉麻痹导致的眼球运动障碍牵拉眼球无阻力。

6. 影像学检查

眼眶 X 线片、颅脑 CT 或 MRI 等影像学检查可排除眼眶骨折、颅脑出血及压迫性病变。

7. 血生化检查

（四）诊断与鉴别诊断

1. 诊断

当出现复视、眼球偏斜、转动受限等症状，结合复视像等检查结果，可以对本病做出诊断。

2. 鉴别诊断

（1）共同性斜视：由于眼外肌麻痹造成的斜视属于非共同性斜视，与共同性斜视的主要鉴别点在于是否有眼球运动障碍，眼外肌麻痹导致的斜视其眼球运动存在不同程度受限，眼位偏斜随注视方向的改变而变化，也因注视眼的改变而变化，且多伴有复视、头晕、代偿头位等症状。

（2）限制性斜视：麻痹性斜视与限制性斜视都属于非共同性斜视，二者可通过被动牵拉试验鉴别。限制性斜视在被动牵拉试验中因眼眶内肌肉或筋膜的异常而产生牵制力，限制眼球向其相反方向运动。

【治疗】

（一）治疗原则

本病常因风邪侵袭，中于经络而发，其发病多与痰阻、气滞、血瘀等相关。因此临床上应根据局部与全身病情结合辨证论治，目的在于祛邪通络，使气血运行恢复正常。此外，还可配合针刺以提高疗效。

（二）辨证论治

1. 风邪中络证

主症：发病急骤，可见目偏斜，眼珠转动失灵，倾头瞻视，视物昏花、视一为二。

兼见头晕目眩，步态不稳；舌淡，脉浮数。

治法：祛风散邪，活血通络。

主方：羌活胜风汤（《原机启微》）合牵正散（《杨氏家藏方》）加减。

常用药：柴胡、黄芩、白术、荆芥、枳壳、川芎、防风、羌活、独活、前胡、薄荷、桔梗、白芷、甘草、白附子、白僵蚕、全蝎（去毒）。

临证思考：患者素体气血不足，腠理不固，卫外防御失司，风邪乘虚侵入，致筋脉弛缓，是本证的病机特点，故辨证以骤然眼珠偏斜，视一为二及头晕目眩等全身症状为要点。羌活胜风汤主治风邪偏盛之外障，方中羌活祛太阳之风、独活祛少阴之风、柴胡祛少阳之风、白芷祛阳明之风、防风通治一切风邪，配伍牵正散祛风化痰、通络止痉，以白附子入阳明经而走头面，散头面之风，全蝎、僵蚕祛风止痉、通络化痰。诸药同用，风邪得散，经络通畅，则口眼歪斜之证可得复正。

2. 风痰阻络证

主症：眼部症状同前；兼见胸闷呕恶，食欲不振，泛吐痰涎；舌苔白腻，脉弦滑。

治法：祛风除湿，化痰通络。

主方：正容汤（《审视瑶函》）加减。

常用药：羌活、白附子、防风、秦艽、胆南星、白僵蚕、制半夏、木瓜、甘草、茯神心木。

临证思考：本证多发生于平素食少纳呆、脾虚气弱的患者，水液运化无力，聚湿生痰，复感风邪，风邪夹痰上壅，阻滞脉络，气血不行，则筋肉失养而迟缓不用，故辨证以胸闷呕恶及舌脉等全身症状为要点。方中羌活、防风、秦艽祛风解表、舒筋活络解痉；白附子祛风痰；胆南星、白僵蚕、半夏化痰驱寒；木瓜、茯神心木舒经活络，甘草和中缓急，诸药合用，共奏其功效。

3. 络脉瘀阻证

主症：多系头部外伤、眼部直接受伤或中风后，出现目珠偏位，视一为二，舌脉无特殊。

治法：活血行气，化瘀通络。

主方：桃红四物汤（《医宗金鉴》）加减。

常用药：桃仁、红花、熟地黄、白芍、当归、川芎。

临证思考：本证多发生于猝然跌仆损伤，伤及头面的患者，或患者有中风病史，后遗目珠偏视，口眼歪斜等，以络脉瘀阻、气虚血瘀或气滞血瘀为关键病机，因此临床以外伤或中风后发病为要点。桃红四物汤在四物汤基础上加味桃仁、红花，力主活血化瘀，辅以熟地黄、白芍、当归、川芎养血、行气，使瘀血祛、新血生、气机畅。

（三）中成药及中药制剂

络脉瘀阻证

（1）复方血栓通胶囊：口服，每次3粒，每日3次。

（2）复方丹参滴丸（注射液）：吞服或舌下含服。每次10丸，每日3次；注射液：肌内注射，每次2mL，每日1~2次；或静脉滴注，每次20~40mL加入5%葡萄糖注射液500mL中静脉滴注。

（四）其他治法

1. 针刺疗法

主穴：攒竹、鱼腰、丝竹空、瞳子髎、太阳、印堂、阳白、四白、球后、风池。

配穴：选眼局部与麻痹肌相对应的穴位。

（1）内直肌麻痹：睛明、印堂、攒竹。

（2）外直肌麻痹：丝竹空、太阳、瞳子髎。

（3）上直肌麻痹：上明、鱼腰、攒竹。

（4）下直肌麻痹：承泣、四白、球后。

（5）下斜肌麻痹：丝竹空、上明。

用平补平泻手法，留针 20 分钟，每日 1 次，7 日为 1 个疗程。

2. 穴位贴敷

复方牵正膏敷贴患侧太阳、下关、颊车穴，先太阳后下关再颊车，每次 1 穴，每穴间隔 7~10 天。适用于风痰阻络型。

3. 推拿

患者取仰卧位，医者坐于患者头侧，用双手拇指分别按揉百会、太阳、睛明、承泣、攒竹、鱼腰、瞳子髎、风池等穴。再用双手拇指分抹眼眶周围，上述手法反复交替使用，每次治疗约 20 分钟。然后患者取坐位，于背部点揉肝俞、胆俞及对侧合谷、下肢光明、足三里等穴位 5~10 分钟。全套手法治疗约 30 分钟，每日 1 次，10 日为 1 个疗程。

【验案举例】

案一：段某，男，46 岁。首诊时间：2017 年 12 月 1 日。

主诉：视物重影 2 天。

现病史：2 天前晨起不明原因出现头晕，然后出现视物模糊、视物重影，遂就诊于我科。查视力：双眼 1.0。眼球运动试验：左眼外展受限（图 9-1），向其他运动方向转动正常。患者之前因多年干眼症就诊于我科，使用中药超声雾化后疗效明显，故此次发病第一时间就诊于我科，以求进一步中医药疗法。刻下症：平素饮食清淡，口渴欲饮，睡眠略差，大小便正常，舌质淡，脉沉。

既往史：糖尿病 10 余年，现血糖控制稳定。面瘫，现已痊愈。

诊断：西医诊断：左眼外直肌麻痹。

中医诊断：目偏视。

辨证：风邪阻络。

西医治则：扩张血管，改善微循环，营养神经及肌肉等。

中医治则：疏风通络。

处方：针刺单纯治疗。选穴：①攒竹、丝竹空、太阳、阳白、四白、百会、四神聪、风池、合谷、外关。以上穴位采用 0.25mm×40mm 毫针进行针刺治疗，每日 1 次，留针 20 分钟。②眼外直肌止点（图 9-2）：患者左眼滴盐酸奥布卡因滴眼液 0.5mL，5

分钟后，嘱患者平躺，向后看，充分暴露左眼外直肌附着点，选用 0.25mm×40mm 毫针针刺左眼外直肌止点，刺入 0.1mm，仅提插 10 次，不捻转和留针。每周治疗 2 次，针刺后嘱咐患者做眼球运动锻炼，以纠正不正常眼位。

随访：以上方法治疗 3 周后，查：患者左眼外展较前明显改善，眼球运动正常（图9-3）。

案二： 赵某，男，45 岁。首诊时间：2016 年 2 月 11 日。

主诉：视物重影 1 个月。

现病史：患者 1 个月前无明显诱因出现双眼视物重影，1 小时后恢复，2 天后再次发作，于神经内科病房住院，初步诊断为"脑梗死"，予以改善微循环，营养神经药物等治疗，症状改善不明显，经神经内科介绍，为求进一步中医药及针刺诊治，来眼科门诊治疗。

专科检查：视力：右眼 0.8，左眼 1.0；眼压：右眼 18.3mmHg，左眼 17.0mmHg；双眼前节（－），双晶体透明，眼底视盘边清色淡红，视网膜血管大致正常，双黄斑区反光可见。眼位运动提示右眼外转受限，其他方向运动自如（图 9-4）。

既往史：高血压病史，服用药物控制。

诊断：西医诊断：右眼外直肌麻痹。

中医诊断：目偏视。

辨证：肝阳上亢。

西医治则：扩张血管，改善微循环，营养神经及肌肉等。

中医治则：平肝潜阳，疏风通络。

处方：（1）针刺：局部选穴配合特殊穴位针刺。取穴：攒竹、丝竹空、太阳、阳白、四白、百会、四神聪、风池、合谷、外关。以上穴位采用 0.25mm×40mm 毫针进行针刺治疗，每日 1 次，留针 20 分钟。

（2）眼外直肌止点（图 9-5）：患者右眼滴盐酸奥布卡因滴眼液 0.5mL，5 分钟后，嘱患者平躺，向左看，充分暴露右眼外直肌附着点，选用 0.25mm×40mm 毫针针刺右眼外直肌止点，刺入 0.1mm，仅提插 10 次，不捻转和留针。每周治疗 2 次，针刺后嘱咐患者做眼球运动锻炼，以纠正不正常眼位。

（3）穴位注射：复方樟柳碱注射液 2mL，右侧颞浅动脉旁注射，每天 1 次。

（4）中药口服：天麻 10g，钩藤 10g，僵蚕 10g，地龙 6g，白芷 10g，防风 10g，丹参 30g，葛根 30g，川芎 10g，赤芍 10g，白芍 10g，生地黄 20g，枳壳 10g，黄芩 10g，牡丹皮 10g。14 剂，水煎服。

复诊（2016 年 3 月 13 日）：患者针刺治疗半月后，右眼视物重影减轻，复视像检查提示，右眼外转仍有受限（10cm），但是较前明显减轻（图 9-6），建议继续针刺联合中药益气升阳、息风通络。针刺方法同上。中药处方：生黄芪 50g，天麻 10g，钩藤 10g，当归 20g，枳壳 10g，葛根 15g，川芎 10g，牛膝 10g，玄参 10g，赤芍 10g，白芍 10g，黄芩 10g，防风 10g，僵蚕 10g，地龙 6g。

案三：刘某，男，76岁。首诊时间：2011年11月11日。

主诉：视物重影1周。

现病史：1周前患者无明显诱因出现视物重影，未予重视及就诊。近1周自觉加重，现为求进一步中西医治疗就诊于我科门诊。刻下症：目偏视（图9-7），视物成双，眠可，二便可，舌淡，苔薄白，脉浮。

既往史：体健。

专科检查：双眼视力：右眼1.0，左右0.8。双前节（−），双晶体皮质混浊，眼底大致正常。查复视像（图9-8）。

诊断：西医诊断：左眼外肌不全麻痹。

中医诊断：目偏视。

辨证：风邪阻络。

西医治则：扩张血管、改善微循环、营养神经及肌肉等。

中医治则：疏风通络。

处方：（1）针刺：局部选穴配合特殊穴位针刺。选穴及手法同上。

（2）穴位注射：复方樟柳碱注射液2mL，右侧颞浅动脉旁注射，每天1次。

复诊（2011年11月16日）：治疗5天后，患者诉视物重影症状及眼球运动好转。复查复视像（图9-9）。

处方：（1）针刺及穴位注射同上。

（2）中药辨证治疗：黄芪20g，当归20g，僵蚕10g，防风10g，钩藤10g，杭菊10g，黄芩10g，赤芍10g，白芍10g，茯苓30g，柴胡10g，白附子10g，白芷10g。每日1剂，14剂，早晚服用。

复诊（2011年11月21日）：患者诉视物重影明显好转，眼球运动自如（图9-10）。

处方：继续目前治疗方案。

随访：该患者经针刺＋中药治疗1个月后，视物重影症状完全消失。

【现代研究】

1. 中药复方或针刺联合中药复方

吴群纳入证属风痰入络型麻痹性斜视患者64例，观察到治疗组各项症状（复视、斜视、代偿性头位、头晕、恶心）均可有效改善，总有效率达到93.33%，明显高于对照组（76.67%）。

张雪娟以疏风通络、健脾扶正为法自拟防风正目汤联合针刺治疗眼外肌麻痹患者46例，观察与对照组（口服维生素 B_1、肌苷片、三磷腺苷片）46例的疗效差异。治疗4周后，治疗组大部分患者斜视、头痛头晕等症状消失，眼肌功能恢复正常，眼球可自如活动，总有效率达97.83%，并且经统计，治疗组眼球运动恢复时间、复视消失时间、上睑抬起高度及斜视矫正度等指标均明显优于对照组（$P<0.05$）。

罗海兰纳入眼外肌麻痹患者8例。观察组在平均治疗20天后，4例眼球复位、眼球运动及视力情况均恢复正常，治愈率100%；对照组在平均治疗35天后，2例眼球复位、眼球运动及视力恢复正常，1 例眼球复位、眼球运动恢复正常，但仍有复视，1 例只有眼球的复位，仍有眼球运动障碍及复视，治愈率为 75%。

2. 中成药或针刺联合中成药

冯绍鸿使用中成药龙血竭肠溶片治疗眼外肌麻痹患者 46 例，以眼位、眼球运动情况及复视现象为疗效指标，在验证中成药的作用同时，发现其疗效与治疗时间呈正相关，与患者病程呈负相关。

季娴等纳入 100 例眼外肌麻痹患者（治疗组 22 例，对照组 21 例），对照组给予复方血栓通胶囊口服，治疗组在其基础上施以针刺治疗（外直肌麻痹取瞳子髎、太阳；内直肌麻痹取攒竹、四白；上直肌、上斜肌、提上睑肌麻痹取攒竹、太阳、阳白；下直肌、下斜肌麻痹取承泣、四白、瞳子髎），2 个疗程后，治疗组总有效率为 90.91%，显著高于对照组的 61.90%。

3. 针刺联合西药

李小梅观察针刺联合甲钴胺注射液及维生素 B_1 注射液肌内注射对眼外肌麻痹的疗效，治疗组的复视、斜视度、头晕等症状得分改善明显优于对照组（$P<0.05$），总有效率可达 95%，明显高于对照组的 70%。

夏珊珊以针刺联合维生素 B_{12} 于患眼直流电导入治疗眼外肌麻痹患者 92 例（其中治疗组 46 例，对照组 46 例），在治疗 14 天内，治疗组 30 例患者上睑完全抬起，眼正位，眼球活动自如，复视消失，对照组仅 18 例治愈，组间有明显差异。

4. 其他疗法

刘金凤纳入眼外肌麻痹患者 60 例，随机分为治疗组与对照组各 30 例，治疗组选择睛明、阴白、太阳、上明、风池等穴位针刺，不提插捻转，同时配合患侧太阳穴点刺放血，每 2 日 1 次；对照组给予甘露醇 100mL，2 次 / 日和地塞米松 10mg1 次 / 日静脉滴注。以眼位、眼球运动自如及复视症状为疗效标准，治疗组有效率（80%）明显高于对照组的 53.3%。

蒲岚使用眼针疗法结合电针治疗脑卒中眼外肌麻痹患者 46 例，与常规针刺组（46例）比较疗效差异，结果显示治疗组有效率可达 93.48%，眼针联合电针对脑卒中引起的眼外肌麻痹有一定疗效。

【述评与体会】

眼外肌麻痹是由于各种原因造成一条或多条眼外肌其本身或调控其运动的神经系统损伤的，以眼球运动受限、头晕、复视、斜视、恶心呕吐为主要临床表现的眼病。在中医学里依主要表现不同而分属"视歧""风牵偏视""目偏视"等范畴，《证治准绳·杂病·七窍门》指出："目珠不正……乃风热攻脑，筋络被其牵缩紧急吊偏珠子，是以不能运转。"风邪是本病发生的关键病机，患者本身以素体正气不足、阴血亏虚为本，加之或因风邪乘虚而入，中于经络，风痰阻络使络脉失养，目筋弛缓；或因肝肾阴亏，阳亢动风，夹痰上扰，阻滞经络；或因气虚血滞，脉络瘀阻，目珠维系失调，目系不利；或因跌仆损伤、肿瘤外伤使得脉络受损等诸多因素皆可导致眼部受邪，一侧经络的气血运行不利，筋肉失养而迟缓不用，而健侧筋肉舒缩功能如常，因此表现为状似拘急，牵引眼珠偏向健侧。

根据本病正虚邪实的基本病机，治则宜以祛风散邪，化瘀通络为法，结合全身辨证论治。经络是我国传统医学理论体系中一个十分重要的组成部分，是人体内气血运行的特殊通道，具有沟通和连接表里阴阳的功能，《灵枢·邪气脏腑病形》记载："十二经脉，三百六十五络，其气血皆上于面而走空窍，其精阳气上走于目而为睛。"十二正经中有 8 条经脉的循行经过眼部或眼周，"经脉所过，主治所及"，针灸对于眼外肌麻痹的治疗有一定疗效，眼外肌麻痹在中医学属于经筋病系统，针刺眼周穴位，可以疏通眼部经络，调节局部气血，取穴可以经络辨证、脏腑辨证及病位辨证相结合，以攒竹、鱼腰、丝竹空、瞳子髎、太阳、印堂、阳白、四白、球后等局部穴位渗灌气血、疏通经络为主穴，配以具体麻痹肌肉相对应的穴位或肌肉起止点解痉散结，对麻痹的眼外肌直接进行刺激，针到病所，再根据全身辨证，气血不足者，配伍足三里、三阴交等；脾虚痰聚者，配伍足三里、阳陵泉、丰隆等；肝阳上扰者，配伍行间、太冲等穴。在针刺后还可嘱患者进行眼球运动训练，进一步巩固治疗效果，为本病治疗一大特点，亦可根据患者体质适度选择灸法或推拿，对于改善眼外肌麻痹有一定疗效。

第二节　甲状腺相关眼病

甲状腺相关眼病（thyroid associated ophthalmopathy，TAO）是一种自身免疫反应引起的慢性、多系统损害的疾病，与甲状腺疾病密切相关。本病既往有多种命名，包括内分泌性突眼、甲状腺突眼、Graves 眼病、眼型 Graves 病、突眼性眼肌麻痹等，临床也将以眼肌麻痹为首发症状，甲状腺功能正常的内分泌性突眼称为眼型 Graves 病。虽名称不一，但均具有相同的临床特点，即伴有甲状腺内分泌轴功能异常的眼部病变，是一种与甲状腺功能障碍相关的非共同性斜视。TAO 临床患病率女性较男性高，约为 16/100000，男性在 2.9/100000 左右；发病年龄呈双峰趋势，女性发病年龄峰值在 40~44 岁、60~64 岁，男性为 45~49 岁、65~69 岁；TAO 发病时常双眼受累，80%~90% 的患者伴有甲状腺功能亢进，其余患者甲状腺功能正常或减退。

中医学根据本病的临床表现将其归为"鹘眼凝睛"范畴，本病名最早见于《世医得效方·眼科》，又名鹘眼凝睛外障、鱼睛不夜等。

【病因病理】

（一）中医病因病机

（1）长期情志失调，肝气郁结，郁久化火，上犯于目，使目眶脉络涩滞。

（2）素体阴虚，或劳心过度，耗伤阴血，心阴亏虚，肝阴受损，以致阴虚阳亢，上犯目窍。

（二）西医病理改变

1. 危险因素

甲状腺疾病是 TAO 最大的危险因素，90% 的 TAO 发病与甲状腺功能亢进有关，0.8% 的 TAO 与甲状腺功能减低相关，3.3% 的 TAO 与桥本甲状腺炎有关；性别也是 TAO 的一大危险因素，TAO 的女性发病率高于男性，但眼型 Graves 病多见于男性，且男性 TAO 严重程度更高；此外，目前研究发现种族、遗传、吸烟等环境因素等也与 TAO 的易感性相关。

2. 发病机制

TAO 是一种自身免疫或器官免疫性疾病，与全身内分泌系统的功能状态关系密切。在不同人群、病变的不同时期，或早或晚地出现甲状腺内分泌轴（甲状腺、垂体及下丘脑所分泌的内分泌素或其相互作用）的异常，并且均具有相似的眼部临床表现和病理改变是本病所共有的临床特征。

TAO 病变主要累及眼眶的横纹肌、平滑肌、脂肪组织、泪腺及结缔组织。病理组织学的共同特征早期为炎细胞浸润、水肿所致明显的炎症反应；后期出现组织变性、纤维化所致的功能障碍等。眼眶脂肪组织增生可导致眼球突出，突眼程度与脂肪组织分化程度有关。同时，脂肪组织具有内分泌功能，可以分泌多种细胞因子和炎症因子，进一步促进眼眶炎症的发生发展。

【临床表现】

（一）症状

（1）自觉复视，多为垂直性。

（2）眼球突出，多为双侧性或两眼先后发病，突眼程度不等，也有眼球不突出者。

（3）眼球运动障碍，多为上转障碍，其次为内转障碍。

（4）斜视，但斜视度不大。

（二）体征

1. 眼睑征

主要包括眼睑退缩（睑裂开大，暴露部分巩膜）和上睑迟滞（眼球下转时，上睑不能随之下转，暴露上方巩膜）。

2. 结膜和角膜病变

眶内软组织水肿，眶压增高致结膜水肿、充血，严重者结膜突出于睑裂之外发生暴露性角膜炎、角膜溃疡，严重者可发生穿孔。

3. 视神经病变

常继发于眶内水肿、眶压增高或肿大的眼外肌对视神经的压迫。

4. 全身症状

伴有甲亢的患者还可见性情急躁、基础代谢率增高、脉搏加快、消瘦、食欲增加、手舌震颤等全身表现。

（三）辅助检查

1. 超声检查

早期眼外肌水肿明显时，内回声弱，光点少；随着病变发展，肌肉内出现纤维化回声增强，光点增多；眶脂肪回声增强、眼外肌增粗。

2. CT 扫描检查

可显示多条眼外肌梭形肥大；眶尖部眼外肌增厚常压迫视神经，使其水肿增粗；多条肿胀的眼外肌汇聚眶尖部使其密度增高；筛骨纸板受压所致的"细腰瓶"样改变。

3. MRI 检查

可显示肌肉肿大的中等强度信号。

4. 实验室检查

包括吸碘率、血清 T_3 和 T_4 水平、血清 TSH 水平、T_3 抑制试验及 TRH 兴奋试验等。

5. 视野检查

病变后期，眶内水肿、眶压增高或肿大的眼外肌对视神经产生压迫时，视野检查可见视野范围缩小或出现病理性暗点。

6. 眼底检查

继发视神经病变后眼底可见视盘水肿或苍白，视网膜水肿或渗出，视网膜静脉迂曲、扩张。

（四）诊断

根据典型的临床表现及影像学检查，结合实验室检查结果，可对本病做出诊断。

【治疗】

（一）治疗原则

本病多为全身性疾病的局部症状之一，因此应在控制原发病的基础上结合全身情况辨证论治。

（二）辨证论治

1. 气郁化火证

主症：眼珠进行性突出，不能转动，白睛红赤；全身可伴有性急易怒，怕热多汗，心悸失眠，口苦咽干；舌红苔黄，脉弦数。

治法：清肝泻火，解郁散结。

主方：丹栀逍遥散（《内科摘要》）加减。

常用药：牡丹皮、栀子、当归、白芍、柴胡、白术、茯苓、甘草、薄荷。

临证思考：甲状腺功能亢进患者平素急躁易怒，肝火上炎于目，火性暴烈，故辨证以眼珠呈进行性外突及怕热多汗等肝火上炎的全身症状为要点。丹栀逍遥散方用柴胡疏肝解郁、健脾和营；薄荷助柴胡疏达之力；当归、白芍养血生血；白术、茯苓、甘草健脾和中，以资气血生化之源；牡丹皮、栀子以清热凉血、清泄心肝两经之热。诸药合用，共奏疏肝、养血、凉血之功。

2. 阴虚阳亢证

主症：眼珠微突，凝视不能动，白睛淡红；全身可伴有头晕耳鸣，怵惕不安，心烦不寐，消瘦多汗；舌红少苔，脉细数。

治法：滋阴潜阳，平肝降火。

主方：平肝清火汤（《审视瑶函》）加减。

常用药：车前子、连翘、枸杞子、柴胡、夏枯草、白芍、生地黄、当归。

临证思考：此证型多见于患病日久或素体气血不足患者，久病伤阴，阴损血亏不能濡养目窍，因虚致病，故辨证以眼珠微突而白睛淡红及心烦燥热等阴虚阳亢的全身症状为要点。方中夏枯草平肝潜阳、清肝降火；肝阴不足则肝阳易亢，用白芍、当归、生地黄、枸杞子补肝血、养肝阴，阴足则阳降；车前子养肝明目、疗赤止痛；连翘质轻而浮，清散气分郁热；柴胡引药入肝，可直达病所。

3. 痰瘀互结证

主症：眼珠外突，运转受限，白睛暗红，视一为二，羞明流泪；胁肋胀满，胸闷不舒；舌质暗红苔黄，脉弦。

治法：疏肝理气，化痰祛瘀。

主方：逍遥散（《太平惠民和剂局方》）合清气化痰丸（《医方考》）加减。

常用药：柴胡、茯苓、当归、芍药、白术、黄芩、瓜蒌仁霜、半夏、胆南星、陈皮、杏仁、枳实、甘草、生姜、薄荷。

临证思考：甲状腺功能异常患者肝气郁结不舒，日久则气滞血瘀、木郁土壅，以致脾失健运、水湿不化聚而生痰，痰瘀互结阻于目窠，故见眼珠突出，不能运转，故辨证以白睛暗红，全身症状以胁肋胀满、胸闷不舒、舌质暗红苔黄、脉弦等为要点。方中逍遥散疏肝解郁、养血健脾，气血兼顾，体用并调，肝脾同治，配伍清气化痰丸化痰、清热、理气并进，脾气顺则火降，火清则痰消，痰消则火无所附，诸症悉除。

（三）中成药

可根据临床辨证选用逍遥丸、丹栀逍遥丸等中成药。

（四）其他治法

1. 针刺疗法

可选用阳白、四白、外关、合谷、攒竹、后溪、内关、行间、太冲等穴位行针刺治疗。也可选用迎香、太阳、上星、合谷等穴及上睑点刺放血，以开郁导滞。

2. 药敷

可用桑叶、荆芥、防风、菊花、大青叶、当归、赤芍等药物水煎，过滤取汁做眼部药物湿敷。

【验案举例】

案一：武某，男，53 岁。首诊时间：2017 年 8 月 15 日。

主诉：双眼复视伴眼球突出 1 年。

现病史：1 年前发现视物成双，左眼视力下降，偶有畏光、流泪。既往 3 年前体检查出甲状腺功能亢进，内分泌科随诊予甲巯咪唑片口服。患者自诉 1 年间辗转多家医院求医，但无明显有效的方法，为求进一步中西医诊治来我科门诊。刻下症：双眼球突出，眠可，二便可，舌暗红，苔白，脉沉。

既往史：甲状腺功能亢进 3 年余。

专科检查：视力：右眼 1.5，左眼 0.8；眼压：右眼 13.3mmHg，左眼 8.3mmHg。双眼凝视状态，上睑下落迟缓，眼球各方向转动受限（尤以上下为甚），双眼眼位不正，右眼下移 2mm，左眼上移 5mm。眼球突出度：右眼 19mm，左眼 20mm，眶距 110mm。双眼辐辏调节减弱，球结膜充血，左眼角膜 5～7 点钟位置血管翳，前房中深，KP（−），Tyn（−），瞳孔圆，晶体透明（图 9-11）。

诊断：西医诊断：双眼甲状腺相关性眼病。

中医诊断：鹘眼凝睛。

辨证：痰瘀阻络证。

西医治则：抗炎或免疫抑制，必要时手术或放射治疗。

中医治则：化痰散结，活血通络。

处方：（1）中药口服：当归 10g，白芍 10g，柴胡 10g，茯苓 30g，白术 10g，牡丹皮 10g，决明子 15g，鳖甲 20g，夏枯草 10g，甘草 5g，栀子 10g，郁金 15g，丹参 30g，枳壳 10g，木香 10g，五灵脂 10g，红花 10g，鸡内金 10g，生牡蛎 30g，砂仁 10g，菊花 10g。14 剂，水煎服，每日 1 剂，每日 2 次。

（2）针刺治疗：取攒竹、丝竹空、阳白、鱼腰、四白、太阳、风池、合谷等穴，每天 1 次，留针 20 分钟。

复诊（2017 年 9 月 20 日）：治疗 1 个月后，患者诉眼球突出有改善，眼球上转、下转运动好转（图 9-12）。角膜血管翳较前明显改善（图 9-13），测定眼球突出度：右眼 17.5mm，左眼 18mm。眶距 109mm。此时治法以祛风散结、退翳明目为主，原方去牡丹皮、夏枯草，加蝉蜕 10g，蛇蜕 3g，继服 1 个月。

随访：患者经半年中西医结合治疗后，眼球突出度较前好转，眼球运动也较前改善。

案二：王某，男，61 岁。首诊时间：2018 年 4 月 7 日。

主诉：双眼发红、视力下降伴有畏光、流泪 1 月余。

现病史：2018 年 3 月初患者自觉双眼出现发红、视力下降、畏光流泪，无视物重影等其他不适，就诊于当地医院，诊断为"TAO 活动期"，给予患者激素冲击治疗，患者考虑使用药物副作用，拒绝治疗，现为求进一步中西医治疗就诊于我科门诊。刻下症：纳食可，睡眠可，二便调。舌红、苔黄，脉弦。

既往史：患者 15 年前确诊甲状腺功能亢进，服用甲巯咪唑治疗 5 年后自行停药。2017 年 12 月复诊时诊断为"甲状腺功能亢进复发"，目前服用抗甲状腺药物治疗（具体不详）。

专科检查：双眼视力：1.0。眼压：右眼 15.6mmHg，左眼 17.3mmHg。眼球突出

（+），眼球突出度：右眼 18mm，左眼 20mm；眶距 111mm。球结膜充血（++）。双眼眼球各方向转动正常。前房中深，KP（－），Tyn（－），瞳孔圆，晶体透明。双眼底未见明显异常。

　　诊断：西医诊断：双眼甲状腺相关性眼病。

　　　　　中医诊断：鹘眼凝睛。

　　　　　辨证：肝火亢盛。

　　西医治则：抗炎、控制甲状腺亢进为主。

　　中医治则：清肝泻火。

　　处方：（1）中药口服：炙黄芪 20g，当归 15g，柴胡 10g，枳壳 10g，生地黄 15g，苦参 10g，鳖甲 15g，鸡内金 10g，青葙子 10g，泽泻 10g，车前子 10g（包煎），石决明 10g（另包先煎），菊花 3g。

　　（2）氧氟沙星眼膏，双眼，每晚 1 次；左氧氟沙星滴眼液，双眼，每日 3 次。

　　复诊（2018 年 5 月 10 日）：患者眼红、畏光、流泪等均消失，但患者诉眼睑偶有浮肿，调整中药，原方加用牡丹皮 10g，夏枯草 10g，猪苓 10g。

　　随访：患者采用上述治疗 2 个月后，诸症全消。

【现代研究】

　　1. 中药复方

　　范艳飞等纳入活动期 TAO 患者 60 例，随机分为治疗组与对照组各 30 例，所有患者均给予强的松片 40mg 口服，治疗组在此基础上每日 1 剂丹栀逍遥散，治疗 12 周后，治疗组患者突眼度、眼病活动评分等指标较对照组改善更为明显，IL-2、IFN-γ、TNF-α 等细胞因子水平显著降低，与对照组相比有统计学差异。

　　张月等使用疏肝健脾方联合甲基强的松龙针 500mg 静脉滴注 1 次 / 日，连续 3 日，每 4 周循环 1 次治疗活动期 TAO 患者 30 例，与仅接受糖皮质激素冲击治疗的 30 例患者相比，治疗组眼病活动评分与突眼度等疗效指标得到更显著的改善。余丹丹纳入急性 TAO 患者 66 例，随机分为治疗组与对照组各 33 例，治疗组在综合治疗基础上口服中药泻火平突散。结果显示，治疗组临床有效率可达 81.82%，优于对照组（63.64%），且治疗组患者的中医症状积分、NOSPECS 分级和眼病活动评分得到了更有效的改善。

　　2. 针刺治疗

　　詹明明纳入 TAO 患者 47 例并随机分为治疗组（24 例）和对照组（23 例）。治疗组采用电针加聚乙烯醇滴眼液滴眼治疗，药物组单纯使用聚乙烯醇滴眼液滴眼治疗。观察 12 周后，两组患者突眼度均低于治疗前，且治疗组优于对照组；治疗组眼睑退缩量、复视情况、病情严重度、生活质量评分均优于治疗前及对照组；电针治疗组总有效率为 95.8%，明显优于对照组（56.5%）。罗圆对目前针刺治疗 TAO 的所有临床研究进行系统综述，分析其选穴规律，总结得出针灸治疗 TAO 使用频次最多的腧穴为风池、三阴交、足三里、合谷、太冲、天柱穴；所选用穴位的经脉以经外奇穴和足少阳胆经为主；选用腧穴多集中在头面部，以眼周围为最多；原穴、络穴为使用频次最多的特定穴，为临床针刺治疗 TAO 提供了依据。

【述评与体会】

甲状腺相关眼病是一种与多种甲状腺疾病相关的、以眼球突出为主要表现的器官特异性自身免疫病，临床常见症状包括畏光、流泪、眼睛干涩、异物感、复视及眼球突出、睑裂增宽、上睑退缩、闭合不全、眼球运动受限、复视、结膜充血水肿，甚至角膜溃疡、压迫性视神经病变等体征。关于 TAO 的治疗，全身以维持甲状腺功能稳定为基础，局部以糖皮质激素、免疫抑制剂抗感染治疗，可配合脱水剂减轻眶内水肿、肉毒杆菌局部注射抑制眼睑回缩、减轻复视症状等，但存在药物副作用且无法避免本病的复发。

TAO 在中医学归属于"鹘眼凝睛""鱼睛不夜"等范畴，《证治准绳·杂病·七窍门》记载："目如火赤，绽大胀于睥间，不能敛运转动……犹鹘鸟之珠。"气滞、火热、痰凝、血瘀是本病的主要病理因素，《秘传眼科龙木论·鹘眼凝睛外障》曰："此疾皆因五脏热壅冲上，脑中风热入眼所致。"《银海精微·鹘眼凝睛》亦认为本病"因五脏皆受热毒，致五轮振起，坚硬不能转运，气血凝滞"所引发。由于气、火、痰、血互结是造成本病的主要病理因素，因此以理气化痰、清热降火、化瘀通络、软坚散结为基本治疗原则，该病论治多从肝、脾、肾立论。可配合针刺疏经通络，手法以泻为主，还可选用内迎香、太阳、上星、耳尖等穴位点刺放血，以开郁导滞。同时治疗过程中应加强情志调节，保持心情舒畅，忌食肥甘厚腻及辛辣炙煿之品，以免加重病情。

第三节　梅杰综合征（Meige 综合征）

梅杰综合征（Meige 综合征）是一种局灶性肌张力障碍性疾病，主要表现为特发性眼睑痉挛、口下颌肌张力障碍和面部肌张力失调样不自主运动，于 1910 年首次由法国科学家梅杰描述。本病通常发病于 30~70 岁，女性发病率是男性的 2 倍，梅杰综合征根据病因可分为原发性与继发性两类，大部分患者属于原发性，继发性则多见于长期使用精神类药物或某些潜在脑病等。本病通常以眼睑痉挛为首发症状，随后可逐渐波及其他颅肌或颅外肌肉，患者发病前常有单侧或双侧的眼干、刺激、畏光等不适，被迫增加瞬目次数，继而发展为眼睑痉挛、无法控制的斜视，严重者可表现为功能性"盲"，影响日常生活。口、下颌肌张力异常者表现为不自主地噘嘴、张口困难、磨牙、下颌偏斜、嘴唇紧绷等动作，严重者可影响发音及吞咽。患者眼睑－口周痉挛症状可在交谈、咀嚼时加重，在睡眠、摸面颊、唇或脑后、打哈欠等放松状态下消失，称为"Tricks 现象"，是本病的鉴别要点之一。

梅杰综合征在中医学属于"痉病"范畴，由于眼睑在中医五轮学说中属肉轮，在脏为脾，因此以眼睑痉挛为主要临床表现者也可称为"脾轮振跳""目瞤"等。

【病因病理】

（一）中医病因病机

中医学认为，本病病位在筋，多种原因造成的筋脉挛急是本病发生的根本原因。

（1）感受外邪，留滞壅塞于经络，气血不能运行，筋肉失养而拘急发痉。

（2）热甚发痉，或外感火热之邪，或情志过激，内生肝火等，若火热炽盛，必耗灼阴津，筋脉失濡而挛急发痉。

（3）阴血亏损，筋脉失养。

（4）络血不畅而生瘀，则新血不生，血不养筋而发病。

（二）西医病理改变

1. 危险因素

年龄、性别是梅杰综合征的重要危险因素，本病的发病年龄在 30~70 岁，平均为 55.7 岁，青少年患者较为少见；男女发病率约为 1:2，女性比男性患病风险更大，可能是特定的雌激素受体影响非自主运动功能所致；此外，不同种族间患病率也有较大差异，还有研究报道，失眠、情绪压力、吸烟及嚼食槟榔等也是本病的重要诱发因素。

2. 发病机制

关于本病的发病机制目前尚不完全明确，颅内多巴胺能和胆碱能神经元的亢进，导致兴奋与抑制功能不协调是目前较为广泛接受的假说。也有学者认为可能是大脑皮层中枢抑制性神经元（γ-氨基丁酸能神经元等）功能减弱、多巴胺能受体超敏或多巴胺递质失衡、胆碱能作用过度活跃所致。最新研究表明，本病还可由环境触发，且具有一定的遗传易感性。

【临床表现】

（一）症状

1. 眼睑痉挛

大多数梅杰综合征患者以眼睑痉挛为首发症状，大多患者为单眼起病，逐渐累及对侧。眼睑下垂和眼睑无力的表现也很常见，此外还包括瞬目频繁、眼干、眼睑刺激感、畏光、视疲劳等其他眼部症状，症状的发生易被各种刺激诱发，包括紧张、行走、阅读等，在睡眠、打哈欠等放松状态时消失。

2. 其他肌张力异常

梅杰综合征患者除眼睑痉挛外，通常也可伴有口腔、颈部和四肢肌肉的肌张力异常，且一般最先累及口下颌肌，逐渐扩散至颈部肌肉乃至四肢肌肉，这种扩散在发病最初的前 5 年发生率最高，将近一半的扩散发生在症状出现的第 1 年，且发病年龄增大、女性及头面部外伤史是其扩散发生的重要危险因素。

目前国内学者主要依据肌张力障碍发生部位及症状将本病分为 4 型：

（1）眼睑痉挛型：主要表现为间断或持续性双眼睑不自主紧缩样痉挛性抽动或不

自主眨眼。

（2）眼睑痉挛合并口下颌肌张力障碍型：眼睑痉挛的同时，合并口唇及颌面部肌肉痉挛性收缩，表现为缩唇、噘嘴、伸舌、张口、嘴角及面肌的不自主抽动，患者呈怪异表情。

（3）口下颌肌张力障碍型：仅有口唇及颌部肌肉痉挛性抽动。

（4）其他型：在上述3型的基础上合并有颈部、躯干、四肢的肌张力障碍表现。

3. 其他临床表现

梅杰综合征的其他临床表现较为广泛，包括口腔疾患、下颌关节错位等，本病还有可能引发其他的运动障碍，如原发性震颤、帕金森症等，此外，约33%的患者会经历情绪压力增大、睡眠障碍、焦虑、抑郁等精神问题。

（二）辅助检查

目前尚无针对梅杰综合征的特异性检查，可根据患者实际临床症状进行以下相关检查：面部肌电图；脑部核磁共振/CT检查：排除中风或其他脑部疾病；血清SSA/SSB水平；血清铜和铜蓝蛋白水平；贝克抑郁量表；血清药物筛选。

（三）诊断

根据典型的临床表现及患者病史，可对本病做出诊断。

【治疗】

（一）治疗原则

扶正祛邪、柔筋止痉是本病的根本治疗原则，同时在治疗时也需结合全身情况辨证论治。

（二）辨证论治

1. 气虚阳陷证

主症：瞬目频繁、眼干、眼睑刺激感、畏光，每遇紧张或劳累时症状加重，精神放松后症状有所缓解，舌淡苔白，脉沉弱。

治法：益气升阳。

主方：益气聪明汤加减。

常用药：黄芪、甘草、人参、升麻、葛根、蔓荆子、芍药、黄柏。

临证思考：该症患者临床共同的表现是，每遇紧张或劳累时症状加重，精神放松后症状有所缓解。由于患者患病时大多在中年，工作紧张劳累，精神压力大，生活不规律，饮食不节；或老年，机体衰弱，导致脾胃功能失调，清阳不升，浊阴不降而患病。故治以益气聪明汤为主方，加川乌、蜈蚣、全蝎等。

2. 血虚生风证

主症：眼睑频繁眨动、抽搐，甚则口角痉挛，或眼目昏花、畏光，口唇指甲淡白，舌淡苔白，脉弦细。

治法：养肝息风。

主方：养肝息风汤加减。

常用药：白芍、枸杞子、山萸肉、当归、天麻、钩藤、生石决明、蝉蜕、全蝎、夜交藤、酸枣仁、丹参、鸡血藤等。

临证思考：肝藏血，体阴而用阳，阴易亏，血易虚，阳易亢，风易动。肝开窍于目，肝之循行经脉连接目系，目系分支从目系走向面颊的深层，下行环绕口唇之内。故肝血虚，眼部及口角周围肌肉筋脉不得濡养而风动，出现眼睑频繁眨动、抽搐，甚则口角痉挛，或眼目昏花、畏光等症。治疗应以养肝息风为大法，白芍、枸杞子、山萸肉、当归等滋养肝之阴血，且白芍、山萸肉具酸敛之性，于收敛风气有益；天麻、钩藤、生石决明、蝉蜕、全蝎等平肝息风、通络止痉；夜交藤、酸枣仁益心补肝、养血安神；丹参、鸡血藤养血活血，正所谓"祛风先行血，血行风自灭"。

3.肝肾不足证

主症：眼睑频繁眨动、抽搐，甚则口角痉挛，或眼目昏花、畏光，头昏目涩，腰膝酸软，舌淡苔白，脉沉。

治法：补益肝肾。

主方：天麻钩藤饮加减。

常用药：天麻、钩藤、生石决明、栀子、黄芩、桑寄生、杜仲、夜交藤、牛膝、竹茹、橘红、郁金等。

临证思考：诸多患者年近六旬，肝肾亏虚，水不涵木，阴虚阳亢，肝风内动，则见面部筋惕肉瞤之症，风阳上扰则见头昏。方中天麻、钩藤平肝息风，生石决明平肝潜阳，三味作为君药。又以栀子、黄芩清热泻火，使肝经之热不致上扰；桑寄生、杜仲滋补肝肾，可使肝阳得以潜藏，不致浮越于上；夜交藤安神定志，缓解失眠之症；牛膝引药下行，与寄生、杜仲配伍可加强补肝肾、强筋骨作用；佐以竹茹、橘红健脾化痰，郁金活血化瘀。全方共奏补益肝肾、平肝息风之功。

（三）中医传统疗法

1.针刺疗法

可选用睛明、承泣、球后、丝竹空、攒竹、四白、下关、颧髎、地仓、颊车、百会等头面部穴位及肝俞、脾俞、肾俞、足三里、血海、阳陵泉等远端穴位针刺，每日1次，10次为1个疗程，休息3~5天再行下一疗程。

2.中药超声雾化熏眼

内服药渣再次煎水过滤，做中药超声雾化熏眼，每次15~20分钟，每日1次。

【验案举例】

赵某，女，56岁。首诊时间：2011年10月10日。

主诉：双眼睑、口及下颌不自主运动4年。

现病史：患者于4年前无诱因出现不自主眨眼，病初每日发作数次，持续数秒钟，病情进行性加重，发作频繁，并且出现口周肌、下颌不自主运动（图9-14）。精神紧张、激动、与他人交谈时发作频繁，休息、睡眠时减轻。发作间期表现正常，近1年发作间期逐渐减少。自述舌头发僵，讲话不清楚。患者曾先后在多家医院就诊，曾服用氟哌啶醇、苯海索、卡马西平、氯丙嗪等药物治疗，效果均不理想，加之药物的副作用，如睡眠多、头晕、排尿困难等反应，患者未能坚持长期服药治疗。局部注射肉毒杆菌毒素A，但停药后症状仍反复。为求进一步中西医诊治来我科门诊。

既往史：既往体健。

专科检查：视力：双眼1.0；眼压：右眼13.5mmHg，左眼12.8mmHg。双眼球活动自如，患者频繁地眨眼、噘嘴、缩唇，口周肌不规则收缩，上下口唇瞬间碰撞后发出声响，讲话过程中时常强制性地咬牙，意欲控制口周的不自主运动将语言表述清楚。

诊断：西医诊断：梅杰综合征。

中医诊断：痉病。

辨证：肝风内动证。

西医治则：抗焦虑、肉毒杆菌局部注射等。

中医治则：平肝息风，理气活血。

处方：（1）中药口服：天麻10g，钩藤10g，石决明20g，杜仲10g，牛膝10g，栀子10g，黄芩10g，白附子10g，僵蚕15g，地龙15g，柴胡10g，郁金10g，川芎10g，甘草6g。14剂，水煎服，每日1剂，每日2次。

（2）针刺治疗：取瞳子髎、丝竹空、四白、地仓、百会、四神聪、风池等穴位，每天1次，留针20分钟（图9-15）。

复诊（2011年11月13日）：治疗1个月后，连续眨眼症状减轻，不自主抽动症状得到控制（图9-16）。

【现代研究】

大量临床研究表明，针刺治疗梅杰综合征具有良好的疗效。曹丛红以血海、三阴交、阴陵泉为主穴行烧山火手法，同时给予小柴胡汤口服治疗梅杰综合征肝郁脾虚证患者1例，治疗1周后患者自觉症状改善，随诊1年内双目频繁瞬目症状消失，下颌肌张力增高及不自主运动均消失。高丽丽针药联合治疗肝郁脾虚型梅杰综合征1例，运用中药健脾疏肝、养血息风，配合针灸行气通络止痉，治疗6个月后患者双眼痉挛缓解已如常人，且2年内未见复发。

中医学认为，头为诸阳之会，脑为元神之府，全身气血皆上聚于头，针刺头部穴位可以改善梅杰综合征的症状。吴秋汶以醒脑开窍法针刺风池、印堂、上星、百会等穴位，配合火针针刺阳白、鱼腰、四白等眼周穴位治疗阴血亏虚，肝胃郁热型梅杰综合征患者1例，治疗1个半月后眼睑痉挛、下颌抽动等症状基本消失。舞蹈震颤区位于头针运动区前1.5cm的平行线上，是在头皮针理论基础上以大脑皮层神经定位为依据的头针刺激区，具有治疗肢体肌肉不自主的运动和震颤、改善脑部微循环、调节锥体外束区的功能，同时能够刺激大脑皮质，起到双向调节的作用。刘悦电针舞蹈震颤区治疗肝肾不足型梅杰综合征患者1例，同时以平补平泻手法针刺百会、攒竹、阳白等局部穴位，留针40分钟，治疗21天后患者双眼睑痉挛症状减轻，瞬目增加及面部抽动等症状缓解，2个月后未见复发。

【述评与体会】

梅杰综合征虽实际属于神经内科疾病，但往往首诊于眼科，眼科医生多诊断为眼肌痉挛、干眼、视疲劳、结膜炎等，容易贻误患者病情。因此在临床实践中应注意多学科交叉，细致辨别本病。梅杰综合征是一个排他性诊断疾病，临床上要排除重症肌无力、眼科的单纯眼肌痉挛和干眼、神经外科面肌痉挛等疾病，完善铜蓝蛋白、肺部CT、外周血血细胞形态、疲劳试验、肌电图等检验、检查。目前西医学对本病的治疗方案包括口服药物（抗胆碱能药物、抗多巴胺能药物、抗癫痫药物等）、局部注射A型肉毒素、深部脑电刺激、手术等，虽能暂时缓解症状但费用昂贵且易复发，临床尚不能推广使用。中医治疗本病有一定疗效，对于早期发病2~3年，症状较轻的患者，利用中药外熏内服联合针刺，基本可以控制；对于发病时间长、中重度患者，需要联合神经科抗焦虑、抗痉挛等药物协同治疗，必要时联合肉毒素眼部皮下注射。

梅杰综合征可归属于中医学"痉病"范畴，发病与"风"密切相关，多治以平肝息风止痉、补益肝肾为主，方药中除了杜仲、牛膝等常用补益肝肾药物外，多配伍牵正散息风止痉。针刺也为治疗该病的临床特色疗法。瞳子髎归足少阳胆经，为手太阳、手足少阳之会，丝竹空归手少阳三焦经，两穴配伍具有清泄少阳风火、通络止痛之功；四白、地仓穴均属足阳明经，同时四白穴是足阳明脉气所发之处，阳明经多血多气，能通过调血而达到息风之效，其经脉循行还"夹口环唇"，又涉及口唇，故选择；百会为督脉穴，可以治疗头面部疾患，为诸阳之会，配伍四神聪属局部用穴，取其能够助阳缓急；风池为治风要穴，取之以息风，又因阳跷脉终止于此而取之。治疗时应注意调血，所谓"治风先治血，血行风自灭"，根据辨证配合中药内服，取得良效。

参考文献

［1］ 孙旭光，周玉梅，姜超，等.438 例睑缘炎患者的临床分析 [J].中华眼科杂志，2013，49（10）：878-883.

［2］ 丁伟娜，郭承伟.睑缘炎的中西医治疗现状 [J].中国民族民间医药，2009，18（7）：92-93.

［3］ 王琦妙，金明，潘琳，等.利用清热明目方超声雾化法干预兔眼结膜炎模型的实验研究 [J].天津中医药，2017，34（6）：407-410.

［4］ 王琦妙，金明，项占梅.清热明目方经超声雾化法治疗急性结膜炎的临床观察 [J].天津中医药，2016，33（10）：588-591.

［5］ Yang C，Fei Y，Qin Y，et al. Bacterial Flora Changes in Conjunctiva of Rats with Streptozotocin-Induced Type I Diabetes.PLOS One.2015 Jul 15：10（7）

［6］ 彭媛，贾洪亮.综合疗法治疗病毒性结膜炎的临床研究 [J].现代诊断与治疗，2016，27（6）：1026-1027.

［7］ 夏承志，阳永明，王旭.中药内外治结合治疗病毒性结膜炎 [J].现代中西医结合杂志，2007，16（21）：3012-3013.

［8］ 宋剑涛，杨薇，高健生，等.川椒方治疗过敏性结膜炎的临床观察 [J].中国中医眼科杂志，2010，20（1）：17-19.

［9］ 刘婷，童毅，杨光.自制中药洗眼药治疗过敏性结膜炎的临床观察 [J].亚太传统医药，2011，7（7）：95-96.

［10］ 林曦.中医辨证治疗单纯疱疹病毒性角膜炎的临床效果研究 [J].齐齐哈尔医学院学报，2017，38（22）：2675-2676.

［11］ 邹妙然，缪晚虹，俞莹.中医外治法治疗单纯疱疹病毒性角膜炎临床疗效的荟萃分析 [J].中医药导报，2019，25（11）：125-131.

［12］ Mcoptom FS，Alves M，Bunya VY，et al. TFOSDEWS Ⅱ epidemiology report [J]. Ocul Surf，2017，15（3）：334-365.

［13］ 刘祖国.干眼的临床诊断与治疗亟待规范化和精细化 [J].中华眼科杂志，2017，53（9）：641-644.

［14］ 宋海姣，金明，王晓娟，等.泪液蒸发型干眼症与视疲劳的相关因素分析 [C]// 2005 国际中西医眼科学术研讨会.2005.

［15］ 宋海姣，金明，王晓娟.干眼症的临床相关因素分析 [J].中华中西医临床杂志，2006，6（12）：810-812.

［16］ 金明，王晓娟，宋海姣等.中药及熏灸治疗干眼症的临床观察 [J].中国中医眼科杂志，2006，16（2）：71-73.

［17］ 金明，陈丽君，钟海明.传统医学经络调理法改善视疲劳的临床观察 [C]// 世界中医药学会联合会眼科年会中华中医药学会中医中西医结合眼科学术大会.2011.

［18］ 宋海姣，金明.泪液缺乏性干眼症的中西医治疗进展 [J].中国中医眼科杂志，2006，16（3）：179-182.

［19］ 金明，宋海姣，王小娟，等.灸疗联合中药对 Sjögren 综合征泪腺分泌的影响 [J].中国中医眼科

杂志，2006，16（4）：221–223.

［20］金明，宋海娇.灸疗联合中药对 Sjögren's 综合征泪腺分泌的影响 [C]// 中华中医药学会第五次眼科学术交流会论文汇编.2006.

［21］金明，宋海娇，潘琳，等.中药灸疗影响 SS 综合征泪腺分泌的实验研究 [C]// 全国眼科学术大会.2006.

［22］金明，宋海姣，潘琳，等.灸疗联合中药对 Sjögren's 综合征炎症因子调控的实验研究 [J].中华中西医临床杂志，2007，5（7）5：359–364.

［23］罗国芬.陈达夫中医眼科临床经验 [M].四川：四川科学技术出版社，1985：123–124.

［24］廖品正.中医眼科学 [M].上海：上海科学技术出版社，1984：82.

［25］韦企平，沙凤桐.中国百年百名中医临床家丛书——韦文贵、韦玉英 [M].北京：中国中医药出版社，2002：11–16.

［26］韦企平，周剑.中医眼病案例评析 [M].北京：人民卫生出版社，2010：28–32.

［27］马小丽，韩淞，张鹏，等.自拟清火散结汤口服结合药液熏蒸双目治疗表层巩膜炎 22 例疗效观察 [J].北京中医药，2019，38（6）：581–583.

［28］董学梅，杨丽君.加味犀角地黄汤治疗表层巩膜炎疗效观察 [J].世界科学技术 – 中医药现代化，2017，19（9）：1540–1543.

［29］周云清.雷公藤片治疗巩膜炎的临床疗效分析 [J].中国医药指南，2011，09（12）：137–138.

［30］钱蕾，余亚波，陈彦.犀角地黄汤联合甲氨蝶呤治疗表层巩膜炎临床疗效及对炎症因子水平的影响 [J].新中医，2020，52（16）：41–43.

［31］中华医学会眼科学分会眼免疫学组.我国急性前葡萄膜炎临床诊疗专家共识（2016 年）[J].中华眼科杂志，2016，52（3）：164–166.

［32］陈义，陈国孝.新制柴连汤联合西药治疗肝经风热型前葡萄膜炎 30 例 [J].浙江中医杂志，2017，52（3）：215.

［33］高英，颉瑞萍，符碧峰，等.抑阳酒连散联合地塞米松离子导入治疗前葡萄膜炎 30 例 [J].中医研究，2017，30（12）：20–22.

［34］黄蓉，罗继红，李良长，等.龙胆泻肝汤治疗肝胆火炽型前葡萄膜炎的临床研究 [J].湖北中医杂志，2015，37（8）：34–35.

［35］孔凡女，王玉安，王维萌.六锐胶囊联合甲泼尼龙治疗前葡萄膜炎的临床研究 [J].现代药物与临床，2018，33（12）：3322–3325.

［36］赵俊生.华蟾素局部注射为主治疗急性虹膜睫状体炎的体会 [J].中医眼耳鼻喉杂志，2017，7（4）：227–231.

［37］熊春雷.急性虹膜睫状体炎应用清开灵注射液治疗疗效分析 [J].中国现代药物应用，2013，7（4）：61–62.

［38］徐大梅.中药内服外熏治疗虹膜睫状体炎 160 例 [J].中医杂志，2010，51（4）：342–343.

［39］王永德.中药针灸联合西药治疗急性虹膜睫状体炎 88 例 [J].陕西中医，2011，32（2）：177.

［40］Read RW, Holland GN, Rao NA, et al. Revised diagnostic criteria for Vogt–Koyanagi–Harada disease：report of an international committee on nomenclature. Am J Ophthalmol 2001；131（5）：647–652.

［41］杨培增.葡萄膜炎的诊断及相关问题.中华眼科杂志，2002；38（4）：250–253.

［42］陈浩，罗向霞.中西医结合治疗 Vogt- 小柳 – 原田综合征 34 例 [J].国际眼科杂志，2012，12（1）：128–129.

［43］张永熙，卢益平，李国强，等.狐惑汤治疗白塞病的临床研究 [J].中华中医药学刊，2008，26（5）：1118–1120.

［44］杨敏.补肾活血愈疡汤治疗白塞病 90 例临床观察 [J].四川中医，2013，31（3）：92–93.

［45］安琦，褚代芳，王凤，等.补虚活血解毒法治疗白塞病2例［J］.陕西中医，2013，34（1）：93.

［46］李明，朱安龙，杨飞，等.中西药联合治疗白塞病45例临床疗效观察［J］.中外医疗，2010，29（11）：31.

［47］张丽.雷公藤多苷对白塞病患者免疫指标的调节作用观察［J］.中国医药指南，2013，11（11）：408-409.

［48］Owen CG，Fletcher AE，Donoghue M，et al. How big is the burden of visual loss caused by age related macular degeneration in the United Kingdom［J］. Br J Ophthalmol 2003，87（3）：312-317.

［49］杨立，陈芝清.年龄相关性黄斑变性的流行病学调查［J］.中国老年学杂志，2012，32（20）：4569-4570.

［50］Wang S，Cunnusamy K. Pharmaceutical composition for treating macular degeneration（WO2012079419）［J］. Expert Opin Ther Pat 2013，23（2）：269-272.

［51］苏礼和，吴学志.益气复明汤对年龄相关性黄斑变性抗氧化的影响［J］.四川中医，2008（10）：98-99.

［52］金明.AMD中医病因机制认识与现代研究相关性［J］.中国中医眼科杂志，2016（3）：141-143.

［53］李学晶，唐由之.年龄相关性黄斑变性的中医认识［J］.中国中医眼科杂志，2008（4）：240-242.

［54］Jin M，Dai H，Zhang X，et al. A Traditional Chinese Patent Medicine ZQMT for Neovascular Age-Related Macular Degeneration: A Multicenter Randomized Clinical Trial［J］. Current Molecular Medicine，2018.18，622-629.

［55］金明，张有花，刘海丹.和血明目片治疗黄斑出血的临床疗效观察［J］.中国中医眼科杂志，2010（2）：95-96.

［56］Al-Zamil WM，Yassin SA. Recent developments in age-related macular degeneration：a review［J］. Clinical interventions in aging 2017，12：1313-1330.

［57］Luo Dan，Deng Hui，Zhang You hua，et al. Chinese medicine formula HB01 for treating exudative age-related macular degeneration：a 6 consecutive months of clinical observation study［J］. Journal of Traditional Chinese Medicine，2017，37（6）：767-773.

［58］Jin Ming，Zhang Y，Pan L，Dou R，Nussenblattt RB，Wei L. The Chinese medicine formula HB01 reduces choroidal neovascularization by regulating the expression of vascular endothelial growth factor［J］. J Transl Med. 2012，10（1）：118.

［59］买迪娜.复方樟柳碱治疗年龄相关性黄斑变性的临床观察［D］.新疆医科大学，2011.

［60］邱丹.基于自噬探讨明目地黄丸改善萎缩性年龄相关性黄斑变性的机制研究［D］.南京中医药大学，2019.

［61］唐细兰，曹乾忠，龚英，等.黄斑明目浸膏对脉络膜新生血管的抑制作用［J］.中药材，2016，39（10）：2366-2368.

［62］陈红玲，吴德正，黄时洲，等.中心性浆液性脉络膜视网膜病变的微视野检查［J］.眼科学报，2006（3）：149-153.

［63］付玲玲.关于视网膜感光细胞的凋亡与保护［J］.华西医学，2002（4）：569.

［64］罗虎林.四苓散治疗急性中心性浆液性脉络膜视网膜病变的疗效［J］.国际眼科杂志，2017，17（9）：1773-1776.

［65］宋军.川芎嗪注射剂眼部离子导入治疗中心性浆液性脉络膜视网膜病变［J］.中国医药导报，2008（11）：100-101.

［66］王跃进，王斐.济生肾气丸加减治疗中心性浆液性脉络膜视网膜病变158例临床观察［J］.河北中医，2012，34（9）：1390+1398.

［67］李育红，李晖，廖秋霞.复方血栓通胶囊治疗急性中心性浆液性脉络膜视网膜病变临床观察［J］.

药物流行病学杂志，2017，26（11）：742-744+785.

［68］徐峰，胡红梅，周斌，等.丹芎明目片治疗中心性浆液性脉络膜视网膜病变临床研究［J］.中国现代医生，2018，56（5）：61-64+68.

［69］苏雯琪，胡立影，李筱荣，等.复方樟柳碱注射液治疗慢性中心性浆液性脉络膜视网膜病变的临床研究［J］.眼科新进展，2018，38（12）：1137-1140.

［70］李学晶.凉血化瘀方治疗中心性渗出性脉络膜视网膜病变临床观察及实验研究［D］.中国中医科学院，2009.

［71］钟舒阳.中心性渗出性脉络膜视网膜病变中医体质调查及临床治疗与实验研究［D］.广州中医药大学，2011.

［72］高君，巢国俊.驻景丸加减对早期特发性黄斑前膜视功能的影响［J］.河北中医，2016，38（10）：1528-1530.

［73］彭清华.中医眼科学［M］.北京：中国中医药出版社，2016.

［74］Foos RY. Vitreoretinal juncture epiretinal membranes and vitreous[J]. Invest Ophthalmol Vis Sci，1977，16（5）：416-422.

［75］Iannetti L，Accorinti M，Malagola R，et al. Role of the intravitreal growth factors in the pathogenesis of idiopathic epiretinal membrane [J]. Invest Ophthalmol Vis Sci，2011，52（8）：5786-5789.

［76］Schumann RG，Eibl KH，Zhao F，et al. Immunocytochemical and ultrastructural evidence of glial cells and hyalocytes in internal limiting membrane specimens of idiopathic macular holes[J]. Invest Ophthalmol Vis Sci，2011，52（11）：7822-7834.

［77］Joshi M，Agrawal S，Christoforidis JB. Inflammatory mechanisms of idiopathic epiretinal membrane formation[J]. Mediators Inflamm，2013，2013：192582.

［78］Zandi S，Tappeiner C，Pfister IB，et al. Vitreal cytokine profile differences between eyes with epiretinal membranes or macular holes[J]. Investig Ophthalmol Vis Sci，2016，57（14）：6320-6326.

［79］陈丽，冉起，冯驰.温补并用对早期特发性黄斑前膜的视觉质量的影响［J］.国际眼科杂志，2017，17（7）：1297-1299.

［80］陈丽，冉起，冯驰.中医温补法对早期特发性黄斑前膜的干预研究［J］.临床医学研究与实践，2016，1（12）：98-100.

［81］高君，巢国俊.驻景丸加减对早期特发性黄斑前膜视功能的影响［J］.河北中医，2016，38（10）：1528-1530.

［82］王玉斌，郭连春，钟瑞生，等.自拟蜕膜汤治疗13例黄斑前膜的临床观察［J］.基层医学论坛，2017，21（28）：3909-3911.

［83］Gass JDM. Idiopathic senile macular hole：its early stages and pathogenesis[J]. Arch Ophthalmol，1988，106：629.

［84］Ming-Wei Zhao，Peng Zhou，Xuan Cui，et al. Manual Small Incision 20-Gauge Pars Plana Vitrectomy[J]. RETINA. 2009，29：1364-1366

［85］王星，彭惠.外伤性黄斑裂孔的治疗及研究进展［J］.眼科新进展，2019，39（6）：583-588.

［86］Giusti C，Forte R，Vingolo EM. Clinical pathogenesis of macular holes in patients affected by retinitis pigmentosa[J]. Eur Rev Med Pharmacol Sci，2002，6（2-3）：45-48.

［87］Rada JA，DL Nickla，D Troilo. Decreased proteoglycan synthesis associated with form deprivation myopia in mature primate eyes[J]. Invest Ophthalmol Vis Sci，2000，41（8）：2050-2058.

［88］郭继援.点睛复明汤治疗新生血管型高度近视性黄斑出血［J］.中医学报，2018，33（11）：2248-2253.

[89] 王大虎，刘新泉，江丹，等.滋阴补肾片治疗阴虚火旺型病理性近视黄斑出血早期的临床研究 [J].中国中医眼科杂志，2015，25（6）：412-415.

[90] 马小兵，高君，亢泽峰，等.养血补肾方对形觉剥夺性高度近视模型巩膜超微结构的影响 [J].中国中医眼科杂志，2019，29（3）：180-183.

[91] 王光璐，马凯，张风.Stargardt病的光学相干断层扫描图像特征 [J].中华眼底病杂志，1999（4）：3-5.

[92] 曾磊，魏景文，王立.Stargardt病的研究现状 [J].中华眼底病杂志，2000（4）：66-68.

[93] 罗光伟，凌运兰，刘杏，等.Stargardt病的光学相干断层成像特征及应用价值 [J].中国实用眼科杂志，1999（7）：3-5.

[94] 陈邦禄，刘春，姚宜，等.Stargardt病的光学相干断层扫描图像意义探讨 [J].临床眼科杂志，2006（1）：39-40+95.

[95] 滕克禹，吕丽萍，李秀云，等.Stargardt病的临床和治疗观察 [J].中国中医眼科杂志，2007（3）：131-133.

[96] 董胜利，杨整军.中西医结合治疗高血压性视网膜病变80例 [J].现代中医药，2020，40（5）：77-79.

[97] 陶丽丽.高血压性视网膜病变与中医证型的相关性研究 [J].中西医结合心脑血管病杂志，2018，16（17）：2527-2530.

[98] 史怀英.血塞通软胶囊治疗高血压性视网膜病变的临床疗效 [J].临床合理用药杂志，2017，10（24）：56-57.

[99] 李成武，庄曾渊，刘静，等.高血压病患者眼底病变分级与眼血流动力学参数的相关性 [J].眼科，2017，26（3）：206-209.

[100] 张真，林松，张晨，等.两种不同中医证型高血压患者视网膜动静脉充盈时间的研究 [J].辽宁中医杂志，2016，43（3）：529-531.

[101] 郑庆忠.通脉颗粒对慢性高血压性视网膜病变的干预研究 [D].福建中医药大学，2011.

[102] 孙睦，刘志敏.高血压性视网膜病变中医证型的客观化研究 [J].北京中医药，2009，28（10）：768-770.

[103] 张跃红，王新志.降压增视汤治疗高血压性视网膜病变32例临床观察 [J].河南中医，2007（6）：50-51.

[104] 赖志云，刘德桓.高血压性视网膜病变的研究进展 [J].辽宁中医药大学学报，2006（4）：145-147.

[105] 余月娟.中医辨证治疗原发性高血压视网膜病变 [J].河南中医，2001（1）：33.

[106] 金明，魏育林，苑维，等.红参胶囊对中老年高血压性视网膜病变的临床观察 [J].中国中医眼科杂志，1999（2）：23-25.

[107] 金明，魏育林，赵家良，等.红参对家兔高血压性视网膜动脉硬化预防作用的光镜观察 [J].中国中西医结合杂志，1998（S1）：47-49+359.

[108] 金明，魏育林，赵家良，等.红参预防家兔高血压性视网膜动脉硬化的免疫组化研究 [J].北京中医药大学学报，1998（3）：26-28+72.

[109] 金明，魏育林，金恩源，赵家良，沈德础，常春燕，杨连兴，熊谷郎.红参对家兔高血压性视网膜血管内皮细胞超微结构的预防作用 [J].中国医药学报，1998（1）：65-66.

[110] 金明，赵家良，沈德础，等.人参对家兔高血压性视网膜动脉硬化预防作用的研究 [J].中国中医眼科杂志，1997（2）：67-70.

[111] Hayreh SS. Ocular vascular occlusive disorders: natural history of visual outcome. Prog Retin Eye Res, 2014, 41: 125.

[112] Rogers SL, McIntosh RL, Lim L, et al. Natural history of branch retinal vein occlusion: an

evidence-based systematic review[J]. Ophthalmology, 2010, 117（6）: 1094-1101.

［113］韩梦雨，金明.中药治愈视网膜分支静脉阻塞继发黄斑水肿1例 [J].中国中医眼科杂志，2018，28（4）：220-222.

［114］Kuhli C, Scharrer I, Koch F, et al. Factor XII deficiency: a thrombophilic risk factor for retinal vein occlusion[J]. Am J Ophthalmol, 2005, 139（3）: 578-579.

［115］Gao G, Li Y, Zhang D, et al. Unbalanced expression of VEGF and PEDF in ischemia-induced retinal neovascularization[J]. FEBS Lett. 2001, 489（2-3）: 270-276.

［116］董志国，张殷建.中医药防治视网膜静脉阻塞的临床研究进展 [J].现代中西医结合杂志，2011，20（18）：2336-2338.

［117］刘自强，孟欢，农璐琪，等.中西医结合治疗视网膜静脉阻塞继发黄斑水肿的 Meta 分析 [J].海南医学院学报，2020，26（17）：1315-1322.

［118］任新民，冯平，冯川.毫针透刺治疗气滞血瘀型视网膜静脉阻塞 62 例临床观察 [J].四川中医，2008，26（3）：111-112.

［119］张锡钢，吴萍，童颖，等.丹参注射液离子导入配合蚓激酶治疗早期视网膜静脉阻塞的疗效 [J].国际眼科杂志，2015，15（1）：101-103.

［120］马素红.视网膜静脉阻塞（RVO）中医分期分型规律研究 [D].成都中医药大学，2006.

［121］吴阿萍.BRVO 与动脉硬化程度及中医证候分型的相关性分析 [D].成都中医药大学，2018.

［122］武丹蕾，樊冬生，吴烈，等.止血祛瘀明目片治疗视网膜静脉阻塞眼底出血瘀血伤络、阴虚内热证的多中心随机双盲对照临床研究 [J].中国中西医结合杂志，2021，41（1）：35-40.

［123］左韬，赵磊，张祝强，等.渗湿明目疗法治疗视网膜分支静脉阻塞型黄斑水肿研究 [J].辽宁中医杂志，2016，43（11）：2326-2329.

［124］李红.血府逐瘀汤合四苓散加减治疗视网膜静脉阻塞伴黄斑水肿的临床研究 [J].广州中医药大学学报，2021，38（3）：475-479.

［125］伍瑜婕，陈国孝.中药联合雷珠单抗玻璃体腔注射治疗视网膜静脉阻塞并发黄斑水肿 31 例 [J].浙江中医杂志，2019，54（5）：343.

［126］苏晶，刘新泉，张殷建.和营利水方联合低剂量曲安奈德玻璃体腔注射治疗视网膜静脉阻塞性黄斑水肿的临床研究 [J].中国中医眼科杂志，2019，29（5）：370-374.

［127］王秀春.复方血栓通胶囊联合激光光凝术治疗视网膜分支静脉阻塞疗效分析 [J].血管与腔内血管外科杂志，2019，5（1）：57-60+73.

［128］叶群如，彭清华，张波涛.蛴螬对实验性视网膜静脉阻塞兔 HSP70 表达的影响及意义.中国中医眼科杂志，2008，18（5）：261-263.

［129］张波涛，彭清华，叶群如，等.蛴螬提取物对兔视网膜静脉阻塞模型视网膜组织 ET-1 表达的影响.湖南中医药大学学报，2012，32（9）：8-11.

［130］马骏旭，蒋鹏飞，彭俊，等.蛴螬提取物对兔视网膜静脉阻塞模型 MMP-2 的影响 [J].现代中医药，2019，39（4）：130-133.

［131］梁凯霞，蒋鹏飞，彭俊，等.蛴螬提取物对实验性兔视网膜静脉阻塞 HGF、VEGF 表达的影响 [J].中医药通报，2019，18（4）：66-68+65.

［132］吕小利，邹红，黎蕾，等.加味桃红四物汤灌胃治疗视网膜静脉阻塞大鼠的实验研究 [J].上海中医药杂志，2019，53（8）：81-88.

［133］吴烈，桑子瑾，唐棠，等.凉血止血法与活血通络法调节 RVO 兔模型凝血因子及微循环作用机制的研究 [J].中国中医眼科杂志，2013（1）：2-6.

［134］符郁，郭翠玲.丹红化瘀口服液对视网膜中央静脉阻塞细胞因子网络的调节作用 [J].中国实验方剂学杂志，2017，23（18）：210-215.

［135］韩治华，吴沂旎，王芳，等.止血祛瘀明目片在非缺血型视网膜静脉阻塞中的作用机制研究 [J].

中国中医眼科杂志，2019，29（3）：197-201.

［136］庞璐，白世森，庞午，等.探讨庞氏"目病多郁"论在视网膜静脉阻塞的临床应用［J］.中国中医眼科杂志，2021，31（3）：183-186.

［137］王慧博，韦企平.韦企平治疗视网膜静脉阻塞临床经验［J］.北京中医药，2014，33（5）：348-350.

［138］李学晶，唐由之.活血法和止血法对晚期视网膜中央静脉阻塞的影响［J］.中国中医眼科杂志，2015，25（1）：6-9.

［139］Hayreh SS. Ocular vascular occlusive disorders: natural history of visual outcome. Prog Retin Eye Res，2014，41：125.

［140］高征，金明.视网膜动脉硬化与心脑血管系统相关因素研究进展［J］.中国中医眼科杂志，2017，27（6）：409-411.

［141］李伟，金明.视网膜动脉阻塞的相关风险因素研究现状［J］.眼科新进展，2018，38（3）：294-297.

［142］卢宁，李建军.视网膜动脉阻塞治疗的新希望.眼科，2007，16（4）：217-219.

［143］段俊国.中西医结合眼科学.第1版.北京：中国中医药出版社，2005：264-267.

［144］解世明，张铭连，石慧君，等.活血通络颗粒对视网膜中央动脉阻塞患者视力及视野的影响［J］.中国中医眼科杂志，2012，22（02）：106-109.

［145］张政君.中西医结合治疗视网膜动脉阻塞80例［J］.山西中医，2010，26（5）：25-25.

［146］张明红.通窍活血法治疗视网膜动脉阻塞35例疗效观察［J］.河南中医，2004，24（10）：53-53.

［147］王晓敏，周刚，沈鹏.中西医结合治疗视网膜中央动脉阻塞36例临床观察［J］.浙江中医杂志，2012，47（1）：58.

［148］邓卫东.速效救心丸急救治疗视网膜中央动脉阻塞［J］.中国实用医刊，2009，036（05）：77.

［149］孙祖华，林冰，周容，等.银杏达莫注射液治疗视网膜动脉阻塞的疗效分析［J］.中华中医药学刊，2014（12）：2998-3000.

［150］刘素，庞龙.中西医结合疗法治疗视网膜中央动脉阻塞的临床疗效观察［J］.中国中医眼科杂志，2020，30（11）：27-30.

［151］史军月，张伯儒，张春红.针刺治疗视网膜中央动脉阻塞型失明28例［J］.上海针灸杂志，2015，000（02）：164-164.

［152］宋艳，郝小波，陈尽好.疏通任督二脉法治疗视网膜中央动脉阻塞的疗效观察［J］.医学新知，2011，21（03）：228-229.

［153］Yali Qin，Meiqi Ji，Tingting Deng，et al. Functional and morphologic study of retinal hypoperfusion injury induced by bilateral common carotid artery occlusion in rats. Scientific Reports. 2019，9：80.

［154］陆秉文，吴星伟.复方丹参滴丸对视网膜缺血再灌注损伤模型大鼠的疗效观察［J］.眼科新进展，2014，34（11）：1030-1034.

［155］杨赞章，张越，张铭连，孟兢晶，李明然.活血通络利水方对兔视网膜缺血/再灌注损伤的保护作用［J］.中国中医基础医学杂志，2019，25（11）：1532-1536.

［156］朱远军，金敏，高宗银，等.葛根素对兔视网膜缺血/再灌注损伤中细胞凋亡的保护作用［J］.广州医药，2015，46（4）：9-13.

［157］汤永强，赵姣，李立.川芎嗪预处理对大鼠视网膜缺血再灌注损伤的保护作用［J］.上海医学，2015，38（1）：876-880+832.

［158］刘宗尧，李璐，王辉，等.当归多糖对大鼠视网膜缺血-再灌注损伤的保护作用及机制研究［J］.解放军医药杂志，2021，33（4）：6-9.

［159］刘家燕，樊映川.糖尿病视网膜病变的流行病学研究现状［J］.实用医院临床杂志，2015（2）：

137–139.

[160] Andrea Trost, Simona Lange, Falk Schroedl, et al. Brain and Retinal Pericytes: Origin, Function and Role[J]. Front Cell Neurosci. 2016, 10: 20.

[161] 胡毅，唐罗生. 糖尿病视网膜病变时血管周细胞的凋亡 [J]. 国际眼科杂志，2009，9（2）：330–331.

[162] 李琳娜，张晓峰. 糖尿病黄斑水肿的发病机制及治疗研究进展 [J]. 临床眼科杂志，2014，22（1）：86–90.

[163] Bharadwaj AS, Appukuttan B, Wilmarth PA, et al. Role of the retinal vascular endothelial cell in ocular disease [J]. Prog Retin Eye Res, 2013, 32: 102–180.

[164] Ajlan RS, Silva PS, Sun JK. Vascular Endothelial Growth Factor and Diabetic Retinal Disease. Semin Ophthalmol. 2016, 31（1–2）: 40–48.

[165] 邓辉，金明，苑维，等. 复方丹参滴丸治疗早期糖尿病视网膜病变的临床观察 [J]. 中国中医眼科杂志，2005，15（2）：72–74.

[166] 霍剑，段俊国，朱柯宇，等. 芪明颗粒对非增生期糖尿病视网膜病变患者视网膜微循环状态影响的临床研究 [J]. 中华眼科医学杂志（电子版），2020，v. 10（6）：18–23.

[167] 戴淑香. 耳穴贴压联合中药离子导入法治疗气虚血瘀型糖尿病视网膜病变的临床疗效观察 [J]. 世界中西医结合杂志，2017（7）：978–981.

[168] 任军鹏. 中药结合针灸治疗糖尿病视网膜病变 47 例 [J]. 临床医学研究与实践，2018，3（21）：121–122.

[169] 寇馨云，金明. 黄斑 2 号方联合激光对糖尿病黄斑水肿患者的临床观察 [J]. 环球中医药，2016，9（8）：999–1002.

[170] 接传红，高健生，郭欣璐，等. 补气健脾养阴方联合激光治疗糖尿病性黄斑水肿疗效观察 [J]. 陕西中医，2014，35（10）：1303–1304.

[171] 苑维，金明，潘琳，等. 红参对糖尿病大鼠视网膜微血管病变细胞外基质的影响 [J]. 中国中医眼科杂志，2004，14（4）：200–203.

[172] 郭健，徐国兴，王婷婷，等. 枸杞多糖对糖尿病大鼠视网膜神经细胞氧化损伤的保护作用 [J]. 中国临床药理学杂志，2015，31（24）：2448–2450.

[173] 彭俊，魏歆然，彭清华，等. 双丹明目胶囊对糖尿病大鼠视网膜 VEGF–a、VEGF–b、VEGF–c 及其受体 Flk–1 表达的影响 [J]. 中华中医药杂志，2019，34（8）：3447–3450.

[174] 苑维，金明，邓辉，等. 芪参益气滴丸对糖尿病大鼠视网膜 AGEs 及 RAGE mRNA 表达的影响 [J]. 中国中医眼科杂志，2012，22（1）：14–17.

[175] Kou X, Yang S, Qin Y, et al. Protective Effect of Tang Wang One Decoction on the Retinal Vessels of Diabetic Rats. Evid Based Complement Alternat Med. 2017: 8635127.

[176] 陈茜，王菁，魏伟. 五苓散对糖尿病视网膜病变大鼠血 – 视网膜屏障的保护作用 [J]. 国际眼科杂志，2019，19（2）：204–208.

[177] Park YG, Kim JR, Kang S. Safety and efficacy of selective retina therapy（SRT）for the treatment of diabetic macular edema in Korean patients[J]. Graefes Arch Clin Exp Ophthalmol. 2016, 254（9）: 1703–1713.

[178] VanderBeek BL, Shah N, Parikh P. Trends in the Care of Diabetic Macular Edema: Analysis of a National Cohort[J]. Plos One. 2016, 11（2）: e0149450.

[179] Rayess N, Rahimy E, Storey P, et al. Post–injection endophthalmitis rates and characteristics following intravitreal bevacizumab, ranibizumab and aflibercept[J]. Am J Ophthalmol. 2016, 165（16）: 88–93.

[180] 赵桂玲，易长贤. 视网膜血管炎 [J]. 眼科学报，2002，18（4）：199–202.

［181］杨华，李庆生，张红. 视网膜血管炎的中医认识［J］. 中国中医眼科杂志，2009，19（2）：117-121.

［182］吴水仁，饶学敏，黄红英，等. 中西医结合治疗视网膜静脉周围炎50例临床观察［J］. 中西医结合眼科杂志，1998，02：48-49.

［183］李淑琳，姜春晓. 中西医结合治疗视网膜静脉周围炎疗效观察［J］. 辽宁中医杂志，2010，02：307-309.

［184］解孝锋，许静，毕宏生. 中医辨证联合激光治疗视网膜静脉周围炎17例［J］. 中医杂志，2009，12：1120.

［185］张志芳，李庆生. 不同中医内治法对实验性家兔视网膜血管病变的干预研究［J］. 中国中医眼科杂志，2010，01：9-13.

［186］江伟，王志强，李庆生，等. 犀角地黄汤对庆大霉素致视网膜血管损伤的疗效观察［J］. 中国中医眼科杂志，2008，05：253-256+246.

［187］宋柯，张津京，李庆生，等. 清解活血汤对兔自身免疫性视网膜血管炎病理学变化的影响［J］. 中国中医眼科杂志，2012，22（6）：401-404.

［188］王艳玲. 眼缺血综合征的基本知识［M］. 北京：人民军医出版社，2012：1-20.

［189］Ong T J，Paine M，O'Day J. Retinal manifestations of ophthalmic artery hypoperfusion[J]. Clinical & experimental ophthalmology，2002，30（4）：284-291.

［190］王禹燕，邱建文，麦少云，等. 针刺治疗眼缺血综合征临床疗效及其对眼血流动力学的影响［J］. 新中医，2014，02：164-166.

［191］Chidlow G，Holman M C，Wood J P，et al. Spatiotemporal characterization of optic nerve degeneration after chronic hypoperfusion in the rat. [J]. Investigative Ophthalmology & Visual Science，2010，51（3）：1483-97.

［192］Terelak-Borys B，Skonieczna K，Grabska-Liberek I. Ocular ischemic syndrome-a systematic review[J]. Medical Science Monitor，2012，18（8）：RA138-RA144.

［193］Osborne N N，Casson R J，Wood J P M，et al. Retinal ischemia：mechanisms of damage and potential therapeutic strategies[J]. Progress in retinal and eye research，2004，23（1）：91-147.

［194］Li C，Wang L，Huang K，et al. Endoplasmic Reticulum Stress in Retinal Vascular Degeneration：Protective Role of Resveratrol ER Stress in Retinal Vascular Degeneration[J]. Investigative ophthalmology & visual science，2012，53（6）：3241-3249.

［195］Zheng G Y，Zhang C，Li Z G. Early activation of caspase-1 after retinal ischemia and reperfusion injury in mice[J]. Chinese Medical Journal，2004，117（5）：717-721.

［196］杨琼，魏文斌. 眼缺血综合征［J］. 实用防盲技术，2006，02：39-41.

［197］秦亚丽，冀美琦，金明. 眼缺血综合征的研究进展［J］. 中国中医眼科杂志，2019，05：412-415.

［198］杨光，李志勇，周颖，等. 针刺对颈内动脉眼动脉血流速度的影响［J］. 中国针灸，1996，16（7）：11-12.

［199］肖家翔. 活血通络法治疗慢性缺血性视网膜病变疗效分析［J］. 辽宁中医杂志，2006，11：1458.

［200］Dobson R，Giovannoni G. Multiple Sclerosis – a review. Eur J Neurol. 2019；26（1）：27-40.

［201］张赞，任思思，陈棒，等. 中医药治疗多发性硬化的优势［J/OL］. 辽宁中医杂志：1-6.

［202］朴松兰，杨小存，马长春. 多发性硬化免疫相关病因和发病机制的研究进展［J］. 中国老年学杂志，2020，40（13）：2900-2904.

［203］邱伟，徐雁. 多发性硬化诊断和治疗中国专家共识（2018版）［J］. 中国神经免疫学和神经病学杂志，2018，25（6）：38794.

［204］Galetta SL，Villoslada P，Levin N，et al. Acute optic neuritis：Unmet clinical needs and mouel for new therapies[J]. Neurol Neuroimmunol Neuroinflamm，2015，2（4）：e135.

［205］Thompson AJ，Banwell BL，Barkhof F，et al. Diagnosis of multiple sclerosis：2017 revisions of the McDonald criteria. Lancet Neurol[J]. 2018，17（2）：162-173.

［206］樊永平，王苏.中医辨证治疗对复发缓解型多发性硬化患者复发率的影响 [J]. 中医杂志，2015，56（8）：683-685.

［207］周德生，马成瑞.223 例多发性硬化患者中医辨证分型研究 [J]. 中国中医药信息杂志，2009，16（12）：21-23.

［208］张保平，赵铎，郭会军.郑绍周教授治疗多发性硬化病经验 [J]. 中国中医药信息杂志，2002（5）：70.

［209］邱仕君.邓铁涛教授对多发性硬化的辨治经验 [J]. 新中医，2000，08：9-10.

［210］张喜奎.陈亦人治疗痿证的经验 [J]. 中医杂志，1997，38（10）：588-589.

［211］樊永平，陈克龙，尤昱中，等.补肾益髓胶囊治疗肝肾阴虚复发缓解型多发性硬化临床疗效观察 [J]. 中华中医药杂志，2018，33（9）：4220-4223.

［212］李明哲，王春成，王衍全，等.益气活血汤内服联合电针对 SCI 患者神经功能康复的疗效分析 [J]. 重庆医学，2017，46（18）：2545-2547.

［213］李康宁，樊永平，王文明，等.针刺对复发 - 缓解型多发性硬化患者疲劳的疗效评价及作用机制 [J]. 中华中医药杂志，2016，31（11）：4511-4514.

［214］白振华，白亚文.推拿、耳穴针刺治疗痿证 31 例 [J]. 陕西中医，1997（3）：130.

［215］李晓宁，綦雪巍，迟蕾，等.开展基于针灸的脊髓损伤多学科综合治疗思考 [J]. 针灸临床杂志，2015，31（9）：83-86.

［216］刘建春，张红珍，郭文娟，等.补阳还五汤对实验性自身免疫性脑脊髓炎小鼠血脑屏障保护作用的研究 [J]. 山西中医学院学报，2019，20（1）：20-25.

［217］高颖，关东升，娄丽霞，等.益肾达络饮对实验性自身免疫性脑脊髓炎 p38MAPK 信号转导通路的影响 [J]. 中华中医药杂志，2011，26（2）：267-270.

［218］樊永平，刘秀贞，龚海洋等等.二黄方对 EAE 大鼠外周血 NK 细胞和细胞因子的影响 [J]. 北京中医药大学学报，2007，3（3）：165-168.

［219］张晓雪.补肾益气活血胶囊治疗多发性硬化的实验研究 [J]. 中国中医药科技，2009，16（4）：270-271.

［220］李康宁，樊永平，陈克龙，等.二黄胶囊对实验性变态反应性脑脊髓炎模型大鼠急性期炎性反应和髓鞘修复的影响 [J]. 首都医科大学学报，2011，32（1）：110-115.

［221］任应国，张保朝，贾东佩，等.黄芩苷对实验性自身免疫性脑脊髓炎小鼠的影响 [J]. 中国比较医学杂志，2017，27（3）：52-56.

［222］黄蕾，袁玉印，李作孝.牛蒡子苷元对大鼠实验性自身免疫性脑脊髓炎的治疗作用及其机制 [J]. 山东医药，2020，60（18）：48-52.

［223］Jasiak-Zatonska M，Kalinowska-Lyszczarz A，Michalak S，et al. The Immunology of Neuromyelitis Optica-Current Knowledge，Clinical Implications，Controversies and Future Perspectives[J]. International Journal of Molecular Sciences，2016，17（3），273.

［224］Kim W，Kim S H，Huh S Y，et al. Brain abnormalities in neuromyelitis optica spectrum disorder[J]. J Neurol Sci，2012，2012（1-2）：43-48.

［225］杨涛.补肾化痰活血法对视神经脊髓炎谱系疾病临床疗效及免疫功能的影响 [D]. 首都医科大学，2017.

［226］中国免疫学会神经免疫分会.中国视神经脊髓炎谱系疾病诊断与治疗指南 [J]. 中国神经免疫学和神经病学杂志，2016，23（3）：155-166.

［227］Wingerchuk DM，Banwell B，Bennett JL，et al. International consensus diagnostic criteria for neuromyelitis optica spectrum disorders[J]. Neurology, 2015, 85, 177–189.

［228］潘亚茹，赵铎 . 中医辨治视神经脊髓炎谱系疾病 46 例的临床疗效 [J]. 大医生，2018，3（7）：63–64.

［229］王苏，樊永平，张永超，等 . 中医辨证论治对视神经脊髓炎年复发率影响的临床观察 [J]. 中华中医药杂志，2014，29（12）：3814–3816.

［230］樊永平，王苏，杨涛 . 补肾益髓胶囊对视神经脊髓炎患者缓解期 BAFF、CXCL13 及 IL-6 的影响 [J]. 世界中西医结合杂志，2019，14（6）：741–744+749.

［231］王睿，金明 . 常染色体隐性遗传视网膜色素变性的相关基因研究进展 [J]. 国际眼科杂志，2019，19（12）：2056–2060.

［232］姜小涵，窦仁慧，李艳，等 . 中医药治疗原发性视网膜色素变性临床用药规律探索研究 [J]. 中国中医眼科杂志，2019，29（6）：442–446.

［233］李翔，蒋鹏飞，艾慧，等 . 基于聚类分析和因子分析探讨中医治疗视网膜色素变性的用药规律 [J]. 湖南中医药大学学报，2020，40（7）：792–796.

［234］王克年 . 驻景丸方剂治疗原发性视网膜色素变性的疗效观察 [J]. 中国民康医学，2018，30（5）：87–90.

［235］刘昳，张元钟，章青 . 银杏明目方治疗原发性视网膜色素变性 [J]. 长春中医药大学学报，2017，33（1）：115–117.

［236］邓文剑，谭朝坚，张志，等 . 针药结合治疗视网膜色素变性 Meta 分析 [J]. 实用中医内科杂志：1–7.

［237］彭俊，杨毅敬，李波，等 . 中医综合疗法治疗日本籍视网膜色素变性 297 例回顾性分析 [J]. 湖南中医药大学学报，2020，40（7）：788–791.

［238］余兆安，叶晓红，彭俊，等 . 针刺结合穴位注射治疗原发性视网膜色素变性患者的临床观察 [J]. 辽宁中医杂志，2019，46（4）：816–818.

［239］向圣锦，李佳，窦仁慧，等 . 温肾活血方对 RCS 大鼠视网膜变性损伤的保护作用 [J]. 中医眼耳鼻喉杂志，2019，9（4）：186–189.

［240］邓婷婷，窦仁慧，潘琳，等 . 温阳益气活血方对遗传性视网膜色素变性小鼠感光细胞凋亡的影响及机制研究 [J]. 中国中西医结合杂志，2013，33（8）：1122–1128.

［241］刘家琪 . 枸杞加丹参对视网膜色素变性大鼠视网膜组织形态学及 CRYAB mRNA 的影响 [D]. 湖南中医药大学，2017.

［242］徐剑 . 基于 RHO、XBP1、Caspase12 表达探讨枸杞、丹参对虚中夹瘀证 RP 模型大鼠的干预研究 [D]. 湖南中医药大学，2016.

［243］Theodorou–Kanakari A, Karampitianis S, Karageorgou V, et al. Current and Emerging Treatment Modalities for Leber's Hereditary Optic Neuropathy: A Review of the Literature[J]. Advances in Therapy, 2018, 35（10）: 1510–1518. DOI: 10. 1007/s12325–018–0776–z.

［244］李凤鸣，谢立信 . 中华眼科学 [M]. 第 3 版 . 北京：人民卫生出版社，2014.

［245］常永业，解世朋，王浩，等 . 视康颗粒对 Leber 遗传性视神经病变患者视力及临床症状作用研究 [J]. 河北中医，2015，37（12）：1772–1775.

［246］苏艳 . Leber 家族遗传视神经病变 RNFL 的影响因素及青盲一号方治疗 Leber 家族遗传视神经病变 RNFL 的观察 [D]. 北京中医药大学，2012.

［247］李成武，庄曾渊，张守康，等 . 五子衍宗汤治疗 Leber 遗传性视神经病变的临床研究 [J]. 中国中西医结合杂志，2009，29（12）：1078–1080.

［248］李成武，庄曾渊，张守康，等 . 五子衍宗汤对 Leber 遗传性视神经病变患者线粒体膜电位的影响 [J]. 中国中医眼科杂志，2009，19（1）：12–15.

［249］张守康，李成武，庄曾渊，等 . 五子衍宗汤对 Leber 遗传性视神经病变患者线粒体基因突变比

率的影响 [J]. 中国中医眼科杂志，2009，19（4）：206-208.

[250] 李克嵩，庄礼兴，贺君，等. 针灸治疗视神经萎缩累积 Meta 分析 [J]. 中医杂志，2017，58（6）：482-488.

[251] 陈欣. 韦氏三联九针用于治疗 Leber 遗传性视神经病变疗效的评价研究 [D]. 北京中医药大学，2019.

[252] 徐波，陈果，陈俊军，等. 陈俊军教授针刺治疗 Leber 遗传性视神经病变 1 侧 [J]. 中医药导报，2016，22（15）：111-112.

[253] 周美玲，陈炜雄，张宏. 针灸治疗 Leber 遗传性视神经病变病案两例 [J]. 中国中医基础医学杂志，2020，26（3）：372-373.

[254] 中华医学会医学遗传学分会遗传病临床实践指南撰写组. Leber 遗传性视神经病变的临床实践指南 [J]. 中华医学遗传学杂志，2020，37（3）：284-288.

[255] NR Miller，AC Arnold. Current concepts in the diagnosis，pathogenesis，and management of nonarteritic anterior ischemic optic neuropathy [J]. Eye（Lond）. 2014. 144：1-15.

[256] Cestari DM，Gaier ED，Bouzika P，et al. Demographic，Systemic，and Ocular Factors Associated with Nonarteritic Anterior Ischemic Optic Neuropathy[J]. Ophthalmology，2016，123（12）：2446-2455.

[257] Shauna B，Weijie L，Ama S，et al. Nonarteritic anterior ischemic optic neuropathy：cause，effect，and management[J]. Eye and Brain，2017，9：23-28.

[258] Sousa DC，Rodrigues FB，Duarte G，et al. Anterior ischemic optic neuropathy and hematologic malignancy：A systematic review of case reports and case series[J]. Canadian Journal of Ophthalmology，2016，51（6）：459-466.

[259] 中华医学会眼科学分会神经眼科学组. 我国非动脉炎性前部缺血性视神经病变诊断和治疗专家共识（2015 年）. 中华眼科杂志，2015，51（5）：323-326.

[260] 刘美娇，张丽琼. 非动脉炎性前部缺血性视神经病变危险因素研究进展 [J]. 国际眼科杂志，2020，20（2）：271-275.

[261] 秦亚丽，金明. 血糖、血压与缺血性视神经病变相关性的研究进展 [J]. 中国中医眼科杂志，2014（6）：462-464.

[262] Alireza，Dehghani，Mohammad-Hasan，et al. Anterior Ischemic Optic Neuropathy in a Patient with Erectile Dysfunction：Tadalafil as an Offending Medication[J]. Journal of research in pharmacy practice，2018，7（3）：164-167.

[263] 金明. 中医临床诊疗指南释义 – 眼科疾病分册 [M]. 北京：中国中医药出版社，2015，154-161.

[264] Qin Y，Yuan W，Jin M，et al. Clinical Efficacy Observation of Acupuncture Treatment for Nonarteritic Anterior Ischemic Optic Neuropathy. Evid Based Complement Alternat Med. 2015：713218.

[265] 朱成义，伊琼，马金力，等. 活血通络颗粒干预非动脉炎性前部缺血性视神经病变气虚血瘀型的疗效评估 [J]. 北京中医药，2016（11）：59-61.

[266] 吴鲁华，曹京源，尚姗姗，等. 韦企平治疗非动脉炎性前部缺血性视神经病变用药规律的聚类分析 [J]. 中国中医眼科杂志，2018，28（2）：88-91.

[267] 石慧君，赵晓丽，杨洁，等. 236 例非动脉炎性前部缺血性视神经病变的危险因素和中医证型及干预效果 [J]. 中国中医眼科杂志，2020，30（1）：20-25.

[268] 李振波，张杰，孙先勇，等. 复方血栓通胶囊治疗前部缺血性视神经病变疗效观察 [J]. 滨州医学院学报，2011，34（3）：237-238.

[269] 黄创新，封亮旗，于强，等. 脑栓通胶囊治疗非动脉炎性前部缺血性视神经病变的效果 [J]. 广东医学，2016，37（11）：1707-1709.

[270] 马耀俊，姚国超．颞浅动脉旁皮下注射复方樟柳碱注射液治疗前部缺血性视神经病变的疗效 [J]．中国实用神经疾病杂志，2016，19（15）：116-117.

[271] 赵莉莉．灯盏花素治疗缺血性视神经病变的疗效分析 [J]．中医中药，2016，14：173-175.

[272] 曾果，罗莉丽，钟捷．银杏叶提取物对非动脉炎性前部缺血性视神经病变患者闪光视网膜电图的影响 [J]．海南医学院学报，，2015，21（1）：53-56.

[273] 李晓鹏，刘静，焦军杰，等．川芎嗪对非炎性前部缺血性视神经病变的疗效 [J]．医药论坛杂志，2015（3）：7-9.

[274] 秦亚丽，金明，杨潮，等．益气活血通络方对实验性糖尿病大鼠视神经组织的保护作用 [J]．中华中医药杂志，201631（8）：3337-3340.

[275] 王影，郭辉，赵子德，等．沿视觉传导通路电针疗法对前部缺血性视神经病变兔细胞凋亡干预的研究 [J]．中国针灸，2017，37（8）：857-862.

[276] 李凤鸣，谢立信．中华眼科学 [M]．第3版．北京：人民卫生出版社，2014.

[277] 田梦瑶，李翔，万婧雯，等．简述西医及中医对后天性眼外肌麻痹的治疗现状 [J]．中医眼耳鼻喉杂志，2020，10（1）：41~44.

[278] 吴群．四物汤合牵正散加减联合针刺治疗风痰入络型后天麻痹性斜视的临床疗效观察 [D]．湖南中医药大学，2019.

[279] 张雪娟，陈小华，高秀领，等．防风正目汤结合针刺治疗眼外肌麻痹40例疗效观察 [J]．新中医，2007（4）：54~55.

[280] 罗海兰．除风益损汤结合针灸治疗眼外肌麻痹的疗效观察 [J]．临床医药文献电子杂志，2018，5（88）：107.

[281] 冯绍鸿，赵黎．中药龙血竭肠溶片治疗眼外肌麻痹46例效果观察 [J]．中国当代医药，2017，24（11）：116~118.

[282] 季娴，温积权，陈益丹，等．针刺联合药物治疗中老年人眼外肌麻痹的临床随机对照研究 [J]．中国现代医生，2018，56（2）：73~76.

[283] 李小梅，吴明霞，林忠华．西药联合针刺治疗眼外肌麻痹的临床疗效观察 [J]．福建医药杂志，2017，39（5）：117~119.

[284] 夏珊珊，徐青雨．针刺联合维生素B12导入治疗眼外肌麻痹疗效观察 [J]．中国中医眼科杂志，2019，29（1）：39~41.

[285] 刘金凤，邹积波，刘洋海．针灸结合太阳放血疗法治疗外伤性眼肌麻痹 [J]．双足与保健，2017，26（11）：183~186.

[286] 蒲岚，郭云龙．眼针疗法结合电针治疗脑卒中眼外肌麻痹临床研究 [J]．中国实用神经疾病杂志，2015（13）：13~14.

[287] 孟盈，周慧芳，陆颖理．甲状腺相关眼病流行病学和临床特征 [J]．中国实用内科杂志，2015，35（7）：566~568.

[288] Hiromatsu Y，Eguchi H，Tani J，et al. Graves' Ophthalmopathy：Epidemiology and Natural History[J]. Internal medicine（Tokyo，1992），2014，53（5）：353~360.

[289] 范艳飞，岳靓，邓爱民，等．丹栀逍遥散对活动期甲状腺相关眼病患者血清Th1/Th2细胞因子调节的干预机制及临床疗效观察 [J]．中国医学创新，2020，17（11）：86~90.

[290] 张月，陈一兵，王炜，等．疏肝健脾法治疗活动期甲状腺相关眼病的临床观察 [J]．中国中医眼科杂志，2019，29（3）：188~191.

[291] 余丹丹，潘研，吕久省，等．泻火平突散治疗急性期甲状腺相关眼病 [J]．中医学报，2019，34（6）：1271~1274.

[292] 詹明明．电针联合药物治疗甲状腺相关眼病的临床观察 [D]．湖北中医药大学，2018.

[293] 罗圆，常璐，蹇文渊．针灸治疗甲状腺相关眼病取穴规律临床研究 [J]．中医眼耳鼻喉杂志，

2020，10（1）：22～24.

［294］Pandey S，Sharma S. Meige's syndrome：History，epidemiology，clinical features，pathogenesis and treatment[J]. Journal of the Neurological Sciences，2017，372：162～170.

［295］盛培莲，丁敏 . 以针灸为主的中医药治疗 Meige 综合征临床研究概况 [J]. 中医药导报，2020，26（12）：175～177.

［296］Behari M，Sharma A K，Changkakoti S，et al. Case–control study of Meige's syndrome. Result of a pilot study[J]. Neuroepidemiology，2000，19（5）：275～280.

［297］Jahngir M U，Ameer M A，Patel B C. Meige Syndrome[J]. 2020.

［298］赵建国，肖蕾 . Meige 综合征临床研究近况 [J]. 中国实用内科杂志，2002（6）：381～383.

［299］吴秋汶，宋洪堰，苏涛，等 . 醒脑开窍针法结合毫火针治疗梅杰综合征 [J]. 光明中医，2020，35（24）：3889～3892.

［300］曹丛红，姚靖，张海军，等 . 小柴胡汤加减联合"烧山火"针刺法治疗梅杰综合征 1 例 [J]. 中国中医眼科杂志，2020，30（3）：219～220.

［301］高丽丽，傅晓云 . 针药结合治疗难治性梅杰综合征 1 例 [J]. 浙江中医杂志，2020，55（5）：367.

［302］刘悦，姚靖，韩其琛，等 . 电针"舞蹈震颤区"治疗肝肾不足型梅杰综合征 1 例 [J]. 中国中医眼科杂志，2019，29（5）：397～398.

［303］王欣，张文静，任媛媛 . 体针结合揿针治疗梅杰综合征验案 1 则 [J]. 湖南中医杂志，2019，35（6）：81～83.

［304］王丽媛，赵建国 . 中医药治疗 Meige 综合征进展 [J]. 山西中医，2014（12）.

附　录　验案举例相关彩图

眼表疾病

睑缘炎

案一

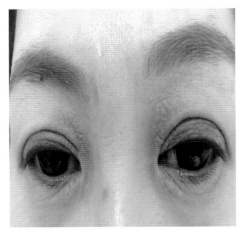

图 4-1　治疗前（2018-3-14）

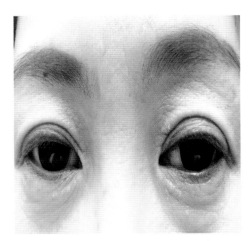

图 4-2　治疗后（2018-5-15）

案二

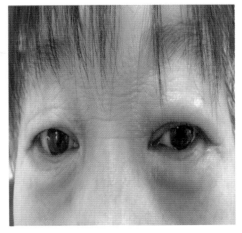

图 4-3　治疗前（2018-5-22）

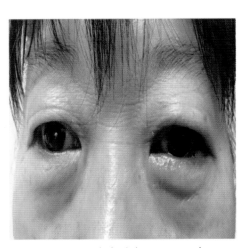

图 4-4　治疗后（2018-6-4）

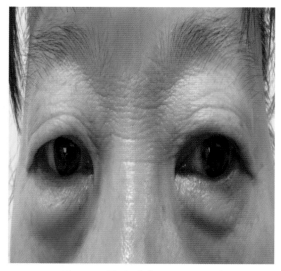

图 4-5　治疗后（2018-6-21）

细菌性结膜炎

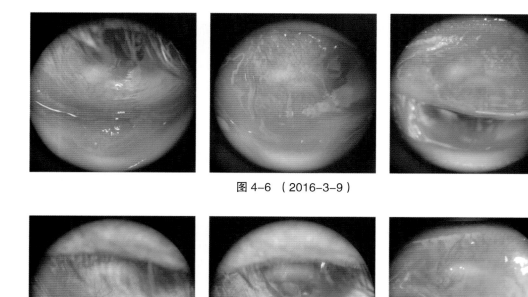

图 4-6　（2016-3-9）

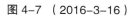

图 4-7　（2016-3-16）

过敏性结膜炎

案一

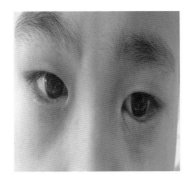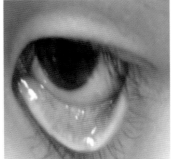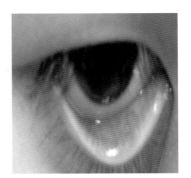

图 4-8 （2016-1-12）

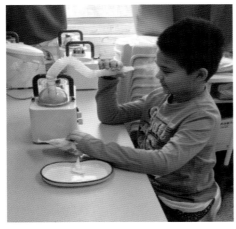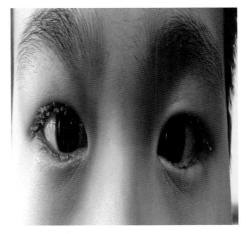

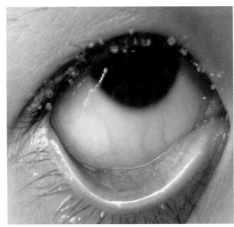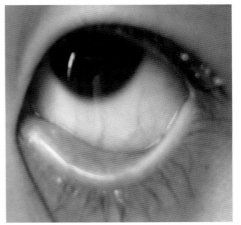

图 4-9　患儿接受中药超声雾化治疗后（2016-1-18）

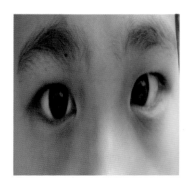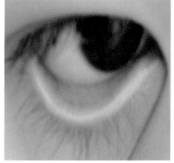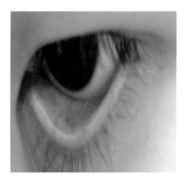

图 4-10 （2016-2-18）

案二

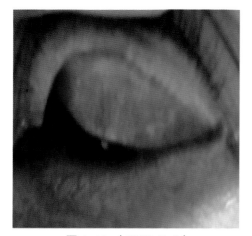

图 4-11 （2016-3-3）

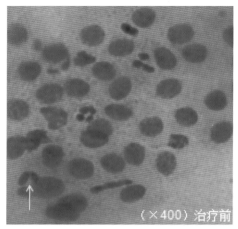

图 4-12 （2016-3-3 印迹细胞学检查）

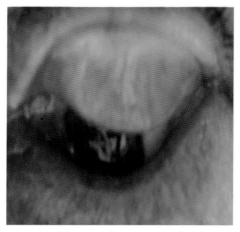

图 4-13 （2016-3-17）

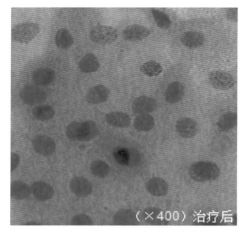

图 4-14 （2016-3-17 印迹细胞学检查）

角膜炎

案一

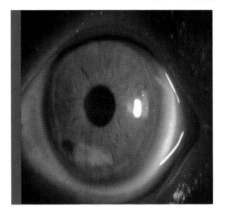

图 4-15　治疗前（2018-5-24）

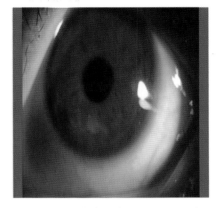

图 4-16　治疗后（2018-11-29）

案二

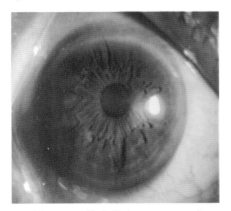

图 4-17　治疗前（2013-8-16）

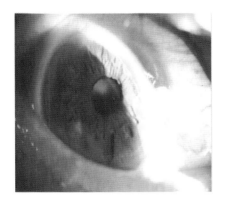

图 4-18　治疗后（2013-9-9）

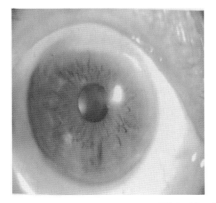

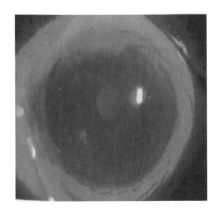

图 4-19　治疗后（2016-8-5）

案三

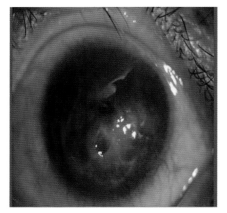

图 4-20 治疗前（2015-11-3）

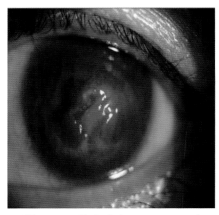

图 4-21 治疗后（2015-11-24）

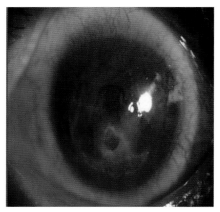

图 4-22 治疗后（2016-6-16）

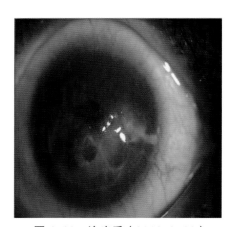

图 4-23 治疗后（2016-9-22）

干眼

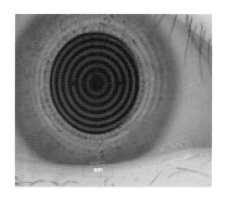

图 4-24 治疗前（2016-6-20）

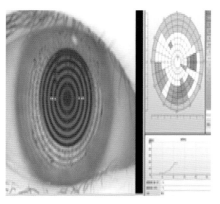

图 4-25 治疗前（2016-6-20）

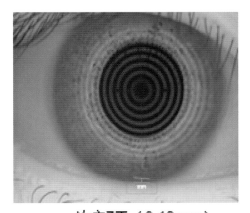

治疗7天（0.18mm）

图 4-26　治疗 1 周（2016-6-27）

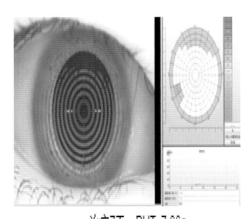

治疗7天：BUT 7.66s

图 4-27　治疗 1 周（2016-6-27）

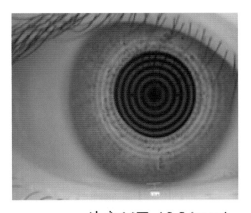

治疗14天（0.34mm）

图 4-28　治疗 2 周（2016-7-4）

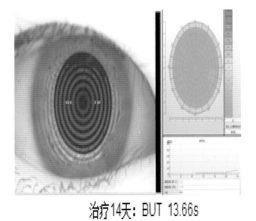

治疗14天：BUT 13.66s

图 4-29　治疗 2 周（2016-7-4）

巩膜炎

案一

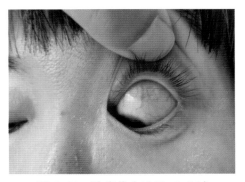

图 4-30　治疗前（2019-9-24）

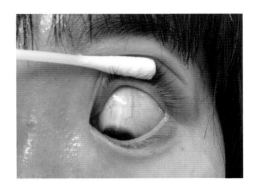

图 4-31　治疗 2 周（2019-10-9）

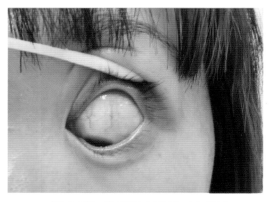 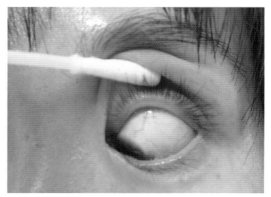

图 4-32　治疗后（2019-10-23）　　　　图 4-33　治疗后（2019-11-20）

案二

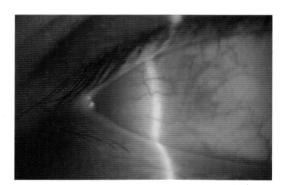 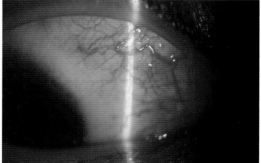

图 4-34　右眼前节照（2017-9-14）

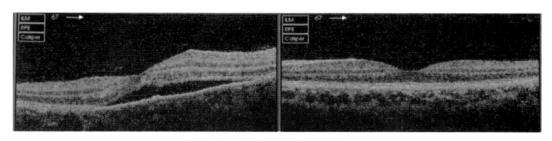

图 4-35　双眼 OCT（2017-9-14）

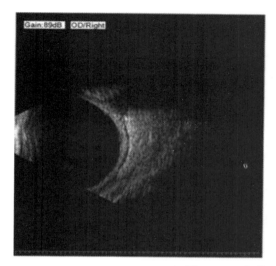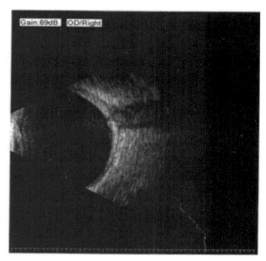

图 4-36 右眼 B 超（2017-9-14）

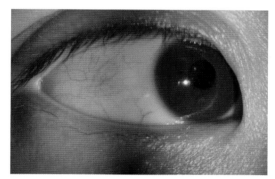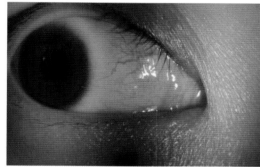

图 4-37 右眼前节照（2017-9-22）

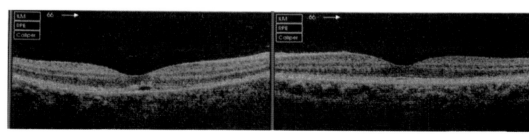

图 4-38 双眼 OCT（2017-9-22）

葡萄膜炎

虹膜睫状体炎

案二

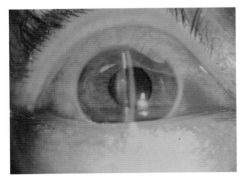 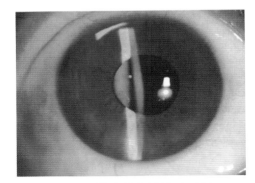

图 5-1 治疗前（2016-1-7）　　　　　　图 5-2 治疗后（2016-1-14）

白塞病

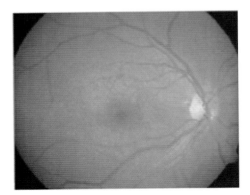 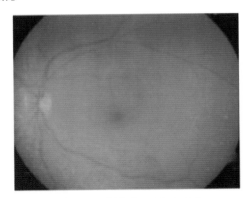

图 5-3 右眼（2006-5-2）　　　　　　图 5-4 左眼（2006-5-2）

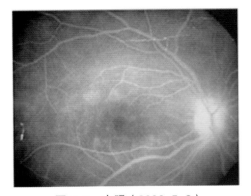 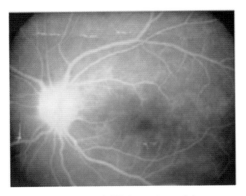

图 5-5 右眼（2006-5-2）　　　　　　图 5-6 左眼（2006-5-2）

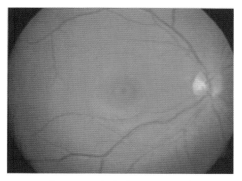

图 5-7 右眼（2006-6-4）

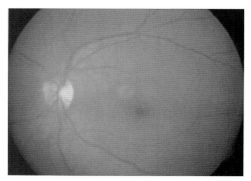

图 5-8 左眼（2006-6-4）

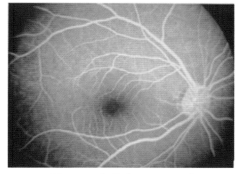

图 5-9 右眼（2006-6-4）

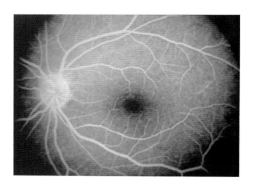

图 5-10 左眼（2006-6-4）

黄斑疾病

年龄相关性黄斑变性

案一

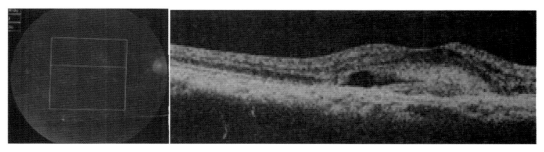

图 6-1 首诊（2013-11-11）：右眼 OCT 像

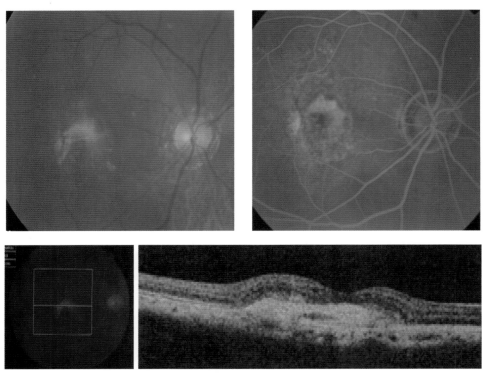

图 6-2　复诊（2013-12-16）：右眼 OCT 像

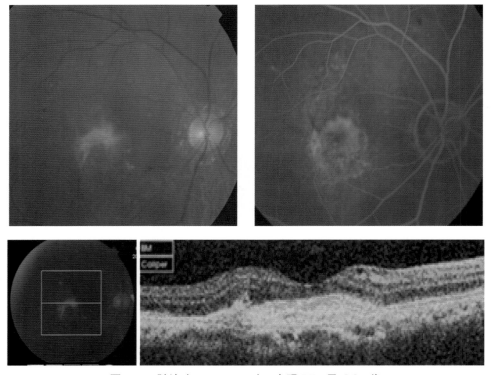

图 6-3　随访（2014-1-18）：右眼 FFA 及 OCT 像

案二

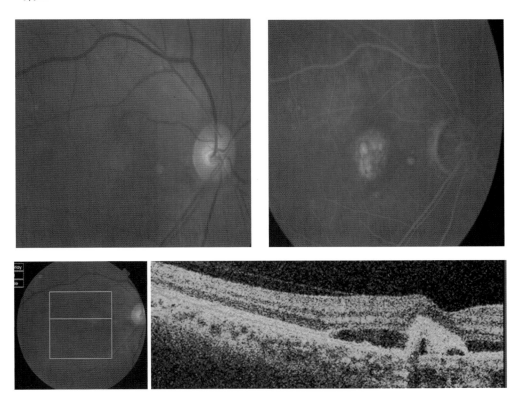

图 6-4　首诊（2014-11-1）：右眼 FFA 及 OCT 像

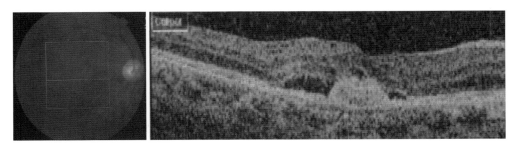

图 6-5　复诊（2014-12-2）：右眼 OCT 像

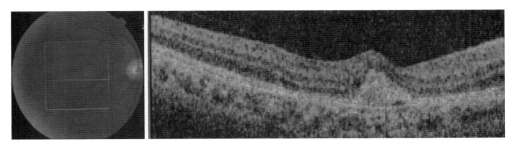

图 6-6　复诊（2015-1-16）：右眼 OCT 像

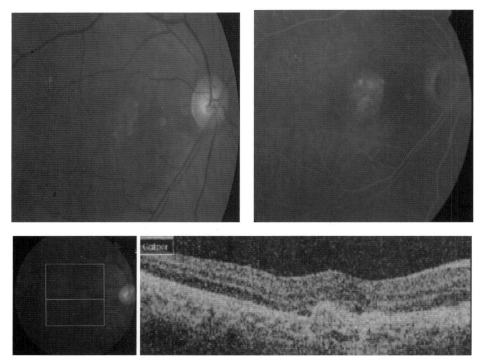

图 6-7　末诊（2015-2-2）：右眼 FFA 及 OCT 像

案三

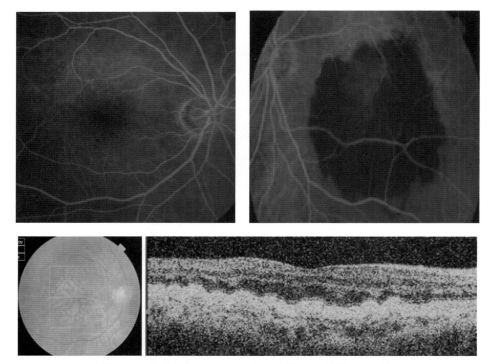

图 6-8　首诊（2014-10-20）：双眼 FFA 像及 OCT 像

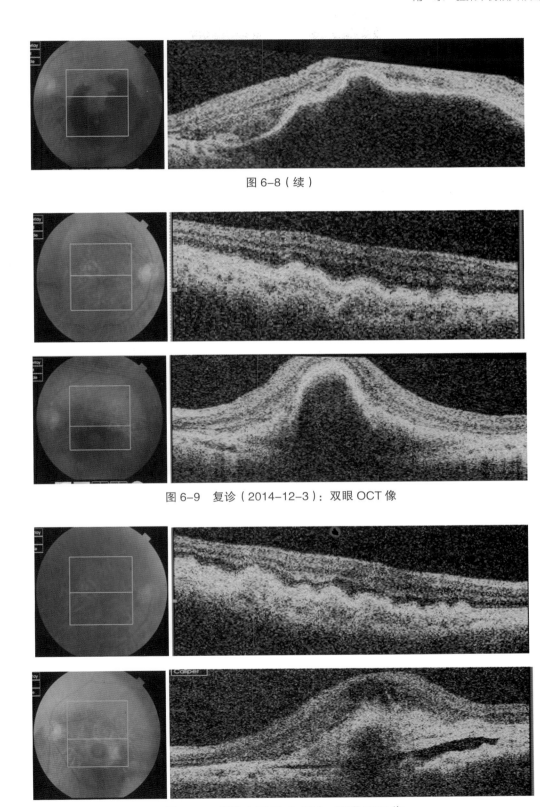

图 6-8（续）

图 6-9　复诊（2014-12-3）：双眼 OCT 像

图 6-10　复诊（2015-3-23）：双眼 OCT 像

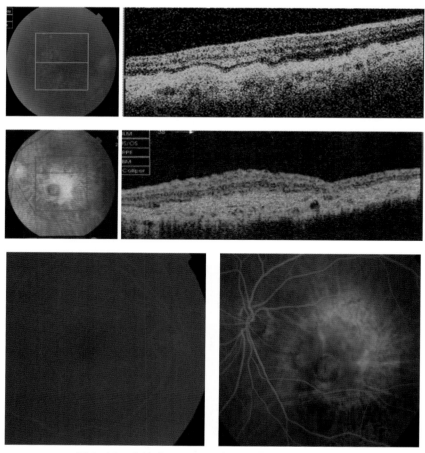

图 6-11　末诊（2015-8-6）：双眼 OCT 及 FFA 像

案四

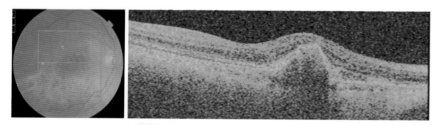

图 6-12　首诊（2016-12-8）：右眼 OCT 像

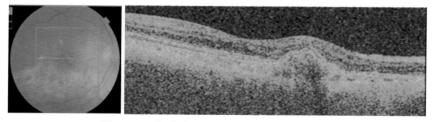

图 6-13　复诊（2017-3-9）：右眼 OCT 像

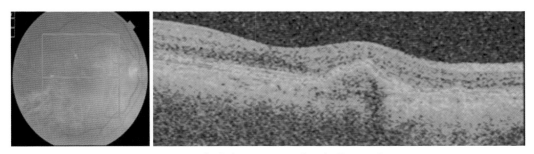

图 6-14　复诊（2017-5-18）：右眼 OCT 像

案五

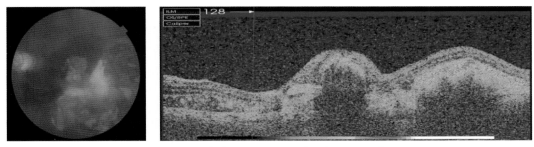

图 6-15　首诊（2017-7-13）：左眼 OCT 像

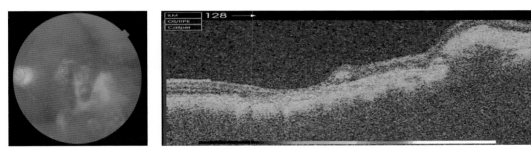

图 6-16　复诊（2017-11-23）：左眼 OCT 像

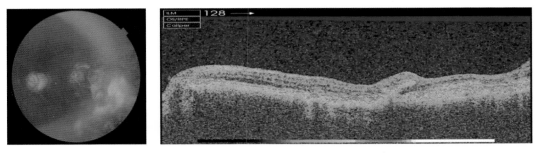

图 6-17　随访（2018-5-23）：左眼 OCT 像

案六

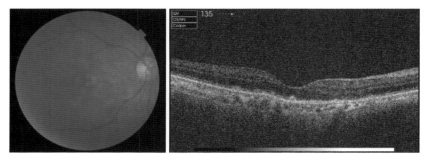

图 6-18　首诊（2020-5-26）：右眼 OCT 像

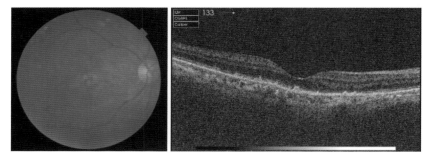

图 6-19　复诊（2020-9-23）：右眼 OCT 像

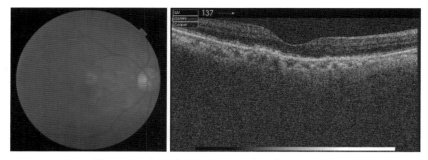

图 6-20　复诊（2020-12-11）：右眼 OCT 像

中心性浆液性脉络膜视网膜病变

案一

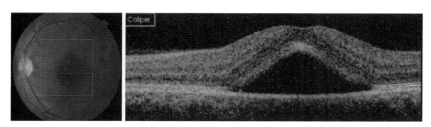

图 6-21　首诊（2012-12-7）：左眼 OCT 像

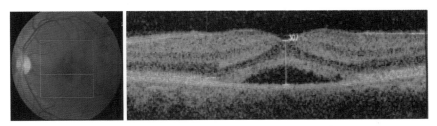

图 6-22　复诊（2013-1-7）：左眼 OCT 像

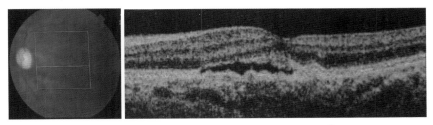

图 6-23　末诊（2013-1-23）：左眼 OCT 像

案二

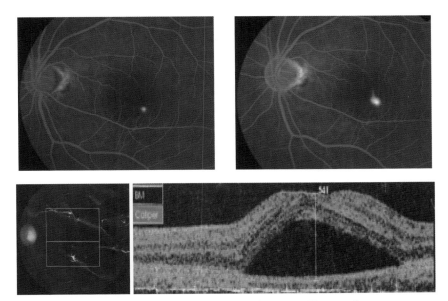

图 6-24　首诊（2014-6-9）：左眼 FFA 及 OCT 像

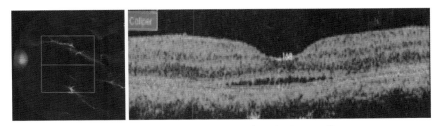

图 6-25　二诊（2014-7-2）：左眼 OCT 像

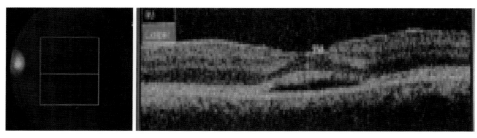

图 6-26　三诊（2014-8-6）：左眼 OCT 像

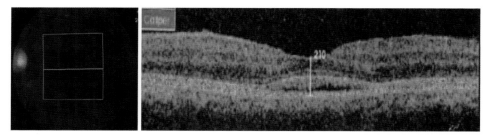

图 6-27　四诊（2014-9-30）：左眼 OCT 像

中心性渗出性脉络膜视网膜病变

案一

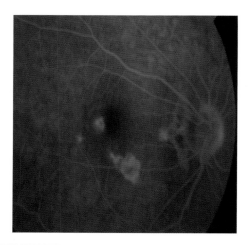

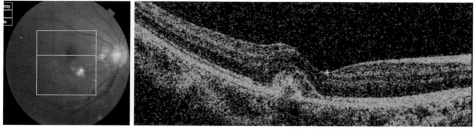

图 6-28　首诊（2015-3-13）：右眼 FFA 及 OCT 像

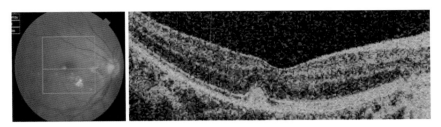

图 6-29 复诊（2015-5-19）：右眼 OCT 像

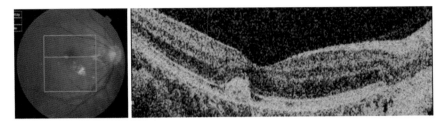

图 6-30 复诊（2015-9-29）：右眼 OCT 像

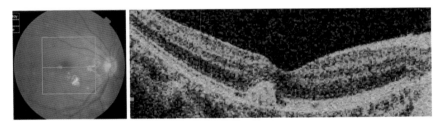

图 6-31 复诊（2016-3-8）：右眼 OCT 像

案二

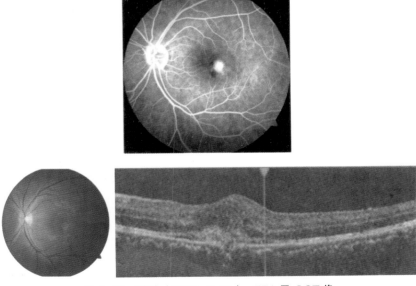

图 6-32 首诊（2019-9-30）：FFA 及 OCT 像

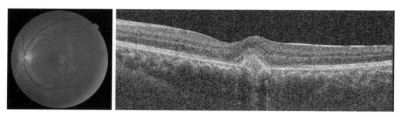

图 6-33　复诊（2019-10-29）眼底彩照及 OCT 像

黄斑裂孔

案一

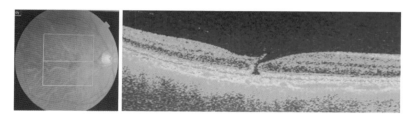

图 6-34　首诊（2018-8-8）：右眼 OCT 像

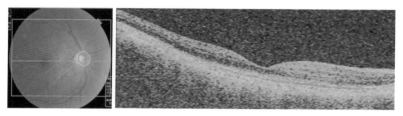

图 6-35　复诊（2018-10-8）：右眼 OCT 像

案二

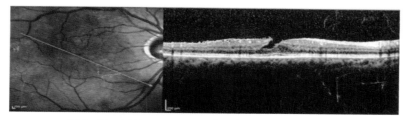

图 6-36　初诊（2018-6-5）：右眼 OCT 像（外院）

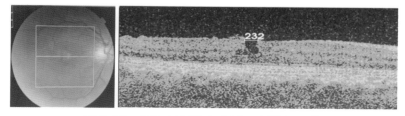

图 6-37　复诊（2018-6-21）：右眼 OCT 像

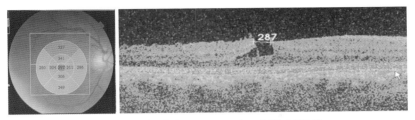

图 6-38　复诊（2018-7-5）：右眼 OCT 像

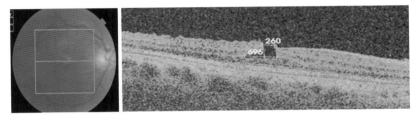

图 6-39　复诊（2018-8-23）：右眼 OCT 像

高度近视性黄斑变性

案一

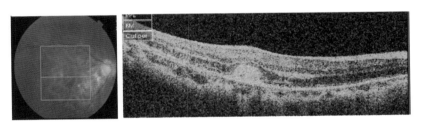

图 6-40　首诊（2013-10-8）：右眼 OCT 像

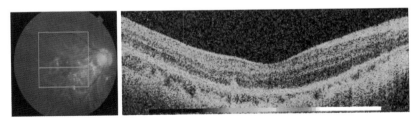

图 6-41　复诊（2014-1-24）：右眼 OCT 像

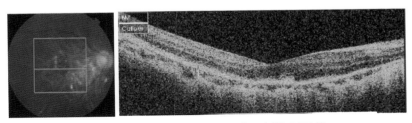

图 6-42　复诊（2014-4-16）：右眼 OCT 像

案二

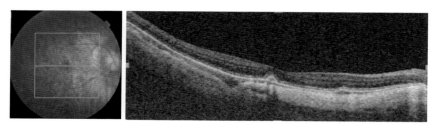

图 6-43　首诊（2018-7-2）：右眼 OCT 像

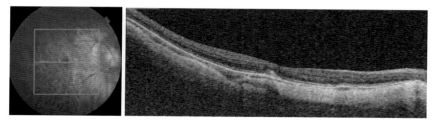

图 6-44　复诊（2018-7-23）：右眼 OCT 像

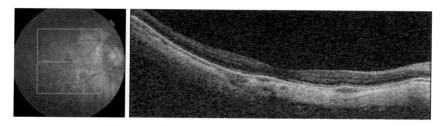

图 6-45　复诊（2018-11-29）：右眼 OCT 像

Stargardt 黄斑病变

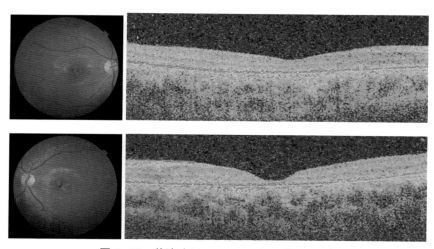

图 6-46　首诊（2015-10-20）双眼 OCT 像

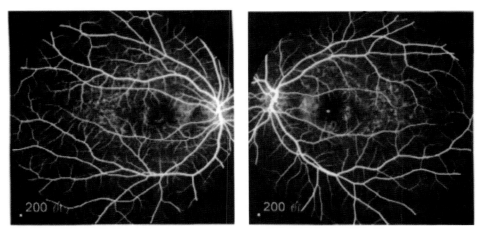

图 6-47 （2015-10-20）双眼 FFA 像

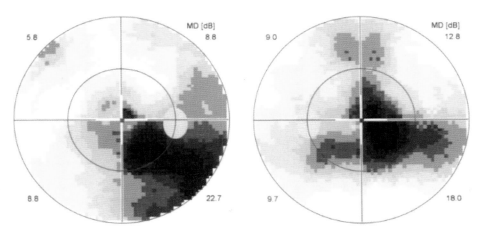

图 6-48 （2015-10-20）双眼视野图

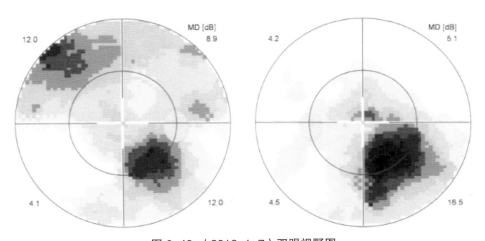

图 6-49 （2016-1-7）双眼视野图

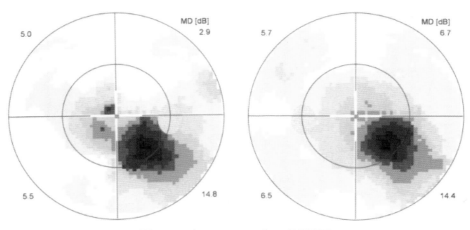

图 6-50 （2018-1-15）双眼视野图

血管性疾病

高血压性视网膜病变

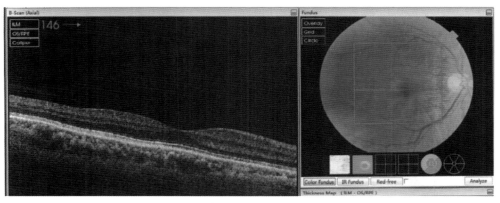

图 7-1　右眼 OCT（2017-3-13）

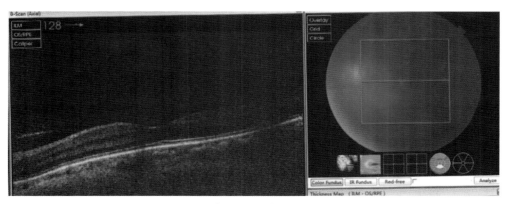

图 7-2　右眼 OCT（2017-3-20）

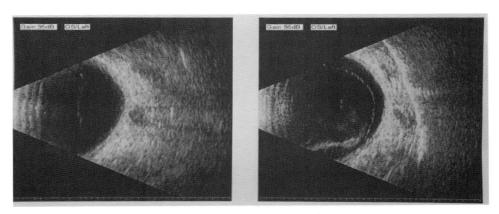

图 7-3　B 超（2017-3-20）

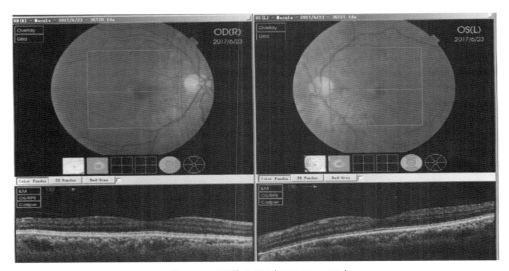

图 7-4　双眼 OCT（2017-6-23）

视网膜静脉阻塞

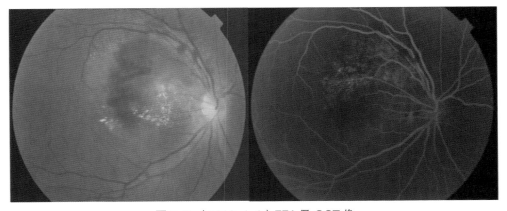

图 7-5　（2016-4-6）FFA 及 OCT 像

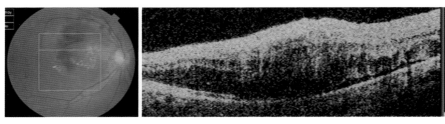

图 7-5（续）

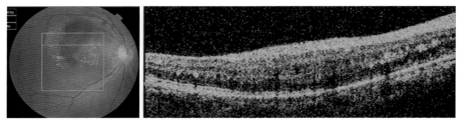

图 7-6 （2016-5-12）右眼 OCT 像

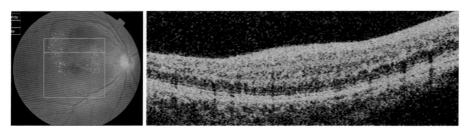

图 7-7 （2016-6-23）右眼 OCT 像

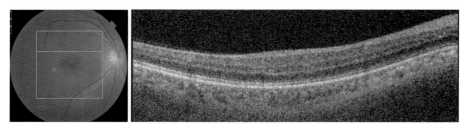

图 7-8 （2016-7-28）右眼 OCT 像

视网膜动脉阻塞

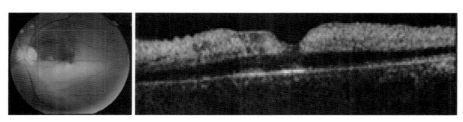

图 7-9 （2017-3-27）左眼 OCT

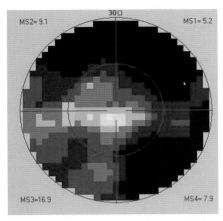

图 7-10 （2017-3-27）左眼视野

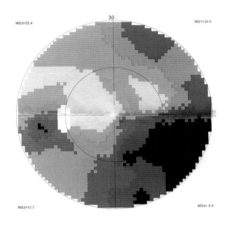

图 7-11 （2017-4-11）左眼视野

糖尿病性视网膜病变

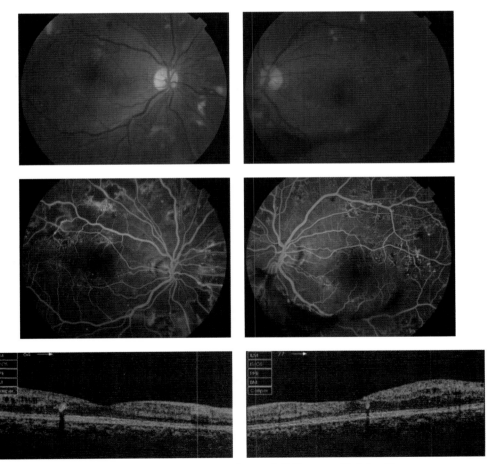

图 7-12　首诊（2015-3-30）：双眼彩照、FFA 及 OCT 像

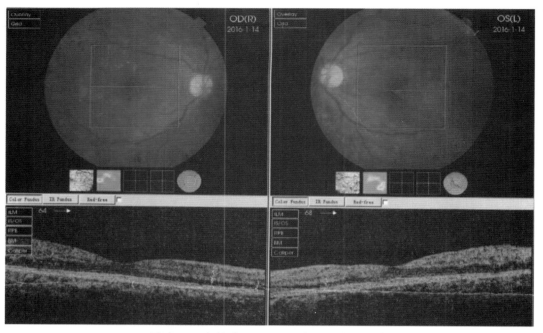

图 7-13 复诊（2016-1-14）：双眼 OCT 像

视网膜血管炎

案一

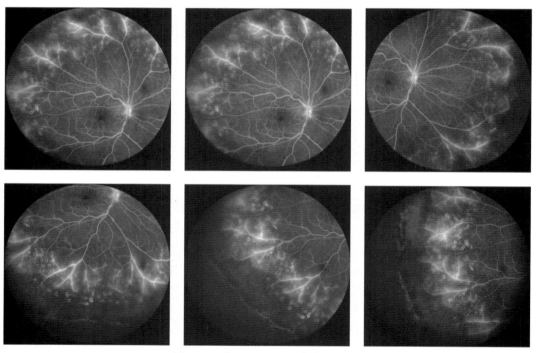

图 7-14 （2017-10-27）右眼 FFA

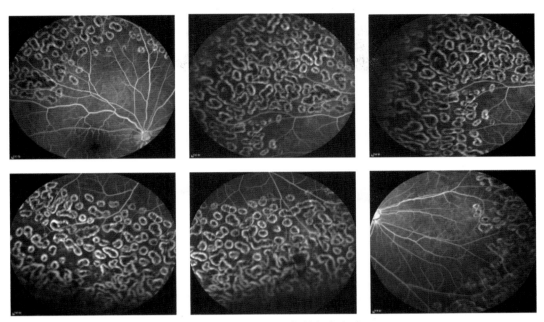

图 7-15 （2017-11-10）激光治疗后 FFA

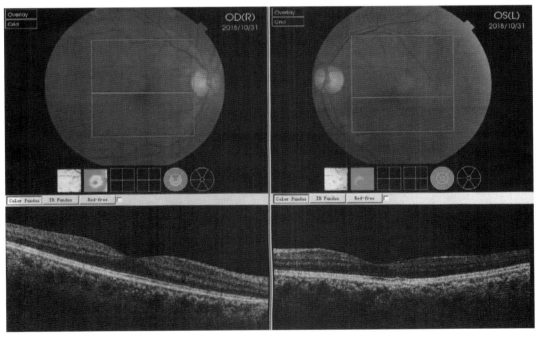

图 7-16 （2018-10-31）双眼眼底彩照

案二

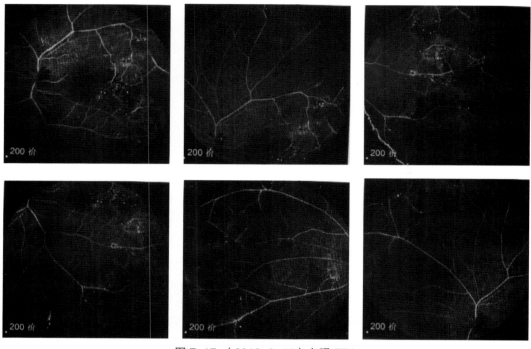

图 7-17 （2019-2-18）左眼 FFA

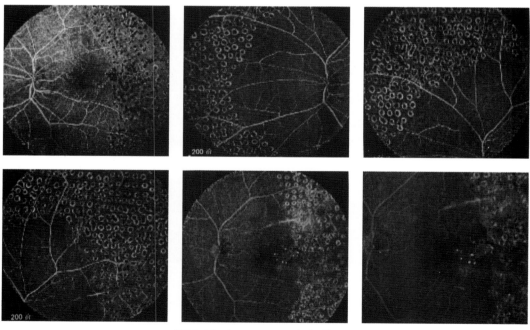

图 7-18 （2019-4-17）左眼 FFA

视神经病变

多发性硬化

案一

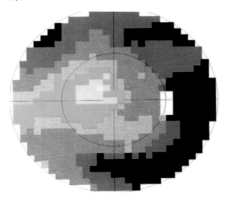

图 8-1　右眼视野（2015-9-24）

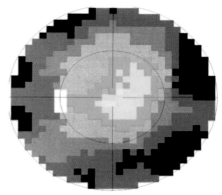

图 8-2　左眼视野（2015-9-24）

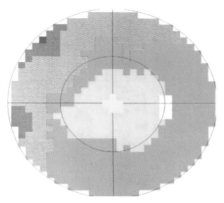

图 8-3　右眼视野（2015-9-29）

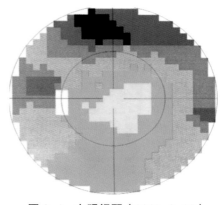

图 8-4　左眼视野（2015-9-29）

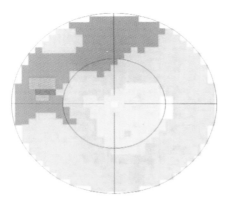

图 8-5　右眼视野（2015-11-9）

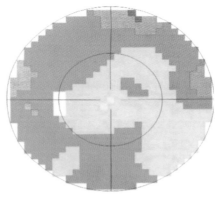

图 8-6　左眼视野（2015-11-9）

案二

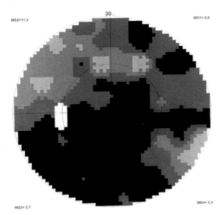

图 8-7　左眼视野（2016-1-14）

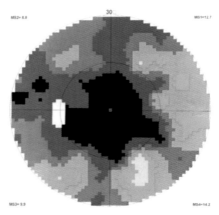

图 8-8　左眼视野（2016-1-21）

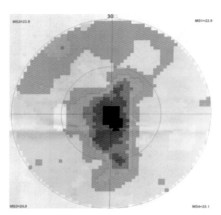

图 8-9　左眼视野（2016-3-24）

视神经脊髓炎

案一

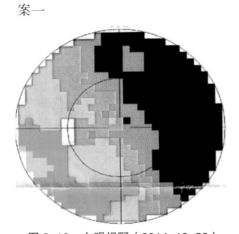

图 8-10　左眼视野（2014-10-29）

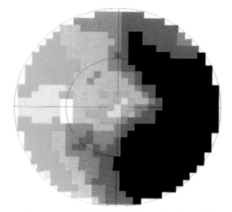

图 8-11　左眼视野（2014-12-31）

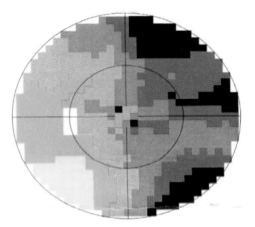
图 8-12　左眼视野（2015-6-24）

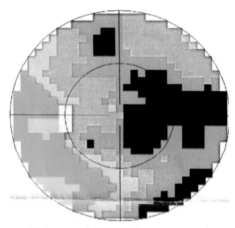
图 8-13　左眼视野（2015-9-24）

案二

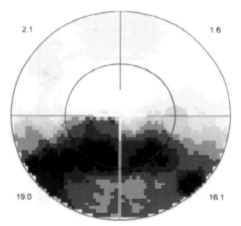
图 8-14　右眼视野（2016-10-17）

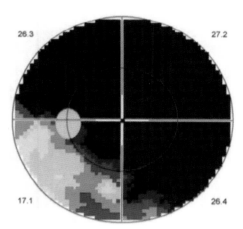
图 8-15　左眼视野（2016-10-17）

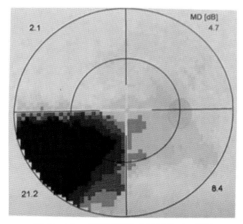
图 8-16　右眼视野（2017-1-17）

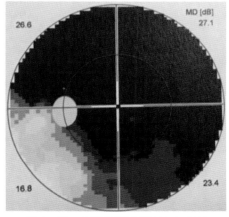
图 8-17　左眼视野（2017-1-17）

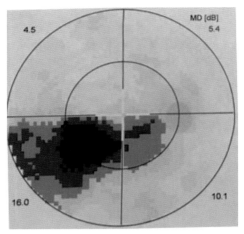

图 8-18　右眼视野（2017-4-6）

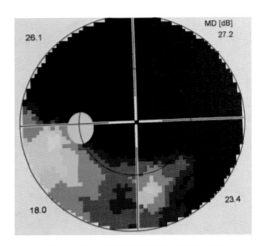

图 8-19　左眼视野（2017-4-6）

案三

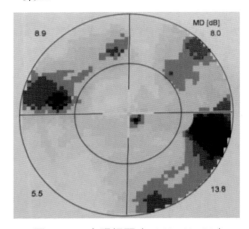

图 8-20　右眼视野（2016-10-26）

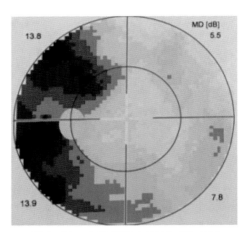

图 8-21　左眼视野（2016-10-26）

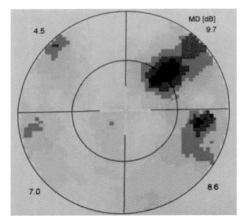

图 8-22　右眼视野（2016-12-12）

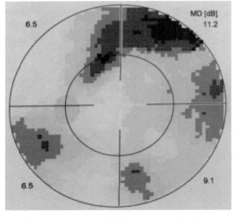

图 8-23　左眼视野（2016-12-12）

案四

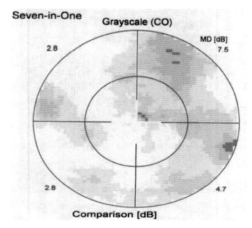
图 8-24　右眼视野（2016-8-10）

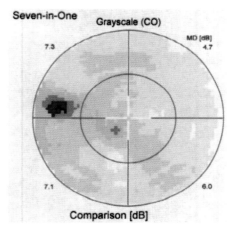
图 8-25　左眼视野（2016-8-10）

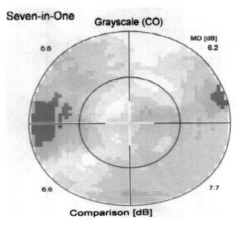
图 8-26　右眼视野（2016-9-12）

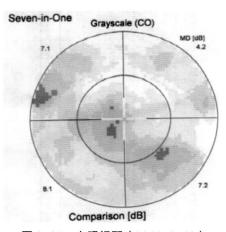
图 8-27　左眼视野（2016-9-12）

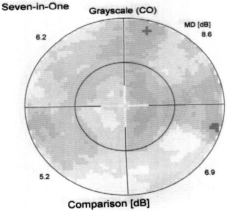
图 8-28　右眼视野（2018-3-7）

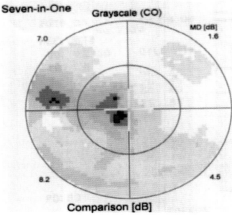
图 8-29　左眼视野（2018-3-7）

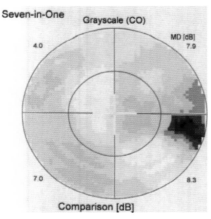

图 8-30　右眼视野（2018-8-15）

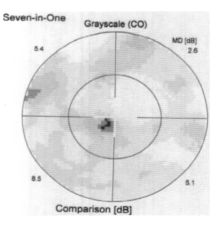

图 8-31　左眼视野（2018-8-19）

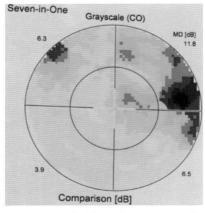

图 8-32　右眼视野（2019-8-14）

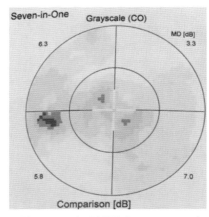

图 8-33　左眼视野（2019-8-14）

案五

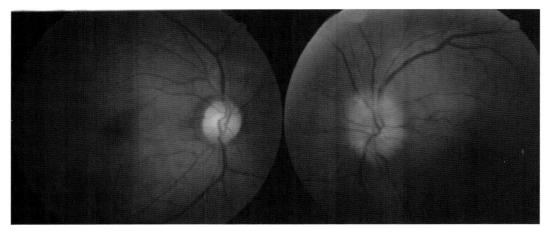

图 8-34　双眼眼底彩照（2019-5-21）

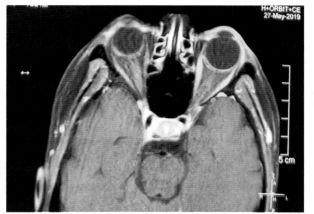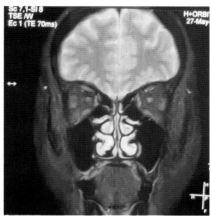

图 8-35　双眼视神经 MRI（2019-5-24）

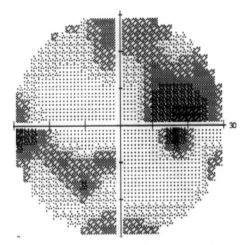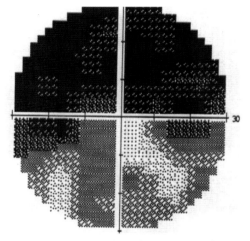

图 8-36　右眼视野（2019-5-24）　　　　图 8-37　左眼视野（2019-5-24）

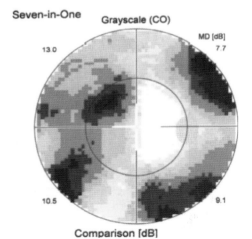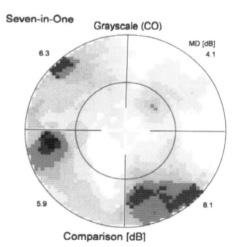

图 8-38　右眼视野（2019-9-11）　　　　图 8-39　左眼视野（2019-9-11）

案六

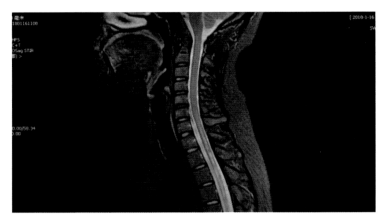

图 8-40 脊髓 MRI（2018-1-10）

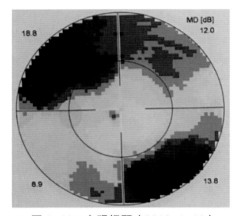

图 8-41 左眼视野（2018-1-10）

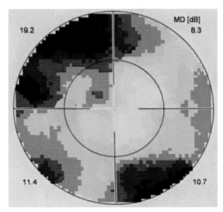

图 8-42 左眼视野（2018-1-24）

视网膜色素变性

案一

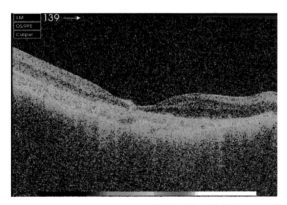

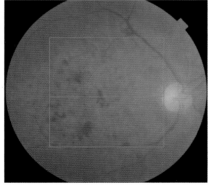

图 8-43 （2017-4-27）左眼 OCT 像

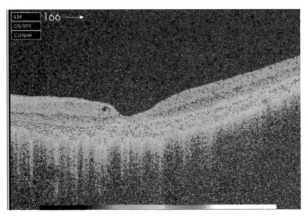
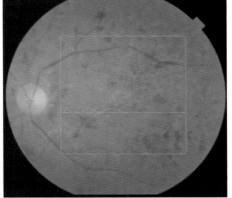

图 8-43（续）

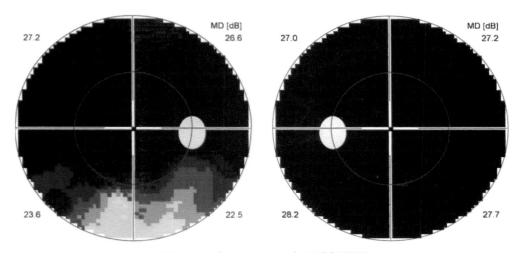

图 8-44　（2017-4-27）双眼视野图

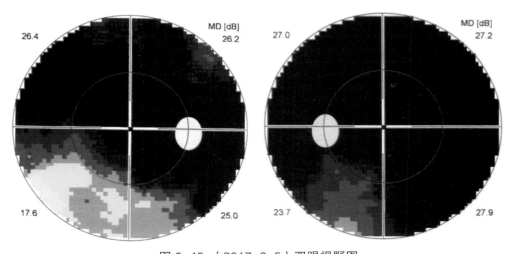

图 8-45　（2017-6-5）双眼视野图

案二

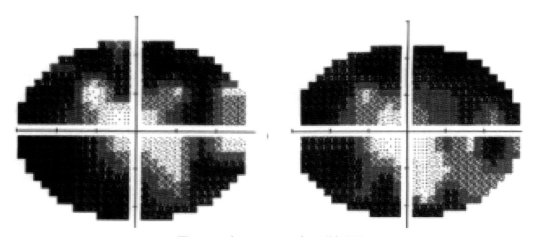

图 8-46 （2016-7-21）双眼视野图

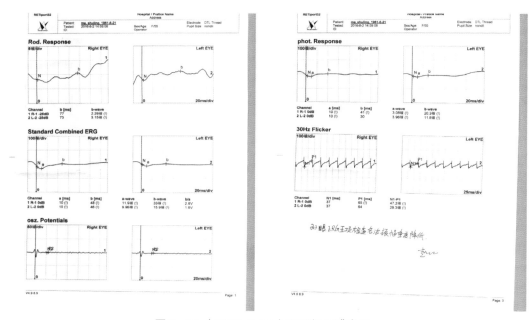

图 8-47 （2016-7-21）双眼视网膜电图

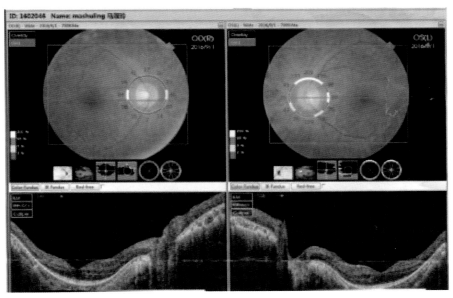

图 8-48 （2016-7-21）双眼 OCT 像

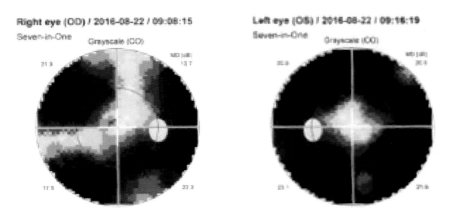

图 8-49 （2016-8-22）双眼视野图

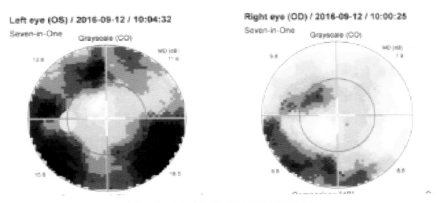

图 8-50 （2016-9-12）双眼视野图

案三

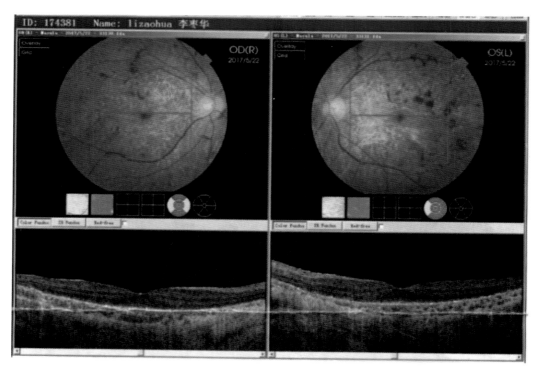

图 8-51 （2017-5-22）双眼 OCT 像

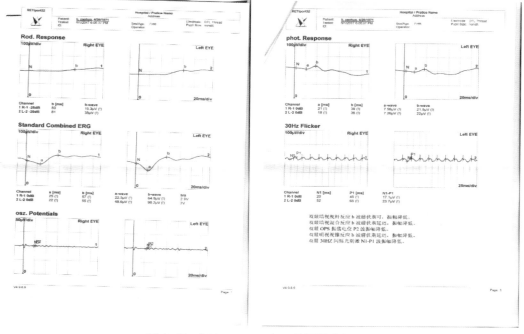

图 8-52 （2017-5-22）双眼视网膜电图

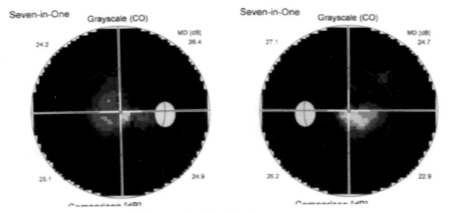

图 8-53 （2017-5-22）双眼视野图

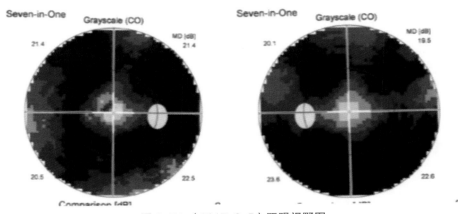

图 8-54 （2017-6-5）双眼视野图

案四

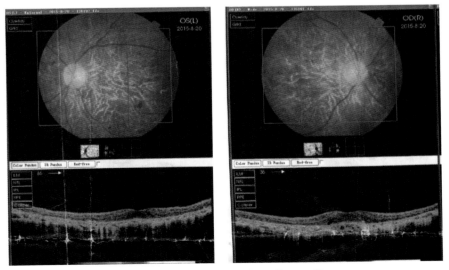

图 8-55 （2015-8-20）双眼 OCT 像

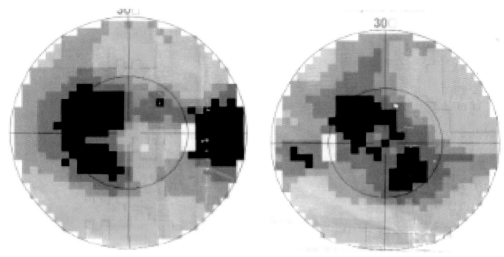

图 8-56 （2015-8-20）双眼视野图

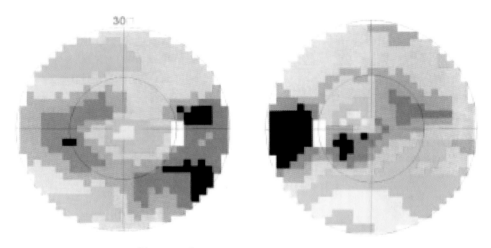

图 8-57 （2015-11-10）双眼视野图

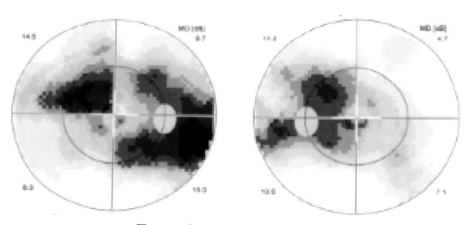

图 8-58 （2016-8-18）双眼视野图

缺血性视神经病变

案一

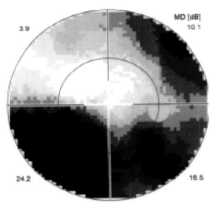

图 8-59　右眼视野（2016-7-25）

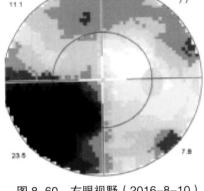

图 8-60　右眼视野（2016-8-10）

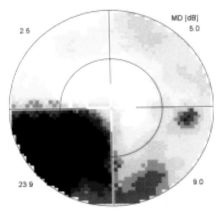

图 8-61　右眼视野（2016-9-11）

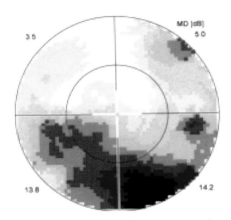

图 8-62　右眼视野（2016-10-12）

案二

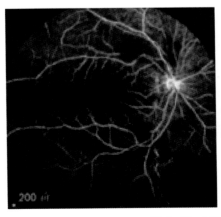
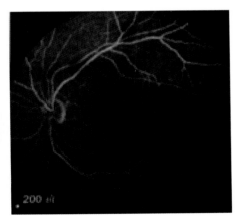

图 8-63　（2016-10-27）FFA

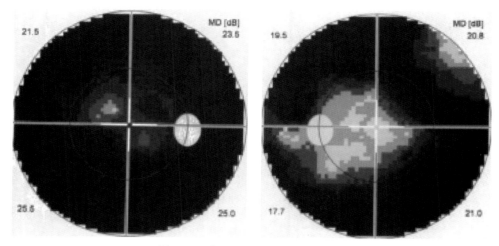

图 8-64 （2016-10-27）双眼视野

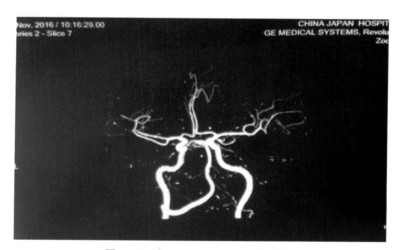

图 8-65 （2016-10-27）头颈 CTA

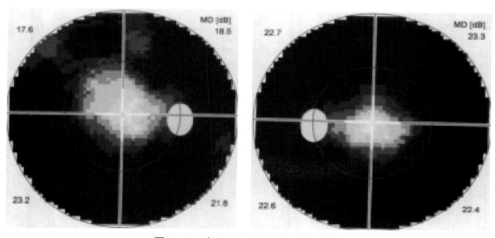

图 8-66 （2016-11-12）双眼视野

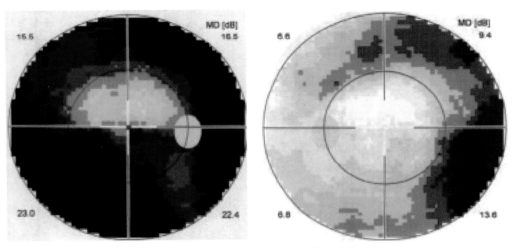

图 8-67 （2016-11-28）双眼视野

眼眶与眼外肌病

眼外肌麻痹

案一

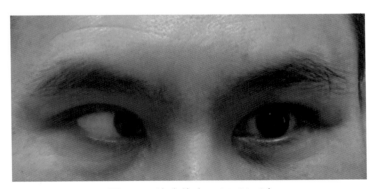

图 9-1 治疗前（2017-12-1）

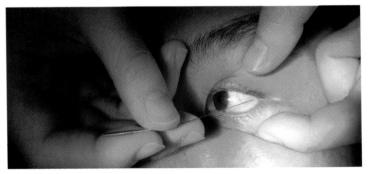

图 9-2 针刺左眼外直肌止点

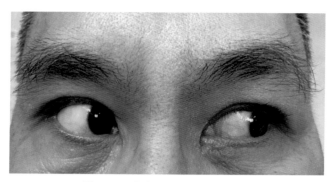

图 9-3　治疗后（2017-12-22）

案二

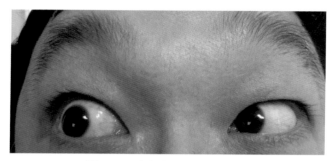

图 9-4　治疗前（2016-2-11）

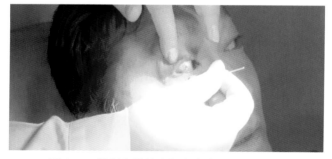

图 9-5　针刺右眼外直肌止点（2016-2-12）

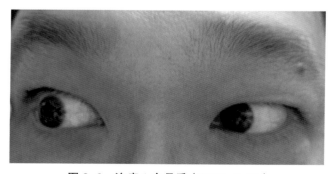

图 9-6　治疗 1 个月后（2016-3-13）

案三

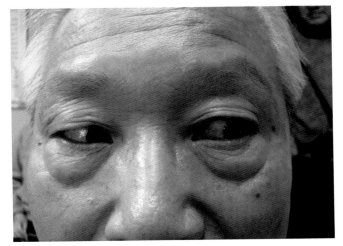

图 9-7　初诊目偏视图（2011-11-11）

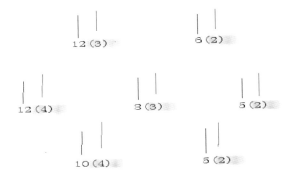

图 9-8　初诊复视像（2011-11-11）

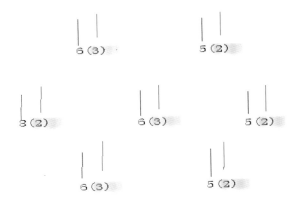

图 9-9　复视像（2011-11-16）

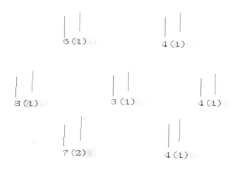

图 9-10　复视像（2011-11-21）

甲状腺相关眼病

案一

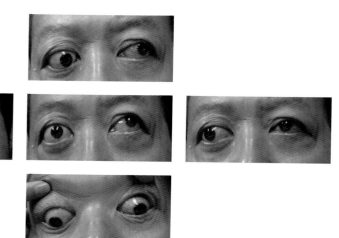

图 9-11　眼位图（2017-8-15）

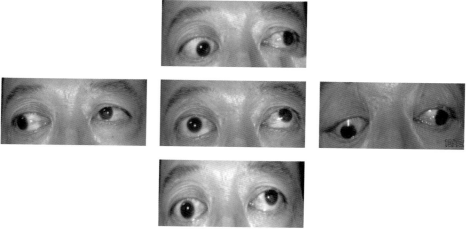

图 9-12　眼位图（2017-9-20）

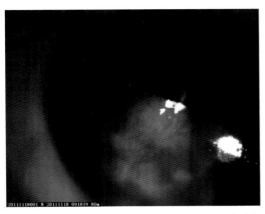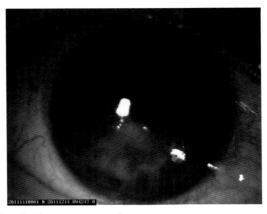

图 9-13　治疗前后角膜血管翳（2017-9-20）

梅杰综合征（Meige 综合征）

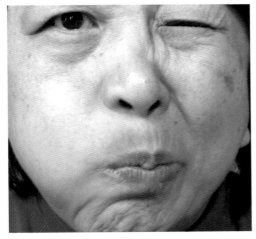

图 9-14　治疗前（2011-10-10）

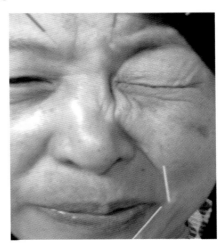

图 9-15　治疗前（2011-10-10）

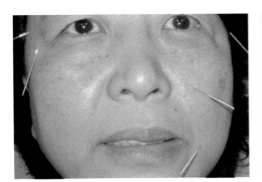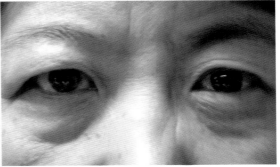

图 9-16　治疗后，眼部针刺及效果图（2011-11-13）